JN431683

실무자를 위한

원무관리

보문각

저자소개

권용현(대구보건대학교 교수)
박의수(대전보건대학교 교수)
방기현(동의과학대학교 교수)
서정운(마산대학교 교수)
심길호(연성대학교 교수)
이상민(배화여자대학교 교수)

실무자를 위한
원무관리

초판 발행 2025년 9월 12일
초판 인쇄 2025년 9월 10일

지은이 권용현 · 박의수 · 방기현 · 서정운 · 심길호 · 이상민
펴낸이 이호동
발행처 보문각
블로그 http://blog.naver.com/bomungak
e–mail bomungak@naver.com
주소 서울시 서초구 바우뫼로7길 8
등록번호 302-2003-00085
전화 02) 468-0457
팩스 02) 468-0458

값 34,000원

ISBN 978-89-6220-475-9 93510

*잘못된 책은 교환해 드립니다.
*본서의 무단 전재나 복제를 금합니다.

머리말

병원의 사무 활동 중 원무관리는 환자 수속, 진료비 관리, 병원 경영 지원 등 병원 운영 전반을 아우르는 핵심 업무이다. 원무관리는 내원 환자에게 편리하고 품격 있는 서비스를 제공하여 병원 경쟁력을 강화하고, 궁극적으로 병원의 경영 목표 달성에 기여한다. 또한, 의료진이 진료에 전념할 수 있도록 원활한 행정 지원을 수행하며, 효율적인 병상 관리를 통해 병원의 생산성을 높이는 중요한 역할을 담당한다.

오늘날 원무관리는 급변하는 의료정책, 복잡한 수가 체계, 높아진 고객 기대 수준, 그리고 치열해진 병원 간 경쟁 등 다양한 외부 환경에 직면하고 있다. 이러한 변화에 효과적으로 대응하기 위해서는 최신 경영 기법을 도입하고, 특성화 및 차별화된 전략을 수립하여 대외 경쟁력을 강화하는 것이 필수적이다. 특히, 환자가 부담하는 진료비는 건강보험, 의료급여, 산업재해보상보험, 자동차보험 등 다양한 유형으로 나뉘므로, 각 보험급여 기준에 맞는 체계적인 자격 확인 및 관리 절차가 요구된다.

우리나라의 의료수가 산정 방식은 행위별 수가제(FFS: Fee-For-Service)를 기반으로 하고 있어 진료비 산출 및 심사·청구 과정이 매우 복잡하다. 따라서 진료행위 누락을 방지하고 정확한 진료비 관리를 수행하는 것은 병원 수익 증대에 직결되는 중요한 과제이다.

이 교재는 교육부가 국가사업으로 추진하는 국가직무능력표준(NCS: National Competency Standard)을 기반으로 개발되었다. 의료기관 현장에서 원무 업무를 효율적으로 수행하는 데 필요한 지식, 기술, 태도 및 소양을 업무 수준별로 체계화하여 담았다. 학습자들이 필수 지식을 효과적으로 습득하고 실제 현장에서 바로 적용할 수 있도록 실무 중심의 내용을 구성하는 데 중점을 두었다.

오랜 기간 의료기관에서 원무, 보험, 건강검진 관리 분야의 실무와 강의를 진행한 저자들의 경험을 바탕으로, 보건행정 및 병원경영 전공 학생들이 전문 지식을 쉽게 이해하고 졸업 후 현장에서 즉시 활용할 수 있도록 집필하였다. 아울러 의료기관 원무팀 및 보험심사팀 직원, 그리고 보건의료 분야 학원 수강생들이 실무 역량을 강화할 수 있도록 현장 중심의 내용을 충실히 담았다.

또한, 다수의 병원 경영 진단 컨설팅에 참여하며 얻은 노하우를 바탕으로 원무관리의 효율적 운영 방안을 제시했다. 이를 통해 환자 자격 관리, 미수금 관리, 진료행위 누락 방지 등 병원 수익 증대에 기여할 수 있는 핵심적인 내용을 보완하였다.

본 교재는 NCS 학습 모듈 개발에 따라 총 15개 단원으로 제1장 의료기관과 원무행정, 제2장 국민건강보험 및 수급 자격 관리, 제3장 의료수가 및 진료비 본인부담, 제4장 접수창구 및 외래관리, 제5장 응급실관리, 제6장 제증명 및 개인정보관리, 제7장 입·퇴원 및 진료비관리, 제8장 진료비 심사청구, 제9장 건강검진관리, 제10장 의료급여, 제11장 산업재해보상보험, 제12장 자동차보험, 제13장 의료분쟁관리, 제14장 요양병원 및 장기요양보험, 제15장 원무통계 및 진료실적 관리 순으로 구성되어 있다.

각 단원은 필수 지식과 수행 내용을 포함하며, 특히 병원 경영에서 원무관리가 차지하는 중요성을 고려하여 접수창구 및 외래관리, 입·퇴원 및 진료비관리, 진료비 심사청구, 진료실적 분석에 대한 비중을 높여 심도 있게 다루었다. 학습 효과를 극대화하기 위해 한 학기 이론 수업 후 다음 학기 실습 교육에 활용할 수 있도록 각 부문별 실무 사례를 풍부하게 삽입하였다. 집필 과정에서는 최신 법령, 기준, 고시를 충실히 반영하였으며, 병원행정사, 건강보험사, 보건의료정보관리사, 보건직 공무원 시험 대비에도 유용하도록 내용을 구성했다.

아무쪼록 이 책이 원무관리 업무에 종사하거나 학습하는 모든 분들께 실질적인 도움이 되기를 진심으로 바란다. 미흡한 부분은 매년 수정 및 보완하여 더욱 완성도 높은 교재로 발전시켜 나가겠다.

끝으로, 이 교재가 탄생하기까지 아낌없는 자문과 도움을 주신 여러 의료기관 관계자 분들과 NCS 학습 모듈 개발에 함께해 주신 여러 대학 교수님들께 깊이 감사드린다. 또한, 교재 출판을 위해 정성을 다해주신 이호동 대표님과 임직원 여러분께도 감사 인사를 전한다.

저자 일동

차례

◆ 학습 개요

원무관리는 병원의 사무활동 중 진료를 위한 환자들의 이용 및 수속 절차와 진료수익 관리 등을 통해 병원 경영을 지원하는 활동이다. 따라서 환자에게 편리한 이용 절차와 고품질의 서비스를 제공하고, 진료비를 효율적으로 관리하여 병원의 경쟁력을 강화하고 경영 목표를 달성해야 한다. 또한 의료진이 환자에게 양질의 진료를 제공할 수 있도록 진료를 지원하고, 병상 관리를 효율화해야 한다.

즉, 원무관리는 병원의 사무활동 중 총무, 인사, 교육, 홍보, 마케팅, 재무, 회계, 경리, 구매, 시설 관리를 제외한 환자와 직접 관련된 병원 이용 절차, 진료 지원, 진료비 관리 등 병원 고유의 업무를 의미한다.

오늘날 병원 원무관리는 의료 정책 변화, 복잡한 수가 산정, 급변하는 의료 환경, 고객 기대 수준 향상, 치열한 병원 간 경쟁 등으로 인해 최신 경영 기법을 도입하고, 차별화된 전략과 홍보 마케팅을 통해 경쟁력을 강화해야 한다. 또한 건강보험, 의료급여, 산재보험, 자동차보험 등 다양한 보험 종류에 따른 체계적인 수급 절차와 자격 관리가 필요하다. 특히 우리나라의 행위별 수가제 특성상 진료비 산정과 심사청구가 복잡하므로 진료행위 누락 없이 효율적인 진료비 관리가 요구된다.

◆ 학습목표

원무관리의 효율적인 운영을 통해 서비스를 향상시키고, 이를 바탕으로 내원 환자를 증가시켜 수익을 창출하고 병원 경영의 효율성을 높이는 데 있다.

첫째, 보건복지부 고시 요양급여기준과 병원 이용 절차에 따라 환자의 보험 자격을 정확하게 관리하여 고객 만족도를 높이고 불편을 최소화한다.

둘째, 의료진이 원활하게 진료를 수행할 수 있도록 지원 체계를 구축하고 서비스를 향상시킨다.

셋째, 외래, 입·퇴원, 재원환자 관리 업무를 효율적으로 수행하여 환자 증가에 따른 병원 수익을 증대시킨다.

넷째, 환자 유형별로 의료수가를 정확하게 관리하고 직원 교육을 통해 진료행위에 대한 수가 산정 오류를 방지하여 진료비 관리를 철저히 한다.

다섯째, 진료 실적을 분석하여 문제점을 개선하고 수익 증대를 통해 병원 경영 효율성을 높인다.

◆ 원무행정관리자의 요건

① 기본요건

원무관리 업무는 병원의 진료지원 활동을 수행하며, 의료 및 보건에 대한 전문 지식은 물론, 병원을 이용하는 고객, 개설자, 의료진 간의 원활한 소통과 조정 능력이 요구된다. 효율적인 업무 수행을 위해 다음과 같은 기본 요건을 갖추어야 한다.

- 의료 및 보건에 대한 기본 지식
- 진료, 간호 등 병원 업무에 대한 이해
- 진료과, 상병명, 의학 용어, 약품명, 수술명 등 의학적 지식
- 각종 의료보장 제도에 대한 이해와 정보 처리 능력
- 보건의료 관련 법규에 대한 지식
- 병원내외 환경 분석 및 전략 개발 능력(보건의료 정책 포함)
- 원무기획 및 마케팅 능력
- 환자관리 및 민원 처리 능력

② 요구되는 지식·기술·태도

원무관리 업무의 효율성을 높이고 전문성을 강화하기 위해 다음과 같은 지식, 기술, 태도가 요구된다.

지식	기술	태도
• 관련 법령에 따른 자격관리 • 응대서비스 및 보험급여 관리 • 기초 의학 지식 및 의료 정보 • 의료수가 및 진료과목 특성	• 컴퓨터 활용 능력 • 처방전달시스템 활용능력 • 사무 관리 능력 • 고객 관리 능력	• 밝고 친절한 태도 • 의료진과의 원활한 소통 • 문제 해결 능력 및 인내심 • 성실한 태도

◆ 선수학습 및 핵심용어

① 선수학습

원무관리 업무를 원활하게 수행하기 위해서는 다음과 같은 선수 학습이 필요하다. 의료법, 국민건강보험법, 산업재해보상보험법, 자동차손해배상보장법 등 관련 법규와 건강보험 실무, 의학 용어, 해부생리학, 병리학, 의료정보시스템(OCS, EMR, PACS) 등에 대한 이해와 전문 지식을 갖추어야 한다. 특히, 병원 및 보건 통계, 병원 코디네이터, 의료정보 데이터베이스 관리 등에 대한 지식도 필요하다.

② 핵심 용어

원무관리 업무 수행에 필요한 핵심 용어는 다음과 같다. 원무관리, 원무행정, 의료기관, 요양기관, 건강보험, 의약분업, 의료전달체계, 요양급여, 보험급여, 행위급여, 상급

종합병원, 전문병원, 응급의료기관, 의료정보시스템(OCS, EMR, PACS), 고객관리, 개인정보보호, 의료수가, 행위별 수가제, 포괄수가제, 상대가치점수, 환산지수, DRG, 신포괄수가제, 진료비 본인부담률, 본인부담산정특례, 비급여, 일반병상, 상급병상, 보험유형, 진료 예약, 외래, 신환, 초진, 재진, 의무기록 열람, 입퇴원, 입원 수속, 병상 관리, 재원, 진료비 지불 보증, 미수금, 의료분쟁, 진료행위료, 심사청구, 심사 기준, 보건의료 정보, 이의신청, 건강 검진, 의료급여, 산재보험, 자동차보험, 원무 통계, 환자 진료실적 등이다. 이러한 용어에 대한 정확한 이해와 함께 실무에 적용할 수 있는 능력을 갖추어야 한다.

◆ 교육훈련 대상 및 이수시간(예시)

본 학습 교재의 목차를 바탕으로 교육 대상과 이수 시간을 다음과 같이 설정하였다.

학습	교육훈련 대상 및 이수시간(hour)	
	대학(주 3시간)	대학교(주 3시간)
1. 의료기관과 원무행정	3	3
2, 국민건강보험 및 수급자격관리	3	3
3. 의료수가 및 진료비 본인부담	3	3
4. 접수창구 및 외래관리	5	5
5. 응급실관리	2	2
6. 제증명 및 개인정보관리	3	3
7. 입퇴원 및 진료비관리	5	5
8. 진료비심사청구	3	3
9. 건강검진관리	3	3
10. 의료급여관리	3	3
11. 산업재해보상보험	3	3
12. 자동차보험	3	3
13. 의료분쟁관리	2	2
14. 요양병원 및 장기요양보험	2	2
15. 원무통계 및 진료실적관리	2	3
계	45	45

제 1 장 의료기관과 원무행정

1-1 | 의료기관 분류

학습목표
1. 의료기관과 요양기관을 운영주체별로 분류할 수 있다.
2. 상급종합병원과 전문병원의 지정요건과 역할을 구별할 수 있다.

1. 보건의료와 의료

1) 보건의료와 의료

보건의료(health care)는 보건의료기본법 제3조에서 "국민의 건강을 보호·증진하기 위하여 국가, 지방자치단체, 보건의료기관 또는 보건의료인 등이 행하는 모든 활동"으로 규정하고 있다.

반면, 의료(medical care)는 의료법에서 "의료인에 의해 행하여지는 진단, 치료, 간호 등의 임상 활동"으로 정의되어 있으며, 이는 보건의료와 구별되는 개념이다.

즉, 의료는 "의학을 인간에게 적용하는 실천적인 기술"이며, 의학(medicine)은 "인간의 생명을 자연과학적으로 규명하고자 하는 학문"이라고 할 수 있다.

전통적인 의료는 신체적인 질병 치료에 초점을 맞춰 개개인의 생명 유지와 건강 증진에 기여해 왔으나, 의학의 발달과 함께 의료의 개념이 치료 중심에서 예방, 재활, 건강 증진으로 확대되며 점차 과학화되었다.

2) 의료법 및 보건의료기본법 관련 용어

(1) 보건의료

국민의 건강을 보호·증진하기 위하여 국가·지방자치단체·보건의료기관 또는 보건의료인 등이 행하는 모든 활동을 말한다.

(2) 보건의료서비스

국민의 건강을 보호·증진하기 위하여 보건의료인이 행하는 모든 활동을 말한다.

(3) 보건의료인과 의료인

보건의료기본법에서 규정하는 보건의료인은 "보건의료 관계 법령에서 정하는 바에 따라 자격·면허 등을 취득하거나 보건의료서비스에 종사하는 것이 허용된 자"를 말하며, 의료법에 의한 의료인은 "보건복지부장관의 면허를 받은 의사·치과의사·한의사·조산사 및 「간호법」에 따른 간호사"를 말한다.

(4) 의료기관

의료인이 공중(公衆) 또는 특정 다수인을 위하여 의료·조산의 업을 하는 곳으로서, 의료법상 의료기관의 종류에는 병원급 의료기관(병원, 치과병원, 한방병원, 요양병원, 정신병원, 종합병원), 의원급 의료기관(의원, 치과의원, 한의원), 조산원이 있다.

(5) 보건의료기관

보건의료인이 공중(公衆) 또는 특정 다수인을 위하여 보건의료서비스를 행하는 보건기관, 의료기관, 약국, 그 밖에 대통령령으로 정하는 기관을 말한다.

(6) 공공보건의료기관

국가·지방자치단체, 그 밖의 공공단체가 설립·운영하는 보건의료기관을 말한다.

(7) 보건의료자원

국민에게 보건의료서비스를 제공하기 위해 필요한 모든 자원을 말하며, 인적 자원(보건의료인력), 물적 자원(보건의료시설 및 장비), 지적 자원(보건의료정보 및 보건의료기술)으로 구성된다.

(8) 보건의료정보

보건의료와 관련한 지식 또는 부호·숫자·문자·음성·음향·영상 등으로 표현된 모든 종류의 자료를 말한다.

2. 요양기관의 분류

1) 국민건강보험법상 요양기관

(1) 의료기관

의료법에 따라 개설된 병원급 의료기관(병원, 치과병원, 한방병원, 요양병원, 정신병원, 종합병원), 의원급 의료기관(의원, 치과의원, 한의원), 조산원 등 10종

(2) 약국 및 한국희귀·필수의약품센터

약사법에 의하여 등록된 약국 및 한국희귀·필수의약품센터

(3) 보건기관

① 지역보건법에 의한 보건소, 보건의료원 및 보건지소

② 농어촌 등 보건의료를 위한 특별조치법에 의하여 설치된 보건진료소가 있다.

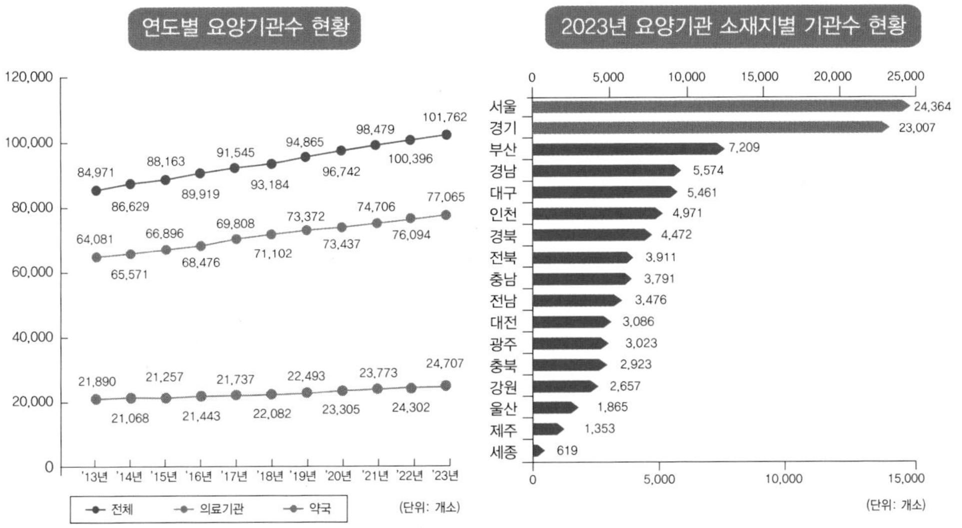

자료출처: 건강보험통계연보(2023)

그림 1-1 요양기관 수 현황

2) 의료법에 따른 의료기관의 구분

(1) 의원급 의료기관

의사, 치과의사, 한의사가 주로 외래환자를 대상으로 각각 그 의료행위를 하는 의료기관으로서 의원, 치과의원, 한의원이 있다.

(2) 조산원

조산사가 조산과 임산부 및 신생아를 대상으로 보건활동과 교육·상담을 하는 의료기관을 말한다.

(3) 병원급 의료기관

병원급 의료기관은 의사, 치과의사 또는 한의사가 주로 입원 환자를 대상으로 의료행위를 수행하는 기관으로, 병원, 치과병원, 한방병원, 요양병원, 정신병원, 종합병원 등이 이에 해당한다.

병원, 치과병원, 한방병원 및 요양병원은 일정 기준 이상의 병상을 갖추어야 한다. 병원과 한방병원은 30개 이상의 병상을, 요양병원은 장기 입원이 필요한 환자를 위한 요양병상을 보유해야 하며, 치과병원은 병상 수에 대한 제한이 없다.

(4) 종합병원

① 종합병원은 다음의 요건을 갖추어야 한다.

㉮ 100개 이상의 병상을 갖출 것

㈏ 100병상 이상 300병상 이하인 경우에는 내과, 외과, 소아청소년과, 산부인과 중 3개 진료과목과 영상의학과, 마취통증의학과, 진단검사의학과 또는 병리과를 포함하여 총 7개 이상의 진료과목을 갖추고 각 진료과목마다 전속하는 전문의를 두어야 한다.

㈐ 300병상을 초과하는 경우에는 내과, 외과, 소아청소년과, 산부인과, 영상의학과, 마취통증의학과, 진단검사의학과 또는 병리과, 정신건강의학과 및 치과를 포함한 9개 이상의 진료과목을 갖추고 각 진료과목마다 전속하는 전문의를 둘 것

② 종합병원은 ㈏ 또는 ㈐에 따른 진료과목(필수진료과목) 외에 필요하면 추가로 진료과목을 설치·운영할 수 있다. 이 경우 필수진료과목 외의 진료과목에 대하여는 해당 의료기관에 전속하지 아니한 전문의를 둘 수 있다.

(5) 상급종합병원

① 보건복지부장관은 다음의 요건을 갖춘 종합병원 중에서 중증 질환에 대하여 난이도가 높은 의료행위를 전문적으로 하는 종합병원을 상급종합병원으로 지정할 수 있다.

㈎ 20개 이상의 진료과목을 갖추고 각 진료과목마다 전속하는 전문의를 둘 것

㈏ 전문의가 되려는 자를 수련시키는 기관일 것

㈐ 보건복지부령으로 정하는 인력·시설·장비 등을 갖출 것

㈑ 질병군별 환자구성비율이 보건복지부령으로 정하는 기준에 해당할 것

② 보건복지부장관은 상급종합병원을 지정을 하는 경우 ①항 각호의 사항 및 전문성 등에 대하여 평가를 실시하여야 한다.

③ 보건복지부장관은 상급종합병원으로 지정받은 종합병원에 대하여 3년마다 평가를 실시하여 재지정하거나 지정을 취소할 수 있다.

④ 보건복지부장관은 평가업무를 관계 전문기관 또는 단체에 위탁할 수 있다.

⑤ 상급종합병원 지정·재지정의 기준·절차 및 평가업무의 위탁 절차 등에 관하여 필요한 사항은 보건복지부령으로 정한다.

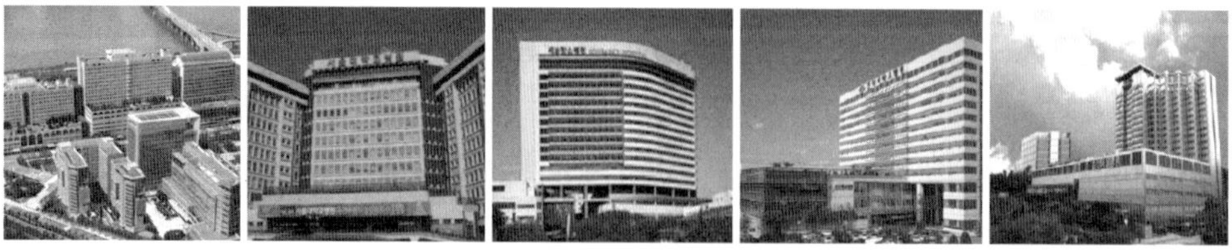

그림 1-2 서울소재 상급종합병원

표 1-1 의료기관의 분류

<table>
<tr><th colspan="3">구분</th><th>내용</th></tr>
<tr><td rowspan="5">병원급
의료
기관</td><td rowspan="2">종합
병원</td><td>상급
종합병원</td><td>• 상급종합병원은 종합병원 중 중증 질환에 대한 난이도가 높은 의료행위를 전문적으로 하는 의료기관으로서, 보건복지부령이 정하는 시설, 인력, 장비 기준과 질병군별 환자 구성 비율을 충족해야 함
• 필수 진료과목 9개를 포함하여 총 20개 이상의 진료과목을 갖추고 각 진료과목마다 전속하는 전문의 1인 이상이 있어야 함</td></tr>
<tr><td>종합병원</td><td>• 100병상 이상 300병상 이하인 경우에는 내과, 외과, 소아청소년과, 산부인과 중 3개 진료과목과 영상의학과, 마취통증의학과, 진단검사의학과 또는 병리과를 포함한 총 7개 이상의 진료과목을 갖추고 각 진료과목마다 전속하는 전문의를 둔 의료기관
• 300병상을 초과하는 경우에는 내과, 외과, 소아청소년과, 산부인과, 영상의학과, 마취통증의학과, 진단검사의학과 또는 병리과, 정신건강의학과 및 치과를 포함하여 총 9개 이상의 진료과목을 갖추고 각 진료과목마다 전속하는 전문의를 둔 의료기관</td></tr>
<tr><td rowspan="3">병원</td><td>병원
치과병원
한방병원</td><td>• 의사, 치과의사, 한의사가 주로 입원 환자를 대상으로 의료행위를 하는 의료기관으로서, 30개 이상의 병상을 갖추어야 하나 치과병원은 병상 수 제한이 없음</td></tr>
<tr><td>요양병원</td><td>• 의사 또는 한의사가 진료를 하는 의료기관으로서, 요양환자 30인 이상을 수용할 수 있는 요양병상을 갖추고 주로 장기 입원이 필요한 환자를 대상으로 의료행위를 하는 곳 (장애인복지법 제58조에 따른 의료재활시설 요건을 갖춘 의료기관 포함)
• 입원 대상은 노인성 질환, 만성 질환자, 외과적 수술 후 또는 상해 후 회복기간에 있는 자 등 주로 요양이 필요한 자. 다만, 정신 질환자(노인성 치매 제외)와 감염병 환자는 입원 대상에서 제외(의료법 시행규칙 제36조의1항, 2항, 3항)</td></tr>
<tr><td>정신병원</td><td>• 「정신건강 증진 및 정신질환자 복지서비스 지원에 관한 법률」 제3조 제5호 가목에 따른 정신병원</td></tr>
<tr><td>의원급
의료
기관</td><td colspan="2">의원
치과의원
한의원</td><td>• 의사, 치과의사, 한의사가 주로 외래 환자를 대상으로 각각 의료행위를 하는 의료기관으로서, 병상을 갖추지 않거나 29개 이하의 병상을 갖추고 운영할 수 있음</td></tr>
<tr><td colspan="3">조산원</td><td>• 조산사가 조산과 임산부 및 신생아를 대상으로 보건활동과 교육 상담을 하는 의료기관</td></tr>
</table>

3. 운영주체에 따른 의료기관의 분류

운영주체에 따른 의료기관은 크게 민간의료기관과 공공의료기관으로 나눌 수 있다.

표 1-2 공공의료기관과 민간의료기관

구분	내용
공공의료기관	공공병원은 통상적으로 공익적인 의료서비스를 제공하기 위해 국가 또는 지방자치단체 등에서 법적 근거에 따라 설립·운영되고, 재정 지원을 받으며 관리 감독을 받는 기관으로, 국립병원, 시립병원, 특수법인, 국립대학병원 등이 이에 속하며, 지역주민에 대한 의료사업을 수행할 목적으로 「지방의료원의 설립 및 운영에 관한 법률」에 따라 설립된 지방의료원도 공공병원에 해당함

<table>
<tr><th colspan="2">구분</th><th>내용</th></tr>
<tr><td rowspan="2">민간
의료기관</td><td>법
인</td><td>법인병원은 비영리법인(민법 제32조)이 설립한 병원으로, 학교법인, 의료법인, 사회복지법인, 재단법인 등 다양한 형태로 구성됨. 학교법인은 「사립학교법」에 따라 사립학교를 설립·경영하기 위해 설립된 법인이며, 의료법인은 「의료법」에 따라 의료의 공공성을 높이고 의료기관의 지역 편중을 해소하기 위해 설립된 법인임. 또한, 사회복지법인은 「사회복지사업법」 에 따라 사회복지사업의 공정성, 투명성, 적정성을 확보하고 지역사회 복지를 증진하기 위해 설립된 법인이며, 재단법인은 일정한 목적을 위하여 바쳐진 재산으로 설립한 법인임. 이 모든 법인은 비영리법인에 속함</td></tr>
<tr><td>개
인</td><td>개인병원은 상법상 개인사업자로 등록되어 영리기업과 마찬가지로 세금이 부과되는 병원으로 소득세법에 따라 소득세를 납부해야 하는 의료기관</td></tr>
</table>

1) 설립운영주체에 따른 의료기관의 분류

의료기관은 설립·운영주체에 따라 크게 국·공립병원과 사립병원으로 나눌 수 있다.

(1) 국·공립병원(Public Hospital)

국가 또는 지방자치단체, 공공단체에서 설립하고 운영하는 병원을 말하며, 국립중앙의료원, 경찰병원, 국립교통재활병원, 국립정신병원, 지방의료원, 시·도립병원 등이 이에 속한다.

① 지방의료원

「지방의료원의 설립 및 운영에 관한 법률」에 따라 설립된 병원으로, 서울특별시 서울의료원을 비롯하여 전국에 35개의 지방의료원이 있다.

② 특수법인병원

특별법에 의해 설립된 병원으로, 서울대학교병원, 부산대학교병원, 전남대학교병원, 보훈병원, 한국원자력의학원 원자력병원, 적십자병원 등이 대표적인 예이다.

(2) 사립병원(Private Hospital)

민간법인 또는 개인이 설립하고 운영하는 병원을 말하며, 학교법인병원, 재단법인병원, 사단법인병원, 사회복지법인병원, 회사법인병원, 의료법인병원, 개인병원 등 다양한 형태의 사립병원이 존재한다.

① 학교법인

학교법인은 「사립학교법」에 따라 사립학교를 설립·경영하기 위해 설립된 법인으로, 사립대학교 부속병원의 형태로 운영되는 연세대학교의료원, 고려대학교의료원, 경희대학교의료원, 한양대학교의료원 등이 이에 속한다.

② 사단법인

일정한 목적을 위해 구성된 회원들로 이루어진 집단이 운영하는 병원을 말하며, 부산 세계로병원, 부천 누가참빛병원 등이 이에 속한다.

③ 재단법인 및 종교법인

일정한 목적을 위하여 바쳐진 재산으로 설립된 법인으로 재산이 실질적 주체이며 법률상의 권리로 설립·운영하는 병원으로 서울아산병원, 메리놀병원 등이 있으며, 종교법인은 종교단체가 운영하는 병원이다.

④ 사회복지법인

사회복지사업법에 따라 사회복지사업의 공정·투명·적정성을 도모하고, 지역사회복지의 체계를 구축하고 사회복지서비스의 질을 높여 사회복지의 증진에 이바지함을 목적으로 설립된 법인으로 삼성서울병원 등이 있다.

⑤ 회사법인

의료기관 개설 특례 규정에 따라 회사의 직원이나 종업원 및 그 가족의 건강관리를 목적으로 설립된 병원이다.

⑥ 의료법인

의료법에 따라 의료의 공공성을 제고하고 의료기관의 지역적 편중을 해소하기 위해 의료업을 목적으로 설립된 법인으로, 개인병원에 비해 각종 세제 혜택(세금 감면, 재산세, 취득세, 상속세 등의 비과세)을 받는다.

⑦ 개인병원

상법상 개인사업자로 등록되어 영리기업과 마찬가지로 세금(소득세)이 부과되는 병원으로 소득세법에 따라 소득세를 납부해야 하는 병원이며, 의료기관의 분류상 제일 많은 비중을 차지하고 있다.

⑧ 의료소비자생활협동조합(의료생협)

의료생협은 소비자생활협동조합법에 따라 설립되는 협동조합으로, 의료서비스를 소비자 주도로 제공하기 위해 설립된다. 보건·의료조합 설립 요건으로는 특별시장, 광역시장, 도지사 또는 특별자치도지사의 인가와 함께 조합원 자격이 있는 설립동의자 수 500명 이상, 설립동의자의 출자금 납입총액 1억 원 이상, 설립동의자 1인당 출자금액 5만 원 이상 등이 요구된다.

표 1-3 전국 요양기관 현황

(단위: 개소, %)

구분		계	의료기관 및 보건기관									약국
			상급 종합병원	종합 병원	병원	요양 병원	정신 병원	의원	치과	한방	보건기관 등	
2013년		84,971	43	281	1,451	1,232	–	28,328	15,930	13,312	3,504	20,890
2022년		100,396	45	328	1,398	1,435	257	34,958	19,087	15,095	3,491	24,302
2023년		**101,762**	**45**	**331**	**1,403**	**1,392**	**257**	**35,717**	**19,271**	**15,151**	**3,488**	**24,707**
증감률	전년대비	1.36	0.00	0.91	0.36	−3.00	0.00	2.17	0.96	0.37	−0.09	1.67
	연평균	1.82	0.46	1.65	−0.34	1.23	–	2.34	1.92	1.30	−0.05	1.69

주) 치과: 치과병원·치과의원, 한방: 한방병원·한의원, 보건기관 등: 조산원·보건의료원·보건소·보건지소·보건진료소

자료출처: 국민건강보험통계(2023)

표 1-4 전국 시도별 대학병원(의과) 현황

지역	병원명
서울	서울대학교병원, 연세대학교세브란스병원(신촌,강남), 고려대학교병원(안암,구로), 서울아산병원, 삼성서울병원, 강북삼성병원, 경희대학교병원, 강동경희대학교병원, 한양대학교병원, 가톨릭대학교병원(서울성모,여의도성모,은평성모), 중앙대학교병원, 이화여자대학교병원(목동,서울), 한림대학교성심병원(강남성심,한강성심), 순천향대학교서울병원, 건국대학교병원, 인제대학교상계백병원, 차의과대학교강남차병원, 서울특별시보라매병원, 노원을지대학교병원
인천/경기	분당서울대학교병원, 아주대학교병원, 한양대학교구리병원, 인하대학교병원, 순천향대학교부천병원, 가천대학교 동인천길병원, 동국대학교일산불교병원, 인제대학교일산백병원, 가톨릭대학교병원(인천성모,부천성모,성빈센트,의정부성모), 가톨릭관동대학교 국제성모병원, 한림대학교성심병원(안양,동탄), 고려대학교안산병원, 차의과대학교분당차병원, 원광대학교산본병원, 연세대학교용인세브란스병원, 의정부을지대학교병원, 중앙대학교광명병원
강원	강원대학교병원, 한림대학교 춘천성심병원, 연세대학교원주세브란스기독병원, 강릉아산병원
대전/세종/충남	충남대학교병원(대전,세종), 건양대학교병원, 순천향대학교천안병원, 단국대학교병원, 가톨릭대학교 대전성모병원, 대전을지대학교병원
충북	충북대학교병원, 건국대학교 충주병원
광주/전남	전남대학교병원(광주,화순,빛고을), 조선대학교병원, 서남대학교병원
전북	전북대학교병원, 원광대학교병원
대구/경북	경북대학교병원, 칠곡경북대학교병원, 영남대학교병원(대구,영천), 계명대학교동산병원(대구중구,대구달서구,경주), 대구가톨릭대학교병원(대구,칠곡), 동국대학교경주병원, 순천향대학교구미병원, 차의과대학교구미차병원
부산/경남	부산대학교병원(부산,양산), 동아대학교병원, 인제대학교백병원(부산,해운대), 고신대학교복음병원, 울산대학교병원, 경상국립대학교병원(진주,창원), 창원삼성병원
제주	제주대학교병원

주) 상기 대학병원은 변경될 수 있음

(3) 국·공립병원(Public Hospital) 및 기초자치단체 설립·운영 병원

국가 또는 지방자치단체에서 설립하고 운영하는 병원을 국·공립병원이라고 하며, 국립대학병원, 국립중앙의료원, 경찰병원, 국립암센터, 국립정신병원, 지방의료원, 시·도립병원 등이 이에 속한다.

① 지방의료원

각 지역별(소재지)로 현재 35개 지방의료원이 있다.

표 1-5 전국 지방의료원 현황

(2024년 12월 기준)

지역	병원명
서울	서울의료원
인천/경기	인천광역시의료원, 경기도수원병원, 경기도안성병원, 경기도파주병원, 성남시의료원, 경기도의정부병원, 경기도이천병원, 경기도포천병원
강원	강릉의료원, 삼척의료원, 속초의료원, 원주의료원, 영월의료원
대전/세종/충남	공주의료원, 천안의료원, 서산의료원, 홍성의료원
충북	청주의료원, 충주의료원
광주/전남	목포시의료원, 강진의료원, 순천의료원
전북	군산시의료원, 남원의료원, 진안군의료원
대구/경북	대구의료원, 김천의료원, 안동의료원, 포항의료원, 울진군의료원
부산/경남	부산광역시의료원, 마산의료원
제주	제주의료원, 서귀포의료원

㈜ 상기 지방의료원은 변경될 수 있음

② 특수법인병원

특별법에 의해 설립되어 특정한 공익 목적을 수행하는 법인으로 운영되는 병원으로, 서울대학교병원, 부산대학교병원, 전남대학교병원과 같은 국립대학교 병원, 보훈병원(중앙, 부산, 대구, 대전, 광주), 원자력병원(서울, 부산동남권), 적십자병원(서울, 인천, 상주, 영주, 통영, 거창) 등이 이에 속한다.

③ 보건복지부 산하 의료기관

보건복지부 산하 의료기관으로는 국립중앙의료원, 국립서울병원, 국립공주병원, 국립목포병원, 국립소록도병원, 국립부곡병원, 국립나주병원, 국립마산병원, 국립춘천병원, 국립재활원 등이 있다.

④ 특수질환 및 특수대상 중심병원

특수질환 및 특수대상 중심병원으로는 국립교통재활병원, 시립장애인치과병원, 시립서북병원, 시립어린이병원, 도립재활병원, 시·도립정신병원, 시·도립노인병원, 기초자치단체 운영 노인병원, 군병원 등이 있다.

2) 의학교육 기능에 따른 분류

병원은 의료인력 양성을 위한 교육기능 수행여부에 따라 크게 대학병원(University Hospital), 수련병원(Training Hospital), 비수련병원(Non-Training Hospital)으로 나눌 수 있다.

3) 제공하는 의료서비스에 따른 분류

(1) 일반병원(General Hospital)

다양한 질환을 앓고 있는 다양한 연령대의 환자들에게 포괄적인 의료서비스를 제공하는 병원이다.

(2) 특수병원(Speciality Hospital)

특정 질환, 특정 장기, 특정 연령대의 환자 또는 장기 요양이 필요한 환자를 대상으로 전문적인 의료서비스를 제공하는 병원이다.

4) 이윤 추구(영리성) 여부에 따른 분류

병원은 이윤 추구 목적의 유·무에 따라 영리병원(Profit Hospital), 비영리병원(Non-for-Profit Hospital), 자선병원(Voluntary Hospital)으로 분류할 수 있다.

(1) 영리병원

영리병원은 이윤 창출을 목적으로 설립된 병원으로, 주주나 투자자에게 이윤을 배분한다. 2018년 12월 제주특별자치도에서 국내 최초로 외국인 환자를 대상으로 하는 녹지국제병원 설립이 허가되었으나, 일정 조건을 충족하지 못하여 개설허가가 취소된 바 있다.

(2) 비영리병원

비영리병원은 이윤 추구보다는 공공의료서비스 제공을 목적으로 설립된 병원으로, 발생하는 수익은 병원 운영이나 의료시설 확충 등에 재투자된다. 현행 의료법에서는 의료기관 설립 주체를 의사 또는 비영리법인으로 제한하고 있어, 비영리병원이 주를 이루고 있다.

(3) 자선병원

자선병원은 특정 종교단체나 사회단체에서 운영하는 병원으로, 저소득층이나 특정 질환 환자에게 무료 또는 저렴한 의료서비스를 제공한다.

표 1-6 설립주체별 요양기관 현황

(단위: 기관)

계	국립	공립	학교법인	특수법인	종교법인	사회복지법인	사단법인	재단법인	회사법인	의료법인	소비자생협	사회적협동	개인	군병원	기타
101,762	120	3,676	138	21	3	68	141	177	129	1,307	101	55	95,776	50	-

자료출처: 국민건강보험통계(2023)

4. 의료전달체계 및 소재지별에 따른 분류

1) 의료전달체계에 따른 분류

(1) 일반진료

의료전달체계는 환자가 자신의 질병 상태에 적합한 의료기관을 이용하도록 유도하여 의료자원을 효율적으로 공급하고, 대형 병원으로의 환자집중현상을 방지하며, 의료기관 간 균형 있는 발전을 도모하기 위해 시행된다.

건강보험은 1단계와 2단계 진료체계로 운영되며, 의료급여는 1단계(1차), 2단계(2차), 3단계(3차) 진료체계로 운영된다.

(2) 특수진료

일반병원에서 진료하기 어렵거나 격리 또는 장기간의 진료가 필요한 정신질환, 결핵, 나병, 암, 재활치료, 심장질환 등의 특수한 질환을 전문적으로 진료하는 의료기관을 전문요양기관이라고 한다. 전문요양기관은 1단계 진료에 해당한다.

2) 소재지별 병원에 따른 분류

병원은 소재지에 따라 크게 대도시 병원(Metropolitans Hospital), 중소도시 병원(Other cities Hospital), 농어촌 병원(Rural Areas Hospital)으로 분류할 수 있다.

(1) 대도시 병원

서울특별시 및 6대 광역시에 위치한 병원으로, 대형 병원과 전문 진료기관이 집중되어 있다.

(2) 중소도시 병원

대도시를 제외한 시 단위 지역에 위치한 병원으로, 지역주민에게 필수적인 의료서비스를 제공한다.

(3) 농어촌 병원

군 단위 지역 및 도서지역에 위치한 병원으로, 의료접근성이 상대적으로 낮은 지역주민들에게 의료서비스를 제공한다.

한국보건산업진흥원 등 관련 기관에서는 이러한 소재지별 병원 분류를 통해 각 지역의 의료 환경 분석, 의료자원 배분계획 수립, 지역 간 의료 격차 해소 등을 위한 다양한 연구와 정책수립에 활용하고 있다.

5. 응급의료에 따른 분류

1) 응급의료기관

응급의료에 관한 법률에 따르면, 응급의료기관은 ① 중앙응급의료센터, ② 권역응급의료센터, ③ 전문응급의료센터, ④ 지역응급의료센터, ⑤ 지역응급의료기관으로 구분된다.

2023년 12월 31일 기준으로 전국에는 총 411개의 응급의료기관이 지정되어 있다. 보다 자세한 정보는 응급의료통계연보 및 응급의료포털 E-Gen(http://www.e-gen.or.kr)에서 확인할 수 있다.

응급실 관리에 대한 구체적인 내용은 제5장 응급실 관리에 명시되어 있다.

표 1-7 응급의료기관의 구성 체계

종별	수	지정권자	주요 역할
중앙응급의료센터	1	보건복지부장관	• 응급의료체계 관리총괄
권역응급의료센터	42	보건복지부장관 (시·도지사와 협의)	• 중증응급환자 중심의 진료 • 상급종합병원 또는 300병상을 초과하는 종합병원 중에서 보건복지부장관이 지정
전문응급의료센터	10	보건복지부장관 (시·도지사와 협의)	• 소아환자, 화상환자 및 독극물 중독환자 등에 대한 응급의료 • 권역응급의료센터, 지역응급의료센터 중에서 분야별로 보건복지부 장관이 지정
지역응급의료센터	137	시·도지사	• 응급환자의 진료 • 종합병원 중에서 시·도지사가 지정
지역응급의료기관	232	시장·군수·구청장	• 응급환자의 진료 • 시장·군수·구청장이 종합병원 중에서 지정

자료출처: 보건복지통계연보 및 응급의료통계연보(2023)

(1) 응급의료기관의 예비 병상 수 및 평가

① 예비 병상 수

응급의료기관은 의료법에 따라 허가받은 병상 수의 100분의 1 이상(병·의원의 경우 1병상 이상)을 예비 병상으로 확보해야 한다.(응급의료법 제33조)

② 정기 평가

보건복지부장관은 응급의료의 질을 향상시키기 위해 응급의료기관의 시설·장비·인력, 업무의 내용 등을 종합적으로 평가한다. 평가는 서면 평가와 현지 평가로 나누어 진행되며, 서면 평가는 매년 모든 응급의료기관을 대상으로 실시하고, 현지 평가는 서면평가 결과의 확인이 필요하거나 응급의료기관 등의 요구가 있는 경우에 실시한다. 평가 결과는 응급의료기관에 대한 행정적·재정적 지원과 연계된다.

(2) 응급의료시설의 설치 기준

응급의료기관으로 지정받지 않은 의료기관이 응급의료시설을 설치·운영하고자 할 때에는 시설·인력·장비 등 관련 기준을 갖추고 관할 지자체(관할 시장·군수·구청장)에 응급의료시설 설치 신고서를 제출하여 신고필증을 발급받아야 한다.

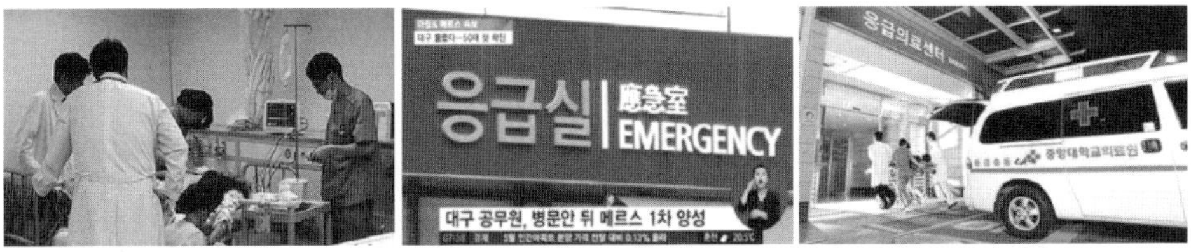

그림 1-3 응급의료기관

6. 병원의 이해

1) 병원의 정의

병원은 지역사회 주민의 질병, 상해, 출산, 사망 등에 대한 진료와 예방을 위한 의료서비스를 제공하는 인력·시설·장비의 유기적인 결합체이다.

미국병원협회(AHA)는 병원을 "조직화된 의료진, 병상, 연구 시설, 의료서비스 및 지속적인 간호서비스를 통해 환자에게 진단과 치료를 제공하는 기관"으로 정의하고 있으며, 이는 의료 기능에 초점을 맞춘 개념이라고 할 수 있다.

세계보건기구(WHO)는 병원을 "조직화된 의료인력과 입원 시설을 갖추고 지속적인 간호서비스를 제공하며, 진단과 치료뿐만 아니라 지역사회 주민에게 포괄적인 보건의료서비스를 제공하고, 가족의 건강 증진 및 가정환경 개선을 위한 노력까지 아우르는 기관"으로 정의한다. 또한, 병원은 보건의료인력 양성과 의료 관련 연구를 수행하는 중심 기관의 역할도 한다.

이러한 개념을 종합적으로 볼 때, 병원은 지역사회 주민의 건강 증진을 위해 의료서비스를 제공하며, 질병 예방, 치료, 교육 및 연구 기능을 수행하는 종합적인 의료기관으로 정의할 수 있다.

2) 병원의 기능

병원은 의료서비스 제공, 교육, 연구, 지역사회 봉사 등 다양한 기능을 수행한다.

(1) 의료서비스 기능

병원의 핵심 기능은 환자에게 양질의 의료서비스를 제공하는 것이다. 진단, 치료, 예방,

재활, 호스피스, 만성 질환 관리, 수술 등 다양한 의료서비스를 통해 환자의 건강을 회복하고 유지하며, 외래 진료와 입원 진료로 나뉘어 제공된다.

(2) 교육 기능

병원은 의과대학생, 전공의, 간호사 등 미래 의료인력을 양성하는 교육기관으로서 중요한 역할을 수행한다. 또한, 소속 의료진의 지속적인 교육을 통해 전문성을 강화하고, 최신 의료 지식과 기술을 습득할 수 있도록 지원함으로써 환자에게 더 나은 의료서비스를 제공한다.

이러한 교육 활동은 의학 발전에 기여할 뿐만 아니라 병원의 경쟁력을 높이는 데에도 필수적이다.

(3) 연구 기능

병원은 환자에게 양질의 의료서비스를 제공하는 것뿐만 아니라, 의학 발전을 선도하고 새로운 치료법을 개발하기 위해 지속적인 연구를 수행한다.

임상 현장에서 축적된 데이터를 기반으로 동물 실험과 임상시험을 진행하며, 이를 통해 새로운 의료 기술과 지식을 창출하여 환자의 삶의 질 향상에 기여한다.

(4) 지역사회 봉사 기능

병원은 지역사회 건강 증진을 위한 중추적인 역할을 담당하며, 지역사회 구성원과 긴밀히 협력하여 다양한 보건의료서비스를 제공한다.

병원은 질병 예방, 건강 증진 프로그램 운영, 의료 취약지역 지원 등을 통해 지역사회 보건 수준을 향상시키며, 지역주민을 대상으로 건강 교육 및 상담을 제공한다.

또한, 지역사회 기관과 협력하여 보건의료문제 해결을 위한 네트워크를 구축하고, 지역 보건의료 정책 개발에 참여함으로써 지역사회 건강 증진에 기여한다.

3) 병원 조직의 특성

병원 조직은 고도의 전문성과 복잡성을 요구하는 특수한 조직이다. 먼저, 첨단의료장비 도입과 다양한 의료인력 운영으로 인해 자본 집약적이면서도 노동집약적인 특성을 가지고 있다. 또한, 진료, 교육, 연구, 사회 봉사 등 다양한 목적을 동시에 추구하며, 유기적으로 연결된 복잡한 시스템을 통해 의료서비스를 제공한다.

특히, 의료서비스의 특성상 객관적인 품질 평가가 어렵고, 의료진과 행정인력 간의 역할 분담이 명확하지 않아 관리 체계가 복잡한 경우가 많다. 또한, 의사, 간호사, 약사 등 다양한 전문 직종이 공존하며, 각 직종 간 협력과 갈등이 공존하는 특징을 보인다. 여성 인력의 비중이 높다는 점도 병원 조직의 중요한 특징 중 하나이다.

병원 조직의 특징을 요약하면,

① 자본집약적이면서도 노동 집약적인 특성, ② 진료, 교육, 연구, 사회 봉사 등 다양한 목적 추구, ③ 유기적으로 연결된 복잡한 시스템을 통한 의료서비스 제공, ④ 객관적인 품질 평가의 어려움, ⑤ 이원화된 관리 체계, ⑥ 다양한 전문 직종의 공존, ⑦ 직종 간 이질성과 집단 응집력, ⑧ 높은 여성 인력 비중 등의 특징을 지니고 있다.

4) 병원의 구성원

병원은 일반적으로 다음과 같은 직종으로 구성되지만, 병원의 규모나 특성에 따라 구성원의 직종과 역할이 달라질 수 있다.

표 1-8 병원의 직종별 분류

직 종	구 성 원
의사직	전문의, 전임의, 일반의, 전공의(인턴, 레지던트) 등
간호직	간호사, 전문간호사 등
약무직	약사 등
보건직	의료기사 등(임상병리사, 방사선사, 치과위생사, 치과기공사, 물리치료사, 작업치료사, 보건의료정보관리사, 안경사), 응급구조사, 사회복지사 등
영양직	영양사(병원 내규에 따라 보건직으로 분류될 수 있음)
사무직	일반사무(기획예산, 홍보, 총무, 인사, 법무, 원무, 보험, 재무회계, 구매, 종합검진, 부대사업 등)에 종사하는 직원
연구직	연구업무에 종사하는 전문 직원 (임상의학연구소 등)
기술직	전산직, 의공기사, 시설기사(전기. 기계, 열관리, 냉동기계, 고압가스, 화학, 환경, 소방 설비, 위험물 등), 정보처리기사, 보건산업안전기사 등
기능직	• 운전기사, 배선원, 미화원, 세탁원, 수선원, 재봉사, 영선 및 수리 보수원, 경비원, 보안원 등 • 간호조무사, 조리사, 약무보조원, 진료보조원, 사무보조원 등은 일반적으로 기능직으로 분류하나, 병원 내규에 따라 관련 직종으로 분류될 수 있음

5) 병원의 의료정보시스템

의료정보는 환자의 진료 과정에서 생성되는 모든 종류의 데이터를 의미하며, 진료 기록, 검진 결과, 의료 지식 등이 포함된다.

이러한 의료정보를 효율적으로 관리하고 활용하기 위해 개발된 시스템이 바로 병원정보시스템(HIS)이다. HIS는 병원의 의료 및 행정 업무를 통합적으로 관리하는 시스템으로, 처방전달시스템(OCS), 전자의무기록시스템(EMR), 영상정보시스템(PACS) 등 다양한 하위 시스템으로 구성된다.

병원정보시스템은 단순히 정보를 저장하는 시스템을 넘어, 의료진이 환자를 진료하고 치료하는 데 필요한 정보를 빠르고 정확하게 제공하여 의료서비스의 질을 향상시키는 역할을 한다.

(1) 병원정보시스템(Hospital Information System: HIS)

병원정보시스템은 1960년대부터 개발되어 병원의 의료 및 행정 업무를 총괄적으로 관리하는 시스템이다. 진료, 의약품관리, 재무 등 병원 운영에 필요한 다양한 정보를 통합하여 관리하며, 다음과 같은 하위 시스템으로 구성된다.

① 처방전달시스템(OCS), ② 의료영상저장전송시스템(PACS), ③ 전자의무기록시스템(EMR), ④ 임상정보시스템(CIS), ⑤ 간호정보시스템(NIS), ⑥ 방사선정보시스템(RIS), ⑦ 약국정보시스템(PIS), ⑧ 재무정보시스템(FIS), ⑨ 연구실정보시스템(LIS), ⑩ 광역의료정보시스템(WAMIS) 등이 있다.

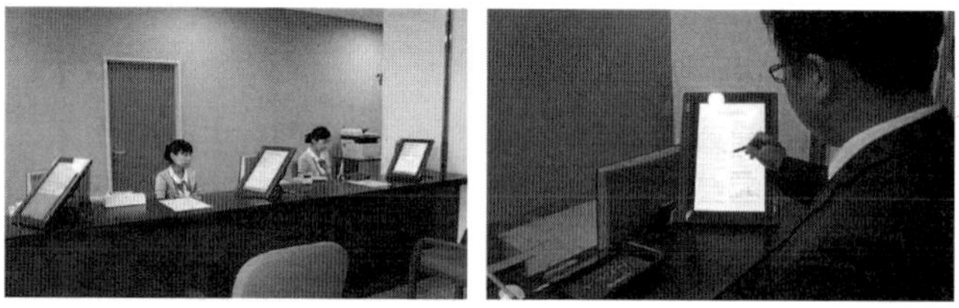

그림 1-4 서울아산병원 의료정보시스템(OCS) 새로운 시스템 구축사례

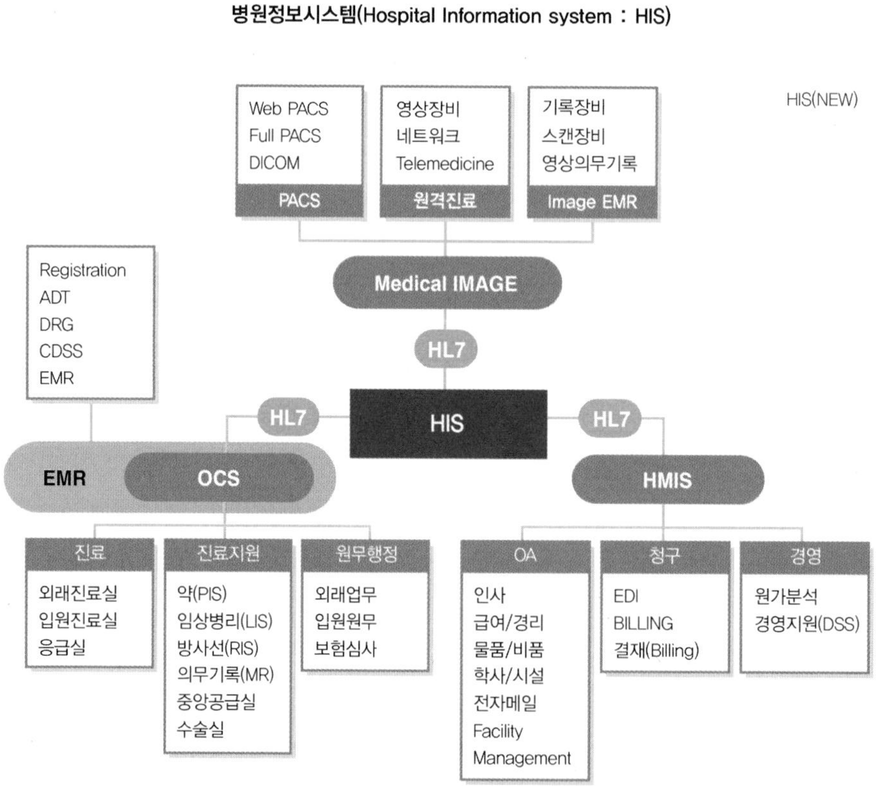

그림 1-5 병원의 의료정보시스템

6) 진료과목의 표시

(1) 진료과목 설치

의료법 시행규칙 제41조에 따르면 의료기관은 다음과 같은 진료과목을 표시할 수 있다.

① 종합병원: 아래 병원 및 치과병원 항목에 해당하는 모든 진료과목

② 병원, 정신병원, 의원: 내과, 신경과, 정신건강의학과 등 26개 진료과목

③ 치과병원, 치과의원: 구강악안면외과, 치과보철과 등 10개 진료과목

④ 한방병원, 한의원: 한방내과, 한방부인과 등 9개 진료과목

⑤ 요양병원: 병원 및 한방병원 항목에 해당하는 모든 진료과목

(2) 추가 진료과목 설치

① 병원, 치과병원 또는 종합병원: 한의사를 둘 경우 한의과 진료과목 추가 가능

② 한방병원 또는 치과병원: 의사를 둘 경우 의과 진료과목 추가 가능

③ 병원, 한방병원, 요양병원 또는 정신병원: 치과의사를 둘 경우 치과 진료과목 추가 가능

(3) 진료과목 표시 방법

의료기관의 명칭 표시판에 진료과목을 함께 표시할 경우, 진료과목 글자 크기는 의료기관 명칭 글자 크기의 1/2 이내로 해야 한다.

(4) 의과 진료과목(26개)

① 내과(Internal Medicine: IM)

내과는 장기의 질환을 수술 없이 약물 치료 등 비수술적인 방법으로 진단하고 치료하는 의학 분야이다. 내과는 소화기내과, 순환기내과, 호흡기내과, 내분비내과, 신장내과, 혈액종양내과, 알레르기내과, 류마티스내과, 감염내과 등 다양한 세부 분과로 나뉜다. 각 분과에서는 소화기 내시경, 심도자술과 같은 특수 검사 및 시술을 시행하기도 하지만, 주로 약물 치료를 중심으로 질환을 관리한다.

② 외과(General Surgery: GS)

외상, 염증, 종양 등의 질환에 대해 약물 치료가 아닌 수술을 통해 치료하는 진료과이다.

③ 흉부외과(Chest Surgery: CS)

가슴 안에 있는 심장, 폐 등의 기관에 발생하는 질환을 수술 등의 방법으로 치료하는 외과 분야이다.

④ 신경외과(Neuro Surgery: NS)

뇌, 척수를 비롯한 중추신경계와 말초신경계의 외과적 질환을 진단하고 치료하는 의

학 분야이다.

⑤ 정형외과(Orthopedic Surgery: OS)

뼈, 관절, 근육 등 근골격계의 질환이나 손상을 외과적, 비수술적 방법으로 진단하고 치료하는 의학 분야이다.

⑥ 성형외과(Plastic Surgery: PS)

선천적인 기형이나 후천적인 외상으로 인해 손상된 조직을 복원하고 기능을 회복시키는 수술을 진행하는 의학 분야이다. 또한, 미용적인 목적으로 외모를 개선하는 수술도 시행한다.

⑦ 산부인과(OBestetrics & GYnecology: OB & GY)

여성의 생식기 질환, 임신, 출산, 폐경 등 여성의 건강 전반을 다루는 의학 분야이다. 구체적으로 자궁, 난소, 난관 등 여성 생식기의 질환을 진단하고 치료하며, 임신, 출산 과정을 관리한다. 대학병원에서는 산과(임신, 출산)와 부인과(여성 생식기 질환)로 나뉘어 더욱 세분화된 진료를 제공하기도 한다.

⑧ 소아청소년과(Pediatric and Adolescent Medicine: PED)

신생아부터 청소년기까지의 아동의 성장 발달 과정에서 발생하는 질병(외과계 질병 제외)을 예방하고 진단하며 치료하는 의학 분야이다.

⑨ 안과(OPhthalmology: EYE)

눈과 관련된 질환을 진단하고 치료하는 의학 분야이다. 눈의 구조적인 문제, 시력 이상, 안질환 등 다양한 질환을 약물 치료, 수술 등 적절한 방법으로 치료하며, 예방을 위한 검진도 시행한다.

⑩ 이비인후과(Ear Nose & Throat: ENT)

코, 귀, 인후를 비롯한 머리와 목 부위의 질환을 진단하고 치료하는 의학 분야이다. 감기, 알레르기 비염, 중이염, 편도선염과 같은 일반적인 질환부터, 난청, 어지럼증, 코골이, 음성 장애, 목쉼, 두경부 종양 등 다양한 질환을 진료하며, 필요에 따라 약물 치료, 수술, 인공와우 이식 등을 시행한다.

⑪ 피부과(Dermatology: DER)

아토피 피부염, 건선, 백반증 등 다양한 피부 질환을 진단하고 치료하는 의학 분야이다. 특히, 알레르기, 모발, 피부 종양, 유전 질환, 색소 질환, 여드름, 노화 등 피부와 관련된 모든 질환을 전문적으로 다룬다.

⑫ 비뇨의학과(Urology: Uro)

신장, 요관, 방광, 요도 등 비뇨기계와 남성 생식기의 질환을 진단하고, 약물 치료, 수술 등 다양한 방법으로 치료하는 의학 분야이다.

⑬ 신경과(Department of Neurology: NR)

뇌, 척수, 신경, 근육 등 신경계에 발생하는 다양한 질환을 진단하고 치료하는 의학 분야이다. 뇌졸중, 뇌종양, 파킨슨병, 뇌전증 등 신경계 질환은 물론, 두통, 어지럼증, 근육통과 같은 신경계 증상을 호소하는 환자들을 진료하며, 약물 치료, 재활 치료 등을 통해 질병을 관리한다.

⑭ 재활의학과(Rehabilitation Medicine: RM)

뇌졸중, 척수 손상, 사지 절단 등으로 인해 신체 기능이 손상된 환자는 물론, 만성 통증으로 고통받는 환자에게 재활 치료를 제공하여 일상생활로의 복귀를 돕는 의학 분야이다. 재활의학과에서는 물리치료, 작업치료 등 다양한 치료 방법을 통해 환자의 신체적, 정신적 기능을 회복시키고, 최대한 독립적인 삶을 살 수 있도록 지원한다.

⑮ 마취통증의학과(Anesthesiology & pain Medicine: AN)

급성 통증(수술 후 통증) 및 만성 통증의 조절, 수술 시 전신마취, 부분마취, 진정 시행, 그리고 수술 외 처치에 필요한 마취 및 진정 등을 담당하는 진료과이다.

⑯ 진단검사의학과(Laboratory Medicine: LM)

일반혈액검사, 일반화학검사, 혈액응고검사, 응급검사 등의 필수 검사를 24시간 연중무휴로 제공하여 환자 진료에 기여하고, 혈액유전학, 약물유전학, 종양유전학, 항혈소판약제 저항성, HLA Sequence-based typing 등의 특수 검사를 수행하는 진료과이다.

⑰ 병리과(Pathology: Path)

환자의 조직 및 세포 검체를 분석하여 질환의 정확한 진단을 내리고, 임상의의 치료 방향 설정에 기여하는 진료과이다.

⑱ 가정의학과(Family Medicine: FM)

1차 의료를 담당하는 전문과목으로, 연령, 성별, 질병에 관계없이 지속적이고 포괄적인 의료서비스를 제공한다.

⑲ 핵의학과(Nuclear Medicine: NM)

방사성 동위원소를 이용하여 인체의 생리적 기능을 영상화하고 질환을 진단하며, 방사성 의약품을 이용한 치료를 시행하는 진료과이다. 주요 검사로는 체내 영상 검사, 체외 검사, 그리고 방사성 동위원소 치료가 있다.

⑳ 응급의학과(Emergency Medicine: EM)

예측할 수 없는 급성 질환이나 외상으로 인해 발생하는 응급 상황에서 환자의 생명 유지 및 장애 최소화를 위해 신속하고 효과적인 의료서비스를 제공하는 전문 진료과이다.

㉑ 정신건강의학과(Psychiatry: PSY)

정신적 고통을 겪는 환자의 정신 상태를 평가하고, 뇌 기능 장애와 관련된 다양한 정신질환을 진단하여 약물 치료, 심리 치료 등을 통해 치료하는 의학 분야이다.

㉒ 예방의학과(Preventive Medicine: PM)

질병의 예방과 건강 증진을 목표로, 역학, 생물통계학 등을 기반으로 질병 발생의 원인을 규명하고 예방 전략을 수립하는 학문을 연구한다.

㉓ 직업환경의학과(Occupational & Environmental Medicine: OE)

직업 및 환경 유해인자에 노출되어 발생하는 질환을 진단하고 예방하며, 산업보건관리를 통해 작업 환경을 개선하여 근로자의 건강을 증진시키는 데 기여하는 전문 진료과이다.

㉔ 영상의학과(Radiology: RI)

X-ray, CT, MRI 등 다양한 영상의학 장비를 활용하여 질병을 진단하고, 치료 계획을 수립하며, 치료 경과를 관찰한다. 또한, 조직검사, 색전술, 조영술 등의 시술을 통해 질병을 진단하고 치료하는 역할을 수행한다.

㉕ 결핵과(Tuberculosis: TB)

결핵 감염 및 질환에 대한 정확한 진단과 치료를 통해 환자의 건강 회복을 돕고, 결핵 예방을 위한 공공보건 활동을 수행하는 진료과이다.

㉖ 방사선종양학과(Radiation Oncology: RT)

방사선을 이용하여 암세포를 사멸시키는 치료를 시행하는 의학 분야이다. 암 환자의 종합적인 진단 및 치료 계획 수립, 방사선 치료 시행 및 관리, 그리고 치료 후 환자의 상태를 평가하는 역할을 수행한다.

(5) 치과 진료과목(10개)

① 구강악안면외과, ② 치과보철과, ③ 치과교정과, ④ 소아치과, ⑤ 치주과, ⑥ 치과보존과, ⑦ 구강내과, ⑧ 영상치의학과, ⑨ 구강병리과, ⑩ 예방치과

(6) 한의과 진료과목(9개)

① 통합치의학과, ② 한방내과, ③ 한방부인과, ④ 한방소아과, ⑤ 한방안·이비인후·피부과, ⑥ 한방신경정신과, ⑦ 침구과, ⑧ 한방재활의학과, ⑨ 사상체질과

(7) 전문센터 및 특수클리닉

병원은 각 진료과와 협력하여 전문 진료와 특수질환 치료를 위한 전문센터와 특수 클리닉을 운영하고 있다.

이는 특수질환 환자의 편의성 증대, 신속한 진료와 치료 기간 단축, 병원의 특성화를 통한 경쟁력 강화 등에 기여한다.

센터와 클리닉의 종류는 병원의 규모, 기능, 진료 능력, 시설 및 장비, 특성에 따라 다르지만, 일반적으로 다음과 같은 곳들이 운영된다.

① 전문센터

센터는 2개 이상의 진료과가 협력하여 운영되며, 암, 응급의료, 건강 증진, 뇌혈관 질환, 심혈관질환, 척추·관절질환, 뇌졸중, 국제진료(외국인 환자 진료), 소화기내시경, 대장항문질환, 임플란트, 스포츠의학, 장기이식, 재활 등 다양한 분야의 전문적인 의료 서비스를 제공하고 있다.

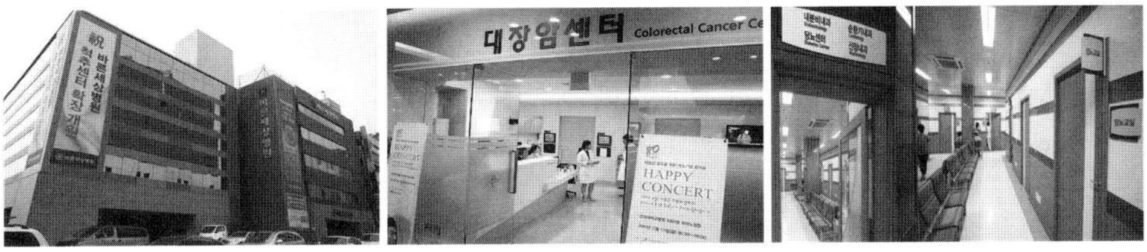

그림 1-6 병원의 전문센터

② 특수클리닉

1개 이상의 진료과가 특정 질환을 전문적으로 진료하는 클리닉으로, 당뇨, 갑상선, 고혈압, 치매, 척추질환, 관절질환, 뇌신경질환, 호흡기질환, 천식, 비만, 금연, 난청, 대장항문질환, 인공신장, 전립선질환, 여성 질환, 스트레스 심리 상담, 요실금 등 다양한 분야의 특수 클리닉이 운영되고 있다.

(8) 상급종합병원 및 전문병원

① 상급종합병원(Role of Tertiary Hospitals)

의료법 제3조의4 제1항에 따라 보건복지부장관이 지정하는 병원으로, 종합병원 중 중증 질환에 대한 고난도 의료행위를 전문적으로 수행하는 의료기관이다.

제5기(2024~2026년) 상급종합병원은 전국 11개 권역, 총 47개 병원으로 지정되어 운영되고 있으며, 지정된 병원은 건강보험 행위료 가산율 15%를 적용받게 된다.

▣ 상급종합병원의 지정요건은 다음과 같다.

㉮ 진료과목: 보건복지부령으로 정하는 20개 이상의 진료과목을 갖추고 각 과에 전문의를 배치해야 한다.

㉯ 전문의 수련기관: 의료법 제77조제1항에 따라 전문의를 수련시키는 기관이어야 한다.

㉰ 인력·시설·장비: 보건복지부령으로 정하는 기준에 맞는 인력, 시설, 장비를 갖추어야 한다.

㉱ 질병군별 환자 구성: 보건복지부령으로 정하는 질병군별 환자 구성 비율을 충족해야 한다.

보건복지부장관은 상급종합병원으로 지정된 병원에 대해 3년마다 평가를 실시하여 재지정 여부를 결정한다.

표 1-9 상급종합병원 지정 현황

(제5기 2024. 1. 1 ~ 2026년 12. 31)

진료권역	개수	기관명
서울권	14	강북삼성병원, 건국대학교병원, 경희대학교병원, 고려대학교의과대학부속구로병원, 삼성서울병원, 서울대학교병원, 연세대학교의과대학강남세브란스병원, 연세대학교의과대학세브란스병원, 이화여자대학교의과대학부속목동병원, 재단법인아산사회복지재단서울아산병원, 중앙대학교병원, 학교법인고려중앙학원고려대학교의과대학부속병원(안암병원), 학교법인가톨릭학원가톨릭대학교서울성모병원, 한양대학교병원
경기 서북부권	4	가톨릭대학교인천성모병원, 순천향대학교부속부천병원, 의료법인길의료재단길병원, 인하대학교의과대학부속병원
경기 남부권	5	가톨릭대학교성빈센트병원, 고려대학교의과대학부속안산병원, 분당서울대학교병원, 아주대학교병원, 한림대학교성심병원
강원권	2	강릉아산병원, 연세대학교원주세브란스기독병원
충북권	1	충북대학교병원
충남권	3	단국대학교의과대학부속병원, 충남대학교병원, 학교법인건양교육재단건양대학교병원
전북권	2	원광대학교병원, 전북대학교병원
전남권	3	전남대학교병원, 조선대학교병원, 화순전남대학교병원
경북권	5	경북대학교병원, 계명대학교동산병원, 대구가톨릭대학교병원, 영남대학교병원, 칠곡경북대학교병원
경남동부권	6	고신대학교복음병원, 동아대학교병원, 부산대학교병원, 양산부산대학교병원, 인제대학교부산백병원, 학교법인울산공업학원울산대학교병원
경남서부권	2	경상국립대학교병원, 학교법인성균관대학삼성창원병원
11개	47	

㈜ 재지정 시는 변경될 수 있음

② 전문병원(Special Hospital)

의료법 제3조의5에 따라 보건복지부장관이 지정하는 병원으로, 병원급 의료기관 중 특정 진료과목이나 질환에 대한 고난도 의료행위를 전문적으로 수행하는 의료기관이다. 제5기 2차년도(2025~2027년) 16개소(7개 신규, 9개 재지정) 선정, 2025년 115개 병원이 전문병원으로 지정되어 운영되고 있다.

▣ 전문병원의 지정기준은 다음과 같다.

일반병원이 전문병원으로 지정받기 위해서는 ㉮ 환자구성비율, ㉯ 진료량, ㉰ 병상수, ㉱ 필수진료과목, ㉲ 의료인력, ㉳ 의료 질, ㉴ 의료서비스 수준 등 총 7가지 지정 기준을 모두 충족해야 한다.

특히, '의료 질'과 '의료서비스 수준'은 제도 도입 이후 2기부터 평가에 반영되었다. 7가지 기준을 모두 충족한 기관은 지역별, 분야별 균형을 고려하여 전문병원심의위원회의 심의를 거쳐 보건복지부장관이 지정하며, 지정된 기관은 3년 동안 전문병원의 지위를 유지하게 된다.

표 1-10 전문병원 지정 분야

지정 분야	양 방(16)	한 방(3)
질 환	관절, 뇌혈관, 대장항문, 수지접합, 심장, 알코올, 유방, 척추, 화상, 주산기	한방중풍, 한방척추
진료과목	산부인과, 소아청소년과, 신경과, 안과, 외과, 이비인후과	한방부인과

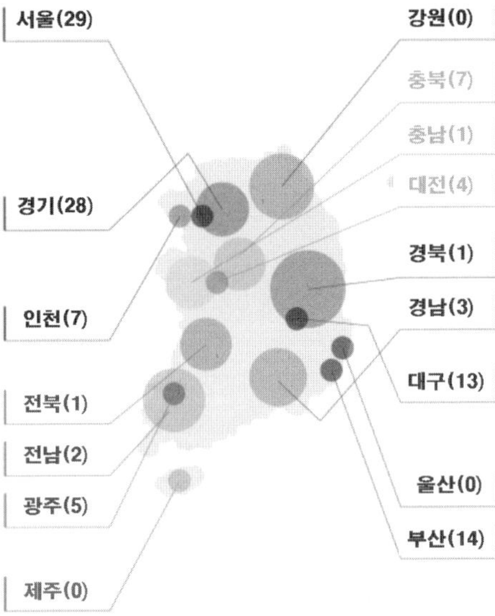

그림 1-7 전국 전문병원 지역분포도(115개소)

▣ 전문병원의 지정분야 및 절차는 다음과 같다.

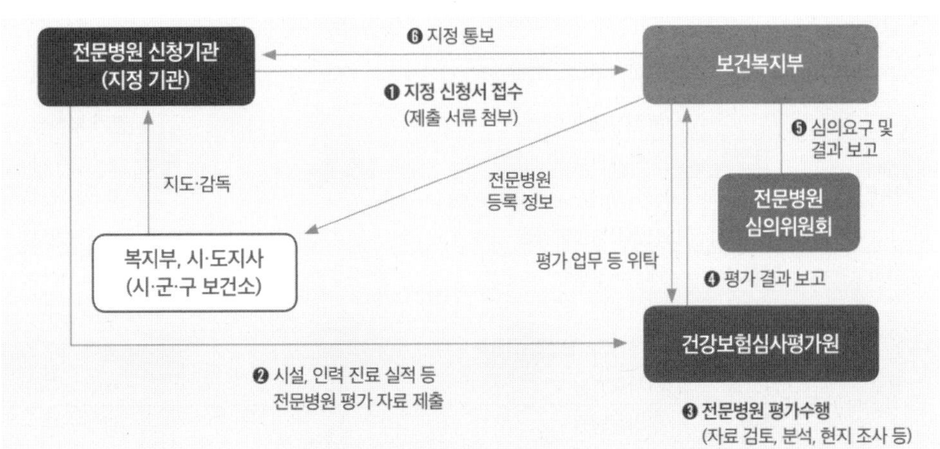

그림 1-8 전문병원의 지정 추진 체계

표 1-11 전문병원 지정 현황

(지정기간: 제5기 2년차년도(2025 ~ 2027)

지역	분야	요양기관명	세부지역
경기	관절	좋은아침병원	경기 구리시
		연세본사랑병원	경기 부천시
		예손병원	
		바른세상병원	경기 성남시
		의료법인장산의료재단이춘택병원	경기 수원시
		평촌서울나우병원	경기 안양시
	산부인과	그레이스병원	경기 고양시
		허유재병원	
		서울여성병원	경기 부천시
		분당제일여성병원	경기 성남시
		시온여성병원	경기 수원시
		〈신규지정〉세인트마리여성병원	
	수지접합	예손병원	경기 부천시
	신경과	해븐리병원	경기 고양시
	심장	부천세종병원	경기 부천시
	안과	의료법인세경의료재단새빛안과병원	경기 고양시
		〈신규지정〉 누네안과병원	경기 남양주시
	알코올	카프성모병원	경기 고양시
		더블유진병원	경기 부천시
		아주편한병원	경기 수원시
		다사랑중앙병원	경기 의왕시
	외과	의료법인서전의료재단한사랑병원	경기 안산시
	척추	의료법인토마스의료재단윌스기념병원	경기 수원시
		안산21세기병원	경기 안산시
		의료법인토마스의료재단안양윌스기념병원	경기 안양시
		〈재지정〉 서울척병원	경기 의정부시
	한방척추	일산자생한방병원	경기 고양시
		부천자생한방병원	경기 부천시
경남	관절	진주세란병원	경남 진주시
	소아청소년과	〈신규지정〉 서울아동병원	경남 거제시
	한방척추	창원자생한방병원	경남 창원시
경북	뇌혈관	에스포항병원	경북 포항시
광주	관절	동아병원	광주 남구
	안과	밝은안과21병원	광주 서구
	알코올	다사랑병원	광주 서구
	척추	우리들병원	광주 서구
	한방척추	〈재지정〉 광주자생한방병원	광주 서구

지역	분야	요양기관명	세부지역
대구	관절	더블유병원	대구 달서구
대구	뇌혈관	대구굿모닝병원	대구 남구
대구	대장항문	의료법인구의료재단구병원	대구 달서구
대구	산부인과	의료법인경동의료재단효성병원	대구 수성구
대구	수지접합	더블유병원	대구 달서구
대구	안과	제일안과병원	대구 동구
대구	안과	누네안과병원	대구 중구
대구	척추	보광병원	대구 달서구
대구	척추	(의)서봉의료재단보강병원	대구 달서구
대구	척추	대구시티병원	대구 북구
대구	척추	우리들병원	대구 중구
대구	한방척추	대구자생한방병원	대구 중구
대구	화상	푸른병원	대구 중구
대전	소아청소년과	〈신규지정〉 대전코젤병원	대전 유성구
대전	소아청소년과	〈신규지정〉 코젤병원	대전 유성구
대전	척추	대전우리병원	대전 서구
대전	한방척추	대전자생한방병원	대전 서구
부산	관절	의료법인고려의료재단부산고려병원	부산 남구
부산	관절	의료법인인당의료재단부민병원	부산 북구
부산	관절	의료법인신생의료재단센트럴병원	부산 북구
부산	관절	부산본병원	부산 사하구
부산	관절	의료법인센텀의료재단센텀종합병원	부산 수영구
부산	관절	의료법인인당의료재단해운대부민병원	부산 해운대구
부산	수지접합	의료법인센텀의료재단서부산센텀병원	부산 사상구
부산	안과	부산성모안과병원	부산 해운대구
부산	알코올	온사랑병원	부산금 정구
부산	외과	의료법인파란시티의료재단부산항운병원	부산 동래구
부산	유방	사단법인부산의료선교회세계로병원	부산 동래구
부산	척추	부산우리들병원	부산 동래구
부산	한방척추	해운대자생한방병원	부산 해운대구
부산	화상	재단법인베스티안재단베스티안부산병원	부산 북구
서울	관절	부민병원	서울 강서구
서울	관절	〈재지정〉 강북연세병원	서울 노원구
서울	관절	바로선병원	서울 도봉구
서울	관절	연세사랑병원	서울 서초구
서울	관절	씨엠병원	서울 영등포구
서울	뇌혈관	명지성모병원	서울 영등포구
서울	대장항문	대항병원	서울 서초구
서울	대장항문	한솔병원	서울 송파구
서울	대장항문	서울송도병원	서울 중구

지역	분야	요양기관명	세부지역
	산부인과	차의과학대학교강남차병원	서울 강남구
		〈재지정〉 햇빛병원	서울 강북구
		미즈메디병원	서울 강서구
	소아청소년과	의료법인우리아이들의료재단우리아이들병원	서울 구로구
		성북우리아이들병원	서울 성북구
	안과	누네안과병원	서울 강남구
		공안과병원	서울 강동구
		실로암안과병원	서울 강서구
		건양의료재단김안과병원	서울 영등포구
		〈재지정〉 기쁨병원	서울 서초구
	이비인후과	하나이비인후과병원	서울 강남구
	척추	우리들병원	
		나누리병원	
		〈재지정〉 제일정형외과병원	
		서울척병원	서울 성북구
	한방중풍	〈신규지정〉 경희대학교한방병원	서울 동대문구
	한방척추	자생한방병원	서울 강남구
		〈재지정〉 모커리한방병원	서울 서초구
	화상	재단법인베스티안재단베스티안서울병원	서울 성동구
		한림대학교한강성심병원	서울 영등포구
인천	관절	국제바로병원	인천 남동구
		의)상원의료재단부평힘찬병원	인천 부평구
	산부인과	의료법인아인의료재단아인병원	인천 미추홀구
	수지접합	의료법인성세의료재단뉴성민병원	인천 서구
	안과	의료법인한길의료재단한길안과병원	인천 부평구
	이비인후과	다인이비인후과병원	
	한방척추	인천자생한방병원	인천 남동구
전남	관절	순천하나병원	전남 순천시
	주산기	의료법인내일의료재단현대여성아동병원	
전북	한방중풍	원광대학교한방병원	전북 익산시
충남	수지접합	〈신규지정〉 나은필병원	충남 천안시
충북	관절	의료법인송암의료재단마이크로병원	충북 청주시
		〈재지정〉 뿌리병원	
	뇌혈관	의료법인정산의료재단효성병원	
	수지접합	〈재지정〉 의료법인송암의료재단마이크로병원	
	알코올	예사랑병원	
		주사랑병원	
	화상	재단법인베스티안재단베스티안병원	

(9) 병원경영지원회사 및 네트워크병원

① 병원경영지원회사(MSO: Management Service Organization)

병·의원들의 지분 투자로 설립된 주식회사 형태로, 의료행위와 관련 없는 병원 경영 전반(구매, 인력 관리, 진료비 청구, 마케팅, 홍보 등)에 대한 서비스를 제공하는 회사를 의미한다.

국내의 경우 대부분 단순 프랜차이즈 수준에 머무르고 있지만, 미국 등에서는 MSO가 외부 자본을 유치하여 병원 시설 임대, 경영 위탁 등의 서비스를 제공하고, 그 대가로 수수료를 받아 투자자에게 배분하는 등 더욱 발전된 형태로 운영되고 있다.

대표적인 MSO 모델로는 미국의 HMO(Health Maintenance Organization)를 들 수 있는데, HMO는 의료기관의 다양화와 전문화에 따른 의료 관리의 필요성에 따라 가격 협상, 정보화 구축, 경영 효율화를 목적으로 의료기관 간 네트워크를 구축하는 것을 목표로 만들어졌다.

② 네트워크병원

여러 지역에 같은 이름을 사용하며, 주요 진료 기술과 마케팅 등을 공유하는 병원들을 통칭하는 용어이다. 우리나라에서는 1992년 '강남예치과'가 공동 개원을 시작으로 국내 의료 시장에 등장했다. 초기에는 프랜차이즈형, 조합형, 오너형 등 다양한 운영 방식이 존재했지만, 2012년 의료법 개정 이후 프랜차이즈 형태만 합법적으로 운영할 수 있다.

첫째, 대표원장이 수십 개의 병원 지점을 소유하면서 치료비 결정과 장비 구입 등 경영을 도맡고, 지점에 있는 의사는 진료만 하는 오너형 형태이다.

둘째, 브랜드명을 공동으로 사용하는 프랜차이즈 형태이다. 이 경우, 각 의료기관의 개설자가 병원 운영을 전적으로 책임지게 된다. 예치과나 하나이비인후과 그룹이 대표적인 사례이다.

셋째, 여러 명의 의사가 여러 개의 의료기관을 공동으로 운영하는 조합 형태이다. 예를 들어, 5명의 의사가 10개의 의료기관에 지분을 나눠 가지고 같은 명칭을 사용하며 공동 마케팅을 하는 형태를 들 수 있다.

네트워크 병·의원은 광고 홍보, 정보 공유, 경영 성과 향상, 비용 절감(공동 구매), 협력 진료, 고객 만족 등 다양한 강점을 가지고 있다. 또한, 규모가 큰 네트워크 병원들은 병원경영지원회사(MSO)를 설립하여 운영하기도 하며, 앞으로 MSO의 역할이 더욱 확대되고 설립이 활성화될 것으로 기대된다.

표 1-12 네트워크 병·의원 현황

구분	네트워크 병·의원 현황
병원	힘찬병원, 우리들병원, 연세사랑병원, 튼튼병원, 21세기병원, 척병원, 세바른병원, 좋은병원 등
피부과	오라클, 이지함, 고운, 리더스, 리뉴미, 차앤박, 미소가인, 하얀나라 등
내과	속편한, 속시원, 류마, 한사랑, 드림 등
비뇨기과	길맨비뇨기과, 블루비뇨기과, 유로진비뇨기과, 코넬비뇨기과, 트루맨남성의원 등
안과	예본, 밝은성모, 밝은눈, 누네, 드림, 성모 등
이비인후과	하나, 두리, 열린성모 등
산부인과	리즈, 로앤, 미애로, 쉬즈엘, 애플, 고은빛 등
통증의학과	화인, 지인, 참벗, 채움 등
성형외과	노블레스, 드림, 아이미, 메트로 등
치과	고운미소치과, 미소랑치과, 유디치과, 임플라인치과 등
한의과	자생, 함소아, 편강, 맑은 숲, 청담아이누리 등
건강진단	서울의과학연구소(SCL), 한국의학연구소(KMI), 한국건강관리협회 등

7. 의료기관 부대사업 및 외국인환자 유치사업

1) 의료기관의 부대사업

의료법 제49조 제1항 제7호에 따르면, 의료기관은 환자 또는 의료법인이 개설한 의료기관 종사자 등의 편의를 위해 보건복지부령으로 정하는 다음과 같은 부대사업을 할 수 있다. 부대사업을 영위하려면 관련 서류를 첨부하여 관할 시·도지사에게 신고해야 한다(별지 제22호 서식).

① 음식업: 휴게음식점, 일반음식점, 제과점 운영, 위탁급식 제공

② 소매업: 편의점, 슈퍼마켓, 자동판매기, 서점 운영, 의류 등 생활용품 판매 및 식품판매업(건강기능식품 판매업은 제외). 다만, 의료법인이 직접 영위하는 경우는 제외

③ 서비스업: 산후조리, 목욕, 숙박, 여행, 외국인환자 유치, 수영장·체력단련장·종합체육시설 운영

④ 기타: 장애인보조기구 제조·개조·수리 및 의료기기 임대·판매(단, 의료법인이 직접 임대·판매하는 경우 제외)

⑤ 건물 임대: 이용업, 미용업, 안경조제·판매업, 은행업을 영위하려는 자 또는 의료관광호텔에 부대시설로 설치하는 의원급 의료기관(진료과목이 의료법인이 개설하는 의료기관과 동일하지 아니한 경우로 한정)에 의료기관 건물 임대

2) 외국인환자 유치사업

우리나라의 우수한 의료 기술을 바탕으로 글로벌 헬스케어 시장을 선도하고, 이를 통해 국가 경쟁력을 강화하기 위해 정부가 적극적으로 추진하는 사업이 바로 외국인 환자 유치 사업이다. 외국인환자 유치에 관한 자세한 정보는 「의료 해외진출 및 외국인 환자 유치 지원에 관한 법률」과 「외국인 환자 유치 정보시스템」 홈페이지(www.medicalkorea.or.kr/korp)를 활용하면 된다.

2023년 한 해 동안 한국을 방문해 진료를 받은 외국인환자는 60만 명을 넘는 역대 최고치를 기록했으며, 한 해 동안 192개국의 외국인 환자가 우리나라를 방문하였고, 국가별로는 미국 · 중국 · 일본 · 태국 · 베트남 순이다.

▣ 외국인 환자

국내에 거주(외국인 등록 또는 국내 거소신고)하지 않는 외국인으로, 국민건강보험 가입자나 피부양자가 아닌 상태에서 진료받은 환자(의료해외진출법 제2조)

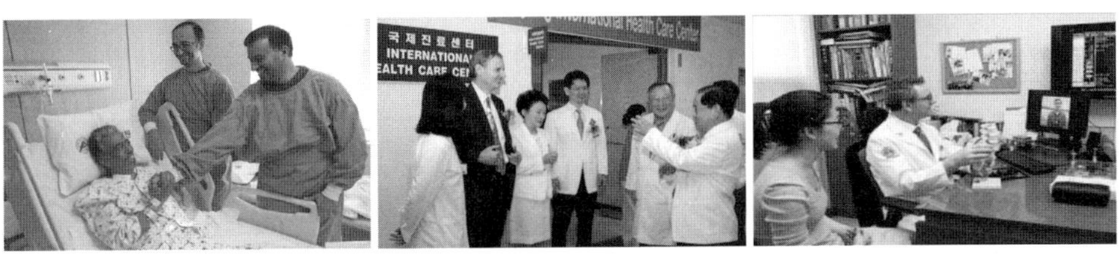

그림 1-9 외국인 환자 진료

■ 의료 해외진출 및 외국인환자 유치 지원에 관한 법률 시행규칙[별지 제3호서식] <개정 2022. 12. 29.>

외국인환자 유치의료기관 등록신청서

※ 색상이 어두운 칸은 신청인이 적지 않습니다.

접수번호	접수일	처리기간 20일

신청인	의료기관 명칭	사업자등록번호
	의료기관 주소	전화번호(휴대전화)
	대표자 성명	외국인환자 유치 진료과목

「의료 해외진출 및 외국인환자 유치 지원에 관한 법률」 제6조제1항 및 같은 법 시행규칙 제5조 제1항에 따라 외국인환자 유치의료기관 등록을 신청합니다.

년 월 일

신청인 (서명 또는 인)

시・도지사 귀하

첨부서류	1. 「의료 해외진출 및 외국인환자 유치 지원에 관한 법률」 제6조제1항제1호 및 같은 법 시행령 제4조에 따른 진료과목별 전문의의 명단 1부 2. 「의료 해외진출 및 외국인환자 유치 지원에 관한 법률」 제6조제1항제2호 및 같은 법 시행규칙 제4조제1항에 따른 의료사고배상책임보험 또는 「의료사고 피해구제 및 의료분쟁 조정 등에 관한 법률」에 따른 의료배상공제조합에 가입하였음을 증명하는 서류 1부 3. 사업운영계획서 1부	수수료 없음
담당 공무원 확인사항	1. 의료기관 개설신고증명서 또는 의료기관 개설허가증 2. 전문의 자격증	

행정정보 공동이용 동의서

본인은 이 건 업무처리와 관련하여 담당 공무원이 「전자정부법」 제36조제1항에 따른 행정정보의 공동이용을 통하여 위의 담당 공무원 확인사항을 확인하는 것에 동의합니다.

* 동의하지 않는 경우에는 신고인이 직접 관련 서류를 제출해야 합니다.

신고인 (서명 또는 인)

유 의 사 항

시・도지사는 외국인환자 유치의료기관이 「의료 해외진출 및 외국인환자 유치 지원에 관한 법률」 제24조제1항 각 호의 어느 하나에 해당하는 경우에는 그 등록을 취소할 수 있습니다.

처 리 절 차

신청서 작성	➔	접수 및 검토	➔	등록증 발급
신청인		시・도		시・도

210mm×297mm[백상지(80g/㎡) 또는 중질지(80g/㎡)]

1-2 | 의료기관 개설 및 신고

학습목표
1. 의료기관의 개설 및 변경현황을 관련기관에 신고할 수 있다.
2. 의료기관의 관리에 관한 제반 벌률에 대하여 알 수 있다.

1. 의료기관 개설 및 변경 신고

1) 의료기관 개설

(1) 의원·치과의원·한의원 또는 조산원을 개설하려는 자

보건복지부령으로 정하는 바에 따라 시장·군수·구청장에게 신고해야 한다.

(2) 종합병원·병원·치과병원·한방병원·요양병원 또는 정신병원의 개설

보건복지부령에서 정하는 바에 따라 시·도 의료기관개설위원회의 사전심의 및 본심의를 거쳐 시·도지사의 허가를 받아야 한다.

다만, 종합병원을 개설하거나 300병상 이상 종합병원의 개설자가 병원급 의료기관을 추가로 개설하려는 경우에는 시·도 의료기관개설위원회의 사전심의 단계에서 보건복지부장관의 승인을 받아야 한다.

(3) 의료기관을 개설할 수 있는 자

의사는 종합병원·병원·요양병원·정신병원 또는 의원을, 치과의사는 치과병원 또는 치과의원을, 한의사는 한방병원·요양병원 또는 한의원을, 조산사는 조산원만을 개설할 수 있다.

(4) 부속 의료기관 개설

의료인, 국가 또는 지방자치단체, 비영리법인, 기타 법률에 정해진 기관 이외의 자가 소속 직원이나 가족의 건강관리를 위해 부속 의료기관을 개설하려면 해당 의료기관의 소재지를 관할하는 시장·군수·구청장에게 신고하여야 한다.

다만, 병원급 의료기관을 부속 의료기관으로 개설하려면 관할 시·도지사의 허가를 받아야 한다.

(5) 비영리 의료법인 설립과 전환

의사, 한의사, 치과의사, 조산사가 아닌 일반인이 의료기관을 개설하여 운영하려면 의료법인 또는 비영리법인을 설립하여 병원을 개설해야 한다.

법인은 법률의 규정에 따라 설립되며, 주된 사무소의 소재지에서 설립 등기를 함으로써 성립된다. 법인은 크게 영리법인과 비영리법인으로 나눌 수 있으며, 비영리법인은 민법의 규정에 따라 설립된다.

의료업을 영위하는 비영리법인은 민법상 재단법인이나 사단법인과 유사하게 공익 목적을 수행하는 기업체라고 볼 수 있다.

▣ 병 · 의원 개설 시 신고(허가) 서류

① 의원 개설 시 신고 서류

의원, 치과의원, 한의원 또는 조산원을 개설하려는 자는 의료기관 개설 신고서를 시장, 군수 또는 구청장에게 신고해야 한다.

② 병원 개설 시 허가 서류

종합병원, 병원, 치과병원, 한방병원 또는 요양병원을 개설하려는 자는 의료기관 개설 허가 신청서를 첨부하여 시·도지사에게 제출해야 한다.

표 1-13 의료기관 개설 신고 시 신고인(의료인) 제출 서류

서류
1. 개설하려는 자가 법인인 경우: 법인설립허가증 사본(준정부기관은 제외), 정관 사본 및 사업계획서 사본 각 1부
2. 개설하려는 자가 의료인인 경우: 의료인 면허증
3. 건물 평면도 사본 및 그 구조 설명서 사본 1부
4. 의료인 등 근무 인원에 대한 확인이 필요한 경우: 면허(자격)증 사본(행정정보의 공동이용으로 확인할 수 있는 경우는 제외) 1부
5. 「의료법」 제36조의 준수 사항에 적합함을 증명하는 서류

(의료법 시행규칙 제25조)

2) 요양기관 현황 및 변경 신고

요양기관을 처음 개설하는 경우에는 관할 시·군·구청에 신고하고, 건강보험심사평가원에도 신고해야 한다.

요양기관은 현황 변경 시에는 담당 부서(총무팀, 인사팀 등)를 통해 변경사항이 있는지 내부 현황을 파악하고, 건강보험심사평가원에 신고하기 위한 자료를 수집해야 한다.

▣ 신고요령은 다음과 같다.

① **최초 신고:** 요양기관은 요양급여비용을 처음 청구할 때, 시설, 장비, 인력 등의 현황을 건강보험심사평가원에 신고해야 한다(별지 제14~16호 서식 사용).

② **변경 신고:** 신고한 내용 중 요양급여비용 증감에 관련된 사항이 변경된 경우, 15일 이내에 건강보험심사평가원에 신고해야 한다.

■ 국민건강보험법 시행규칙 [별지 제14호서식] <개정 2024. 8. 1.>

요양기관 현황신고서

※ 바탕색이 어두운 란은 신고인이 적지 않습니다.
※ 「국민건강보험법 시행규칙」 제12조제4항에 따라 본 서식의 [일반현황](①,②,⑤), [시설현황], [진료과목현황]의 사항에 대해 시장·군수·구청장에게 신고하거나 시·도지사가 허가·등록한 경우에는 건강보험심사평가원에도 제출한 것으로 간주되므로, 나머지 [일반현황](①의 사업자등록번호 또는 고유번호,③,④), [시설현황]의 세부 사항, [업무분야별 운영현황], [인원현황], [의료인 등 인원 현황]에 해당하는 내용만 기재합니다.

(1쪽/3쪽)

지역코드	접수번호	접수일	처리기간 즉시
요양기관 기호		※ 표시과목	

[일반현황]

①요양기관	사업자등록번호 또는 고유번호		
	명칭	개설 신고(허가)일	개설신고(허가)번호
	소재지		연락처 (전화) (팩스)
	종류 (요양병원인 경우에는 [ ]일반 [ ]장애인 의료재활시설 중 해당 구분에 "V"표시 합니다)		
②개설자(대표자)	성명	주민등록번호	면허번호
	전문의 자격종류	전문의 자격번호	연락처 (집) (휴대전화)
	주소		전자우편주소
③요양급여비용 수령 금융기관	금융기관명	계좌번호	예금주 / ④청구S/W업체명

⑤설립 구분	01 국립	02공립				03법인											04 개인	05 군병원	06 기타
		[ ] 시도립	[ ] 시군구립	[ ] 지방 의료원	[ ] 기타 공립	[ ] 학교 법인	[ ] 특수 법인	[ ] 종교 법인	[ ] 사회복지 법인	[ ] 사단 법인	[ ] 재단 법인	[ ] 회사 법인	[ ] 의료 법인	[ ] 소비자생활 협동조합	[ ] 사회적 협동조합				

1. 종류란에는 요양기관의 해당 종류기호를 적습니다.
   [종류기호] 01종합병원 02병원 03치과병원 04한방병원 05요양병원 06정신병원 07의원 08치과의원 09한의원 10조산원 11보건소 12보건의료원 13보건지소 14보건진료소
2. 설립 구분란에는 해당 구분코드 또는 [ ]에 V표 합니다).
3. 입원환자 간호관리료 등급, 입원환자 식대 및 중환자실 관련 현황통보서 등은 보건복지부장관이 고시하는 바에 따라 별도로 제출합니다.

[시설현황]

입원병실 — 일반입원실 (a)

구분		계 (a+b+c+d+e+f)	상급 1인	상급 2인	상급 3인	상급 호스피스 1인	일반 1인	일반 2인	일반 3인	일반 4인	일반 5인	일반 6인 이상	일반 호스피스 1인	일반 호스피스 2인	일반 호스피스 3인	일반 호스피스 4인	외국인 전용
실제기준	병실																
	병상																
입원료기준	병실																
	병상																

정신과 입원실 (b)

구분		개방 상급 1인	개방 상급 2인	개방 상급 3인	개방 일반 1인	개방 일반 2인	개방 일반 3인	개방 일반 4인	개방 일반 5인	개방 일반 6인 이상	폐쇄 상급 1인	폐쇄 상급 2인	폐쇄 상급 3인	폐쇄 일반 1인	폐쇄 일반 2인	폐쇄 일반 3인	폐쇄 일반 4인	폐쇄 일반 5인	폐쇄 일반 6인 이상
실제기준	병실																		
	병상																		
입원료기준	병실																		
	병상																		

구분		중환자실 (c) 성인 일반병상	성인 격리 음압	성인 격리병상 비음압	소아 일반병상	소아 격리 음압	소아 격리병상 비음압	신생아 일반병상	신생아 격리 음압	신생아 격리병상 비음압	격리병실 (d) 음압공조 1인	음압공조 다인	음압기계 1인	음압기계 2인	음압기계 다인	비음압 1인	비음압 2인	비음압 다인	무균치료실 (e) 1인	무균치료실 다인	임종실 (f)	의료법 신고(허가) 총병상	
실제(입원료)	병실																					병실	
기준	병상																					병상	

특수진료실 등

구분	계	분만실	신생아실	수술실	회복실	응급실 일반병상	응급실 격리병상 음압	응급실 격리병상 비음압	인공신장실	물리치료실	감내치료실	방사선옥소	낮병동	조혈모세포처치실	혈액은행	임상검사실	모자동실	조제실	탕전실
병실														유 [ ] 무 [ ]	유 [ ] 무 [ ]	유 [ ] 무 [ ]	유 [ ] 무 [ ]	유 [ ] 무 [ ]	유(내[ ],외[ ]) 무(원외공동이용[ ], 무[ ])
병상																			

1. 「의료법 시행규칙」 별표 4 또는 보건복지부장관이 별도로 정하는 시설규격에 적합하여야 합니다.
2. 입원병실에는 「의료 해외진출 및 외국인환자 유치 지원에 관한 법률」 제6조 및 제10조에 따른 외국인환자를 위한 병실·병상수와 「응급의료에 관한 법률」 제33조에 따라 응급의료기관이 응급환자를 위해 확보해야하는 예비병상을 포함하여 기록합니다.
3. 격리실은 전염성 환자, 면역이 억제된 환자 및 화상 환자 등을 수용할 수 있는 시설을 말합니다.
4. 입원병실의 병실·병상수에는 특수진료실의 병실·병상수가 포함되지 않도록 구분하여 기록합니다.
5. 실제기준 상급병실·병상수는 입원료 기준 상급병실·병상수와 동일하게 기록하고, 실제기준 일반병실·병상수는 입원료 기준 일반병실·병상수를 물리적인 인실로 구분하여 기록합니다.
6. 입원료기준 병실·병상의 인실 구분은 요양급여비용 청구 시 산정하는 입원료를 기준으로 구분하며, 6인이상 병실을 운영하는 경우는 보건복지부장관이 정하는 바에 따라 별도로 제출합니다.

「국민건강보험법 시행규칙」 제12조제1항에 따라 위와 같이 요양기관 현황을 신고합니다.

년 월 일

개설자(대표자) (서명 또는 인)

건강보험심사평가원 원장 귀하

210mm×297mm[백상지 80g/㎡]

2. 병원관리 관련 법규

1) 사회보장 및 보건의료 관련 법규

(1) 사회보장기본법

사회보장기본법은 사회보장에 관한 국민의 권리와 국가 및 지방자치단체의 책임을 정하고 사회보장 정책의 수립·추진과 관련 제도에 관한 기본적인 사항을 규정함으로써 국민의 복지 증진에 이바지하는 것을 목적으로 한다.

(2) 의료법

의료법은 모든 국민이 수준 높은 의료 혜택을 받을 수 있도록 국민의료에 필요한 사항을 규정함으로써 국민의 건강을 보호하고 증진하는 데에 목적이 있다. 이 법에서 "의료인"이란 보건복지부장관의 면허를 받은 의사·치과의사·한의사·조산사 및 간호사를 말한다.

따라서 의료인은 종별에 따라 맡은 임무를 수행하여 국민보건 향상을 이루고 국민의 건강한 생활 확보에 이바지할 사명을 가진다.

(3) 보건의료기본법

보건의료기본법은 보건의료에 관한 국민의 권리·의무와 국가 및 지방자치단체의 책임을 정하고 보건의료의 수요와 공급에 관한 기본적인 사항을 규정함으로써 보건의료의 발전과 국민의 보건 및 복지의 증진에 이바지하는 것을 목적으로 한다.

(4) 국민건강보험법

국민건강보험법은 국민의 질병·부상에 대한 예방·진단·치료·재활과 출산·사망 및 건강 증진에 대하여 보험급여를 실시함으로써 국민보건 향상과 사회보장 증진에 이바지함을 목적으로 한다.

건강보험은 법률에 의한 가입 의무, 소득에 따른 보험료 차등 부과, 보험료 부담액과 관계없이 균등한 보험급여 제공을 주요 특징으로 한다.

(5) 의료급여법

의료급여법은 생활이 어려운 사람에게 의료급여를 함으로써 국민보건의 향상과 사회복지의 증진에 이바지함을 목적으로 한다.

(6) 산업재해보상보험법(약칭: 산재보험법)

산업재해보상보험 사업을 시행하여 근로자의 업무상의 재해를 신속하고 공정하게 보상하며, 재해근로자의 재활 및 사회 복귀를 촉진하기 위하여 이에 필요한 보험시설을 설치·운영하고, 재해 예방과 그 밖에 근로자의 복지 증진을 위한 사업을 시행하여 근로자 보호에 이바지하는 것을 목적으로 한다. 산업재해보상보험 사업은 고용노동부장관이 관장한다.

(7) 자동차손해배상보장법(약칭: 자동차손배법)

자동차의 운행으로 사람이 사망 또는 부상하거나 재물이 멸실 또는 훼손된 경우에 손해배상을 보장하는 제도를 확립하여 피해자를 보호하고, 자동차사고로 인한 사회적 손실을 방지함으로써 자동차운송의 건전한 발전을 촉진함을 목적으로 한다.

의료기관은 자동차보험 진료 시 국토교통부장관이 고시한 수가 기준에 따라 요양급여를 제공하고, 이에 따른 진료비를 청구한다.

(8) 노인장기요양보험법

고령이나 노인성 질병 등의 사유로 일상생활을 혼자서 수행하기 어려운 노인 등에게 제공하는 신체활동 또는 가사활동 지원 등의 장기요양급여에 관한 사항을 규정하여 노후의 건강 증진 및 생활 안정을 도모하고 그 가족의 부담을 덜어줌으로써 국민의 삶의 질을 향상하도록 함을 목적으로 한다.

(9) 건강검진기본법

국가건강검진에 관한 국민의 권리·의무와 국가 및 지방자치단체의 책임을 정하고 국가건강검진의 계획과 시행에 관한 기본적인 사항을 규정함으로써 국민의 보건 및 복지의 증진에 이바지함을 목적으로 한다.

(10) 지역보건법

지역보건법은 보건소 등 지역보건의료기관의 설치·운영에 관한 사항과 보건의료 관련기관·단체와의 연계·협력을 통하여 지역보건의료기관의 기능을 효과적으로 수행하는 데 필요한 사항을 규정함으로써 지역보건의료정책을 효율적으로 추진하여 지역주민의 건강 증진에 이바지함을 목적으로 한다.

(11) 모자보건법

모자보건법은 모성 및 영유아의 생명과 건강을 보호하고 건전한 자녀의 출산과 양육을 도모함으로써 국민보건 향상에 이바지함을 목적으로 한다.

(12) 국민건강 증진법

국민건강 증진법은 국민에게 건강에 대한 가치와 책임의식을 함양하도록 건강에 관한 바른 지식을 보급하고 스스로 건강생활을 실천할 수 있는 여건을 조성함으로써 국민의 건강을 증진함을 목적으로 한다.

(13) 의료기사 등에 관한 법률

의료기사 등에 관한 법률은 의료기사, 보건의료정보관리사 및 안경사의 자격 · 면허 등에 관하여 필요한 사항을 정함으로써 국민의 보건 및 의료 향상에 이바지함을 목적으로 한다.

① 의료기사: 의사 또는 치과의사의 지도 아래 진료나 의·화학적 검사에 종사하는 사람(임상병리사, 방사선사, 치과위생사, 치과기공사, 물리치료사, 작업치료사)

② 보건의료정보관리사: 의료 및 보건지도 등에 관한 기록 및 정보의 분류·확인·유지·관리를 주된 업무로 하는 사람

③ 안경사: 안경(시력보정용에 한정)의 조제 및 판매와 콘택트렌즈(시력보정용이 아닌 경우를 포함)의 판매를 주된 업무로 하는 사람

(14) 약사법

약사법은 약사에 관한 일들이 원활하게 이루어질 수 있도록 필요한 사항을 규정하여 국민보건 향상에 기여하는 것을 목적으로 한다.

2) 의료관리와 관계된 법규

(1) 응급의료에 관한 법률

국민들이 응급상황에서 신속하고 적절한 응급의료를 받을 수 있도록 응급의료에 관한 국민의 권리와 의무, 국가·지방자치단체의 책임, 응급의료제공자의 책임과 권리를 정하고 응급의료자원의 효율적 관리에 필요한 사항을 규정함으로써 응급환자의 생명과 건강을 보호하고 국민의료를 적정하게 함을 목적으로 한다.

(2) 감염병의 예방 및 관리에 관한 법률(약칭: 감염병 예방법)

이 법은 국민 건강에 위해(危害)가 되는 감염병의 발생과 유행을 방지하고, 그 예방 및 관리를 위하여 필요한 사항을 규정함으로써 국민 건강의 증진 및 유지에 이바지함을 목적으로 한다.

(3) 혈액관리법

혈액관리법은 혈액관리업무에 관하여 필요한 사항을 규정함으로써 수혈자와 헌혈자를 보호하고 혈액관리를 적절하게 하여 국민보건의 향상에 이바지함을 목적으로 한다.

(4) 전문의 수련 및 자격 인정 등에 관한 규정

이 영은 「의료법」 제77조에 따라 전문의의 수련, 자격 인정 및 전문과목에 관하여 필요한 사항을 규정함을 목적으로 한다.

(5) 마약류 관리에 관한 법률

이 법은 마약·향정신성의약품·대마 및 원료물질의 취급·관리를 적정하게 하고, 마약류 중독에 대한 치료·예방 등을 위하여 필요한 사항을 규정함으로써 그 오용 또는 남용으로 인한 보건상의 위해를 방지하여 국민보건 향상과 건강한 사회 조성에 이바지함을 목적으로 한다.

(6) 의료기관 회계기준 규칙

의료기관 회계기준 규칙은 의료법 제62조에 따라 의료기관의 개설자가 준수하여야 하는 의료기관 회계기준을 정함으로써 의료기관 회계의 투명성을 확보함을 목적으로 한다. 의료기관 회계기준을 준수하여야 하는 의료기관의 개설자는 100병상 이상의 병원급 의료기관의 개설자이다.

(7) 장기 등 이식에 관한 법률

이 법은 장기 등의 기증에 관한 사항과 사람의 장기 등을 다른 사람의 장기 등의 기능 회복을 위하여 적출하고 이식하는 데에 필요한 사항을 규정하여 장기 등의 적출 및 이식을 적정하게 하고 국민보건을 향상시키는 데에 이바지하는 것을 목적으로 한다.

(8) 의료사고 피해 구제 및 의료분쟁 조정 등에 관한 법률

이 법은 의료분쟁의 조정 및 중재 등에 관한 사항을 규정함으로써 의료사고로 인한 피해를 신속·공정하게 구제하고 보건의료인의 안정적인 진료환경을 조성함을 목적으로 한다.

(9) 개인정보 보호법

개인정보의 처리 및 보호에 관한 사항을 정함으로써 개인의 자유와 권리를 보호하고, 나아가 개인의 존엄과 가치를 구현함을 목적으로 하며, "개인정보"란 살아 있는 개인에 관한 정보로서 성명, 주민등록번호 및 영상 등을 통하여 개인을 알아볼 수 있는 정보를 말한다.

(10) 전공의의 수련환경 개선 및 지위 향상을 위한 법률

전공의의 수련환경 개선 및 지위 향상을 위하여 필요한 사항을 규정함으로써 전공의의 권리를 보호하고 환자 안전과 우수한 의료인력의 양성에 이바지함을 목적으로 한다.

1-3 | 의약분업

학습목표

1. 의약분업제도를 이해하고 관리와 관련 업무를 수행할 수 있다.

1. 의약분업

1) 정의

의약분업이란 의사 또는 치과의사가 환자를 진단하고 그에 맞는 약을 처방하면, 약사가 의사의 처방전에 따라 안전하고 정확하게 의약품을 조제하여 제공하는 제도이다.

즉, 의사의 전문적인 진단과 처방, 그리고 약사의 전문적인 조제를 통해 의약품 오·남용을 방지하고, 환자에게 보다 안심하고 의약품을 복용할 수 있는 환경을 제공하고자 2000년 7월 1일부터 시행되었다.

2) 의약분업의 기본원칙

(1) 의사는 환자에게 필요한 전문의약품 또는 일반의약품을 처방할 수 있으며, 약사는 의사의 처방전에 따라 해당 의약품을 정확하게 조제하여야 한다.

(2) 의사는 외래 환자에게는 반드시 원외처방전을 발행해야 하며, 약국의 약사만이 이 처방전에 따라 약품을 조제할 수 있다.

(3) 약국의 약사는 의사의 처방전 없이 전문의약품을 판매할 수 없지만, 일반의약품은 의사의 처방 없이 판매할 수 있다.

3) 일반의약품과 전문의약품

(1) 일반의약품(Over-the-counter drug, OTC)

의사나 치과의사의 처방 없이 환자가 직접 선택하여 구매할 수 있는 의약품으로, 약사법 제2조에 따라 보건복지부장관과 협의하여 식품의약품안전처장이 정하는 기준에 해당하는 의약품을 말한다. 감기약, 진통제, 소화제 등과 같이 일상생활에서 흔히 사용하는 약품들이 이에 해당된다.

① 오용이나 남용될 우려가 적고, 의사나 치과의사의 처방 없이 사용하더라도 안전성과 유효성이 확보된 의약품

② 질병을 치료하기 위해 의사나 치과의사의 전문적인 지식이 없이도 사용할 수 있는 의약품

③ 의약품의 제형(劑型)과 약리작용으로 인해 인체에 미치는 부작용이 비교적 적은 의약품

(2) 전문의약품(Prescription only medicine, POM)

의사 또는 치과의사의 처방전이 있어야만 조제·판매할 수 있는 의약품으로, 다음과 같은 특징을 가진 의약품을 말한다.

① 약리작용 또는 적응증으로 볼 때 의사 또는 치과의사의 전문적인 진단과 지시·감독에 따라 사용되어야 하는 의약품
② 투여경로의 특성상 의사 또는 치과의사의 지시·감독에 따라 사용되어야 하는 의약품
③ 용법·용량 조절에 전문성이 필요하거나 혹은 환자에 따라 적절한 용법·용량의 설정이 필요하여 의사 또는 치과의사의 전문적인 지시·감독에 따라 사용되어야 하는 의약품
④ 심각한 부작용 발현 가능성이 높거나, 정상적인 사용량에서도 부작용 발현 빈도가 높은 의약품
⑤ 습관성이나 의존성을 유발할 수 있는 의약품
⑥ 내성(Resistance)이 발생할 가능성이 높아 장기간 사용 시 효과가 감소할 수 있는 의약품
⑦ 다른 약물과 상호작용하여 심각한 부작용을 유발하거나 약효가 감소할 수 있는 의약품
⑧ 마약류, 향정신성의약품, 독성이 강한 의약품 등 안전한 사용을 위해 전문가의 관리가 필요한 의약품
⑨ 오남용 시 사회적 문제를 야기할 수 있는 의약품
⑩ 신약으로 지정하는 의약품(다만, 외국에서 유효성·안전성이 충분히 입증된 경우를 제외)

4) 의약분업 대상

의약분업은 원칙적으로 의사의 처방이 필요한 전문의약품에 시행된다. 다만, 입원 환자, 응급 환자, 의료기관 접근이 어려운 지역의 환자, 특수 질환자 등과 같이 특별한 사유가 있는 경우에는 예외적으로 의약분업 적용 대상에서 제외될 수 있다.

일반의약품은 대부분 약국에서 직접 구매할 수 있지만, 전문의약품은 의사의 진료 후 처방전을 받아야만 구매할 수 있다.

5) 의약분업 적용 대상 기관과 지역 및 환자

(1) 대상기관 및 지역

① 모든 의료기관(보건기관 포함)은 원칙적으로 외래 환자에게 원외처방전을 발행해야 한다.
② 의약분업은 일부 예외 지역을 제외하고는 전국 모든 지역에 적용된다.

(2) 대상 예외기관 및 지역

① 예외기관

㉮ 의약분업 예외지역의 의료기관 및 보건기관

㉯ 한방의료기관(단, 한방의료기관에서 양방(洋方) 진료를 받을 경우는 적용)

㉰ 동물병원

㉱ 의약분업 예외지역의 약국

㉲ 재해지역의 약국

② 의약분업 예외지역

㉮ 의료기관 또는 약국이 개설되어 있지 않은 읍·면 지역 및 도서지역

㉯ 의료기관과 약국 간 거리가 1.5km 이상 떨어져 주민들이 도보나 대중교통을 이용하여 편리하게 이용하기 어려운 지역은 시·도지사가 의약분업 예외 지역으로 지정할 수 있다.

㉰ 공단 내 부속 의료기관과 약국 간 거리가 1km 이상 떨어져 있어 종사자들이 도보나 대중교통으로 편리하게 이용하기 어려운 경우, 시·도지사가 의약분업 예외 지역으로 지정할 수 있다.

㉱ 재해 발생 지역 등

(3) 대상 환자

① 모든 외래환자(건강보험·의료급여·산재보험·자동차보험·일반환자)

② 외국인인 경우에도 국내 거주 및 체류하는 환자

③ 외국보험사에 소속된 한국 선원 등

6) 의약분업 적용 대상 예외 환자

(1) 입원 환자 및 응급 환자

의료기관에 입원 중인 환자, 응급증상 및 응급증상에 준하는 환자

(2) 정신분열증, 조울증, 등으로 자신 또는 타인을 해할 우려가 있는 정신질환자

(3) 의료기관 또는 약국이 없는 지역 및 재해지역에서 진료하는 환자

(4) 병역의무 중인 자와 교정시설, 소년보호시설 등에 수용 중인 자

(5) 장애인복지법에 의한 1, 2급 장애인

(6) 감염병의 예방 및 관리에 관한 법률에 의한 감염병(제1급 감염병), 파킨슨병, 나병, AIDS, 장기 이식 후 치료를 받는 환자

(7) 사회복지시설(노인, 아동, 장애시설 등)에 입소한 자(단, 사회복지시설 수용자가 인근 의료기관을 내원하여 진료를 받을 경우에는 의약분업 적용)

(8) 결핵 치료 환자(보건소 및 결핵협회 부속의원에 한함)
(9) 노숙자, 부랑아, 행려환자 및 농촌활동 등 사회봉사 활동에서의 투약
(10) 산업재해에 의한 진폐증 환자
(11) 국가유공자(상이등급 1~3급) 및 고엽제 후유증 환자 등 국가에서 진료비를 전액 지원하는 대상자

7) 의약분업 대상 의약품 및 예외 품목

(1) 대상 의약품

국내에서 제조 또는 수입되는 모든 전문의약품이며, 건강보험 적용 여부와 관계없이 의사의 처방이 필요한 모든 외래 환자에게 적용된다. (단, 법령에서 정하는 일부 예외 품목은 제외)

(2) 예외 품목

의약분업 대상에서 제외되는 의약품으로는 주사용제제, 진단(검사용)의약품, 감염병예방접종약, 희귀의약품, 의료기관에서 직접 제조하는 의약품, 마약류, 방사성 의약품, 신장 투석액, 및 이식정, 투약 시에 기계·장치를 이용하거나 시술이 필요한 의약품, 검사나 수술에 사용되는 의약품, 예외의약품과 함께 사용하는 의약품 등이 있다.

8) 원외처방 및 조제

의사는 외래 환자에게 원외 처방전을 발행해야 하며, 처방전에는 대한약전에 따른 약의 정확한 이름(일반명 또는 제품명)을 알아보기 쉽게 기재해야 한다. 처방전의 유효기간은 의사가 정하며, 발행된 처방전은 환자와 약국 각각 1부씩 총 2부로 나누어 환자에게 교부한다.

■ 의료법 시행규칙 [별지 제9호서식] <개정 2024. 11. 7.>

처 방 전

[ ]건강보험 [ ]의료급여 [ ]산업재해보험 [ ]자동차보험 [ ]기타( )

※ [ ]에는 해당되는 곳에 "✔"표시를 합니다.

요양기관기호:

<table>
<tr><td colspan="2" rowspan="2">발급 연월일 및 번호</td><td rowspan="2">년 월 일 - 제 호</td><td rowspan="4">의료
기관</td><td>명 칭</td><td></td></tr>
<tr><td>전화번호</td><td>( ) -</td></tr>
<tr><td rowspan="2">환자</td><td>성 명</td><td></td><td>팩스번호</td><td></td></tr>
<tr><td>주민등록번호</td><td>-</td><td>전자우편</td><td></td></tr>
</table>

<table>
<tr><td rowspan="2">질병
분류
기호</td><td rowspan="2"></td><td rowspan="2">처방
의료인의
성명</td><td rowspan="2">(서명 또는 날인)</td><td>면허종류</td><td></td></tr>
<tr><td>면허번호</td><td>제 호</td></tr>
</table>

※ 환자가 요구하면 질병분류기호를 적지 않습니다.

<table>
<tr><td>처방 의약품의 명칭 및 코드</td><td>1회 투약량</td><td>1일 투여횟수</td><td>총 투약일수</td><td>본인부담률 구분코드</td><td>용 법</td></tr>
<tr><td></td><td></td><td></td><td></td><td></td><td rowspan="7">매 식(전, 간, 후)
시 분 복용</td></tr>
<tr><td></td><td></td><td></td><td></td><td></td></tr>
<tr><td></td><td></td><td></td><td></td><td></td></tr>
<tr><td></td><td></td><td></td><td></td><td></td></tr>
<tr><td></td><td></td><td></td><td></td><td></td></tr>
<tr><td></td><td></td><td></td><td></td><td></td></tr>
<tr><td></td><td></td><td></td><td></td><td></td></tr>
</table>

<table>
<tr><td colspan="5">주사제 처방명세([ ]원 내 조제, [ ]원 외 처방)</td><td rowspan="2">조제 시 참고 사항</td><td rowspan="2">본인부담 구분기호</td></tr>
<tr><td></td><td></td><td></td><td></td><td></td></tr>
<tr><td></td><td></td><td></td><td></td><td></td><td rowspan="3"></td><td rowspan="3"></td></tr>
<tr><td></td><td></td><td></td><td></td><td></td></tr>
<tr><td></td><td></td><td></td><td></td><td></td></tr>
</table>

사용기간	발급일부터 ( )일간	사용기간 내에 약국에 제출하여야 합니다.

의약품 조제 명세

<table>
<tr><td rowspan="4">조제
명세</td><td>조제기관의
명칭</td><td></td><td rowspan="2">처방의 변경・수정・확인・대체 시
그 내용 등</td></tr>
<tr><td>조제약사</td><td>성명
(서명 또는 인)</td></tr>
<tr><td>조제량
(조제일수)</td><td></td><td></td></tr>
<tr><td>조제연월일</td><td></td><td></td></tr>
</table>

<table>
<tr><td>항
목
설
명</td><td>1. 본인부담률 구분코드: 「국민건강보험법 시행령」 별표2 제4호 및 제6호에 따른 약제를 처방한 경우 본인이 부담할 비용의 부담률에 부여된 해당 구분코드를 적습니다.
(구분코드)
• A: 100분의 50 본인부담, B: 100분의 80 본인부담, D: 100분의 30 본인부담
• U: 건강보험(의료급여) 100분의100 본인부담, V: 보훈 등 100분의100 본인부담, W: 비급여(보훈만 해당)
2. 본인부담 구분기호: 「본인일부부담금 산정특례에 관한 기준」 등 보건복지부장관이 정하여 고시하는 본인부담 산정특례 대상 특정기호 등을 적습니다.</td></tr>
</table>

210mm×297mm[일반용지 70g/㎡(재활용품)]

1-4 | 원무관리 업무

학습목표

1. 원무관리에 대한 제반 행정관리 업무를 수행할 수 있다.

1. 원무관리의 개념

1) 정의

원무관리(院務管理)는 병원에서 환자가 진료를 받는 데 필요한 모든 행정적인 절차를 관리하는 업무이다.

구체적으로, 환자의 예약, 접수, 수납, 입퇴원, 진료비 청구 등의 업무를 처리하고, 의료진이 원활하게 진료를 수행할 수 있도록 지원하는 역할을 한다.

또한, 병원 운영에 필요한 각종 자료를 수집, 분석하여 효율적인 병원 운영에 기여한다.

2) 원무관리의 범위

(1) 광의의 원무관리

광의의 원무관리는 병원의 효율적인 운영과 환자 만족도 향상을 목표로 한다.

① 병원 경영 전반에 대한 관리: 다양한 마케팅 전략을 통해 병원의 브랜드 이미지를 강화하고, 환자 유입을 늘려 수익을 증대시킨다. 또한, 진료, 간호, 행정 등 각 부서 간의 유기적인 협력 체계를 구축하여 업무 효율성을 높이고, 환자에게 최상의 의료서비스를 제공한다.

② 의료서비스 질 향상: 표준화된 의료 행정 절차를 마련하고, 지속적인 개선을 통해 의료서비스의 질을 향상시킨다. 이를 통해 병원의 경쟁력을 강화하고, 지역 사회에 기여한다.

③ 데이터 기반 의사결정: 다양한 데이터를 분석하여 병원 운영의 문제점을 파악하고, 개선 방안을 모색한다. 데이터 기반 의사결정을 통해 병원의 경영 효율성을 극대화한다.

(2) 협의의 원무관리

협의의 원무관리는 환자가 병원을 이용하는 과정에서 발생하는 모든 행정적인 업무를 의미한다.

① **환자 중심의 서비스**: 접수, 진료비 계산, 수납, 예약, 의료보장 적용, 재원환자 관리, 진료비 청구, 병실 관리 등 환자가 병원에 도착하여 진료를 받고 귀가할 때까지 필요한 모든 절차를 원활하게 지원한다.

② **효율적인 진료 지원**: 의료진이 환자에게 집중할 수 있도록 진료와 관련된 행정 업무를 효율적으로 처리하여 의료서비스의 질을 향상시킨다.

③ **정확한 진료비 관리**: 진료비 계산 및 청구 업무를 정확하게 처리하여 환자와 병원 간의 신뢰를 구축한다.

(3) 통상적 의미의 원무관리

통상적인 의미의 원무관리는 환자가 병원을 방문하여 진료를 받는 과정에서 발생하는 모든 행정적인 업무를 의미한다.

① **원활한 진료 환경 조성**: 접수, 수납, 예약, 진료비 계산 등의 절차를 효율적으로 운영하여 환자가 편리하게 진료를 받을 수 있도록 지원한다.

② **진료 지원 및 관리**: 의료진이 환자에게 집중할 수 있도록 진료와 관련된 행정적인 업무를 처리하고, 진료비를 정확하게 관리한다.

③ **병원 운영 효율화**: 다양한 데이터를 분석하여 병원 운영의 효율성을 높이고, 의료서비스의 질을 향상시킨다.

즉, 통상적인 의미의 원무관리는 환자와 의료진 모두에게 최적의 의료 환경을 제공하기 위해 노력하는 업무라고 할 수 있다.

(4) 원무관리의 업무 영역

원무관리(院務管理)는 병원에서 환자들이 진료를 받는 데 필요한 모든 행정적인 절차를 관리하는 업무이다. 즉, 환자 접수, 진료 예약, 진료비 계산, 보험 청구 등 환자와 관련된 모든 사무를 총칭한다. 여기에는 진료를 원활하게 지원하기 위한 의무기록 관리, 진료 지원 시스템 관리 등도 포함된다.

간단히 말해, 원무관리는 환자와 병원 사이의 소통을 원활하게 하고, 병원 운영에 필요한 행정적인 업무를 처리하는 역할을 한다. 원무관리의 업무 영역을 그림과 표로 나타내면 다음과 같다.

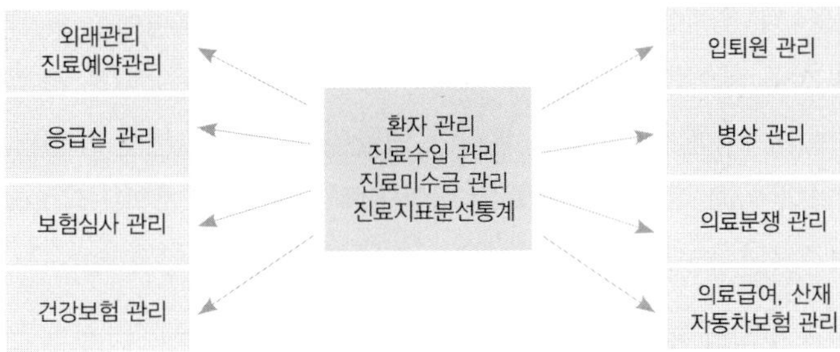

그림 1-10 원무관리 영역

표 1-14 원무관리 부서 업무

원무관리 업무			
1	초·재진 접수 및 수납	9	원무행정 관리업무
2	진료예약 및 일정관리	10	진료실적 및 원무통계
3	진료비 환불 업무	11	산재, 자보 자격관리
4	입·퇴원 및 재원환자 관리	12	진료비 지급보증업무
5	제증명서 발급 및 관리	13	응급실 접수·수납 및 대지급금 신청
6	병상배정 및 운영업무	14	계약기관관리(진료협약, 위탁검사)
7	환자민원 및 의료분쟁관리	15	DRG 관리(신포괄수가제 포함)
8	진료수익 및 미수금관리	16	의무기록관리 및 의무기록 통계

표 1-15 보험심사(팀)의 업무

보험관리 업무			
1	의료수가 및 코드관리	8	위탁검사청구확인업무
2	건강보험심사평가원 신고업무	9	수진내역조회 및 회신
3	진료비 자체심사 및 청구	10	진료과별 수가항목개발
4	입원(재원)환자 사전심사	11	보험인정기준 홍보(진료/간호부서 등)
5	직원 보험교육	12	전산 장애 시 대처 방안 수립 실천
6	진료비심사(삭감) 내역분석 및 이의신청	13	빈도 높은 질환별 진료비 비교 분석
7	보험청구 미수금관리업무(월별 통계분석)	14	보험행정 관리 업무

3) 원무관리의 발전 및 필요성

(1) 규모의 대형화

의료기관의 규모가 커짐에 따라 외래 진료뿐만 아니라 입원 진료, 다양한 진료과 개설, 첨단 의료 장비 도입 등을 통해 의료서비스가 확대되면서 환자 수가 급증하였다.

이에 따라 환자의 진료 요구가 다양화되고 복잡해짐에 따라 업무량이 증가하고, 효율적인 업무 처리를 위해 직원 수가 증가하였다.

이러한 상황에서 업무의 효율성을 높이고 전문성을 강화하기 위해 접수, 수납, 진료비 관리, 입원 수속 등 각 업무를 세분화하고 전문화하는 것이 불가피해졌다.

특히, 진료비 청구 시스템의 복잡화에 따라 진료비 관리 업무는 더욱 세분화되고 전문화되는 경향을 보이며, 이에 따라 원무 부서의 역할이 더욱 중요해지고 있다.

실제로 1990년대 이후 서울아산병원 등 대형 병원의 개원을 기점으로 1,000병상 이상의 대형 병원이 급증하면서 이러한 경향이 더욱 두드러지게 나타나고 있다

(2) 의료의 발전과 조직의 복잡화 · 전문화

의료 분야는 기술 발전과 함께 지속적인 분화를 거듭하며 고도화되고 있다. 의료 분화는 크게 종적 분화와 횡적 분화로 나눌 수 있다.

종적 분화는 진료 능력의 수준이 고도화되는 것을 의미하며, 예를 들어 외과 분야에서 단순 절제 수술에서 장기 이식 수술까지 가능해지는 것을 들 수 있다.

횡적 분화는 진료 대상이나 질환에 따라 세분화되는 것을 의미하며, 내과가 소화기내과, 심장내과 등으로 세분화되고, 치과가 보철과, 교정과 등으로 세분화되는 것이 대표적인 예다.

이러한 분화는 진료의 정확성과 효율성을 높이고, 환자에게 더욱 전문화된 의료서비스를 제공할 수 있도록 한다. 한편, 의료 기술의 발전과 함께 병원 조직은 더욱 복잡해지고 전문화되었다.

진료과목의 세분화에 따라 각 과별 전문 인력의 필요성이 증가하고, 진료 지원 기능 또한 세분화되어 병원 행정 시스템이 복잡해졌다. 특히, 전 국민 건강보험 시행 이후 행정 업무의 양이 급증하면서 병원 조직은 더욱 복잡한 순환 과정을 거치게 되었다.

(3) 사회보장제도의 확대

사회보장제도의 확대는 의료기관의 원무 관리 환경을 급격하게 변화시켰다. 다양한 보험 종류별로 복잡한 수가 체계와 청구 심사 절차가 도입되면서 행정 업무량이 급증하고, 행정 심사 및 불복 절차가 복잡해졌다.

또한, 각종 의료 관련 법규와 지침이 빈번하게 변경되면서 의료기관은 이에 대한 빠른 적응과 대응이 요구되었다. 이러한 변화는 원무 담당자의 업무 부담을 가중시키고, 전문적인 지식과 기술을 요구하게 되어 원무 관리의 중요성을 더욱 부각시켰다.

특히, 환자의 보험 자격 확인, 진료비 계산, 심사청구 등의 업무는 의료기관의 경영 효율성에 직접적인 영향을 미치기 때문에, 정확하고 신속한 처리가 요구되었다.

(4) 의료 수요의 증가

우리나라의 의료 수요 급증은 경제 발전에 따른 국민 소득 증가와 건강보험 확대, 그리고 고령화에 따른 만성 질환 증가 등 복합적인 요인이 작용한 결과이다.

특히, 1989년 국민 건강보험의 전면 시행 이후 의료 이용이 급증하면서 우리나라 국민은 OECD 국가 중 가장 높은 수준의 의료서비스를 이용하고 있다.

2024년 OECD 보건통계(OECD Health Statistics 2024)에 따르면, 2022년 현재 우리나라 국민 1인당 의사의 외래 진료 횟수는 연간 17.5회로 OECD 평균(6.3회)의 약 2.8배에 달하며, 일본(11.7회)을 크게 상회했다.

또한, 입원 환자의 평균 재원 일수는 OECD 평균(8.1일)을 훨씬 웃도는 19.6일로 나타났다. 이는 우리나라 국민들이 상대적으로 더 많은 의료서비스를 이용하고 장기간 입원하는 경향이 있음을 보여준다.

(5) 대형병원 출현 및 병원 간 서비스 경쟁 심화

1980년대까지 국내 대형병원은 주로 서울에 위치한 대학 부속병원으로, 규모는 400~800 병상 정도에 머물렀다.

그러나 1989년 서울아산병원, 1994년 삼성서울병원 등 초대형 민간 병원의 등장과 함께 국내 의료시장은 새로운 국면을 맞이하게 된다. 이후 2000년대 들어 의료 기술의 발달, 건강보험 제도의 확대, 그리고 국민들의 의료서비스에 대한 높아진 기대감이 맞물리면서 대형 병원들은 규모를 확장하고, 첨단 의료장비를 도입하며, 환자 중심의 서비스를 제공하기 위한 경쟁을 본격화했다.

특히, 1990년대 후반부터는 지방 대도시를 중심으로 대형 병원들이 속속 들어서면서 병원 간 경쟁은 더욱 치열해졌다. 이러한 병원 간 경쟁 심화는 환자들에게 다양한 선택지를 제공하고 의료서비스의 질을 향상시키는 데 기여했지만, 동시에 과잉 진료, 의료 자원의 불균형 등과 같은 문제점도 야기했다.

(6) 병원 정보통신 기술의 발전

병원 정보통신 기술의 발달은 원무 업무의 패러다임을 변화시키는 핵심 동력이 되었다. 병원정보시스템(HIS), 처방전달시스템(OCS), 영상저장전송시스템(PACS), 전자의무기록(EMR) 등 다양한 시스템의 도입은 진료 정보의 디지털화를 가능하게 하여 업무의 효율성을 높이고 정확성을 향상시켰다.

특히, EMR 시스템의 도입은 환자 정보를 통합 관리하고, 진료 과정을 표준화하여 의료서비스의 질을 향상시키는 데 크게 기여했다. 또한, 원격 의료 시스템의 발전은 시간과 공간의 제약 없이 의료서비스를 제공할 수 있도록 하여 의료 접근성을 높였다.

이러한 정보통신 기술의 발전은 원무 업무의 자동화와 표준화를 촉진하고, 의료 데이터 기반의 의사결정 지원 시스템 구축을 가능하게 하여 병원 경영의 효율성을 높이는 데 기여했다.

(7) 의료의 질 관리 강화 및 의료기관 평가 실시

국민들의 의료서비스에 대한 요구가 높아지면서 의료기관의 질 관리 중요성이 더욱 강조되고 있다.

이에 따라 보건복지부와 건강보험심사평가원 등 정부 기관에서는 의료기관의 질을 평가하고 그 결과를 공개하여 국민들이 양질의 의료서비스를 받을 수 있도록 지원하고 있다.

주요 의료기관 평가 종류로는

① 의료기관 인증평가(의료서비스 전반에 대한 종합적인 평가), ② 요양급여 적정성 평가(특정 진료에 대한 적절성 평가), ③ 응급의료기관 평가(응급 환자에 대한 의료서비스 제공 능력 평가) ④ 의료의 질 평가 ⑤ 병원 신임 평가 등이 있다.

평가 결과가 우수한 의료기관은 인센티브 제공, 공공기관 위탁 사업 선정 우대 등 다양한 혜택을 받을 수 있으며, 이는 의료기관의 질 향상을 위한 자발적인 노력을 유도하는 중요한 동기가 된다.

의료기관 평가는 의료서비스의 질을 향상시키고, 의료 소비자의 선택권을 확대하며, 의료 시스템의 투명성을 높이는 데 기여하고 있다.

4) 원무 관리의 대상과 역할 및 요건

원무 관리자는 병원 내 다양한 이해관계자(환자, 의료진, 경영진 등) 간의 원활한 소통과 업무 조율을 담당하는 핵심적인 역할을 수행한다.

환자에게는 정확하고 신속한 접수, 수납 절차를 제공하고, 진료비 청구 및 보험 처리를 지원하며, 의료진에게는 필요한 행정 업무를 지원하여 진료에 집중할 수 있도록 돕는다.

또한, 경영진에게는 정확한 의료수익 관리를 통해 경영 목표 달성에 기여하고, 병원의 효율적인 운영을 위한 데이터 분석 및 개선 방안을 제시한다.

원무 관리자는 이러한 역할을 수행하기 위해 다양한 역량을 갖춰야 한다. 의료 관련 법규, 보험 제도, 의료 정보 시스템에 대한 깊이 있는 이해는 물론, 환자와의 원활한 소통을 위한 커뮤니케이션 능력, 데이터 분석 능력, 문제 해결 능력 등이 요구된다.

특히, 급변하는 의료 환경에 발맞춰 새로운 의료 기술과 정책 변화에 대한 빠른 학습 능력과 적응력이 중요하다. 또한, 병원의 경영 목표 달성을 위해 효율적인 업무 프로세스를 설계하고, 지속적인 개선을 추진할 수 있는 역량이 요구된다.

5) 원무 관리의 중요성

원무는 병원의 모든 행정 업무를 총괄하는 핵심적인 부서이다. 특히, 건강보험 제도의 확대와 의료 환경의 복잡화 이후 원무 관리의 중요성은 더욱 커졌다.

원무 관리는 단순한 행정 업무를 넘어 병원 경영의 성패를 좌우하는 핵심 요소이다. 효율적인 원무 시스템은 환자 만족도를 높이고, 의료진의 업무 효율성을 증대시키며, 병원의 수익성을 향상시키는 데 기여한다.

예를 들어, 정확하고 신속한 진료비 청구 시스템은 환자의 불편을 최소화하고 병원의 수익을 안정적으로 확보하는 데 필수적이다. 또한, 환자 데이터를 체계적으로 관리하여 개인 맞춤형 의료서비스를 제공하고, 질병 예방 프로그램을 개발하는 데 활용될 수 있다.

특히, 총체적 질 관리(TQM)의 관점에서 볼 때 원무 관리는 병원 전체의 질 향상을 위한 핵심적인 역할을 수행한다.

원무 시스템의 표준화와 자동화를 통해 업무의 효율성을 높이고, 환자 중심의 서비스를 제공하여 병원의 경쟁력을 강화할 수 있다. 또한, 지속적인 개선 활동을 통해 원무 시스템을 발전시켜 나가야 한다.

6) 환자의 내원 구분 및 유형

(1) 내원 구분

특정 병원에 있어서 병원을 이용한 경험 여부에 따라 다음과 같이 분류한다.

① 신환(처음 오신 분)

특정 병원에 과거 이용 경험이 없이 처음 병원을 이용하는 경우를 말한다. 과거에 이용한 경험이 전혀 없으므로 새로운 등록번호(진찰권 번호)를 부여하고, 의무기록을 처음으로 작성한다. 보험 진료비 청구 시에는 초진으로 분류된다. 반대 개념은 구환(기존에 치료를 받은 환자)이다.

② 초진

특정 상병으로 특정 진료과에서 처음 진료를 받는 경우에 해당한다. 한 개의 상병으로 완치된 후 동일 상병이 재발하여 내원하는 경우나, 2개 이상의 진료과를 동시에 진료받거나 분과가 있는 종합병원의 경우에는 각각 초진으로 산정할 수 있다.

③ 재진

특정 진료과 또는 다른 진료과에서 상병이 완치되지 않고 2회 이상 지속적으로 진료를 받는 경우에 해당한다.

(2) 환자 종류(유형)별 구분

환자 유형은 건강보험 환자, 의료급여 환자, 산재보험 환자(공무상 재해보험 환자를 포함), 자동차보험 환자, 일반 환자, 외국인 환자 등으로 구분한다.

2. 원무 관리의 내용과 기능

1) 원무 관리 내용

환자의 진료 유형에 따라 원무 관리 업무는 다양한 형태로 수행된다. 일반적으로 의료진의 진료 지시를 바탕으로 환자에게 필요한 검사, 처치 등을 안내하고, 발생한 진료비를 정산하는 역할을 수행한다. 주요 업무는 다음과 같다.

(1) 창구대응 업무

환자와 직접 소통하며 진료 접수, 수납, 예약 등을 처리하는 업무이다. 환자의 첫 인상을 결정하는 중요한 역할을 수행하며, 친절하고 정확한 응대가 요구된다.

(2) 창구지원 업무

창구 대응 업무의 원활한 운영을 지원하고, 미수금 관리, 보험 심사청구, 의료비 명세서 발행 등 사후 관리 업무를 담당한다. 정확한 데이터 관리를 통해 의료기관의 수익성을 향상시키는 데 기여한다.

(3) 전반관리 업무

원무 시스템의 효율성을 높이고, 의료기관의 경영 목표 달성을 위한 전략 수립 및 실행을 지원한다. 진료 수가관리, 데이터 분석, 성과 평가 등을 통해 원무 정책을 개선하고, 의료서비스의 질을 향상시키는 데 기여한다.

G병원은 'One-stop 원무 서비스'를 시행하여 병원을 찾는 고객들로부터 호응을 받고 있다.

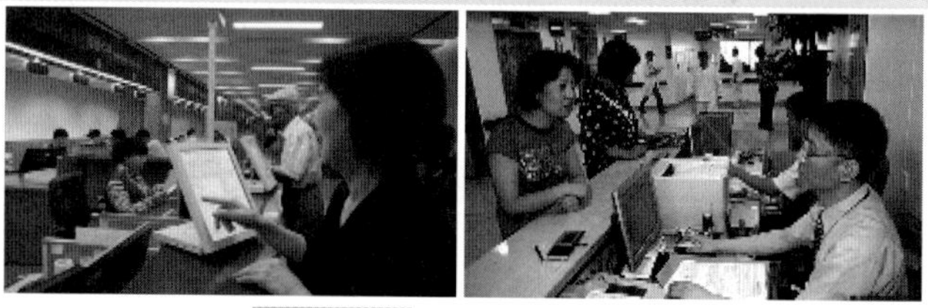

그림 1-11 원무 업무 서비스

2) 원무관리 세부업무의 내용

원무 관리는 환자의 진료 과정 전반에 걸쳐 발생하는 행정적인 업무를 총괄하는 부서이다. 세부적으로는 다음과 같은 업무를 수행한다.

(1) 환자 접수 및 수납

외래 환자의 접수, 진료 예약, 수납, 보험 처리 등을 담당하며, 입·퇴원 환자의 경우 입·퇴원 수속, 보증금 관리 등을 수행한다.

(2) 진료비 관리

진료비 청구, 심사, 지불 등을 관리하고, 미수금 발생 시 회수를 위한 조치를 취한다.

(3) 건강보험 관련 업무

건강보험, 의료급여, 자동차보험, 산업재해보험 등 다양한 보험 관련 업무를 처리한다.

(4) 제증명 발급

진료확인서, 진단서, 소견서 등 각종 치료 증명서를 발급한다.

(5) 환자 정보 관리

환자의 개인정보를 안전하게 관리하고, 의료정보 시스템을 운영한다.

(6) 원무 통계 및 분석

진료 데이터를 분석하여 병원 운영에 필요한 정보를 제공하고, 의료서비스 질 향상을 위한 자료로 활용한다.

(7) 의료분쟁 관리

의료분쟁 발생 시 적절한 조치를 취하고, 소송 대응 등 법적 절차를 지원한다.

(8) 기타 행정 업무

병원의 원활한 운영을 위한 각종 행정 업무를 지원한다. (예: 서류 관리, 비품 관리, 시설 관리 등)

표 1-16 원무관리 세부업무의 내용

구분	업무 내용
외래	• 초진 및 재진 접수, 수납 업무 및 외래 진료 예약 • 보험 유형별(건강보험, 의료급여, 산재보험, 자동차보험, 일반) 환자 자격 관리 • 인적 사항 정정 및 수정, 외래 처방 내역 확인 또는 전산 입력 • 외래 진료비 계산 및 계산서 발급, 진료 의뢰서 접수 및 관리 • 진료 실적(환자 수, 외래 수입) 일보 작성 및 외래 진료 일정 관리 • 산재보험 및 자동차보험 요양 관리, 신체감정 관련 업무 • 진단서 및 제증명서 발급, 수탁 검사 관련 업무, 환자 정보 사항 관리 • 진료 시간표(현황판) 관리, 수진 절차 안내 및 관련 서류 작성·발급 • 환자 의료정보 관리에 관한 사항 • 공문서 처리 및 기타 일반 서무에 관한 사항 등
입·퇴원수속 및 병상관리	• 병상 운영 및 계획 수립, 입원(예약) 및 퇴원 수속 • 입원 서약서 확인, 검토 및 보완, 병실 배치 및 이동 • 보장 유형별 수급 자격 확인, 입·퇴원 환자 등록 및 기록 관리 • 입·퇴원 일보(환자 및 수입) 작성, 입·퇴원 확인서(증명서) 발급 • 입원 진료비 계산 및 수납, 구급차 운영, 야간 원무 업무 • 응급센터 접수, 수납 및 환자 관리 • 영안실 입·출관 수속

구분	업무 내용
진료수가 관리	• 진료 수가 마스터 관리 • 진료 수가 코드 생성 및 관리 • 요양급여 기준 및 수가관리 • 처방 내역 보관 및 관리 등
재원환자 관리	• 재원환자의 보장 유형별 자격 확인 및 요양 관리 • 재원환자 진료비 회수 및 문제 환자 파악 • 본인 부담 산정 특례 및 호스피스 환자 관리 • 민원 및 문제 환자 상담·조정 • 채권 보전에 관한 업무 • 입원 진료와 관련된 문서의 보관 및 관리 • 의료분쟁 조정 및 소송 관련 업무 • 재원환자 진료비 사전 심사(조정, 입력) 등
진료비 심사청구	• 진료비 심사청구(외래, 입원) • 자료 보완 및 재청구 • 진료비 삭감 내역 분석 • 이의신청 및 재심 청구 • 진료비 관련 각종 통계 작성 및 분석 • 보험제도 관련 정보 수집 및 홍보, 자문 • 보험 관련 사항에 대한 교육 • 유권해석 요청 및 유관 기관과의 협조 • 의료정보 마스터 관리(상병명 및 코드) • 진료재료 구입 증빙 자료(소명 자료) 정리 및 제출 • 진료비 사후 관리(수진 내역)에 관한 업무 등
미수금 관리	• (외래/입원) 의료 미수금 청구 및 회수 • 진료 계약 체결 및 계약기관 관리 • 진료비 조정(삭감) 처리 업무 • 개인 미수 채권 추적 관리 • 채권 회수와 관련된 법률 행위 • 미수금 대손 처리 업무 등
건강검진	• 건강검진 예약, 접수 및 수납 • 검진 프로그램 관리 • 검진 홍보 및 마케팅 • 검진 통계 및 실적 분석
의료 및 보험제도 운영	• 응급의료체계(응급 의료에 관한 법률) • 의약분업 관리 • 건강보험(국민건강보험법) • 산재보험(산업재해보상보험법) • 의료급여(의료급여법) • 공무상 요양(공무원 및 사립학교 교직원 연금법) • 자동차보험(자동차손해배상보장법)
원무통계 및 진료실적	• 일별 및 월별 초진 및 재진 환자 통계 • 외래 입원률 • 병상 이용률 • 병상 회전율

구분	업무 내용
	• 평균 진료비 • 평균 재원 일수 • 응급 환자 통계 • 과별 진료수익 • 진료행위별 수익 비율 • 연령별 이용 통계 • 지역별 이용 통계 등

3) 원무 업무의 이해관계자

원무 업무는 다양한 이해관계자와의 소통을 통해 원활하게 수행된다. 원무 관리자는 각 이해관계자의 요구를 파악하고 조율하여 효과적인 업무를 수행해야 한다. 주요 이해관계자는 다음과 같다.

(1) 병원

① **설립자**: 병원의 비전과 목표를 설정하고, 경영 전반을 책임지는 역할을 한다. 원무부서는 병원의 목표 달성을 위해 필요한 행정적인 지원을 제공한다.

② **경영진**: 병원의 운영 전반을 책임지며, 효율적인 의료서비스 제공을 위한 전략을 수립한다. 원무부서는 경영진의 의사결정을 지원하고, 관련 데이터를 제공한다.

③ **의료진**: 환자 진료를 직접 담당하며, 원무부서와 긴밀하게 협력하여 진료 과정에서 발생하는 행정적인 업무를 처리한다.

(2) 환자

병원에서 제공하는 의료서비스의 최종 고객이다. 환자는 양질의 의료서비스를 받고 싶어 하며, 편리하고 신속한 진료 절차를 요구한다. 원무부서는 환자의 만족도를 높이기 위해 다양한 서비스를 제공하고, 불편 사항을 해소하기 위해 노력해야 한다.

(3) 진료비 관련 기관(보험사 등)

환자의 진료비 지불과 관련된 기관이다. 원무부서는 관련 기관과의 협력을 통해 진료비 청구 업무를 원활하게 처리하고, 환자의 부담을 줄이기 위해 노력해야 한다.

(4) 정부 기관

의료 관련 법규를 제정하고, 의료기관을 감독하는 기관이다. 원무부서는 관련 법규를 준수하고, 정부의 정책 변화에 신속하게 대응해야 한다.

(5) 협력업체

의료장비, 약품 등을 공급하는 업체이다. 원무부서는 협력업체와의 계약 관리, 물품 수급 등을 담당한다.

4) 원무 기능과 담당자에게 요구되는 소양

(1) 지식 · 기술 · 태도 및 소양

원무 관리에 필요한 전문 지식의 습득과 업무 효율성 제고를 위한 지식·기술· 태도는 다음과 같다.

표 1-17 원무접수/수납직원의 업무수행에 필요한 지식, 기술, 태도

지식	기술	태도
• 관련 법령에 의한 자격 관리 • 응대 서비스 및 보험급여 관리 • 기초의학 지식 및 의료정보 • 의료수가 및 진료과목 특성"	• 컴퓨터 활용 능력 • 처방전달시스템(OCS) • 사무 관리 능력 • 고객 관리 능력	• 밝은 표정과 상냥한 태도 • 의료진과 원활한 의사소통 • 문제 해결 능력과 인내심 • 문제 해결 및 성실한 태도

(2) 원무행정 관리자의 기본 요건

원무행정 관리자는 병원의 원활한 운영을 위해 다양한 분야의 지식과 역량을 갖추어야 한다.

특히, 의료 환경의 복잡성을 고려하여 환자, 의료진, 병원 경영진 등 다양한 이해관계자 간의 소통을 원활하게 하고, 효율적인 업무 프로세스를 구축하는 역할을 수행해야 한다. 따라서 원무행정 관리자가 갖추어야 하는 요건은 다음과 같다.

① 의료 및 보건에 대한 기본적인 지식
② 진료와 간호 등 병원 업무에 대한 기본적인 지식
③ 진료과, 상병명, 의학 용어, 약품명 및 수술명 등에 대한 기본적인 의학적 지식
④ 각종 의료보장제도에 대한 이론 및 정보 처리 능력
⑤ 보건의료 관련 법규에 대한 지식
⑥ 보건의료 정책을 포함한 병원 내외부의 환경 분석과 전략 개발
⑦ 원무 기획 및 마케팅 능력 등

(3) 원무 기능과 이해관계

시설과 각종 장비를 갖춘 병원(설립자)이 의료서비스(상품)를 환자(고객)에게 제공하는 과정에서 원무부서는 원활한 진행을 지원하는 핵심적인 역할을 수행한다.

즉, 원무부서는 병원(설립자), 의료진, 환자 등 주요 이해관계자들의 상반된 요구를 조율하고, 최대한 만족시키는 가교 역할을 수행한다.

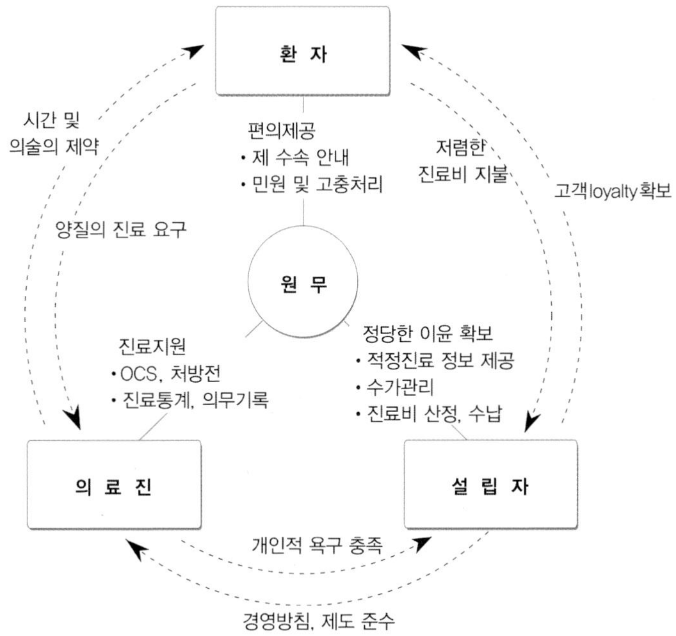

그림 1-12 **원무 기능과 이해관계**

5) 원무관리 업무와 연관된 의료정보시스템

변화하는 경영 환경 속에서 원무부서는 예측 불가능한 상황에 유연하게 대처하고, 업무 효율성을 극대화해야 한다. 이를 위해 업무 전반을 전산화하여 신속하고 정확한 처리가 가능하도록 하는 것이 최우선 목표이다.

(1) 진료 지원

OCS 시스템(Order Communication System: 처방전달시스템)을 도입하여 처방, 검사 지시, 결과 보고 및 수납 업무를 효율화하고, EMR(Electronic Medical Record: 전자의무기록)을 통해 환자의 진료기록을 체계적으로 관리할 수 있다.

또한, PACS(Picture Archiving and Communication System: 의료영상저장전송체계)를 활용하여 방사선 영상 자료를 효과적으로 저장하고 전송할 수 있다.

(2) 행정 관리

EDI(Electronic Data Interchange: 전자문서교환방식)를 통해 진료비 청구를 자동화하고, ERP(Electronic Medical Record: 전자의무기록) 시스템을 구축하여 인사, 회계, 일반 관리 등의 업무를 통합적으로 관리할 수 있다.

병원의 특성과 예산, 그리고 사용자 편의성을 종합적으로 고려하여 최적의 의료정보 시스템을 구축하는 것이 중요하다.

6) 원무행정 및 원무통계 관리

(1) 원무행정 관리

원무 행정은 병원의 원활한 운영을 위해 환자 관련 행정 업무를 효율적으로 관리하는 것이다. 구체적으로, 원무 행정 관리, 공문서 처리, 민원 응대, 보고 업무, 진료 지원, 통계 관리, 실적 관리 등을 포함한다.

▣ 원무행정 관리의 주요 내용은 다음과 같다.

표 1-18 원무행정 관리 업무

원무행정 관리 사항
① 원무 행정 관리를 위해 필요한 각종 양식(서식)을 준비한다.
② 원무 행정 관리에 필요한 결재 목록을 작성하고 실행한다.
③ 중요한 원내 문서 및 대외 문서는 기안 후 결재를 득한다.
④ 보건소 및 심평원 등 신고 업무는 지연되지 않도록 한다.
⑤ 일별, 주간, 월별, 연간 진료 실적 통계를 작성하여 경영진에게 보고한다.
⑥ 진료 일정 및 진료 스케줄을 관리한다.
⑦ 원무 행정과 관련된 서류는 보존 기간을 준수한다. (일반 서류, 계산서, 급여 관련 서류 등 5년 보관).
⑧ 의료분쟁 발생 시 원인을 분석하고 대처 방안을 수립하여 보고한다.
⑨ 병원(진료) 안내 홍보 브로슈어를 관리하고 지속적으로 수정 및 보완한다.
⑩ 진료 업무가 원활하게 수행될 수 있도록 진료 지원 체계를 구축한다.
⑪ 진료비 환불 사례를 월별로 분석하여 대처 방안을 수립하고 최소화한다.

자료출처: S병원 및 J병원 경영진단보고서(김회창)

(2) 원무통계 관리

통계는 특정 기간 동안의 업무 성과와 경영 실적을 수치화하여 조직의 효율성을 측정하고 개선하는 데 필수적인 도구이다.

원무부서는 병원 운영의 중심축으로서, 다양한 원무 통계를 수집하고 분석하여 병원의 의료서비스 질 향상과 경영 효율성 증대에 기여한다.

원무 관리자는 원무 업무와 관련된 다양한 통계 자료를 주기적으로 수집하고 분석하여 진료 실적과 의료수익의 변화 추세를 파악하고, 그 원인을 규명하여 효과적인 개선 방안을 마련해야 한다.

병원의 규모와 특성에 따라 사용하는 통계 지표는 다를 수 있지만, 일반적으로 외래 환자 관련 통계는 다음과 같이 구분하여 관리한다.

① 진료 예약

수진 형태, 내원 형태, 진료과, 의사, 요일, 시간대, 검사실별 예약 환자 수를 분석하여 예약 시스템의 효율성을 평가하고, 환자 편의를 위한 개선점을 도출한다.

② 진료 수진

수진 형태, 내원 형태, 수가 유형, 진료과, 의사, 기간, 요일, 시간대, 검사실, 수가 항목, 이용 경로, 거주 지역별 수진 환자 수를 분석하여 진료 패턴을 파악하고, 마케팅 전략 수립에 활용한다.

③ 수납 및 매출

예약 수진자(내원, 전화, 진료 후 등), 부도율, 발생액, 수납액(현금, 신용카드, 이체 계좌별), 미수금, 감면액, 환불액을 수진 형태, 내원 형태, 수가 유형, 진료과, 의사, 기간, 일자, 환자, 검사실, 수가 항목, 수납 직원, 거래처별로 구분하여 분석하여 의료수익을 관리하고, 수납 시스템의 효율성을 높인다.

▣ 위와 같은 통계 분석을 통해 원무 관리자는 다음과 같은 목표를 달성할 수 있다.

㉮ 의료서비스 질 향상: 환자 만족도를 높이고, 진료 과정의 효율성을 개선하며, 의료 사고 발생률을 감소시킨다.

㉯ 경영 효율성 증대: 의료 자원 활용을 최적화하고, 비용 절감을 위한 방안을 모색하며, 수익 증대를 위한 마케팅 전략을 수립한다.

㉰ 데이터 기반 의사 결정: 정확하고 신뢰할 수 있는 데이터를 기반으로 의사 결정을 함으로써 리스크를 최소화하고, 병원의 지속적인 성장을 도모한다.

(3) 환경 및 시설 관리, 그리고 병원 안내 홍보 자료

병원 시설은 환자와 직원 모두에게 쾌적하고 안전한 의료 환경을 제공하기 위해 청결하게 유지되어야 한다. 특히, 진료 공간뿐만 아니라 대기 공간, 화장실 등 모든 공간의 청결 상태를 철저히 관리하여 감염 예방에 힘써야 한다.

또한, 환자들이 병원 이용에 불편함 없이 원활하게 진료를 받을 수 있도록 다양한 안내 표지와 홍보 자료를 눈에 잘 띄는 곳에 비치해야 한다. 예를 들어, 진료과 안내, 진료 시간, 주차 안내, 진료 예약 방법 등의 정보를 제공하여 환자의 편의를 도모해야 한다.

병원 안내 홍보 자료는 병원의 이미지를 높이고 환자의 신뢰를 얻는 데 중요한 역할을 한다. 따라서 최신 의료 정보와 함께 병원의 특화된 진료 분야나 의료진 소개 등을 포함하여 알찬 내용으로 구성해야 한다.

(4) 창구 직원 환자(고객) 응대 요령

창구 직원은 환자와의 첫 접점이 되는 중요한 역할을 수행한다. 따라서 다양한 분야의 지식과 함께 환자를 친절하고 전문적으로 응대하는 능력이 요구된다.

▣ 구체적으로, 창구 직원은 다음과 같은 역량을 갖추어야 한다.

① **전문 지식**

건강보험 제도, 진료 수가, 병원 시스템 등에 대한 정확한 이해를 바탕으로 환자의 질문에 명확하게 답변할 수 있어야 한다.

② **친절한 태도**

밝은 표정과 친절한 말투로 환자를 맞이하고, 환자의 불안감을 해소하며 편안한 분위기를 조성해야 한다.

③ **효율적인 업무 처리**

정확하고 신속하게 환자의 접수 및 수납 업무를 처리하여 대기 시간을 최소화해야 한다.

④ **문제 해결 능력**

환자의 불만이나 민원에 대해 적극적으로 경청하고, 적절한 해결 방안을 제시하여 환자 만족도를 높여야 한다.

⑤ **팀워크**

다른 부서의 직원들과 원활하게 소통하고 협력하여 환자에게 통합적인 서비스를 제공해야 한다.

환자 응대 시 다음과 같은 구체적인 행동을 실천하면 더욱 효과적이다.

- 환자의 눈을 보고 정확한 이름으로 호칭한다.
- 환자의 말을 경청하고, 공감하는 태도를 보여준다.
- 환자의 질문에 대해 쉽고 간결하게 설명한다.
- 환자의 불안감을 해소하기 위해 친절하게 안내한다.
- 필요한 경우 상급자에게 도움을 요청한다.

실전대비 요약정리 사항 및 예상문제

제1장. 의료기관과 원무행정

1. 국민건강보험법상 요양기관 및 의료법상 의료기관의 분류
2. 응급의료기관의 분류와 지정권자 및 지정요건. 평가
3. 병원의 진료과목의 특징과 약어
4. 상급종합병원과 전문병원의 지정요건 및 역할. 평가
5. 의료기관의 개설 및 변경 시 현황 신고사항
6. 의약분업의 정의와 대상 및 예외(제외)환자
7. 원무 및 보험관리의 주요업무 내용과 기능

제 2 장 국민건강보험 및 수급자격관리

2-1 | 국민건강보험 및 보험급여 유형

학습목표

1. 건강보험급여의 유형과 관리운영체계에 대하여 알 수 있다.

1. 건강보험의 개념

1) 국민건강보험

국민건강보험제도는 생활에서 발생하는 질병·부상에 대한 예방, 진단, 치료, 재활은 물론 출산, 사망 및 건강 증진과 관련하여 보험급여를 제공함으로써 국민보건 향상과 사회보장을 증진하는 것을 목표로 한다.

이 제도는 보험의 원리를 활용하여 의료비 지출 부담을 국민건강보험 가입자 모두에게 분산시켜 국민 생활의 안정을 도모하는 사회보험으로, 사보험과는 다른 특성을 가지고 있다.

2) 적용 현황

1989년 7월 1일부터 전 국민 의료보험이 시행되어, 모든 국민이 건강보험 또는 의료급여를 통해 의료 혜택을 받고 있다.

2023년 말 기준으로, 약 5천1백45만 명(전체 인구의 97.1%)이 국민건강보험에 가입하여 보험 혜택을 받고 있으며, 나머지 약 151만 명(전체 인구의 2.9%)은 기초생활보장수급자 등으로 의료급여를 통해 의료서비스를 이용하고 있다.

건강보험 가입자는 크게 직장가입자와 지역가입자로 나눌 수 있다. 직장가입자는 모든 사업장의 근로자와 사용자, 공무원, 사립학교 교직원 등으로 구성되며, 지역 가입자는 직장 가입자 및 피부양자를 제외한 농어촌 주민, 도시 자영업자 등으로 구성된다.

표 2-1 의료보장 적용 인구 현황

(단위: 천 명, %)

구분		적용 인구	구성비
계		52,970	100.0
건강보험	소계	51,453	97.1
	직장 가입자	36,365	(70.7)
	지역 가입자	15,089	(29.3)
의료급여		1,517	2.9

자료출처: 국민건강보험통계연보(2023)

3) 건강보험의 역사

우리나라 건강보험의 발전 과정을 살펴보면, 1959년 보건사회부의정국 주관 아래 "건강보험제도 도입을 위한 연구회" 발족이 그 효시로 여겨진다.

1963년 헌법 개정을 통해 국민이 인간다운 생활을 할 권리, 국가의 사회보장 증진 의무, 생활 능력이 없는 국민에 대한 국가 보호, 그리고 보건에 관한 국가의 보호가 포함되었다. 같은 해에 「사회보장에 관한 법률」, 「산업재해보상보험법」, 「의료보험법」 등이 제정되었다.

1977년부터 개정된 의료보험법이 적용되면서 500인 이상의 사업장에 의료보험이 강제 적용되었고, 공무원 및 사립학교교직원 의료보험법이 제정되면서 사회보험으로서의 기본 요건을 갖추기 시작했다.

1988년 1월 1일부터는 농어촌 지역의료보험이 실시되었으며, 1989년 7월 1일부터는 도시 지역까지 확대되어 「전 국민 의료보험 시대」가 열리게 되었다.

초기 의료보험은 직장의료보험조합, 지역의료보험조합, 공무원 및 사립학교 교직원 의료보험조합으로 분리 운영되었으나, 1998년 공무원 및 사립학교교직원 의료보험과 지역의료보험이 통합되었다. 2000년에는 국민건강보험법이 시행되면서 직장의료보험까지 완전 통합되었고, 의료보험이 건강보험으로 변모되었다.

2003년에는 직장건강보험 재정과 지역건강보험 재정이 통합되면서 조직과 재정의 실질적인 완전 통합 시대가 열리게 되었다. 또한, 2008년 7월 1일부터는 노인장기요양보험이 실시되었고, 2011년 1월 1일부터는 4대 사회보험의 보험료 징수가 통합되어 국민건강보험공단에서 업무를 담당하고 있다.

2. 건강보험급여

1) 보험급여

보험급여란 가입자 및 피부양자의 질병·부상에 대한 예방, 진단, 치료, 재활과 출산, 사망, 건강 증진 등에 대해 법령이 정하는 바에 따라 공단이 현물 또는 현금 형태로 제공하는 서비스를 말한다.

현물급여는 가입자 및 피부양자에게 요양기관을 통해 직접의료서비스를 제공하는 것으로, 요양급여와 건강검진이 이에 해당하며, 현금급여에는 요양비, 본인부담금 보상금, 장애인 보장구 급여비 등이 포함된다.

(1) 현물급여와 현금급여

① 현물급여

가입자 또는 피부양자가 질병, 부상 등으로 인해 병원이나 의원과 같은 요양기관에서 직접 받는 의료서비스를 의미한다. 여기에는 진료, 검사, 치료, 약처방 등과 같은 요양급여와 정기적인 건강검진이 포함된다.

② 현금급여

질병이나 부상 등으로 인해 일을 할 수 없어 소득이 감소한 경우, 또는 의료 이용으로 인해 발생한 본인부담금을 보전하기 위해 공단에서 현금으로 지급하는 금액이다. 요양비, 본인부담금 보상금, 장애인 보장구 급여비 등이 대표적인 현금급여에 해당한다.

(2) 법정급여와 부가급여

① 법정급여

법률에서 명시적으로 보장하는 급여를 의미하며, 요양급여, 건강검진, 요양비, 장애인 보장구 급여 등이 이에 해당한다. 즉, 법률에 따라 반드시 제공되어야 하는 급여이다.

② 부가급여

법정급여 외에 대통령령에서 정하는 바에 따라 추가적으로 제공되는 급여를 말한다. 임신·출산 진료비, 장제비, 상병수당 등이 대표적인 예시이며, 국가의 정책 변화나 사회적 요구에 따라 그 내용이 변경될 수 있다.

(3) 선별급여와 방문요양급여

① 선별급여

요양급여를 결정할 때, 경제성이나 치료 효과가 불확실하거나, 비용 대비 효과가 낮더라도 환자의 건강 회복에 긍정적인 영향을 줄 수 있다고 판단되는 경우, 대통령령에서 정하는 바에 따라 추가적인 검토를 거쳐 요양급여로 지정하는 것을 선별급여라고 한다.

즉, 새로운 의료 기술이나 치료법에 대해 안전성과 유효성을 충분히 검증한 후 건강보험 적용 여부를 결정하는 제도이다.

② 방문요양급여

질병, 부상, 노령 등으로 인해 집을 떠나 병원이나 요양시설에 갈 수 없는 가입자 또는 피부양자에게 집으로 직접 방문하여 간호, 요양, 재활 등의 의료서비스를 제공하는 것을 방문요양급여라고 한다.

이는 보건복지부령에서 정하는 기준에 따라 이용할 수 있으며, 환자의 자택에서 편안하게 치료를 받을 수 있도록 지원하는 제도이다.

2) 보험급여의 종류

현재 우리나라에서 시행하고 있는 건강보험급여는 국민건강보험법에서 정한 법정급여와 대통령령에 의한 부가급여로 구분되며, 그 종류는 다음과 같다.

표 2-2 보험급여의 종류

구분	급여 종류	지불 방법	대상자
요양급여	법정급여	현물급여	가입자, 피부양자
건강검진	법정급여	현물급여	가입자, 피부양자
요양비	법정급여	현금급여	가입자, 피부양자
장애인 보장구 급여비	법정급여	현금급여	등록된 가입자, 피부양자
본인부담금 보상액	법정급여	현금급여	가입자, 피부양자
임신·출산 진료비	부가급여	현금급여	가입자, 피부양자

(1) 요양급여

① 가입자와 피부양자의 질병, 부상, 출산 등에 대해 다음 사항의 요양급여를 실시한다.

㉮ 진찰·검사

㉯ 약제(藥劑)·치료재료의 지급

㉰ 처치·수술 및 그 밖의 치료

㉱ 예방·재활

㉲ 입원

㉳ 간호

㉴ 이송(移送)

② 요양급여의 방법, 절차, 범위, 상한 등의 기준은 보건복지부령으로 정한다.

③ 보건복지부장관은 요양급여 기준을 정할 때, 업무나 일상생활에 지장이 없는 질환이나 보건복지부령에서 정하는 다른 사항은 요양급여 대상에서 제외할 수 있다.

(2) 건강검진

건강검진은 질병을 조기에 발견하여 치료함으로써 건강을 유지하고 생명을 연장하기 위한 중요한 수단이다. 국가에서는 국민의 건강 증진을 위해 다양한 종류의 건강검진을 시행하고 있다.

대표적인 건강검진 종류로는 다음과 같은 것들이 있다.

① 일반 건강검진

2차 생애전환기 건강진단을 통합하여 실시하는 검진으로, 성인병 예방을 위한 기본적인 건강 검사를 제공한다.

② 66세 이상 의료급여 생애전환기 검진
만 66세 이상의 의료급여 수급자를 대상으로 건강 상태를 확인하고 질병을 조기에 발견하기 위한 검진이다

③ 암 검진
6대 암(위암, 유방암, 대장암, 간암, 자궁경부암, 폐암 등) 주요 암종에 대한 검진을 통해 조기 발견을 목표로 한다.

④ 영유아 건강검진
영유아의 성장 발달 상태를 정기적으로 확인하고, 질병을 조기에 발견하여 치료하기 위한 검진이다.

⑤ 학교 밖 청소년 건강검진
학교 밖 청소년의 건강 상태를 확인하고, 필요한 의료서비스를 제공하기 위한 검진이다.

(3) 부가급여

국민건강보험공단은 법에서 정한 요양급여 외에 대통령령으로 정하는 바에 따라 임신·출산진료비, 장제비, 상병수당 등 다양한 추가적인 급여를 지급할 수 있다.

(4) 요양비

가입자 또는 피부양자가 질병, 부상, 출산 등으로 인해 병원이나 의원과 같은 요양기관이 아닌 곳에서 치료를 받거나, 긴급한 상황에서 부득이하게 집 등 다른 장소에서 출산한 경우, 국민건강보험공단은 보건복지부령에서 정하는 바에 따라 요양비를 지급한다.

요양비는 병원에서 치료받았을 경우와 비슷한 수준의 금액으로, 가입자 또는 피부양자가 부담한 의료비를 일정 부분 보상해 주는 제도이다.

3. 건강보험 자격 취득 및 상실

1) 자격의 취득

가입자는 국내에 거주하게 된 날에 직장가입자 또는 지역가입자의 자격을 얻는다. 다만, 다음의 어느 하나에 해당하는 사람은 해당되는 날에 각각 자격을 얻는다.

(1) 수급권자였던 사람은 해당 대상에서 제외된 날
(2) 직장가입자의 피부양자였던 사람은 그 자격을 상실한 날
(3) 유공자 등 의료보호대상자였던 사람은 해당 대상에서 제외된 날

(4) 보험자에게 건강보험의 적용을 신청한 유공자 등 의료보호대상자는 그 신청을 한 날

2) 자격의 변동

가입자는 다음의 어느 하나에 해당하게 된 날에 그 자격이 변동된다.

(1) 지역가입자가 적용대상 사업장의 사용자로 되거나, 근로자·공무원 또는 교직원으로 사용된 날

(2) 직장가입자가 다른 적용대상 사업장의 사용자로 되거나 근로자 등으로 사용된 날

(3) 직장가입자인 근로자 등이 그 사용관계가 끝난 날의 다음 날

(4) 적용대상 사업장에 휴업·폐업 등에 따른 사유가 발생한 날의 다음 날

(5) 지역가입자가 다른 세대로 전입한 날

3) 자격의 상실

가입자는 다음의 어느 하나에 해당하게 된 날에 그 자격을 잃는다.

(1) 사망한 날의 다음 날

(2) 국적을 잃은 날의 다음 날

(3) 국내에 거주하지 아니하게 된 날의 다음 날

(4) 직장가입자의 피부양자가 된 날

(5) 수급권자가 된 날

(6) 건강보험을 적용받고 있던 사람이 유공자 등 의료보호대상자가 되어 건강보험의 적용배제 신청을 한 날

4) 부당이득의 징수

(1) 공단은 속임수나 부당한 방법으로 보험급여를 받은 사람·준요양기관 및 보조기기 판매업자나 보험급여 비용을 받은 요양기관에 대하여 보험급여나 보험급여 비용에 상당하는 금액을 징수한다.

(2) 공단은 속임수나 부당한 방법으로 보험급여 비용을 받은 요양기관이 다음의 어느 하나에 해당하는 경우에 해당 요양기관을 개설한 자에게 그 요양기관과 연대하여 징수금을 납부하게 할 수 있다.

① 의료인의 면허나 의료법인 등의 명의를 대여받아 개설·운영하는 의료기관

② 약사 등의 면허를 대여받아 개설·운영하는 약국

③ 다른 의료인 또는 의료법인 등의 명의로 의료기관을 개설·운영하거나 둘 이상의 의료기관을 개설·운영·또한 다른 자에게 의료법인의 명의를 빌려주어 개설·운영하는 의료기관

④ 하나의 약국만을 개설하여야 함에도 이를 위반하여 개설·운영하는 약국

⑤ 면허를 대여받아 개설·운영하는 약국

(3) 사용자, 가입자, 요양기관 또는 준요양기관이나 보조기기 판매자가 거짓 보고나 거짓 증명, 속임수나 부당한 방법 등으로 보험급여를 받았을 경우, 공단은 이들에게 보험급여를 받은 사람과 연대하여 징수금을 납부하게 할 수 있다.

(4) 공단은 속임수나 부당하게 보험급여를 받은 사람과 같은 세대에 속한 가입자 (피부양자인 경우에는 그 직장가입자를 말)에게 연대하여 징수금을 부과할 수 있다.

(5) 요양기관이 가입자나 피부양자에게 속임수나 부당한 방법으로 요양급여비용을 받았을 경우, 공단은 요양기관으로부터 이를 징수하여 가입자나 피부양자에게 돌려주어야 한다. 이때, 돌려줄 금액을 가입자나 피부양자가 내야 할 보험료와 상계할 수 있다.

5) 급여의 정지

보험급여를 받을 수 있는 사람이 다음의 어느 하나에 해당하면 그 기간에는 보험급여를 하지 아니한다. 다만, (2) 및 (3)의 경우에는 대통령령으로 정하는 치료 등에 따른 요양급여를 실시한다.

(1) 국외에 체류하는 경우

(2) 현역병(지원에 의하지 아니하고 임용된 하사 포함), 전환복무된 사람 및 군간부후보생에 해당하게 된 경우

(3) 교도소, 그 밖에 이에 준하는 시설에 수용되어 있는 경우

4. 건강보험 관리 · 운영체계

1) 건강보험 적용 및 관리운영 체계

국민건강보험은 보건복지부, 국민건강보험공단, 건강보험심사평가원에 의해 관리·운영되고 있다.

보건복지부는 건강보험사업의 관장자로서 건강보험 관련 정책을 결정하고 건강보험 업무 전반을 총괄한다.

국민건강보험공단은 건강보험의 보험자로서 가입자 자격 관리, 보험료 부과·징수 및 보험급여비용 지급 등의 업무를 수행한다.

건강보험심사평가원은 요양기관으로부터 청구된 요양급여 비용을 심사하고 요양급여의 적정성을 평가한다. 건강보험의 적용 체계와 운영 체계는 다음과 같다.

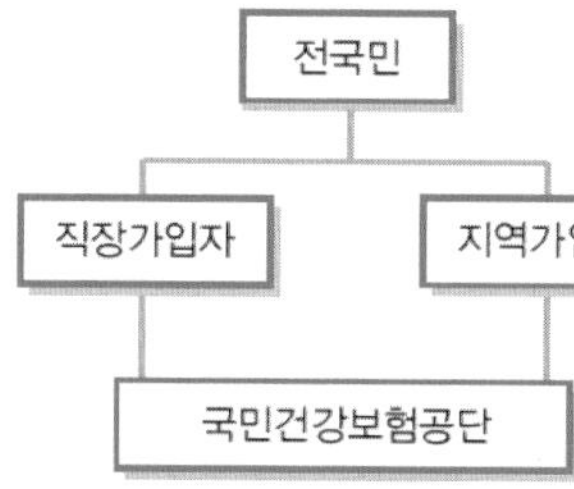

그림 2-1 건강보험의 적용 체계

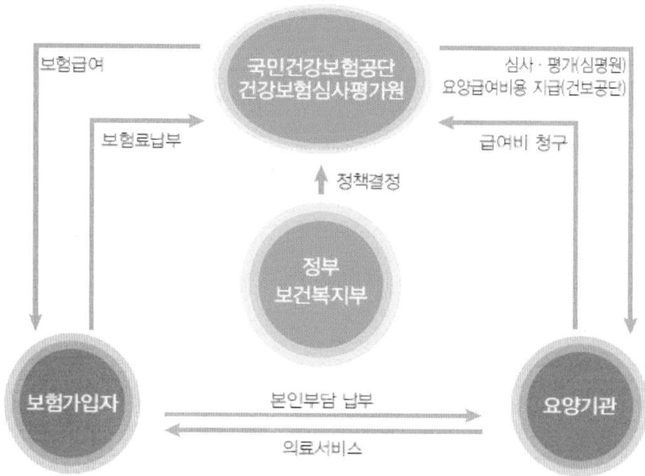

그림 2-2 건강보험의 관리 운영 체계

(1) 재원조달 체계

사회보험 방식에 의해 운영되고 있는 우리나라 건강보험은 가입자 및 사용자로부터 징수한 보험료와 국고, 건강 증진기금 등 정부 지원금을 그 재원으로 하고 있다.

보험료는 임금 근로자가 대상인 직장가입자의 경우 소득 비례 정률제가 적용되며, 농·어민과 도시 자영자 등 지역가입자의 경우 대상 범위가 광범위할 뿐만 아니라 소득의 형태가 다양하고 정확한 소득 파악에 어려움이 있어 소득 비례 정률제 대신 보험료 부과 점수(소득, 재산, 생활수준 등의 등급별 점수의 합)에 점수당 단가를 곱하여 산정한 금액을 적용하고 있다.

(2) 보험급여 체계

건강보험의 급여 형태는 의료 그 자체를 보장하는 현물급여와 의료비의 상환제도인 현금급여 두 가지 형태가 있으며, 우리나라는 원칙적으로 현물급여를 제공하되, 현금급여도 병행하고 있다.

현물급여에는 가입자 및 피부양자의 질병·부상·출산 등에 대한 요양급여와 건강 검진이 포함되며, 현금급여에는 요양비, 장애인 보장구 급여비 등이 있다.

가입자 또는 피부양자가 요양급여를 받을 때에는 그 진료비용의 일부를 본인이 부담해야 하며, 일반적으로 다음과 같이 본인부담률을 적용하나, 요양기관 지역, 요양기관의 종별, 환자 자격, 선별급여 여부, 병실 종류 등에 따라 달라질 수 있다.

① 외래 본인부담률: 요양기관 종별에 따라 30% ~ 60%
② 입원 본인부담률: 20%

2) 국민건강보험공단 및 건강보험심사평가원 업무

(1) 국민건강보험공단

국민건강보험공단은 보험 가입자의 자격 관리 및 보험료 징수, 보험급여 비용 지급 등을 담당하고 있으며(본사 강원도 원주소재, 6개 지역본부와 178개 지사로 운영) 세부 업무는 다음과 같다.

① 가입자 및 피부양자의 자격 관리
② 보험료와 그 밖에 이 법에 따른 징수금의 부과·징수
③ 보험급여의 관리
④ 가입자 및 피부양자의 질병의 조기발견·예방 및 건강관리를 위하여 요양급여 실시 현황과 건강검진 결과 등을 활용하여 실시하는 예방사업으로서 대통령령으로 정하는 사업
⑤ 보험급여 비용의 지급
⑥ 자산의 관리·운영 및 증식사업
⑦ 의료시설의 운영
⑧ 건강보험에 관한 교육훈련 및 홍보
⑨ 건강보험에 관한 조사연구 및 국제협력
⑩ 이 법에서 공단의 업무로 정하고 있는 사항
⑪ 「국민연금법」, 「고용보험 및 산업재해보상보험의 보험료징수 등에 관한 법률」, 「임금채권보장법」 및 「석면피해구제법」에 따라 위탁받은 업무
⑫ 그 밖에 이 법 또는 다른 법령에 따라 위탁받은 업무
⑬ 그 밖에 건강보험과 관련하여 보건복지부장관이 필요하다고 인정한 업무 등을 담당하고 있다.

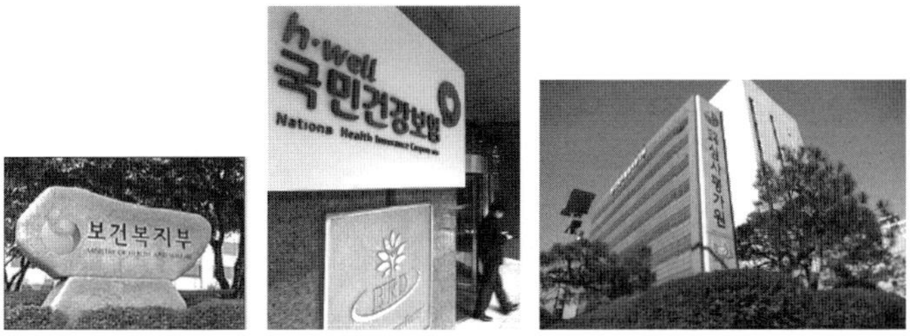

그림 2-3 보건복지정책 및 건강보험관리 기관

(2) 건강보험심사평가원

건강보험심사평가원은 요양급여비용을 심사하고 요양급여의 적정성을 평가하며(본원은 강원도 원주소재, 10개 본부로 운영) 세부 업무와 관장 기준은 다음과 같다.

① 요양급여비용의 심사
② 요양급여의 적정성 평가
③ 심사기준 및 평가기준의 개발
④ ①~③까지의 규정에 따른 업무와 관련된 조사연구 및 국제협력
⑤ 다른 법률에 따라 지급되는 급여비용의 심사 또는 의료의 적정성 평가에 관하여 위탁받은 업무
⑥ 그 밖에 이 법 또는 다른 법령에 따라 위탁받은 업무
⑦ 건강보험과 관련하여 보건복지부장관이 필요하다고 인정한 업무
⑧ 그 밖에 보험급여 비용의 심사와 보험급여의 적정성 평가와 관련하여 대통령령으로 정하는 업무

건강보험심사평가원의 업무 흐름도는 다음과 같다.

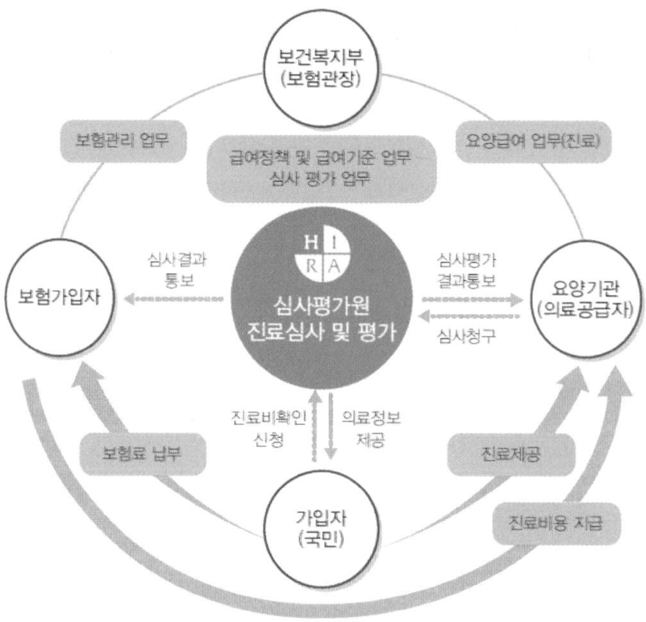

그림 2-4 건강보험심사평가원의 업무흐름

3) 건강보험 진료비 지불체계

우리나라 건강보험은 제3자 지불제(직접 서비스형) 방식을 채택하여 운영된다.

즉, 환자가 의료기관을 이용할 때 본인부담금만 지불하고, 나머지 진료비는 건강보험공단이 요양기관에 직접 지급하는 방식이다. 이는 환자가 경제적 부담 없이 필요한 의료서비스

를 받을 수 있도록 하고, 의료기관은 행정적인 부담을 줄여 의료서비스 질 향상에 집중할 수 있도록 돕는다.

이러한 제3자 지불제는 우리나라뿐만 아니라 일본, 독일 등 사회보험(NHI) 방식을 적용하는 국가에서 채택하고 있는 대표적인 건강보험 지불 방식이다.

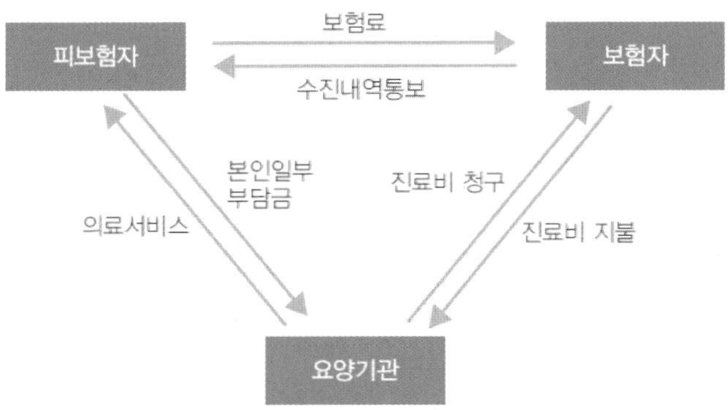

그림 2-5 제3자 지불제형

2-2 | 의료전달체계 및 요양급여 신청

학습목표	1. 건강보험의 요양급여 관리기준에 의한 수급자의 자격을 관리할 수 있다.

1. 의료전달체계

1) 의료전달체계의 개념

(1) 의료전달체계

의료전달체계(health care delivery system)란 용어를 우리나라에서 처음 사용하기 시작한 시점은 1970년 초반으로, 이즈음에 우리나라는 4차 경제개발 5개년 계획을 수립하고 있었으며, 이 과정에서 정부는 국민의 건강과 보건 부문에 대한 중요성을 인식하기 시작하였다.

그 후 보건의료전달체계에 관한 모형을 개발하는 등 본격적인 연구와 검토가 활발히 이루어졌으며, 1989년 7월 1일부터 전국민 건강보험 제도를 계기로 전국적으로 의료전달체계가 시행되었다.

① 의료전달체계는 사회적 자원인 의료 자원에 대한 국민들의 보편적인 접근성을 보장하고, 의료 자원의 효율적 이용을 촉진하여 궁극적으로 국민의 총 진료비를 절감하기 위해 도입된 제도이다.

② 의료전달체계는 국민 모두에게 동등한 수준의 의료를 동등한 접근도를 유지하면서 제공하고, 제한된 의료 자원을 효율적으로 활용하여 국민의 건강 증진을 도모하는 데 중요한 의미를 갖는다.

(2) 의료전달체계 도입 목적

① 의료기관의 기능구분

② 단계적 진료체계의 확립

③ 환자 의뢰 체계 도입 등을 통한 의료의 지속성 확보 및 적정 진료 보장

④ 의료 자원의 지역 간 균형 분포 유지

⑤ 지역 내 의료 충족도 개선

⑥ 의료 이용의 편의성과 형평성 도모

⑦ 지역 간 의료기관의 종별 배치와 균형 발전을 통한 의료 공급 효율의 향상

⑧ 대형 병원 이용 집중화 현상 방지

⑨ 의료비 절감과 의료 재정의 안정화

(3) 의료전달체계의 필요성

① 의료기술의 향상

의료 기술의 발달은 의료비 상승의 주요 원인 중 하나이다. 새로운 의료 기술 개발에 따른 높은 비용이 의료서비스 가격에 반영되기 때문이다. 또한, 국민들의 높아진 의료서비스에 대한 기대와 의료 제공자들의 과잉 진료 유혹이 맞물려 의료비 상승 문제를 심화시키고 있다.

② 의료인력의 전문화

의료인력의 전문화가 심화되면서 의사와 간호사의 전문 분야가 세분화되고 있다. 각 전문 분야별 맞춤형 의료서비스 제공을 위해서는 전문 인력에게 필요한 시설과 장비를 갖춘 의료 환경이 조성되어야 한다.

③ 의료시설과 인력의 불균형적 분포

우리나라의 대도시는 선진국 못지않은 시설 규모와 기술을 자랑할 수 있지만, 농촌

지역의 양적 및 질적 면모는 크게 뒤떨어져 있어, 국민이 쉽게 의료서비스를 이용할 수 있도록 의료인력과 시설의 활용을 극대화할 수 있는 전달체계가 필요하다.

④ 제3자 지불 제도의 도입 확산

건강보험이나 민간보험 제도의 도입으로 환자들이 직접 지불하는 의료비가 감소함에 따라 급성 및 만성 질환자의 의료 이용이 많아지고 있으며, 동일 질병으로 여러 의료기관을 이용하는 현상도 가중되고 있다.

제3자 지불 제도의 도입은 의료 수요 체계뿐만 아니라 의료 공급 체계에도 지대한 영향을 미치므로 이에 대한 관리 방안이 필요하다.

⑤ 제한된 의료 자원의 효율적 제고

우리가 사용할 수 있는 자원은 한정적이고, 의료 수요는 급증하며, 의료인력은 고급화되고 전문화되어 투자 비용이 점점 커지는 현실 속에서 의료비 증가문제를 완화하기 위해 효율적인 자원 관리 방안이 모색되어야 한다.

⑥ 의료비의 급증

의료인력의 고급화와 전문화, 의료시설 및 인력의 불균형적 분포, 새로운 의료기기 개발 및 의학 기술 발달, 제3자 지불 제도의 도입 등은 밀접한 연관이 있다.

또한 교육 수준이 높아지고 생활수준이 향상될수록 의료 수요는 증가하며, 인구의 노령화는 질병 양상의 변화를 가져와 생활습관병 질환이 차지하는 비율이 늘어나 건강보험 재정에 압박을 가하는 요인으로 작용한다.

(4) 건강보험 및 의료급여 의료전달체계

의료전달체계는 국민 건강 증진과 의료 자원의 효율적 활용을 위해 도입된 제도로, 환자의 질병 정도에 따라 적절한 의료기관을 이용하도록 유도하여 의료서비스의 질을 향상시키고, 대형병원 과밀화를 해소하는 데 기여한다.

건강보험의 경우, 1차 의료기관(의원, 병원, 종합병원 등)에서 진료 받은 후 필요한 경우 2차 의료기관(상급종합병원)으로 의뢰하는 2단계 진료체계를 기본으로 한다.

2차 의료기관 진료 시에는 반드시 1차 의료기관에서 발급받은 요양급여의뢰서를 제출해야 하며, 건강검진 결과 이상 소견이 있는 경우 건강진단결과서를 제출할 수 있다. 다만, 응급상황이나 특정 질환의 경우에는 예외적으로 의뢰서 없이 2차 의료기관을 이용할 수 있다.

의료급여는 1차, 2차, 3차 의료기관으로 구분되며, 각 단계 간 진료 시에는 반드시 의료급여 의뢰서를 제출해야 한다. 이는 의료급여 대상 질환에 대한 적절한 진료를 보장하고, 의료비용을 효율적으로 관리하기 위함이다.

2. 요양급여 절차 및 신청

1) 요양급여 절차

(1) 건강보험 요양급여 절차

① 요양급여는 1단계 요양급여와 2단계 요양급여로 구분되며, 가입자 또는 피부양자(가입자)는 1단계 요양급여를 받은 후 2단계 요양급여를 받아야 한다.

② 1단계 요양급여는 「의료법」 상급종합병원을 제외한 요양기관에서 받는 요양급여(건강진단·건강검진을 포함)를 말하며, 2단계 요양급여는 상급종합병원에서 받는 요양급여를 말한다.

③ 상기 규정에 불구하고 가입자 등이 다음에 해당하는 경우에는 상급종합병원에서 1단계 요양급여를 받을 수 있다.

㉮ 응급환자인 경우
㉯ 분만의 경우
㉰ 치과에서 요양급여를 받는 경우
㉱ 등록 장애인 또는 단순 물리치료가 아닌 작업치료·운동치료 등의 재활치료가 필요하다고 인정되는 자가 재활의학과에서 요양급여를 받는 경우
㉲ 가정의학과에서 요양급여를 받는 경우
㉳ 당해 요양기관에서 근무하는 가입자가 요양급여를 받는 경우
㉴ 혈우병환자가 요양급여를 받는 경우

④ 가입자 등이 상급종합병원에서 2단계 요양급여를 받고자 하는 경우에는 상급종합병원에서의 요양급여가 필요하다는 의사소견이 기재된 건강진단·건강검진 결과서 또는 요양급여 의뢰서를 건강보험증 또는 신분증명서(주민등록증, 운전면허증, 여권)와 함께 제출하여야 한다.

⑤ 상기 규정에도 불구하고 보건복지부장관은 「재난 및 안전관리 기본법」에 따른 심각 단계의 위기경보가 발령된 경우로서 특별히 필요하다고 인정하는 경우에는 건강보험정책심의위원회(건정심)의 심의를 거쳐 요양급여의 절차를 달리 정할 수 있다. <신설 2024. 9. 9.>

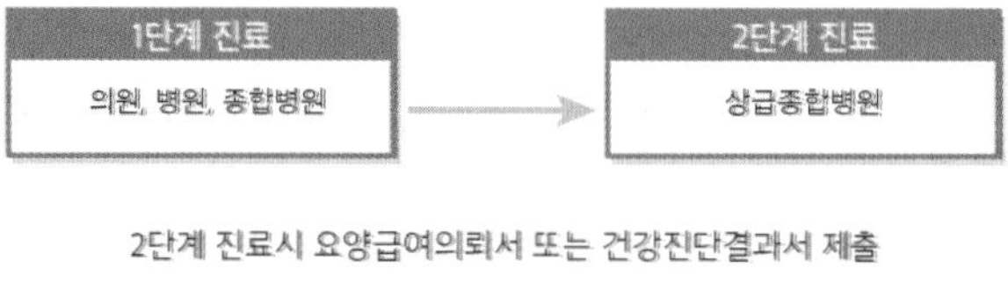

그림 2-6 건강보험 환자 요양급여 절차

㉮ 건강보험 요양급여 의뢰서

요양급여 의뢰서는 요양급여를 시행함에 있어 적절한 요양급여를 제공하기 위해 다른 요양기관으로 의뢰하는 경우에 담당 의사로부터 무상으로 교부되며, 환자 상태 및 진료 소견란에는 현 증상, 검사, 투약 등 주요 진료 내용을 구체적으로 기재해야 하며, 해당란이 부족한 경우에는 뒷면을 활용할 수 있다.

㉯ 의료전달체계 미이행 시 처리 요령

건강보험 및 의료급여의 경우, 상급종합병원 요양급여 신청 시 의료전달체계를 미이행하면 진료비 부담은 전액 수진자가 부담(100:100)한다. → 원무 접수직원은 접수/수납 시 환자에게 설명하고, 전액 본인 부담 코드를 입력한다.

(2) 의료급여 요양급여 절차(체계)

의료자원의 효율적 활용과 대형병원으로의 환자집중현상 방지, 의료급여 기금의 재정 안정화를 기하기 위하여 1단계-2단계-3단계 체계로 운영되고 있다.

따라서 의료급여 수급권자가 의료급여를 받고자 하는 경우에는 먼저 제1차 의료급여기관, 제2차 의료급여기관, 제3차 의료급여기관의 순서로 단계적으로 이용하여야 하며, 반드시 '의료급여 의뢰서'를 발급받아 단계별로 제출해야 한다. 의료급여 의뢰서는 그 발행일로부터 7일 이내(공휴일 제외)에 의료급여기관에 제출하여야 한다.

또한, 의료급여 수급권자는 제1차 의료급여기관 → 제2차 의료급여기관 → 제3차 의료급여기관에서 단계적으로 진료를 받을 수 있다.

제1차 의료급여기관은 「의료법」에 따라 시장·군수·구청장에게 개설 신고한 의료기관, 보건소·보건의료원 및 보건지소, 약국이 포함되며, 제2차 의료급여기관은 「의료법」에 따라 시·도지사가 개설 허가한 의료기관을 말하며, 제3차 의료급여기관은 보건복지부장관이 지정하는 상급종합병원이다.

▣ 의료급여기관의 이용 절차는 다음과 같다.

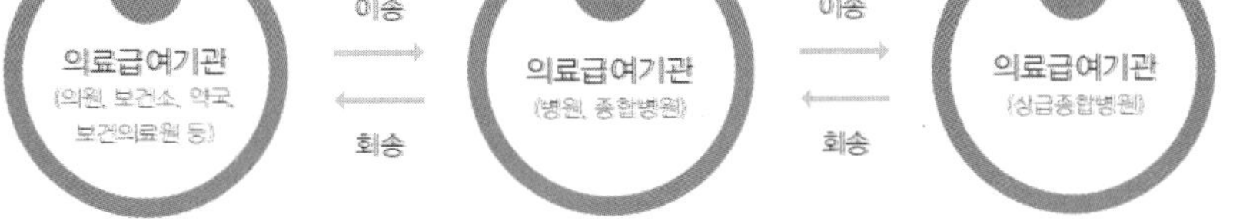
1차
의료급여기관
(의원, 보건소, 약국, 보건의료원 등)
이송
회송
2차
의료급여기관
(병원, 종합병원)
이송
회송
3차
의료급여기관
(상급종합병원)

그림 2-7 의료급여기관 이용 절차

[별지 제4호서식] <개정 2024. 7. 18.> [시행일: 2024. 7. 18.] 「사회보장급여의 이용ㆍ제공 및 수급권자 발굴에 관한 법률」 제7조의2제1항제1호부터 제3호까지에 따른 전산관리번호와 관련된 부분 (앞 면)

요양급여의뢰서

건 강 보 험 증 번 호(사 업 장 기 호)				
가입자 또는 세 대 주	성 명		주민등록(관리)번호	
환 자	성 명		주민등록(관리)번호	
주 소	(전화 :)			
상 병 명			상병분류기호	
진 료 기 간	. . .~ . . .		진료구분	1. 입원 2. 외래
환 자 상 태 및 진 료 소 견 (구체적으로 기술)	(뒷면 계속)			

국민건강보험요양급여의기준에관한규칙 제6조제3항의 규정에 의하여 위와 같이 요양급여를 의뢰합니다.

년 월 일

요양기관 기 호 :

소재지 :

대표자 : [인]

담당의사 성 명 : (서명 또는 인)

요양기관대표자 귀하

주 : 1. 이 요양급여의뢰서는 요양급여를 행함에 있어 적절한 요양급여를 위하여 다른 요양기관으로 의뢰하는 경우에 담당의사로부터 무상으로 교부됩니다.

2. 환자상태 및 진료소견란에는 현증상, 검사, 투약 등 주요진료내용을 구체적으로 기재하기 바라며, 해당란이 부족한 때에는 뒷면을 활용하기 바랍니다.

3. 환자가 「위기 임신 및 보호출산 지원과 아동 보호에 관한 특별법」 제2조제3호에 따른 비식별화된 가명 또는 「사회보장급여의 이용ㆍ제공 및 수급권자 발굴에 관한 법률」 제7조의2제1항에 따른 전산관리번호를 부여받은 경우에는 가입자 또는 세대주의 성명 대신 환자의 성명 또는 가명을 기재할 수 있고, 환자의 성명 및 주민등록번호 대신 가명 및 전산관리번호를 기재할 수 있으며, 환자의 주소와 전화를 기재하지 않을 수 있습니다.

210mm×297mm

(일반용지 60g/㎡(재활용품))

2) 요양급여 신청 및 의뢰

(1) 건강보험 요양급여 신청

① 요양급여 신청

㉮ 가입자 등이 요양기관에 요양급여를 신청하는 때에는 건강보험증 또는 신분증명서를 제출하여야 한다.

이 경우 가입자 등이 요양급여를 신청한 날(가입자 등이 의식 불명 등 자신의 귀책사유 없이 건강보험증 또는 신분증명서를 제시하지 못한 경우에는 가입자 등임이 확인된 날로 한다)부터 14일 이내에 건강보험증 또는 신분증명서를 제출하는 경우에는 요양급여를 신청한 때에 건강보험증 또는 신분증명서를 제출한 것으로 본다.

㉯ 상기에도 불구하고 가입자 등이 건강보험증 또는 신분증명서를 제출하지 못하는 경우에는 가입자 등 또는 요양기관은 국민건강보험공단에 자격확인을 요청할 수 있으며, 요청을 받은 공단은 자격이 있는지의 여부를 확인하여 이를 건강보험 자격확인 통보서에 의하거나 전화, 팩스 또는 정보통신망을 이용하여 지체 없이 해당 가입자 등 또는 요양기관에 통보하여야 한다.

㉰ 상기에 따라 자격확인을 통보받은 경우에는 자격확인을 요청한 때에 건강보험증 또는 신분증명서를 제출한 것으로 본다.

㉱ 요양기관은 건강보험증 또는 신분증명서를 제출하지 못하는 가입자 등이 손쉽게 공단에 자격확인을 요청할 수 있도록 공단의 전화번호 등을 안내하거나 요양기관의 진료 접수 창구에 이를 게시하여야 한다.

② 요양급여의 의뢰

㉮ 요양기관은 가입자 등에게 적절한 요양급여를 행하기 위하여 필요한 경우에는 다른 요양기관에게 요양급여를 의뢰할 수 있다.

㉯ 요양급여를 의뢰받은 요양기관은 가입자 등의 상태가 호전되었을 때에는 요양급여를 의뢰한 요양기관이나 1단계 요양급여를 담당하는 요양기관으로 가입자 등을 회송할 수 있다.

㉰ 요양기관이 요양급여를 의뢰하는 경우에는 '요양급여 의뢰서'를, 가입자 등을 회송하는 경우에는 '요양급여 회송서'를 가입자 등에게 발급하여야 한다. 이 경우 요양기관은 의뢰 또는 회송받은 요양기관의 요청이 있는 때에는 진료기록의 사본 등 요양급여에 관한 자료를 제공하여야 한다.

[별지 제1호서식]

국민건강보험공단

우 ○○○-○○○ 주소/
전화( )○○○○-○○○○/ 전송( )○○○○-○○○○
○○○○부 부 장 ○○○ 차 장 ○○○ 담당자 ○○○

<table>
<tr><th colspan="4">건강보험자격확인통보서</th></tr>
<tr><td>수신기관(자)명</td><td></td><td>자격확인요청일</td><td></td></tr>
<tr><td>건강보험증번호
(사 업 장 기 호)</td><td></td><td>사 업 장 명 칭</td><td></td></tr>
<tr><td rowspan="2">가 입 자
(세 대 주)</td><td>성 명</td><td colspan="2">주 민 등 록 (관 리)번 호</td></tr>
<tr><td></td><td colspan="2"></td></tr>
</table>

<table>
<tr><th colspan="5">자 격 확 인 내 역</th></tr>
<tr><td>성 명</td><td>주 민 등 록 번 호</td><td>자격취득일</td><td>자격상실일</td><td>급여정지사유 및 기간</td></tr>
<tr><td></td><td></td><td></td><td></td><td></td></tr>
</table>

국민건강보험요양급여의기준에관한규칙 제3조제2항의 규정에 의하여 위와 같이 건강보험자격이 (있음, 없음)을 통보합니다.

년 월 일

국민건강보험공단이사장 [인]

210mm×297mm
(신문용지 54g/㎡(재활용품))

(2) 의료급여 신청

① 의료급여의 절차

수급권자가 의료급여를 받으려는 경우에는 제1차 의료급여기관에 의료급여를 신청해야 한다. 다만, 다음 중 ㉮~㉵까지의 어느 하나에 해당하는 경우에는 제2차 의료급여기관 또는 제3차 의료급여기관에 의료급여를 신청할 수 있고, ㉶~㉻까지의 어느 하나에 해당하는 경우에는 제2차 의료급여기관에 의료급여를 신청할 수 있다.

㉮ 응급환자인 경우
㉯ 분만의 경우
㉰ 결핵질환, 희귀난치성질환 또는 중증 질환을 가진 사람이 의료급여를 받으려는 경우
㉱ 제2차 의료급여기관 또는 제3차 의료급여기관에서 근무하는 수급권자가 그 근무하는 의료급여기관에서 의료급여를 받으려는 경우
㉲ 등록한 장애인이 보조기기를 지급받으려는 경우
㉳ 등록한 장애인이 장애인 구강진료센터에서 의료급여를 받으려는 경우
㉴ 감염병의 확산 등 긴급한 사유가 있어 보건복지부장관이 정하여 고시하는 기준에 따라 의료급여를 받으려는 경우
㉵ 국가건강검진을 받은 사람이 결핵질환의 확진검사에 대하여 의료급여를 받으려는 경우
㉶ 단순 물리치료가 아닌 작업치료·운동치료 등의 재활치료가 필요하다고 인정되는 사람이 재활의학과에서 의료급여를 받으려는 경우
㉷ 한센병 환자가 의료급여를 받으려는 경우
㉸ 등록한 장애인이 의료급여를 받으려는 경우(㉳의 경우는 제외)
㉹ 섬·벽지에 해당하는 지역의 의료급여 수급권자가 의료급여를 받으려는 경우
㉺ 상이등급을 받은 사람이 의료급여를 받으려는 경우
㉻ 15세 이하의 아동이 의료급여를 받으려는 경우

② 상기에도 불구하고 노숙인 등(「국민기초생활 보장법」에 따른 의료급여 수급자는 제외)인 수급권자는 노숙인 진료시설인 제1차 의료급여기관 또는 제2차 의료급여기관에 의료급여를 신청하여야 한다.

다만, 다음의 어느 하나에 해당하는 경우에는 노숙인 진료시설이 아닌 제1차 의료급여기관, 제2차 의료급여기관 및 제3차 의료급여기관에 의료급여를 신청할 수 있다.

㉮ 노숙인 등이 응급환자인 경우
㉯ 노숙인 등이 분만하는 경우

(3) 산재보험 요양급여 신청

산재보험은 산업재해보상보험의 약자로, 근로자가 업무 중 또는 업무와 관련하여 발생한 사고나 질병에 대해 보상받을 수 있도록 하는 사회보험 제도이다.

근로복지공단에서 운영하는 이 보험은 업무상 재해를 입은 근로자에게 치료비, 휴업급여, 상해급여, 장해급여 등을 지급하고, 재활 서비스를 지원한다. 모든 근로자는 산재보험에 자동 가입되며, 사업주는 반드시 산재보험에 가입하고 보험료를 납부해야 할 의무가 있다.

① 요양급여의 신청

요양급여(진폐에 따른 요양급여는 제외)를 받으려는 사람은 소속 사업장, 재해발생 경위, 그 재해에 대한 의학적 소견, 그 밖에 고용노동부령으로 정하는 사항을 적은 서류를 첨부하여 공단에 요양급여의 신청을 하여야 한다. 이 경우 요양급여 신청의 절차와 방법은 고용노동부령으로 정한다.

② 근로자를 진료한 산재보험 의료기관은 그 근로자의 재해가 업무상의 재해로 판단되면 그 근로자의 동의를 받아 요양급여의 신청을 대행할 수 있다.

③ 산재보험 의료기관이 근로자의 요양급여(진폐에 따른 요양급여는 제외) 신청을 대행하는 경우에는 해당 근로자가 요양급여의 신청 대행에 동의하였음을 확인할 수 있는 서류를 첨부하여야 한다.

④ 요양급여의 신청을 받은 공단은 그 사실을 해당 근로자가 소속된 보험가입자에게 알리고 근로자의 요양급여 신청에 대한 보험가입자의 의견을 들어야 한다.

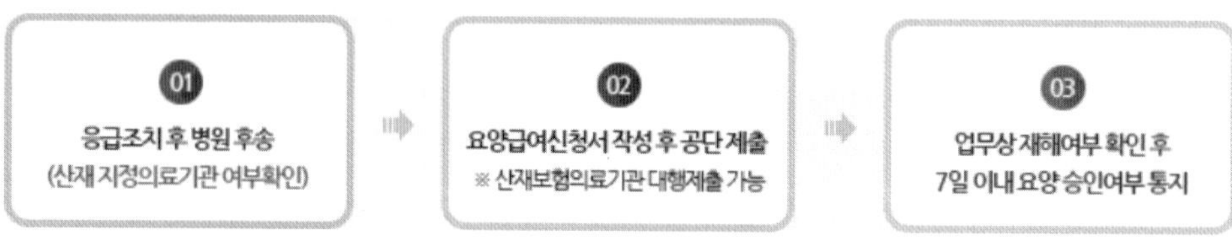
01
응급조치 후 병원 후송
(산재 지정의료기관 여부확인)
02
요양급여신청서 작성 후 공단 제출
※ 산재보험의료기관 대행제출 가능
03
업무상 재해여부 확인 후
7일 이내 요양 승인여부 통지

출처: 근로복지공단

그림 2-8 산재신청 방법

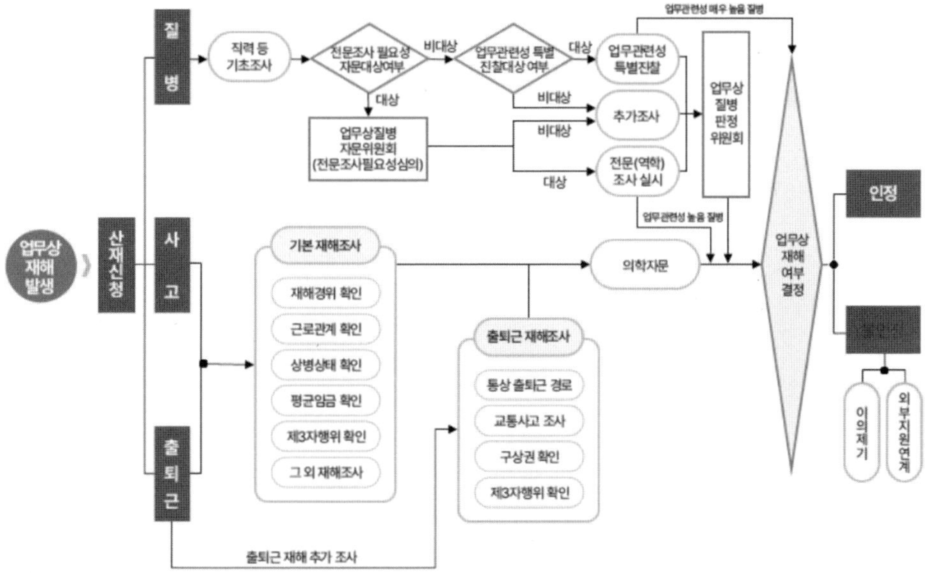

출처: 근로복지공단

그림 2-9 산재인정 절차

(4) 자동차보험 진료체계

자동차 사고를 당한 보험 가입자는 일반적인 진료 의뢰 절차 없이, 보험사가 지급보증하는 의료기관에서 바로 진료를 받을 수 있다.

이후 해당 의료기관은 진료비 심사위탁기관인 건강보험심사평가원에 진료비를 청구하여 심사를 받게 된다. 자동차보험은 특정 병원을 지정하지 않기 때문에, 가입자는 원하는 의료기관을 자유롭게 선택할 수 있다.

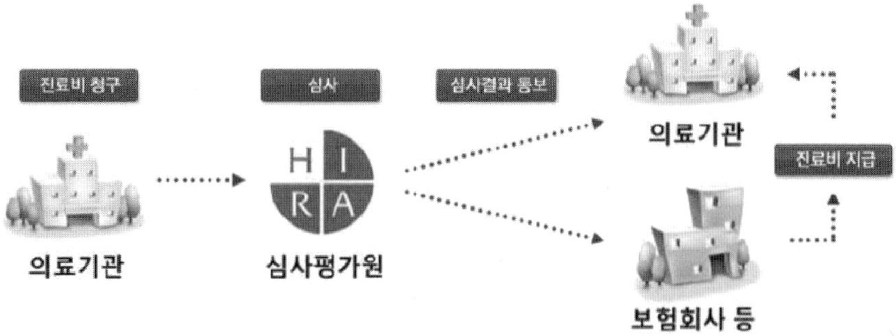

그림 2-10 자동차보험 진료비 청구 흐름도

■ 자동차보험진료수가 심사업무처리에 관한 규정 [별지 제9호 서식] <개정 2014. 9. 1.>

지급보증번호 :

교통사고환자에 대한 진료비 지급보증서

수　　신 : ○○병(의)원장 귀하
제　　목 : 교통사고환자에 대한 진료비 지급보증서

1. 귀 의료기관의 발전을 기원합니다.

2. 귀 의료기관에 진료한 다음 교통사고환자는 우리 회사(조합)가 보상책임을 지고 있는 피해자로서 우리 회사(조합)는 자동차손해배상 보장법 제12조제1항에 의거하여 귀 의료기관에 자동차보험진료수가기준에 의해 진료비를 지급할 것을 보증합니다.

- 다　　음 -

환 자 성 명	(남,여)	생 년 월 일	
접 수 번 호		피보험차량번호	
사 고 일 자		담 보 종 목	
상 해 급 수		보 상 한 도	
보상 담당자		연 락 처	
특 이 사 항			

20　년　월　일

○○보험주식회사　○○센터장 (인)

주소 :

210㎜×297㎜(일반용지 60g/㎡(재활용품))

(5) 국가보훈환자 의료지원의 신청 및 확인

국가보훈대상자가 국가보훈관계 법령에 따라 의료지원을 받으려는 경우, 「한국보훈복지의료공단법」 제7조에 따른 보훈병원 또는 각종 규정에 따라 국가가 진료를 위탁한 의료시설(이하 위탁병원)에서 의료지원을 신청해야 한다.

이 경우, 국가보훈대상자는 주민등록증이나 그 외 국가보훈대상자임을 확인할 수 있는 신분증명서를 제시해야 한다. (국가보훈대상자 의료지원에 관한 규칙 제3조)

보훈병원에는 한국보훈복지의료공단에서 운영하는 직영병원 5개(중앙(서울), 인천, 부산, 대구, 대전, 광주 보훈병원)와 보훈요양병원, 그리고 위탁지정병원(보훈병원이 없거나 원거리 지역에 거주하는 국가유공자 등의 진료를 위해 지정·운영)이 포함된다.

3. 급여의 제한 및 급여 제한여부 조회

1) 건강보험 급여의 제한

(1) 국민건강보험공단은 보험급여를 받을 수 있는 사람이 다음의 경우에 해당하면 보험급여를 하지 아니한다.

① 고의 또는 중대한 과실로 인한 범죄행위에 그 원인이 있거나 고의로 사고를 일으킨 경우

② 고의 또는 중대한 과실로 공단이나 요양기관의 요양에 관한 지시에 따르지 않은 경우

③ 고의 또는 중대한 과실로 문서 및 그 밖의 물건의 제출을 거부하거나 질문 또는 진단을 기피한 경우

④ 업무 또는 공무로 생긴 질병, 부상, 재해로 다른 법령에 따른 보험급여나 보상(報償) 또는 보상(補償)을 받게 되는 경우

- 보상 (報償, 갚을 보, 갚을 상): 남에게 진빚 또는 받은 물건을 갚음
- 보상 (補償, 도울 보, 갚을 상): 남에게 끼친 손해를 갚음

(2) 공단은 보험급여를 받을 수 있는 사람이 다른 법령에 따라 국가나 지방자치단체로부터 보험급여에 상당하는 급여를 받거나 보험급여에 상당하는 비용을 지급받게 되는 경우에는 그 한도에서 보험급여를 하지 아니한다.

(3) 공단은 가입자가 1개월 이상 보험료를 체납한 경우 그 체납한 보험료를 완납할 때까지 그 가입자 및 피부양자에 대하여 보험급여를 실시하지 아니할 수 있다.

2) 급여의 제한여부 조회

(1) 요양기관은 가입자 등이 급여의 제한 사유(법 제53조 제1항) 또는 제3자로부터 이미 손해배상을 받은 경우(법 제58조 제2항)에 해당되는 것으로 판단되는 경우에도 요양급여를 실시하되, 지체 없이 급여제한여부조회서를 통해 국민건강보험공단에 급여제한 여부를 조회하여야 한다.

(2) 상기에 따라 조회 요청을 받은 국민건강보험공단은 7일(공휴일 제외) 이내에 급여 제한 여부를 결정한 후 요양기관에 급여제한여부결정통보서를 회신하여야 하며, 회신을 받은 요양기관은 공단의 결정내용을 요양급여를 개시한 날부터 소급하여 적용하여야 한다.

(3) 상기의 규정에도 불구하고 회신이 있기 전에 요양급여가 종료되거나 회신 없이 7일이 경과된 경우에는 공단이 당해 요양기관에 대하여 요양급여를 인정한 것으로 본다. 다만, 공단이 7일 경과 후에 급여제한을 결정하여 회신한 경우, 요양기관은 회신을 받은 날부터 공단의 결정에 따라야 한다.

(4) 국민건강보험공단은 급여의 제한 사유(법 제53조 제1항·제2항) 또는 제3자로부터 이미 손해배상을 받은 경우(법 제58조 제2항)에 따라 요양급여를 제한하여야 함에도 불구하고, 상기 (3)의 규정에 따라 요양급여를 받은 가입자 등에 대하여는 부당이득의 징수(법 제57조)에 따라 부당이득에 해당되는 금액을 징수한다.

(5) 요양기관은 다른 법령에 따라 국가나 지방자치단체로부터 보험급여에 상당하는 급여를 받거나 보험급여에 상당하는 비용을 지급받게 되는 경우(법 제53조 제2항) 해당 급여가 한도를 초과하여 요양급여를 행한 경우, 그날부터 7일 이내에 요양급여적용통보서를 통해 그 사실을 공단에 알려야 한다.

■ 국민건강보험 요양급여의 기준에 관한 규칙 [별지 제2호서식] <개정 2014.7.1>

급여제한 여부 조회서 (사고부상, 교통사고 등)

※ [ ]에는 해당되는 곳에 √표를 합니다.

(앞쪽)

접수번호	접수일	처리기간

수신기관명(관할지사)		건강보험증번호	
가입자 또는 세대주	성 명	주민등록번호	
환 자	성 명	주민등록번호	
	주 소 (전화 :)		
진 료 구 분	[ ]입원 [ ]외래	진료(조제투약)기간 . . .~ . . .	
발 생 원 인	사고부상 [ ]근무중사고 [ ]넘어짐 [ ]폭행 [ ]자해 [ ]레저활동 [ ]기타( )		
	교통사고 [ ]운전중 [ ]보행중 [ ]기타( )		
발 생 장 소	[ ]가정 [ ]회사내 [ ]공사현장 [ ]학교 [ ]음식점 [ ]도로 [ ]기타( )		
내 원 일 시	년 월 일 시 분(24시간제)		
내 원 방 법	[ ]119 [ ]사설응급차량 [ ]기타( )		
상 병 명		상병분류 기 호	
		상병외인 분류기호	
조 회 사 유 (난이 부족한 경우 뒷면 활용)			

「국민건강보험 요양급여의 기준에 관한 규칙」 제4조제1항에 따라 위 환자에 대한 요양급여제한 여부를 조회하오니 회신하여 주시기 바랍니다.

년 월 일

요양기관 명칭(기호):

소재지:

대표자: [인]

국민건강보험공단이사장 귀하

유 의 사 항

1. 이 조회서는 요양기관이 2부를 작성하여 1부는 보관하고, 1부를 공단에 송부하면, 공단은 급여제한 여부를 결정하여 요양기관에 통보합니다.
2. 요양기관은 우선 요양급여를 하고 이 조회서를 지체 없이 공단에 조회하여야 하며, 공단은 7일(공휴일 제외) 이내에 이를 회신하여야 합니다.

210mm×297mm[백상지 80g/㎡(재활용품)]

[별지 제3호서식]

국민건강보험공단

우 ○○○-○○○ 주소/
전화( )○○○○-○○○○/ 전송( )○○○○-○○○○
○○○○부 부 장 ○○○ 차 장 ○○○ 담당자 ○○○

요양급여적용통보서

문서번호 :

수 신 기 관 명	국민건강보험공단 ○○○지사장		건강보험증번호 (사 업 장 기 호)	
가입자 또는 세 대 주	성 명		주 민 등 록 (관 리) 번 호	
환 자	성 명		주 민 등 록 (관 리) 번 호	
	주 소	(전화 :)		
진 료 구 분	1. 입원 2. 외래		진료(조제투약)기간	. . .~ . . .
상 병 명		상병분류기호	상병외인분류기호	사고일시
요양급여개시일			요양급여적용전 비용청구근거	
사 고 내 용 (구체적으로 기술)				

국민건강보험요양급여의기준에관한규칙 제4조제5항의 규정에 의하여 위와 같이 요양급여가 적용되고 있음을 통보합니다.

년 월 일

요양기관 기 호 :

소재지 :

대표자 : [인]

국민건강보험공단이사장 귀하

주 : 요양급여를 적용한 날부터 7일(공휴일 제외) 이내에 공단에 통보하여야 합니다.

210mm×297mm

(신문용지 54g/㎡(재활용품))

3) 제3자의 행위로 인한 급여 통보

구상권 행사(법 제58조)에 따라 가입자(지역가입자의 경우 세대주를 포함)는 자신이나 피부양자에 대한 보험급여 사유가 제3자의 행위로 인한 경우, 제3자의 행위로 인한 급여 통보서를 지체 없이 공단에 제출하여야 한다.

■ 국민건강보험법 시행규칙 [별지 제25호서식] <개정 2016. 12. 12.>

제3자의 행위로 인한 급여 통보서

※ 유의사항 및 작성방법은 뒤쪽을 참고하시기 바라며, 바탕색이 어두운 난은 통보인이 적지 않습니다.

(앞쪽)

<table>
<tr><td>접수번호</td><td colspan="3">접수일</td><td colspan="2">처리기간 7일</td></tr>
<tr><td>① 건강보험증 번호</td><td colspan="5"></td></tr>
<tr><td>② 가입자 (세대주)</td><td colspan="2">성명</td><td colspan="3">주민등록번호(외국인등록번호)</td></tr>
<tr><td rowspan="2">③ 진료받은 사람</td><td colspan="2">성명</td><td colspan="3">주민등록번호(외국인등록번호)</td></tr>
<tr><td colspan="5">주소</td></tr>
<tr><td>④ 진료 구분</td><td colspan="2">1. 입원 2. 외래</td><td>⑤ 진료기간</td><td colspan="2"></td></tr>
<tr><td>⑥ 상병명</td><td colspan="2"></td><td>⑦ 상병분류기호</td><td>⑧ 상해외인코드</td><td></td></tr>
<tr><td>⑨ 가해자</td><td colspan="2">성명</td><td colspan="3">주민등록번호(외국인등록번호)</td></tr>
<tr><td>⑩ 사고일시</td><td colspan="5"></td></tr>
<tr><td>⑪ 요양기관</td><td>명칭</td><td colspan="4">소재지</td></tr>
<tr><td>⑫ 사고 내용 (구체적으로 적습니다)</td><td colspan="5"></td></tr>
</table>

「국민건강보험법 시행규칙」 제28조에 따라 위와 같이 건강보험급여가 적용되고 있음을 통보합니다.

년 월 일

통보인 (서명 또는 인)

전화번호( )

진료받은 사람과의 관계 진료받은 사람의( )

국민건강보험공단 이사장 귀하

210mm×297mm[백상지 80g/㎡]

4) 구상권

(1) 국민건강보험공단은 제3자의 행위로 보험급여 사유가 발생하여 가입자 또는 피부양자에게 보험급여를 지급한 경우, 그 급여에 들어간 비용 한도 내에서 제3자에게 손해배상을 청구할 권리를 가진다.

(2) 보험급여를 받은 사람이 제3자로부터 이미 손해배상을 받은 경우, 국민건강보험공단은 그 배상액 한도 내에서 보험급여를 지급하지 않는다.

따라서 제3자의 행위로 보험급여 사유가 발생하여 가입자 또는 피부양자에게 보험급여를 지급한 경우, 그 급여에 들어간 비용 한도 내에서 제3자에게 손해배상을 청구할 권리를 갖는 것을 의미하며, 국민건강보험공단이 구상권을 갖는다.

3. 수급자격 관리

요양기관에 내원하는 고객의 경우, 원무 접수 직원은 보험 유형별 요양급여 기준에 따라 수급 절차를 확인하고 점검하여야 한다.

의료전달체계 이행 여부, 요양급여 의뢰서 등 관련 제출 서류가 미비할 경우, 고객에게 필요한 서류를 안내하고 보완하도록 해야 한다.

수급자격 관리 사항은 의료기관 종별에 따라 다르므로, 원무 접수 직원은 보험 유형별 요양급여 기준 및 신청 절차를 정확히 숙지하여야 한다.

2-3 | 요양급여 적정성 평가 및 현지조사

학습목표	1. 요양급여의 적정성 평가 및 현지조사 준비에 대한 업무를 수행할 수 있다.

1. 요양급여 적정성평가

1) 평가 개요

요양급여 적정성 평가 제도는 건강보험 가입자에게 제공되는 진찰, 시술, 투약, 검사 등 요양급여에 대해 진료 지침 준수 여부, 합병증 발생률, 환자 만족도 등 의·약학적 측면의 타당성과 비용·효과적 측면을 평가하여, 궁극적으로 의료의 질을 향상시키는 것을 목표로 한다.

평가 결과를 공개함으로써 국민에게 양질의 의료서비스를 제공하는 요양기관을 선택할 수 있는 정보를 제공하고, 의료기관이 스스로 의료 질 향상을 위한 노력을 기울이도록 유도하며, 평가 결과를 보상과 연계하거나 의료기관 인증과 연계하여 질 향상을 더욱 가속화하고 있다.

2) 요양급여의 적정성 평가

행위별수가제에서는 불필요한 서비스의 과다 제공이 우려되며, 이는 의료 자원의 낭비와 보험 재정 악화의 원인이 될 수 있다. 따라서 의료의 질 문제를 개선하고 양질의 요양급여가 제공될 수 있도록 2000년 7월 1일부터 건강보험법에 의거하여 요양급여의 적정성 평가가 건강보험심사평가원에서 시행되고 있다.

건강보험심사평가원 주관으로 진행되는 요양급여 적정성 평가 항목에는 약제급여, 수술의 예방적 항생제 사용 급성심근경색증, 관상동맥우회술, 혈액투석, 만성 폐쇄성 질환, DRG 포괄수가, 수술 진료량, 요양병원, 고혈압, 위암, 대장암, 폐암, 간암, 당뇨병, 중환자실 등이 포함되며 평가 결과는 공개되고, 평가 우수 기관에 대해서는 진료비를 가감 지급하고 있다.

2. 요양기관 현지조사

1) 현지조사

현지조사는 국민건강보험법 등에 근거하여, 요양기관이 지급받은 요양급여비용 등에 대해 세부 진료 내역을 토대로 사실관계 및 적법 여부를 확인·조사하는 절차를 말한다.

현지조사의 목적은 요양기관의 건전한 요양급여비용 청구 풍토를 조성하고, 적정 진료를 유도하며, 건강보험 가입자의 수급권을 보호하고, 건전한 의료공급자를 보호하며, 불필요한 건강보험 재정 누수를 방지하는 데 있다.

2) 현지조사 및 내용

(1) 현지조사는 요양기관의 진료 및 청구 내역이 법령과 각종 고시 등 심사 기준에 맞는지, 허위나 부당 청구가 없었는지 등을 현지에 출장하여 조사하는 것이다.

주요 내용으로는 청구한 진료 내역의 사실 여부, 요양급여비용 지급과 관련된 법령(국민건강보험법, 의료법, 약사법 등) 관계규정 준수 여부, 본인부담금 적법 징수 여부, 민원 발생 건수 증가 등이 포함된다.

(2) 방법 및 절차는 보건복지부 장관이 건강보험심사평가원의 지원을 받아 현지조사를 실시한다. 현지조사는 다음과 같은 기관을 대상으로 진행된다.

심사 상 문제가 있는 기관, 민원 및 비위 사실이 제기된 기관, 2차 자율 시정 통보에도 불구하고 시정하지 않은 기관, 검찰청 등 외부 기관에서 조사 의뢰된 기관, 부당 청구 상시 감시시스템에 의해 부당 청구 가능성이 높은 기관, 공단의 진료 내역 통보 과정에서 부당 청구 의혹이 제기된 기관 등이다.

조사 결과에 따라 허위 및 부당 금액은 환수되며, 건강보험법에 의한 업무 정지 또는 과징금 처분, 의료법에 의한 면허 취소 또는 정지 처분, 형법에 의한 형사처벌이 적용될 수 있다.

3) 현지조사 방법 및 유형

현지조사 유형에는 정기조사, 기획조사, 긴급조사, 이행실태조사가 있으며, 조사 방법에는 서면조사와 현장조사가 있다.

보건복지부 및 건강보험심사평가원의 현지조사 업무 절차는 다음과 같다.

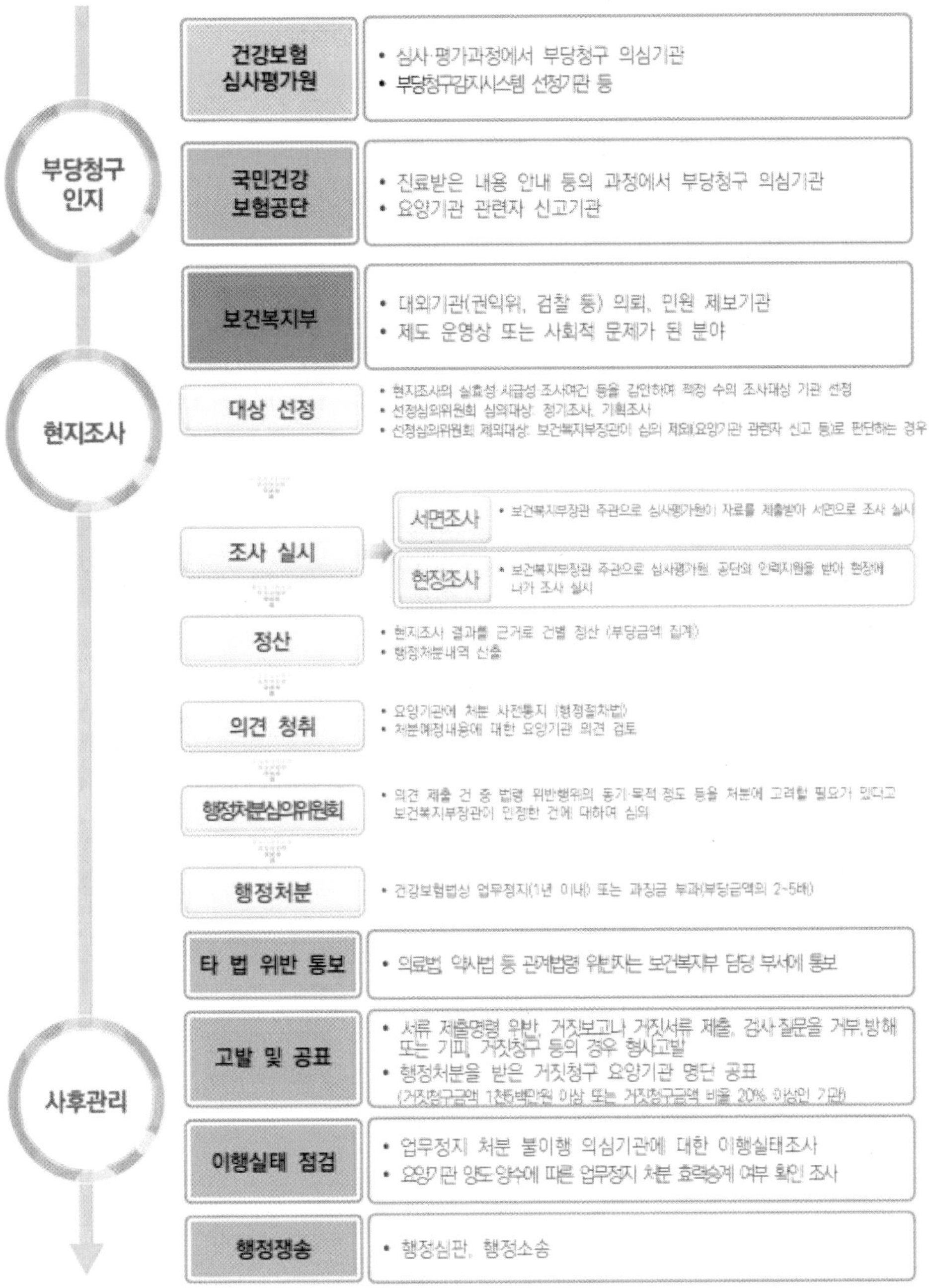

그림 2-17 현지조사 업무 절차

실전대비 요약정리 사항 및 예상문제

제2장. 국민건강보험 및 수급자격관리

1. 의료보장(건강보험, 의료급여) 적용인구 및 구성비
2. 건강보험 급여의 종류 및 자격취득 및 상실
3. 건강보험의 관리운영체계 및 주요업무(국민건강보험공단, 건강보험심사평가원)
4. 의료전달체계의 목적과 건강보험 및 의료급여 의료전달체계
5. 건강보험 요양급여의 절차 및 신청
6. 건강보험 급여제한 사항 및 구상권
7. 요양기관에 환자 내원 시 수급자격관리 사항
8. 요양급여 적정성 평가 및 현지조사

제 3 장

의료수가 및 진료비 본인부담

3-1 | 의료수가제도 및 종류

학습목표	1. 우라나라의 의료수가 제도 및 종류에 대하여 알 수 있다. 2. 상대가치점수 및 환산지수와 종별가산율을 적용하여 수가를 산정할 수 있다.

1. 의료수가 제도

1) 의료수가의 개념

(1) 의료수가

의료수가는 의료행위에 대한 대가로 지불하는 비용으로, 건강보험공단과 환자가 의료서비스 제공자에게 지불하는 금액을 말한다. 의료 수가의 액수는 각 의료행위의 상대적 가치를 점수로 매긴 후, 여기에 환산지수를 곱하여 산출한다.

의료수가는 환자의 의료비 부담을 완화하고 의료서비스의 질을 향상시키는 데 중요한 역할을 한다.

의료수가는 의료서비스의 질, 의료 제공자의 소득, 물가 상승률 등 다양한 요인을 고려하여 건강보험정책심의위원회(건정심)에서 결정한다. 건정심 심의를 통해 수가 인상이 결정되면, 의약계 단체 등 이해관계자들은 건강보험공단과 협상을 통해 구체적인 인상률을 확정한다. 이 과정에서 의료서비스 접근성, 국민 건강보험 재정, 의약계의 지속 가능성 등 다양한 요소가 종합적으로 고려되며, 이해관계자 간의 심도있는 논의가 이루어진다.

의료수가는 단순한 경제적 문제를 넘어 국민 건강 증진과 사회적 형평성과 직결된 중요한 문제이다.

(2) 의료수가의 종류 및 고시기관

우리나라의 의료수가는 크게 건강보험수가, 산업재해보상보험수가, 자동차보험 수가 및 일반수가로 분류할 수 있다. 이들 수가는 기본적으로 보건복지부 장관이 고시하는 건강보험수가를 근간으로 하여, 행위료 가산율 및 대상을 조정하여 적용하는 형태를 취하고 있다.

의료수가의 종류 및 고시 기관은 다음과 같다.

표 3-1 의료수가의 종류 및 고시기관

수가종류	고시기관	비고
건강보험수가	보건복지부	행위별수가, 포괄수가제 등
의료급여수가	보건복지부	
산재보험수가	고용노동부	
자동차보험수가	국토교통부	
일반수가	해당 요양기관	상급 병실료 등 비급여 수가
외국인 진료수가	해당 요양기관	외국인 별도 적용(요양기관별 상이)

2) 우리나라의 의료수가 제도

(1) 행위별 수가제(Fee-For-Service: FFS)

건강보험의 행위별수가제(Fee-for-Service)는 의료기관에서 의료인이 제공한 의료서비스(행위, 약제, 치료재료 등)에 대해 서비스별로 가격(수가)을 정하여 사용량과 가격에 대해 진료비를 지불하는 제도로, 우리나라는 1977년 의료보험 도입 당시부터 이를 채택하고 있다.

따라서 진료에 소요되는 약제나 재료비는 별도로 산정되며, 의료인이 제공한 진료의 개별 행위마다 일정한 값을 정하여 의료비를 지급하는 성과불제도이다. 즉, 의사들이 환자에게 제공한 각각의 진료서비스나 진료재료, 약제에 대해 진료비를 지불하는 방식이다.

이 수가 제도는 의학 기술의 발달과 첨단 과학을 응용한 고급 의료서비스 개발에 기여한 바가 크지만, 총 의료비 증가 현상을 초래한 측면도 있다. 이에 대한 장·단점은 아래와 같다.

① 장점

의료 공급자가 진료행위 및 서비스 항목, 소요 재료, 의약품별로 가격을 정하는 제도이기 때문에 의료를 이용하는 환자와 의료서비스를 제공하는 의사 측에서 절대적으로 요구하는 다음 사항들을 실현할 수 있다.

㉮ 환자에게 양질의 의료서비스를 제공할 수 있으며,

㉯ 신의료 기술 및 신약 개발에 기여하고,

㉰ 의료 연구 개발에 동기를 부여하며,

㉱ 환자와 의료인 간에 신뢰가 조성된다.

② 단점

진료비가 진료의 양에 비례하기 때문에 환자에게 많은 진료를 제공할수록 의사 또는 의료기관의 수입이 증가하게 되어,

㉮ 과잉 진료와 과잉 검사를 초래할 수 있으며,

㉯ 의료서비스의 양을 필요 이상으로 증가시켜 진료비용을 상승시킬 수 있고,

㉰ 지나친 신의료 기술 개발로 국민 의료비 증가가 우려되며,
㉱ 환자에게는 의료기관을 상대로 의료서비스 가격의 적정성을 확인하기 어려워 진료비 부당 청구의 가능성이 존재할 수 있다.
㉲ 의료기관의 시설과 장비에 과잉 투자를 초래할 수 있고,
㉳ 진료 수가 및 약가 등의 세분화에 따른 진료비 청구 업무가 매우 복잡해질 수 있다.

(2) 요양병원 일당정액제

고령화와 생활수준 향상으로 노인성 및 만성 질환 위주의 장기 요양 의료서비스 수요가 급증함에 따라, 2008년 1월 1일부터 장기 요양 입원 환자의 특성과 의료적 요구를 반영한 요양병원형 일당정액수가제가 도입되어 시행되고 있다

이 제도는 장기적인 입원 치료가 필요한 환자들에게 일정한 일당을 지급함으로써, 의료기관의 운영 효율성을 높이고 환자 맞춤형 치료를 제공하는 것을 목표로 한다.

또한, 요양병원의 서비스 제공 방식에 따라 적정한 진료비를 산정하여 의료비 상승을 억제하는 데 기여하고 있다.

요양병원 '일당정액수가제'는 현행 행위별수가제의 문제점을 고려하여, 만성 질환자를 전담하는 요양병원의 특성에 적합한 지불 보상 체계로 개발된 제도이다.

우선, 자원 이용량 수준에 근거해 환자군을 분류하고, 각 환자 분류군에 따라 일당정액수가를 설정한다. 다만, 서비스 질 유지를 위해 변이가 큰 항목에 대해서는 행위별수가제를 병행하여 적용한다.

(3) 전액 본인부담제(100:100항목)

국민건강보험법 시행규칙 제16조(요양급여비용의 본인부담)에 따라, 보험급여대상인 요양급여 비용 중 일부가 아닌 전액을 환자 본인이 부담하는 항목으로 별도로 고시된 항목이 있다.

이러한 항목의 금액은 미리 결정되어 있으므로, 관행 수가를 적용하는 비급여 항목과는 다르다. 즉, 진료수가 기준에 따라 진료비 전액(100:100)을 환자 본인이 부담하는 항목을 말한다.

전액 본인 부담 항목으로는 요양급여 기준에 따른 수급 절차 미이행 진료비, 응급의료관리료(응급 증상에 해당하지 않는 경우) 등이 있다.

(4) DRG(Diagnosis Related Groups: K-DRG): 진단명기준 포괄수가제

DRG(Diagnosis Related Groups)는 입원환자의 특성 및 진료의 특성에 따라 임상적인 진료 내용과 자원의 소모량이 유사한 질병군으로 분류된 제도이다.

이 분류체계는 주진단명, 기타 진단명, 수술처치명, 연령, 성별, 진료 결과 등을 고려하여 진료 내용이 유사한 질병군으로 분류되며, 이때 하나의 입원환자 분류군을 DRG라고 부른다. 즉, DRG는 입원환자에게 미리 정해진 일정액을 지불하는 제도(진단명 기준 포괄수가제)

로, 제공된 의료서비스의 단위당 가격과 서비스의 양에 따라 진료비를 보상하는 방식이다.

행위별수가제가 개별 진료행위의 수가를 모두 합해 총 진료비를 산출하는 반면, 포괄수가제는 진료비 총액이 미리 책정되어 있다는 점에서 차이가 있다.

우리나라는 1997년 시범사업을 거쳐 2003년 9월부터 4개 진료과(외과, 이비인후과, 안과, 산부인과)와 7개 질병군의 입원환자에 대해 요양기관이 행위별수가제 또는 포괄수가제 중에서 선택하는 방식으로 시행되었고, 2012년 7월 1일부터는 의원 및 병원, 2013년 7월 1일부터는 종합병원 및 상급종합병원으로 확대 시행되었다.

즉, DRG는 질병 단위별로 진료비를 결정하는 방식으로, 실제 입원 기간에 사용된 의료서비스의 양과 질에 관계없이 해당 진단명 기준별로 지불하기로 결정된 액수만큼 진료비가 지불되는 제도이다. 이에 따라 장점과 단점은 다음과 같다.

① 장점

㉮ 행위별수가제에서 발생할 수 있는 과잉 진료와 의료서비스의 오·남용 등으로 인한 진료량 증대 유인 억제 및 이에 따른 의료비 절감 효과가 있다(**과잉 진료 방지 및 의료서비스 오·남용 억제**).

㉯ 행위별수가제의 문제로 지적되어 온 의료기관의 진료비 청구 방법이 간편해지고, 진료비 청구 심사가 불필요하거나 간소화되어 의료기관 및 보험자의 행정비용이 절감되는 효과가 있다(**진료비 청구 및 심사의 간소화**).

㉰ 진료비 계산 방식이 간단명료하여 환자들의 퇴원 시 진료비를 둘러싼 마찰을 감소시킬 수 있으며, 투명성을 제고할 수 있다(**진료비 계산서의 투명성**).

㉱ 미리 정해진 수가에 의해 진료비가 책정되기 때문에 의료인과 보험자 간의 마찰을 해소할 수 있다(**의료인과 보험자 간 마찰 해소**).

㉲ 진료 및 관리의 생산성 향상만이 이익 증대를 보장하므로 의료 공급자 수준에서 경영과 진료 제공의 효율화를 위한 의식 전환(예: Critical Pathway)과 재원 일수 단축 및 생산성 증가를 가져올 수 있다(**경영과 진료의 효율화**).

② 단점

㉮ 의료서비스 제공을 최소화하려는 경향이 있어 환자와의 마찰이 예상되며, 의료의 질적 저하가 우려될 수 있다.

㉯ DRG 코드가 질병의 중증도 조작에 따라 의료기관이 허위 및 부당 청구를 할 우려가 있다.

㉰ 진료 효과 면에서는 우수하나, 비용이 많이 드는 신기술이나 진료 방식의 채택이 억제되어 새로운 의료기술의 개발이나 임상연구 분야의 발전에 장애가 될 수 있다.

▣ DRG 대상 질병군

DRG 대상 질병군은 아래와 같이 4개 진료과 7개 질병군이다.

표 3-2 DRG 진료과 및 대상 질병군

진료과(4개)	대상 질병군(7개)	비고
안과	수정체(백내장) 수술(소절개, 대절개, 양안, 단안)	
이비인후과	편도 및 아데노이드 절제술(연령)	
외과	충수절제술(맹장수술)(복잡한 주진단, 복강경 이용)	
	서혜 및 대퇴부(사타구니) 탈장 수술(연령, 복강경, 편측, 양측)	
	항문수술(치질, 치핵 등)(원형자동문합기 이용, 복수,주요,기타)	
산부인과	자궁 및 자궁부속기(난소, 난관 등) 수술(복강경)	악성종양 제외
	제왕 절개 분만(단태아, 다태아)	질식분만 제외

▣ DRG 제도에서 환자가 전액 부담하는 항목

㉮ 단순 피로 등 일상생활에 지장이 없는 질환, 미용 목적, 본인 희망의 건강검진 등 예방 진료, 상급 병실료 차액, 초음파검사(보험급여 기준 외) 등이 있다.

㉯ 응급 진료를 위하여 앰뷸런스를 이용하면서 받는 응급의료이송처치료, 각종 수술 후 통증 관리를 위한 자가 통증 조절법(PCA, 무통주사)에 소요된 비용 등이 있다.

(5) 신포괄지불제도

신포괄수가제는 행위별수가제와 포괄수가제를 결합한 한국형 포괄수가제로, 정액 방식의 포괄수가제에 현행 행위별수가제를 접목한 지불 제도이다.

신포괄수가제는 기존 포괄수가제의 일부 질병군(7개 질병군)에만 적용되었던 한계를 개선하기 위해 개발된 대안적 모델로, 포괄적 보상(기준수가 + 일당수가)과 행위별 보상방식이 혼합되어 적용되는 지불 제도이다. 즉, 행위별수가제와 기존 7개 질병군 포괄수가제 방식(DRG)을 개선하기 위해 개발된 한국식 신모델이다.

① 실시근거

「보건의료기본법」 제44조 제1항에 따라, 정부는 새로운 진료비 지불 제도의 시범 적용을 위해 2012년 7월 1일부터 신포괄 모형에 대한 시범 사업을 실시하고 있다.

② 대상기관 및 질병군

㉮ **시범 사업 초기**: 2009년 4월 국민건강보험공단 일산병원에서 처음 시작되었으며, 2012년 7월 1일부터 서울특별시 서울의료원 등 지역 거점 공공 병원 44개 기관(시범 요양기관)을 대상으로 실시되었다.

㉯ **민간 병원 확대**: 건강보험심사평가원은 급성기병원 및 종합병원 중 일정 요건을 갖춘 요양기관을 대상으로 공모를 거쳐 2018년 8월부터 민간 병원에 대해 시범 사업

을 확대 실시하고 있다.

㉰ 질병군: 시범 사업에 적용되는 질병군은 559개이며, 연령에 따라 세분화하면 665개(665개 연령세분 질병군을 합병증 및 동반 상병에 따라 다시 세분하면 1,752개) 질병군이다.

표 3-3 행위별수가제와 DRG, 신포괄수가제 비교

구분	행위별수가제(FFS)	포괄수가제(DRG)	
		포괄수가제	신포괄수가제
정의	제공된 의료서비스의 단위당 가격과 서비스 양에 따라 진료비를 보상하는 제도	입원 환자에게 미리 정해진 일정액을 지불하는 제도(진단명 기준 포괄수가제)	
내용	실제로 제공된 의료서비스 항목별 단가와 제공 횟수를 기준으로 진료비를 계산한다. • 총진료비 = 점수당 단가 × Σ 행위별 상대가치점수	질병군별로 사전에 정해진 진료 건당 진료비를 지불	질병군별로 사전에 정해진 건당 기준 수가 + 사전에 정해진 진료 일당 수가 + 행위별 수가(의사 행위료, 고가의 약제, 치료 재료 등)의 합
지불 단위	각 서비스	진료 건당	진료 건당 + 각 서비스 합
지불액 결정	치료 후	진단 후	치료 후
시행 년도	1979년부터	2002년부터	2009년부터 시범 사업 진행

3) 수가구분 및 보험수가적용 용어

(1) 수가구분

진료수가는 크게 진료행위료와 재료대로 구분된다. 진료행위료는 검사료, 영상의학진단 및 방사선치료료, 처치 및 수술료, 마취료, 이학요법료 등 일정한 자격과 기술을 갖춘 의료진이 제공한 진료에 대한 대가로, 요양기관 종별 가산율을 산정할 수 있는 항목이다.

재료대는 진료행위에 대한 가산율을 적용할 수 없는 항목으로, 약제 및 치료재료가 포함되며, 의료기관의 실구입가 또는 상한가에 따라 산정하고 청구하도록 되어 있다. 다만, 진찰료, 입원료, 수혈료는 병원에 따라 수익을 인식하는 기준에 다소 차이가 있을 수 있다.

(2) 보험수가적용에 대한 용어

보험수가 적용에 대한 용어로는 보험급여, 비급여, 전액 본인부담(100:100) 등이 있다.

표 3-4 보험수가 적용에 대한 용어

구분	보험급여(보험수가)	비급여	전액 본인부담
기준	보험 인정 항목	보험급여가 되지 않아 전액 본인부담 항목	
수가 적용	건강보험수가	일반수가	건강보험수가 또는 실구입가
본인 부담	요양기관 종별 부담률	일반수가로 전액 본인부담	건강보험수가 100% 또는 실구입가로 전액 본인부담

비급여란 요양급여에서 제외되는 항목으로, 질병이나 부상의 치료 목적이 아니거나, 업무 또는 일상생활에 지장이 없는 질환, 기타 보험급여의 원리에 부합하지 않는 경우에 해당하며, 이러한 항목의 비용은 전액 환자가 부담한다. 비급여 대상 항목에는 행위, 약제, 치료재료 등이 포함된다.

2. 의료수가의 종류

1) 건강보험 수가

국민건강보험법 및 보건복지부 고시(요양급여비용)에 따라, 의료기관에서 의료인이 제공한 의료서비스(행위, 약제, 치료 재료 등)에 대해 서비스별로 가격(수가)을 정하여, 사용량과 가격에 따라 진료비를 지불하는 제도는 우리나라가 건강보험 도입 당시부터 적용해 온 행위별수가제이다. 따라서, 진료비는 상대가치점수에 환산 지수를 곱하고, 여기에 의료기관 종별 가산율을 적용하여 산출된다.

(1) 행위별수가제

의료행위 하나하나에 대해 수가를 정하여 진료비를 계산하는 방식이다.

(2) 상대가치점수

각 의료행위의 난이도, 자원 소모량 등을 고려하여 상대적인 가치를 점수로 나타낸 것이다.

(3) 환산 지수

상대가치점수를 실제 금액으로 환산하는 데 사용되는 계수이다.

(4) 의료기관 종별 가산율

의료기관의 종류에 따라 진료비에 추가되는 비율이다.

2) 의료급여 수가

의료급여 수가는 「의료급여법」 및 보건복지부 고시(요양급여비용)에 따라, 의료기관에서 의료인이 제공한 의료서비스(행위, 약제, 치료 재료 등)에 대해 서비스별로 가격(수가)을 정하여, 사용량과 가격에 따라 적용되는 수가를 말한다.

(1) 의료급여

저소득층 국민의 의료비 부담을 줄여주기 위해 국가가 지원하는 제도이다.

(2) 의료급여 수가

의료급여 대상 환자에게 제공되는 의료서비스에 대한 가격이다.

(3) 요양급여비용

건강보험 및 의료급여에서 제공되는 의료서비스의 비용을 포괄하는 용어이다.

3) 산재보험 수가

산재보험 수가는 고용노동부 장관이 고시하는 수가로, 일반 사업장 근로자가 업무와 관련된 질병이나 부상으로 진료를 받을 때 적용된다.

산재 수가는 건강보험 수가를 기반으로 하되, 행위료 가산율을 별도로 산정하며, 건강보험에서 비급여로 인정되는 보조기, 치과보철료, 제증명 발급료 등에 대해서는 별도의 급여수가를 고시하고 있다. 또한, 초음파, MRI 등 특수 촬영의 급여 범위는 건강보험보다 확대되어 있다.

(1) 산재보험

산업재해로 인해 근로자가 다치거나 질병에 걸렸을 때 치료비, 휴업 급여 등을 지급하는 사회보험 제도이다.

(2) 산재보험 수가

산재보험 대상 환자에게 제공되는 의료서비스에 대한 가격이다.

(3) 행위료 가산율

산재 환자의 치료에 필요한 추가적인 비용을 고려하여 건강보험 수가에 추가되는 비율이다.

(4) 보조기

의족, 휠체어 등 장애인의 신체 기능을 보조하는 기기이다.

4) 자동차보험 수가

자동차보험 수가는 국토교통부 장관의 고시에 따라 자동차 사고 피해자에게 적용되는 수가로, 의료기관은 가해자가 가입한 손해보험회사나 자동차공제조합으로부터 진료비를 수령한다.

자동차보험 수가는 산재보험 수가와 마찬가지로 건강보험 수가를 기반으로 하되, 행위료 가산율을 별도로 산정하며, 건강보험에서 비급여로 인정되는 보조기, 치과보철료, 제증명 발급료 등에 대해서는 별도의 급여수가를 고시하고 있다. 또한, 초음파, MRI 등 특수 촬영의 급여 범위는 건강보험보다 확대되어 있다.

(1) 자동차보험

자동차 사고로 인해 발생하는 인명 피해 및 재산 피해를 보상하는 보험이다.

(2) 자동차보험 수가

자동차 사고 피해자에게 제공되는 의료서비스에 대한 가격이다.

(3) 행위료 가산율

자동차 사고 환자의 치료에 필요한 추가적인 비용을 고려하여 건강보험 수가에 추가되는 비율이다.

(4) 손해보험회사

자동차보험을 포함한 다양한 손해 보험 상품을 판매하는 회사이다.

(5) 자동차공제조합

특정 집단의 구성원을 위한 공제 사업을 운영하는 조합이다.

5) 일반 수가

일반 수가는 병원이 자체적으로 결정한 수가로, 보험급여가 적용되지 않는 비급여 항목에 해당한다. 예를 들어, 상급종합병원 및 종합병원의 상급병실료(특실 및 1인실), 종합건강진단료, 미용 목적의 성형수술료, 제증명 발급료 등이 이에 포함된다.

(1) 일반 수가

건강보험 또는 의료급여 등 공적 보험의 적용을 받지 않는 의료서비스에 대한 가격이다.

(2) 비급여 항목

건강보험 등에서 보장하지 않는 의료서비스 항목이다.

(3) 상급병실료

병원의 일반 병실보다 등급이 높은 병실(특실, 1인실 등)에 대한 추가 비용이다.

(4) 종합건강진단료

종합적인 건강 상태를 파악하기 위한 검진 프로그램 비용이다.

(5) 미용 목적의 성형수술료

미용 성형 수술에 드는 비용이다.

6) 외국인 진료수가

외국인 진료수가는 국내 건강보험에 가입되어 있지 않은 외국인 환자에게 적용되는 수가로, 진찰료, 입원료, 행위, 약제, 치료재료 등에 대해 의료기관이 자체적으로 책정하여 적용한다.

이러한 수가는 의료기관별로 상이하며, 일반적으로 건강보험 수가의 100%를 본인이 부담하는 것이 통상적이다. 그러나 일부 의료기관에서는 '국제수가'라는 명목으로 건강보험 수가의 몇 배를 부과하기도 한다.

(1) 외국인 진료수가

국내 건강보험에 가입되지 않은 외국인 환자에게 적용되는 의료서비스 가격이다.

(2) 국제수가

일부 의료기관에서 외국인 환자에게 적용하는 별도의 수가로, 건강보험수가보다 높은 경우가 많다.

3. 상대가치점수 및 환산지수

1) 상대가치점수

상대가치점수는 요양급여에 소요되는 시간과 노력 등 업무량, 인력·시설·장비 등 자원의 투입량, 요양급여의 위험도, 그리고 요양급여로 인한 사회적 편익 등을 종합적으로 고려하여 산정된 요양급여의 가치를 각 항목 간의 상대적인 점수로 표현한 것이다.

우리나라의 건강보험 수가는 다음과 같이 산정된다.

의료행위비용 = 행위별 상대가치점수 × 점수당 단가(환산지수) × 종별가산율
(단위: 점) (단위: 원) (단위: %)

여기서 환산지수는 매년 보건복지부 장관이 정하여 고시하는 점수당 단가로, 의료기관 종별로 상이하다.

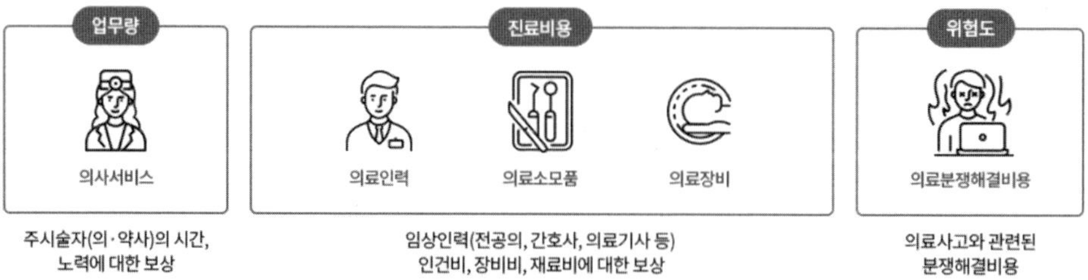
업무량
의사서비스
진료비용
의료인력
의료소모품
의료장비
위험도
의료분쟁해결비용
주시술자(의·약사)의 시간, 노력에 대한 보상
임상인력(전공의, 간호사, 의료기사 등) 인건비, 장비비, 재료비에 대한 보상
의료사고와 관련된 분쟁해결비용

그림 3-1 상대가치점수의 구성요소

2) 환산지수(점수당 단가)

환산지수(換算指數)란 어떤 단위나 척도로 표현된 값을 다른 단위나 척도로 변환할 때 기준이 되는 수치로, 요양기관이 가입자인 환자에게 제공하는 의료행위에 대한 보상 방법을

나타낸다. 이는 상대가치 단위 점수당 비용(원가)을 의미한다.

따라서 환산지수는 상대가치점수 1점당 단가로, 국민건강보험공단 이사장과 대통령령으로 정하는 의약계를 대표하는 자와의 계약을 통해 정해지며, 계약이 체결되지 않은 경우 건강보험정책심의위원회(건정심)에서 이를 결정한다.

▷ **대통령령이 정하는 의약계를 대표:** 의사회의 장, 치과의사회의 장, 한의사회의 장, 조산사회 또는 간호사회의 장 중 1명, 병원급 의료기관 단체의 장, 대한약사회의 장, 보건복지부장관이 지정하는 사람 등

3) 상대가치점수에 의한 건강보험 수가 산정 요령

상대가치점수에 의한 건강보험 수가 산정 요령은 건강보험 수가를 상대가치점 수에 유형별 점수당 단가(환산지수)를 곱하여 산출하는 방식으로 이루어진다.

점수당 단가(환산지수)는 국민건강보험공단 이사장과 의약계 대표 간의 계약으로 정하며, 계약기간은 1년으로 한다.

4) 건강보험 요양급여비용의 내역(환산지수)

요양급여비용의 내역은 국민건강보험법 제45조 제4항과 동법 시행령 제21조 제2항에 의거 보건복지부장관이 정하여 고시하는 "요양급여의 상대가치점수"의 아래 유형별 분류에 따른 점수당 단가로 산정하며 내역은 다음과 같다

표 3-5 건강보험 요양급여비용 내역

구분	요양기관 유형별 분류							
	병원 및 종합병원	요양병원 및 정신병원	의원	치과 의원 및 치과 병원	한의원 및 한방 병원	조산원	약국 및 한국필수·희귀의약품센터	보건 기관
점수당 단가	82.2원	82.5원	94.1원	99.1원	102.4원	174.6원	102.1원	96.0원

주) 2025년 1월 1일 시행 기준이며, 보건복지부 고시에 의하여 점수당 단가는 매년 변동 될 수 있음.

표 3-6 의료수가 산정 실례(일반처치 또는 수술후 처치 등 / 단순처치 자-2-1-가-(1))

종별	산정 방법	금액		종별 가산율	종별 가산율 적용 후 금액	
		처리 전	처리 후		처리 전	처리 후
병원	(75.51점×82.2원)	6,206	6,210	5%	6,520.5	6,521
종합병원	(75.51점×82.2원)	6,206	6,210	10%	6,831.0	6,8531
상급종합병원	(75.51점×82.2원)	6,206	6,210	15%	7,141.5	7,142

주) 수가 산출: (상대가치점수 × 점수당 단가(환산지수))에 의료기관 종별 가산율 적용

▷ 상대가치점수에 점수당 단가를 곱하여 산출된 금액을 10원 미만은 4사5입한 금액으로 산정한다. 다만, 요양기관 종별 가산율에 의하여 산출된 금액에 대하여는 원미만을 4사5입한다.

5) 진료행위별 분류항목 및 번호

진료행위별 보험수가의 분류 항목 및 번호는 다음과 같다.

표 3-7 진료행위별 분류 항목 및 번호

분류번호	구분	세부 행위료
(가)항목	기본진료료	진찰료, 입원료 협의진찰료, 집중영양치료료, 만성질환관리료 등
(누/나)항목	검사료	검체 검사료, 병리 검사료, 기능 검사료, 내시경, 천자 및 천자료, 초음파 검사료
(다)항목	영상진단 및 방사선치료료	일반영상진단료, 특수영상진단료, 핵의학영상진단 및 골밀도검사료, 방사선치료료
(라)항목	투약 및 조제료	투약 및 조제료
(마)항목	주사료	주사료, 채혈 및 수혈료
(바)항목	마취료	마취료, 치과마취료, 신경차단술료, 신경파괴술료
(사)항목	이학요법료	기본물리치료료, 단순재활치료료, 전문재활치료료, 기타 이학요법료
(아)항목	정신요법료	정신요법료
(자)항목	처치 및 수술료	처치 및 수술료, 캐스트료
(차)항목	치과 처치·수술료	치아질환 처치, 수술 후 처치, 치주조직의 처치 등, 구강악안면 수술, 치주질환 수술, 보철물의 유지관리
(카)항목	조산료	조산료
(타)항목	보건기관 진료수가	보건기관(보건소, 보건지소, 보건지료소) 진료료
(한)항목	한방 검사료	한방 검사료
(하)항목	한방 시술 및 처치료	시술료, 처치료, 한방 정신요법료
(허)항목	한방 정신요법료	정신치료료 등
(약)항목	약국 약제비	약국 약제비(관리료, 조제기본료, 복약지도료, 조제료)
(파)항목	전혈 및 혈액성분제제료 입원환자 식대	전혈 및 혈액성분제제료, 입원환자식대
(찬)항목	치과의 보철료	레진상 완전틀니, 임시 레진상 완전틀니
(응)항목	응급의료수가	응급 기본진료료, 응급의료행위, 권역외상센터 응급의료행위
(참)항목	치과의 교정치료료	선천성 악안면 기형의 치과 교정 및 악정형 치료
(고)(노)(도) (모)(보)(소) (오)(조)(초) (헌)(허)항목	행위 비급여 목록	검사료(검체, 병리, 기능, 내시경, 천자 및 생검), 영상진단 및 방사선치료, 주사료, 마취료, 이학요법료, 처치 및 수술료, 치과. 수술료, 한방

4. 의료수가 계약 및 산정 기준

1) 의료수가 계약

「국민건강보험법」 제45조에 따라 요양급여비용의 산정은 계약을 통해 정하도록 되어 있으며, 요양급여의 범위, 방법, 절차, 상한 등 요양급여의 기준은 보건복지부령으로 정하도록 규정되어 있다.

또한, 「국민건강보험법 시행령」 제21조에 따르면, 계약 체결을 통해 정해지는 상대가치점수 및 약제·치료재료(단, 협상 대상 의약품 및 상대가치점수가 적용되는 약제·치료재료는 제외)에 대한 비용은 보건복지부 장관이 고시하도록 되어 있다.

따라서, 요양급여 기준(보건복지부령)에 따라 고시된 진찰, 처치·수술 등의 '진료행위별 분류 항목 및 상대가치점수'는 전문적이고 객관적인 분석이 요구되는 사항이다.

한편, 약제비 및 치료재료 비용은 생산자(또는 판매자)와 수요자 간의 시장에서 결정된 가격인 실거래가로 보상되며, 현행 법령에 따라 건강보험정책심의위원회의 심의·의결을 거쳐 보건복지부 장관이 이를 고시하도록 운영하고 있다.

또한, 「국민건강보험법」 제45조에 따라 의료수가 계약의 계약기간은 1년으로 규정되어 있다.

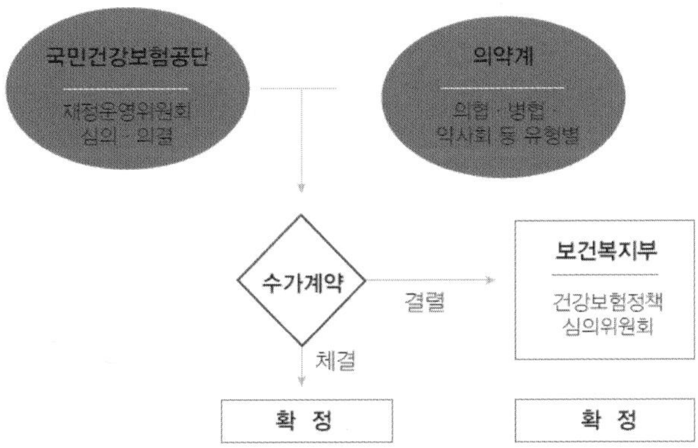

그림 3-2 수가계약의 절차와 이해당사자

2) 의료수가 산정 방식 및 산정 기준

(1) 의료수가 산정 방식

의료수가 산정 기준은 각 진료행위의 난이도, 시술 소요 시간, 사용 빈도 등을 고려하여 정해진다. 각 진료행위별로 진료 금액이 설정되어 있으며, 총 진료비는 제공된 진료행위별 금액을 합산하여 산출된다.

우리나라 건강보험 수가는 일정 수준의 적정 이윤을 인정하고 있으나, 약가 및 치료 재료 비용에 대해서는 이윤을 최대한 억제하고 있다. 특히 치료 재료 비용은 일부 특정 재료를 제외하고는 실구입가가 아닌 기본 진료비에 포함되어 산정된다.

의료 수가 산정 방식은 다음과 같다.

표 3-8 의료수가 산정 방식

구분	수가	약가/재료	비고
산정 대상	진료 기술 행위	약가 및 치료 재료 비용	
산정 기준	난이도, 소요 시간, 사용 빈도 등	사용량	
산정 가격	행위별 금액 + 적정 이윤	실 구입가격	

(2) 건강보험 수가 산정 기준

건강보험의 수가 산정 기준(내역)에는 다음과 같은 항목이 포함된다.

㉮ 국민건강보험법 ㉯ 요양급여 규칙 ㉰ 진료 수가 기준 및 행위별 상대가치점수 ㉱ 약가 기준액표 ㉲ 진료 재료대 ㉳ 수입 약품 ㉴ 유권 해석 ㉵ 진료 분과위원회 지침 ㉶ 진료비 심사 지침 ㉷ 운영위원회 지침 ㉸ 심사 사례 등

이러한 기준들은 건강보험 수가를 산정하는 데 중요한 근거로 활용된다.

(3) 수가 계약 및 절차

2000년 7월 1일부터 시행된 「국민건강보험법」 제45조에 따라 요양급여비용의 산정은 공단 이사장과 대통령령으로 정하는 의약계 대표와의 계약을 통해 정하도록 되어 있으며, 요양급여의 범위, 방법, 절차, 상한 등 요양급여 기준은 보건복지부령으로 정하도록 규정되어 있다.

또한, 같은 법 시행령 제21조에 따르면, 계약 체결 대상은 요양급여 상대가치점수에 대한 점수당 단가로 하되, 요양급여 상대가치점수, 약제 및 치료 재료(단, 협상 대상 의약품 및 상대가치점수가 적용되는 약제·치료 재료는 제외)에 대한 비용은 보건복지부 장관이 고시하도록 규정되어 있다.

아울러, 「국민건강보험법」 제45조에 따라 수가 계약기간은 1년으로 정해진다.

5. 신규 행위·치료재료의 요양급여 결정신청 및 결정

1) 요양급여 결정 신청

보험급여 대상이 아닌 새로운 치료 행위, 시술 및 치료재료(약품 및 치료재료)가 있을 경우, 「국민건강보험 요양급여의 기준에 관한 규칙」 제10조(행위·치료재료의 요양급여 결정 신청)에 따라 신청할 수 있다.

요양기관, 의약 관련 단체 또는 치료재료 제조업자·수입업자는 「국민건강보험법」 제41조의3 제1항에 따라 해당 행위 또는 치료재료의 요양급여 대상 여부에 대한 결정을 신청할 수 있으며, 규칙 제10조 제1항에서 정한 기준에 따라 신청 대상이 된 날부터 30일 이내에 보건복지부 장관에게 신청(요양급여 행위 평가 신청서, 치료재료 평가 신청서)하여 요양급여 여부를 확인받아야 한다.

2) 요양급여 결정 절차

보건복지부 장관은 요양급여 대상 여부의 결정 신청을 받은 경우, 정당한 사유가 없는 한 신청일로부터 100일 이내에 심의위원회의 심의를 거쳐 해당 행위·치료재료가 요양급여 대상인지 또는 비급여 대상인지 결정하여 고시해야 한다.

또한, 요양급여 대상으로 결정된 행위·치료재료에 대해서는 상대가치점수 또는 상한 금액과 선별급여 본인 부담률을 함께 정하여 고시해야 한다.

6. 의료보장 유형별 행위료 종별가산율

1) 건강보험 요양기관 종별 가산율

건강보험에서 분류된 행위별 항목에 대해서는 소정 점수에 점수당 단가를 곱한 금액을 모두 합산한 후, 요양기관의 종별에 따라 종별 가산율을 적용한다.

보건복지부 고시에 따라, 요양기관 종별 가산율은 다음과 같다.

(1) 상급종합병원: 15%
(2) 종합병원: 10%
(3) 병원(치과병원, 한방병원, 요양병원, 정신병원 포함): 5%

다만, 다음 요양기관에는 종별 가산율이 적용되지 않는다.

(1) 의원, 치과의원, 한의원, 보건의료원
(2) 약국 및 한국희귀·필수의약품센터
(3) 조산원, 보건소, 보건지소, 보건진료소
(4) 「의료법」 제35조에 따른 부속 의료기관

2) 의료급여 요양기관 종별 가산율

행위 급여의 일반 원칙에 따라 적용되는 의료급여 요양기관 종별 가산율은 다음과 같다.

(1) 제3차 의료급여기관으로 지정된 종합병원, 종합병원에 설치된 치과대학 부속 치과병원 및 한의과대학 부속 한방병원: 8%

(2) 제3차 의료급여기관에 해당되지 않는 종합병원, 치과대학 부속 치과병원, 한의과대학 부속 한방병원 및 국립병원 한방진료부: 5%
(3) 병원, 치과병원, 한방병원, 요양병원, 정신병원: 2%

다만, 다음의 경우에는 종별 가산율을 적용하지 않는다.
(1) 의원, 치과의원, 한의원, 보건의료원, 조산원, 보건소, 보건지소, 보건진료소, 약국
(2) 정신건강의학과 정액 진료비 및 혈액 투석 정액 수가를 산정하는 경우

3) 산재보험 및 자동차보험 요양기관 종별 가산율

건강보험에서 분류된 행위별 항목에 대해서는 소정 점수에 점수당 단가를 곱한 금액을 모두 합산한 후, 요양기관의 종별에 따라 종별 가산율을 적용한다.

산재보험은 고용노동부 고시, 자동차보험은 국토교통부 고시에 따라 다음과 같은 종별 가산율이 적용된다.

(1) 상급종합병원: 30%
(2) 종합병원: 22%
(3) 병원(치과병원, 한방병원, 요양병원 포함): 6%
(4) 의원: 종별 가산율 적용하지 않음

다만, 약품 및 치료재료비는 보험 적용 대상일 경우 실거래가 또는 상한가 이내에서 수가를 산정한다.

의료보장별 진료비 산정근거와 종별가산율 적용은 다음과 같다.

표 3-9 의료보장별 진료비 산정근거

<table>
<tr><th>구분</th><th>건강보험</th><th>의료급여</th><th>산재보험</th><th>자동차보험</th></tr>
<tr><td>산정
근거</td><td colspan="2">보건복지부
고시</td><td>고용노동부
고시</td><td>국토교통부
고시</td></tr>
<tr><td rowspan="2">종별
가산율</td><td>상급종합병원: 15%
종합병원: 10%,
병원: 5%,</td><td>3차의료급여기관: 8%,
종합병원: 5%,
병원: 2%</td><td colspan="2">상급종합병원: 30%
종합병원: 22%
병원: 6%</td></tr>
<tr><td colspan="4">의원, 치과의원, 한의원, 보건의료원 등: 종별 가산율을 적용하지 않음</td></tr>
<tr><td>약가</td><td colspan="4">실 구입가격 또는 상한가</td></tr>
<tr><td>특정
재료대</td><td colspan="4">실 구입가격</td></tr>
</table>

4) 진료수가의 의료기관 종별 가산율 적용 및 미적용 항목

진료수가의 의료기관 종별 가산율이 적용되는 항목과 미적용되는 항목은 다음과 같다.

표 3-10 의료기관 종별 가산율 적용과 미적용 항목

구분	종별 가산율	항목명
행위별 수가	종별 가산율 적용	• 검사료, 영상진단 및 방사선치료료, 투약 및 조제료, 마취료, 처치 및 수술료 • 캐스트료, 이학요법료, 정신요법료 • 주사료, 치과처치수술료
행위별 수가	종별 가산율 미적용 항목	• 진찰료, 입원료, 응급의료관리료, 가정간호방문료 • 생혈, 교환, 조혈모세포의 이식준비·냉동처리 및 보관 • CAR T-cell, 생체외처리·냉동처리 및 보관, 기증제대혈 제제 비용, 자가수혈채혈료, 연성신요관경하 요관협착 확장술, 연성신요관경하 결석제거술(주2) • Infusion Pump 등 사용료 • 별도 산정할 수 있도록 규정한 약제비, 치료재료비 • 퇴장방지의약품 사용장려비, 위탁검사료 및 위탁검사관리료 • 마취통증의학과 전문의 초빙료, 제19장 제1절 응급기본진료료 • 제2장제1절 검체검사료 및 제5절 초음파검사료 • 제3장제1절 방사선 일반 영상진단료, 제2절 방사선특수영상진단료·제3절 핵의학영상진단 및 골밀도검사료 • 기타 보건복지부장관이 정하는 경우
약가 및 치료재료비	종별 가산율 미적용	• 약제비: 실구입가 및 상한가 • 치료재료비: 실구입가

㈜ 바이러스 혈청검사,C-Arm형 영상 증폭장치 이용료는 종별 가산율 미적용 항목에서 제외하고, 제2절 방사선특수영상진단료·제3절 핵의학영상진단 및 골밀도검사료은 종별가산율 미적용 항목에 추가

7. 우리나라의 진료비 지불 방식

우리나라의 진료비 지불 방식은 다음과 같다. 건강보험 진료비 지불 방식은 피보험자가 평소에 보험료를 납부하고, 필요할 때 요양기관에서 요양급여를 받는 형태이다. 이러한 방식은 보험자와 피보험자 외에도 요양기관이 참여하는 제3자 지불 제도(직접 서비스형)를 따른다. 즉, 환자는 본인이 부담해야 할 일부 금액만 진료기관에 납부하고, 나머지 비용은 보험자가 부담하는 방식이다.

이러한 제도는 우리나라를 비롯하여 일본, 독일 등 사회보험(NHI, National Health Insurance) 방식을 적용하는 국가에서 주로 사용된다.

표 3-11 진료비 지불 방식

유형		적용 범위
행위별 수가제		• 입원과 외래진료(진료행위, 약제 및 치료재료 산정)
포괄수가제 (DRG)	질병군 정액제	• 4개 진료과 7개 질병군 입원진료
	일당 정액제	• 요양병원 입원환자
일당 진료비		• 의료급여환자의 정신건강의학과 입원진료
방문당 진료비		• 수진자가 보건기관을 방문하여 진료를 받는 경우 • 진료 요청에 의해서 의료인력이 환자 가정을 방문하여 진료를 행하는 경우

8. 수가관리

1) 신규 수가 신설 및 수가 변경

(1) 신규 수가를 개설할 경우, 내부 결재(품의)를 받은 후 해당 부서에 수가 코드, 수가 금액, 보험 사항(인정 기준) 등을 통보해야 한다.

(2) 특정 재료 및 약품의 경우에도 해당 위원회(구매 및 약사)의 심의를 거쳐 내부 결재(품의)를 받은 후, 해당 부서에 수가 코드, 수가 금액, 보험 사항(인정 기준) 등을 통보해야 한다.

2) 수가 신설과 병원의 운영 실태 조사

(1) 병원의 의료수가관리는 병원 경영에 매우 중요하다. 수가관리는 주로 병원의 보험심사부서 또는 원무부서에서 담당하지만, 새로운 사업 도입, 진료과 개설, 전문센터 및 클리닉 개설, 고가 특수 장비 구입 등이 있을 경우에는 기획부서에서 사전 투자 분석을 수행해야 한다.

(2) 신규 보험 수가를 신설할 경우, 수가 코드 및 해당 수가 명칭을 관련 부서에 통보해야 한다.

(3) 비급여 수가를 신설할 경우, 소요 내역(인력, 장비, 난이도, 시간, 재료 등), 타 병원의 운영 수가, 환자 부담 등을 면밀하게 분석한 후, 산정된 수가에 대해 결재를 받은 후 신설하여 운영해야 한다.

(4) 수가 담당 부서는 매년 최소 1회 이상 병원의 일반 수가(관행 수가)를 검토·분석하여 조정하는 것이 효율적이다. 특히, 보험 수가가 조정되는 1월 또는 2월부터 적용하는 것이 병원 운영에 유리하다.

표 3-12 조정 검토가 필요한 일반수가(비급여)

매년 정기적 일반수가(비급여) 조정 검토가 필요한 수가
상급병실료, 진단서 발급료, 예방 접종비, 종합건강진단 수가(프로그램 운영별), 미용목적 성형수술료, 보조기, 초음파 검사료(보험인정기준 외), 진정 내시경료(보험인정기준 외), 산재 및 자동차보험 비급여 운영수가 항목, 치과 비급여 등 기타 비급여 항목

(5) 병원에서 시행 중인 포괄수가제(신포괄수가제 포함)에 대해 질병군별 원가 분석을 실시하고, 문제점을 지속적으로 개선해 나가야 한다.

(6) 건강진단 수가관리는 병원의 운영 및 재정 관리에 있어 매우 중요한 요소이다. 정부에서 고시하여 시행 중인 건강진단 수가(종류 및 검사 항목)를 제외하고는, 기초 의학

지식을 갖춘 담당 직원이 관리해야 한다. 또한, 지역 및 병원의 여건과 특수성을 고려하여, 건강보험 수가 조정 시기(연초 1~3월)에 맞춰 수가를 조정하는 것이 효율적이다.

▣ 정부에서 고시한 건강검진 및 특정암 검진 등의 건강진단 수가 외에, 종합검진 및 정밀검진 등의 운영 수가를 산정할 때는 명확한 산출 근거를 바탕으로 수가를 결정하는 것이 바람직하다.

3) 수가관리

(1) 병원의 의료수가관리는 병원의 경영과 진료수익 관리에 있어 매우 중요한 역할을 한다. 따라서 의료수가위원회, 수가관리 전담 부서 및 전담자를 지정하고, 수가 신설 및 변경, 비급여 수가 운영 등을 신중하게 관리해야 한다.

(2) 매년 1~2회 정기적으로 수가 발생 부서를 방문하여 수가를 점검하고, 신설 및 변경 사항을 협의하며, 수가 코드집을 체계적으로 정리·관리해야 한다.

3-2 | 비급여 대상 및 관리

학습목표	1. 비급여 대상과 비급여 항목을 분류하고 관리할 수 있다.

1. 비급여 진료수가

1) 비급여의 개념 및 분류

(1) 비급여

비급여(非給與)란 건강보험 요양급여에서 제외되는 항목을 의미하며, 다음과 같은 경우에 해당한다.

① 질병 및 부상의 치료 목적이 아닌 경우
② 업무 또는 일상생활에 지장이 없는 질환
③ 보험급여의 원칙에 부합하지 않는 항목

비급여 항목은 건강보험의 적용을 받지 않으며, 진료비 전액을 환자가 부담해야 한다. 비급여 대상 항목에는 진료행위, 약제, 치료재료 등이 포함된다.

(2) 비급여 진료비용 등의 고지 의무 및 방법

의료법 제45조제1항 및 「비급여 진료비용 등의 고지 지침」에 따라 의료기관은 다음과 같이 비급여 진료비용 등을 고지해야 한다.

① 고지 대상

㉮ 비급여 항목 및 비급여 약제

㉯ 진료기록부 사본, 진단서 등 제증명 수수료

단, 건강보험 가입자 또는 의료급여 수급자가 아닌 외국인 환자 등의 진료비용은 비급여 진료비용 등의 고지 대상으로 하지 아니한다.

② 고지 방법

㉮ 책자 비치

비급여 대상 항목 및 가격을 기재한 책자를 접수 창구 등 환자 또는 보호자가 쉽게 볼 수 있는 장소에 비치해야 하며, 비급여 항목을 묶어 1회 비용으로 정하고 총액을 표기할 수 있다.

㉯ 고지 매체 활용

제본된 책자, 인쇄물, 메뉴판, 벽보, 비용검색 전용 컴퓨터 등 다양한 매체를 활용하여 비급여 진료비용 등을 고지해야 하며, 이때, 고지 대상 항목을 빠짐없이 기재하고 환자들이 쉽게 열람할 수 있도록 해야 한다.

㉰ 비치 장소

환자 안내 데스크, 외래/입원 접수창구 등 많은 사람이 이용하는 1개 이상의 장소에 고지 매체를 비치하고 안내판을 설치해야 하며, 건물이 여러 개일 경우 외래/입원 접수창구가 있는 건물마다 추가로 비치해야 한다.

㉱ 개별 설명 의무

보건복지부장관이 정하여 고시하는 비급여 대상의 경우, 진료 전 환자 또는 보호자에게 해당 항목과 가격을 직접 설명해야 한다. 다만, 수술, 수혈, 전신마취 등이 지체되면 환자의 생명이 위험해지거나 심신상의 중대한 장애를 초래할 가능성이 있는 경우에는 예외로 한다.

㉲ 제증명 수수료 비용의 고지

의료기관 개설자는 진료기록부 사본, 진단서 등 제증명 수수료 비용을 접수창구 등 환자 및 보호자가 쉽게 볼 수 있는 장소에 게시해야 한다.

㉳ 인터넷 홈페이지를 통한 고지

인터넷 홈페이지를 운영하는 의료기관은 해당 홈페이지에 비급여 진료비용 등을 별도로 표시하여 이용자가 쉽게 확인할 수 있도록 해야 한다.

③ 기타 사항

의료기관은 고지된 비급여 진료비용 등을 초과하여 징수할 수 없다.

(3) 비급여의 분류

① 법적 비급여

「국민건강보험법」 제41조제3항 및 「의료급여법」 제7조제3항에 따라 요양급여 대상에서 제외되는 항목으로, 「국민건강보험 요양급여의 기준에 관한 규칙」 제9조[별표 2]에서 규정한 비급여 대상을 의미한다.

② 한시적 비급여

다음과 같은 경우에 해당하여 건강보험 요양급여로 인정되지 않는 항목을 말한다.

㉮ 보험 재정에 부담을 초래하는 경우

㉯ 대체 가능한 치료 또는 서비스가 존재하는 경우

㉰ 비용 효과적인 측면에서 고가로 판단되는 경우

㉱ 건강보험제도의 여건상 요양급여로 인정하기 어려운 경우

한시적 비급여 항목은 「국민건강보험 요양급여의 기준에 관한 규칙」 및 건강보험심사평가원의 「급여·비급여 목록 등에 관한 고시」를 통해 주기적으로 검토·조정될 수 있다.

표 3-13 법적 비급여 및 한시적 비급여

구분		적용 범위	대상
비급여	법적 비급여	• 「국민건강보험법」 제41조제3항 및 「의료급여법」 제7조제3항에 따라 요양급여 대상에서 제외되는 항목으로, 「국민건강보험 요양급여의 기준에 관한 규칙」 제9조	• 상급병실료(1인실) • 예방접종 • 종합검진 • 미용목적성형술, 진단서류 등
	한시적 비급여	• 보험재정의 부담을 초래하는 경우 • 대체 가능 및 비용효과적 측면에서 고가인 경우 • 건강보험제도의 여건상 요양급여로 인정하기 어려운 경우	• 광중합형 복합레진 • 한방물리요법 등

(4) 비급여의 유형

비급여는 건강보험이 적용되지 않는 진료 항목으로, 크게 치료적 비급여, 제도 비급여, 선택 비급여의 세 가지 유형으로 나눌 수 있다.

① 치료적 비급여

질병의 진단·치료 등을 목적으로 하지만, 보건복지부에서 비급여로 정하여 고시한 항목을 의미한다. 치료적 비급여는 다음과 같이 구분된다.

㉮ 등재 비급여: 「국민건강보험 요양급여의 기준에 관한 규칙」 및 보건복지부 고시에

따라 비급여로 정해진 항목으로, 다빈치 로봇 수술, 체외충격파 치료(근골격계 질환) 등이 이에 해당한다.

㉯ **기준 비급여**: 건강보험 급여 항목이지만 급여 기준(적응증, 시술 횟수 등)에 따라 비급여로 적용되는 항목을 말한다. 예를 들어, 초음파 검사료, 자기공명영상(MRI) 진단료, 진정 내시경검사 환자관리료 등이 포함된다.

② 제도 비급여

제도적 규정에 따라 비급여로 정한 항목을 의미하며, 다음과 같은 항목이 포함된다.

㉮ **상급병실료 차액**: 「국민건강보험법」 제42조 및 「의료급여법」 제7조에 따라 건강보험이 적용되지 않는 1인실·2인실 등 상급병실을 이용할 때 발생하는 비용 차액

㉯ **제증명 수수료**: 진단서 발급료, 진료기록부 사본 발급료 등으로, 「의료법」 제45조 및 보건복지부 고시에 따라 비급여로 규정됨

③ 선택 비급여

일상생활에 지장이 없는 질환의 치료나 신체적 필수 기능 개선을 직접 목적으로 하지 않는 진료를 의미한다. 대표적인 예는 다음과 같다.

㉮ 미용 목적의 성형 수술

㉯ 시력 교정을 위한 라식·라섹 수술

㉰ 골드 크라운(금니)

이러한 선택 비급여 항목은 「국민건강보험 요양급여의 기준에 관한 규칙」 및 관련 고시에 따라 급여 대상에서 제외된다.

(5) 전액 본인 부담(100:100 항목)

전액 본인 부담(100:100 항목)이란, 건강보험 급여 항목 중 환자가 100% 전액 부담하는 항목을 의미한다. 이는 비급여 항목과 구별되는 개념이다.

전액 본인 부담 항목은 건강보험 급여 항목이지만, 특정 조건에 따라 환자가 전액을 부담하는 경우를 말한다. 따라서 건강보험이 정한 수가가 적용되지만, 보험자(건강보험공단)에 청구되지 않고 환자가 전액을 부담해야 한다.

비급여 항목은 건강보험이 적용되지 않는 항목으로, 해당 비용을 의료기관(요양기관)이 자체적으로 결정할 수 있으며, 기관별로 금액이 상이할 수 있다.

표 3-14 전액 본인부담

구분	내용	대상
100:100 (전액본인부담)	보건복지부고시에 의하여 환자가 건강보험수가의 전액을 본인이 부담해야 하는 진료비	• 건강보험 및 의료급여환자 수급절차 미이행 진료비 • 응급증상진료대상이 아닌 응급의료관리료 • 보건복지부장관이 고시한(보험 인정 기준 초과 등의 사유) 약제, 재료 등

2. 비급여 대상

국민건강보험 요양급여의 기준에 관한 규칙 제9조제1항 (비급여 대상)은 아래와 같다.

1) 질환별 비급여 대상

다음 각 목의 질환에 해당하며, 업무 또는 일상생활에 지장이 없는 경우에 실시하거나 사용하는 행위, 약제 및 치료재료는 비급여 대상이다.

(1) 단순한 피로 또는 권태
(2) 피부질환: 주근깨, 다모증(多毛症), 무모증(無毛症), 백모증(白毛症), 딸기코(주사비), 점(모반), 사마귀, 여드름, 노화로 인한 탈모 등
(3) 비뇨생식기 질환: 발기부전(impotence), 불감증, 생식기 선천성 기형 등
(4) 단순 코골음
(5) 질병을 동반하지 않은 단순 포경(phimosis)
(6) 검열반 등 특정 안과 질환
(7) 기타 (1)부터 (6)에 상당하는 질환으로서 보건복지부장관이 정하여 고시하는 질환

2) 비급여 대상 진료행위

신체의 필수 기능 개선 목적이 아닌 경우 다음 행위는 비급여 대상이다.

(1) 미용 목적의 성형수술 및 그로 인한 후유증 치료(예: 쌍꺼풀 수술, 코성형, 유방확대·축소술, 지방흡입술, 주름살 제거술 등)
(2) 외모 개선 목적의 시각계 수술 (예: 사시 교정, 안와격리증 교정 등)
(3) 외모 개선 목적의 치과 교정 (단, 선천성 기형으로 저하된 씹는 기능 및 발음 기능 개선을 위한 경우는 제외)
(4) 외모 개선 목적의 턱얼굴(악안면) 교정술
(5) 관절운동 제한이 없는 반흔구축성형술 등 외모 개선 목적의 반흔제거술
(6) 안경, 콘택트렌즈 등을 대체하기 위한 시력교정술
(7) 질병 치료가 아닌 단순한 키 성장 목적의 진료
(8) 그 밖에 외모 개선 목적의 진료로서 보건복지부장관이 정하여 고시하는 진료

3) 예방진료 비급여 대상

질병·부상의 치료를 직접 목적으로 하지 않는 예방진료는 비급여 대상이다.

(1) 본인의 희망에 의한 건강검진 (법 제52조에 따른 공단 건강검진 제외)

(2) 예방접종 (파상풍 혈청주사 등 치료 목적 예방주사는 제외)
(3) 치아 미용 목적의 구강관리 (예: 구취제거, 치아 착색물 제거, 치석 제거 등)
(4) 충치 예방 목적의 불소도포, 치면열구전색 (단, 18세 이하 건전치아의 제1·2큰 어금니는 제외)
(5) 멀미 예방, 금연 등을 위한 진료
(6) 태아·배아 이상 여부 확인을 위한 유전학적 검사
(7) 장애인 진단서 등 증명서 발급 목적의 진료
(8) 기타 예방 목적의 진료로서 보건복지부장관이 정하여 고시하는 진료

4) 건강보험 급여 원칙에 부합하지 않는 항목

보험급여 원칙상 인정하기 어려운 경우 다음과 같은 비용, 행위, 약제 및 치료재료는 비급여 대상이다.

(1) 특정 병원의 상급병실 이용 비용 (단, 격리치료 등 불가피한 경우 제외)

표 3-15 상급병실 본인부담률

상급종합병원 및 종합병원 2,3인실 입원료 보험적용 및 본인부담률
* 2018년 7월 1일부터 2인실, 3인실에 입원한 경우 보험급여 적용(병실별 고시수가)을 받게 되며, 상급종합병원의 1인실(특실포함) 이용자는 상급병실료 전액을 본인이 부담한다.(비급여 대상) 입원료의 본인부담은 상급종합병원의 경우 2인실은 50%, 3인실은 40%, 4인실은 30%, 5인실은 20%를 본인이 부담하며, 종합병원 및 병원의 2인실은 40%, 3인실은 30%, 4인실 및 5인실 이상은 20%를 본인이 부담한다.

(2) 요양병원의 5인 이하 병상 이용 비용 (단, 격리치료 등 불가피한 경우 제외)
(3) 선별급여 대상자가 부담하는 추가 비용
(4) 보장구 외 보조기·보청기·안경·콘택트렌즈 등 (단, 수술과 관련된 보청기는 제외)
(5) 친자 확인을 위한 진단
(6) 치과 보철 및 관련 부가수술 (단, 65세 이상 틀니·임플란트는 제외)
(7) 일반의약품으로서 처방 없이 지급하는 약제
(8) 장기이식을 위한 골수 등 장기의 운반 비용
(9) 신의료기술평가 전의 치료 및 평가에서 안전성·유효성이 인정되지 않은 기술
(10) 제한적 의료기술
(11) 장기이식 또는 조직이식 관련 의료기기 사용 행위
(12) 비용 효과성이 불분명한 검사·처치·수술 등 보건복지부장관이 고시하는 치료 또는 치료재료

5) 기타 비급여 대상

(1) 한방 물리요법 (보건복지부장관이 정하여 고시하는 항목)

(2) 한약첩약 및 특정 한방생약제제

(3) 허가 범위를 벗어나 처방·투여하는 약제 (단, 중증환자 대상 특정 약제는 별도 공고에 따름)

3-3 | 진료비 본인부담 및 산정특례제도

학습목표	1. 진료비 본인부담률에 대하여 환자유형별로 적용하고 관리할 수 있다. 2. 산정특례환자 자격을 관리하고 업무를 수행할 수 있다.

1. 진료비 본인부담

1) 진료비 본인부담 형태

건강보험 환자가 의료 이용 시 부담하는 비용은 본인일부부담, 전액 본인 부담, 비급여 항목의 금액으로 구성된다. 본인 일부 부담 제도의 종류는 환자가 비용을 분담하는 방식에 따라 정률제, 정액제, 급여 상한제, 급여 제한제 등으로 구분된다.

(1) 정률제(coinsurance): 보험자가 의료 비용의 일정 비율만 지불하고, 나머지 부분은 보험 수급자가 부담하는 방식이다. 진료비의 일부를 피보험자가 부담하도록 하여 불필요한 의료 이용을 억제하기 위한 방법으로, 우리나라는 1963년 의료보험법 제정 시점부터 본인 부담 정률제 방식으로 시작하였다.

(2) 정액제(co-payment): 의료서비스 이용 내용과 관계없이 서비스 이용 건당 미리 정해진 일정 금액만 소비자가 부담하고, 나머지는 보험자가 지불하는 방식이다. 이를 통해 불필요한 값싼 의료서비스 이용을 억제한다.

(3) 정액 및 정률제: 상급종합병원의 경우 외래 진료비 계산 시 진찰료는 정액제로 부담하며, 진찰료를 제외한 외래 진료비는 정률제로 부담하는 방식이다.

(4) 급여 상한제(limit): 의료보험에서 지급하는 보험 급여의 최고액을 정하여, 그 이하의 진료비는 의료보험 혜택을 받도록 하고, 최고액을 초과하는 비용에 대해서는 보험이

적용되지 않도록 하는 방법이다. 즉, 본인 부담 상한제는 환자가 1년 동안 부담하는 금액의 상한선을 설정하고, 상한선을 초과하는 진료비는 보험자가 부담하는 방식이다.

(5) 급여 제한제(exclusion clause): 사회보험에서는 생활에 지장이 없는 신체적 조건 등에 대해, 고가 장비를 이용하는 고급 의료의 경우 보험 급여를 제한하는 방식을 적용한다. 우리나라에서는 국민건강보험에서 보험 급여를 제한하는 방식으로 시행하고 있다. 민간보험에서는 가입 이전의 질환을 보험 급여에서 제외하는 것도 이러한 방법에 속한다.

2) 요양급여 비용의 본인 부담률 및 부담액

요양급여 비용 중 본인이 부담해야 할 비용의 부담률 및 부담액은 아래와 같다.

(1) 외래 진료

외래 진료의 경우, 보건복지부장관이 고시한 다음 기준에 따라 계산된 금액이 적용된다.

표 3-16 외래 진료 본인 부담액

의료기관종별	소재지	환자구분	본인 부담액
상급종합병원	모든 지역	일반환자	(일반) 진찰료비용의 100% + 나머지 요양급여비용의 60% (임신부) 요양급여비용총액의 40% (1세미만) 요양급여비용총액의 20%
		의약분업 예외환자	(일반) 진찰료비용의 100% + 약값 총액의 30% + 나머지 요양급여비용의 60% (임신부) 약값 총액의 30% + 나머지 요양급여비용의 40% (1세미만) 약값 총액의 21% + 나머지 요양급여비용의 20%
종합병원	동지역	일반환자	(일반) 요양급여비용총액의 50% (임신부) 요양급여비용총액의 30% (1세미만) 요양급여비용총액의 15%
		의약분업 예외환자	(일반) 약값 총액의 30% + 나머지 요양급여비용의 50% (임신부) 약값 총액의 30% + 나머지 요양급여비용의 30% (1세미만) 약값 총액의 21% + 나머지 요양급여비용의 15%
	읍.면 지역	일반환자	(일반) 요양급여비용총액의 45% (임신부) 요양급여비용총액의 30% (1세미만) 요양급여비용총액의 15%
		의약분업 예외환자	(일반) 약값 총액의 30% + 나머지 요양급여비용의 45% (임신부) 약값 총액의 30% + 나머지 요양급여비용의 30% (1세미만) 약값 총액의 21% + 나머지 요양급여비용의 15%
병원급(병원, 치과병원, 한방병원, 요양병원, 정신병원)	동지역	일반환자	(일반) 요양급여비용총액의 40% (임신부) 요양급여비용총액의 20% (1세미만) 요양급여비용총액의 10%
		의약분업	(일반) 약값 총액의 30% + 나머지 요양급여비용의 40%

의료기관종별	소재지	환자구분	본인 부담액
		예외환자	(임신부) 약값 총액의 30% + 나머지 요양급여비용의 20% (1세미만) 약값 총액의 21% + 나머지 요양급여비용의 10%
	읍.면 지역	일반환자	(일반) 요양급여비용총액의 35% (임신부) 요양급여비용총액의 20% (1세미만) 요양급여비용총액의 10%
		의약분업 예외환자	(일반) 약값 총액의 30% + 나머지 요양급여비용의 35% (임신부) 약값 총액의 30% + 나머지 요양급여비용의 20% (1세미만) 약값 총액의 21% + 나머지 요양급여비용의 10%

• 의원급(의원, 치과의원, 한의원 및 보건의료원)

의료기관종별	연령	환자구분	요양급여 비용총액		본인일부부담률 및 부담액
의원·치과의원(의약분업예외지역 제외) 및 보건의료원(한방과 제외)	65세 이상			15,000원 이하	1,500원
				15,000원 초과 20,000원 이하	비용총액의 10%
				20,000원 초과 25,000원 이하	비용총액의 20%
				25,000원 초과	비용총액의 30%
의원·치과의원(의약분업예외지역만 해당)및 보건의료원(한방과만 해당)및 한의원			투약처방을 하는 경우	15,000원 이하	1,500원
				15,000원 초과 25,000원이하	비용총액의 10%
				25.000원초과 30,000원이하	비용총액의 20%
				30,000원 초과	비용총액의 30%
			투약처방을 하지 않는 경우	15,000원 이하	1,500원
				15,000원 초과 20,000원이하	비용총액의 10%
				20.000원초과 25,000원이하	비용총액의 20%
				25,000원 초과	비용총액의 30%
의원급(의원, 치과의원, 한의원 및 보건의료원)	65세 미만	일반환자			(일반*)비용총액의 30% (임신부)비용총액의 10% (1세미만)비용총액의 5%
		의약분업 예외환자			일반*) 약값 총액의 30% + 나머지 요양급여비용의 30% (임신부) 약값 총액의 30% + 나머지 요양급여비용의 10% (1세미만) 약값 총액의 21% + 나머지 요양급여비용의 5%

㈜보건기관, 약국 및 한국희귀·필수의약품센터: 심평원홈페이지(제도·정책–)본인부담기준 참조)

(2) 입원 진료

① 입원진료 본인부담금

표 3-17 입원 진료 본인 부담액

<table>
<tr><th rowspan="2">구분</th><th colspan="2">본인일부부담률 및 부담액</th></tr>
<tr><th>요양급여비용총액</th><th>식대총액</th></tr>
<tr><td>일반 환자</td><td>요양급여비용총액의 20%</td><td rowspan="7">식대총액(기본식대+가산식대)의 50%</td></tr>
<tr><td>15세 이하(2세 미만 영유아 제외)</td><td>요양급여비용총액의 5%</td></tr>
<tr><td>2세 미만 영유아</td><td>면제</td></tr>
<tr><td>자연분만</td><td>면제</td></tr>
<tr><td>고위험 임신부</td><td>요양급여비용총액의 10%</td></tr>
<tr><td>제왕절개분만</td><td>면제</td></tr>
<tr><td>선택 입원군(요양병원 해당)</td><td>요양급여비용총액의 40%</td></tr>
<tr><td>장기 등 기증자의 장기등 적출</td><td>면제</td><td>면제</td></tr>
</table>

② 병실료

표 3-18 병실료 본인 부담율

<table>
<tr><th rowspan="2">구분</th><th colspan="5">본인 부담률</th></tr>
<tr><th>1인실/특실</th><th>2인실</th><th>3인실</th><th>4인실</th><th>5인실 ~</th></tr>
<tr><td>상급종합병원 및 정신과 입원실</td><td>전액</td><td>50%</td><td>40%</td><td>30%</td><td>20%</td></tr>
<tr><td>종합병원 · 병원 · 한방병원 · 요양병원 · 정신병원</td><td>전액</td><td>40%</td><td>30%</td><td colspan="2">20%</td></tr>
<tr><td>격리입원료</td><td colspan="5">10%</td></tr>
</table>

③ 건강보험 입원료 체감제에 따른 본인 부담률

요양병원 및 정신병원을 제외한 요양기관에서 입원 진료를 받는 환자 중, 일반 입원실에 16일 이상 연속하여 입원하는 경우에는 요양급여비용 총액 중 입원료에 한하여 다음 표의 기준에 따라 계산된 금액을 본인이 부담한다.

다만, 보건복지부 장관이 정하여 고시한 특정 질병군에 해당하는 경우와 질병의 특성 또는 환자의 상태로 인해 16일 이상 장기 입원이 불가피하다고 보건복지부 장관이 정하여 고시한 경우에는 예외로 한다.

표 3-19 입원료 체감제

구분	본인 부담률	
	입원일수 16일 이상 30일 이하	입원일수 31일 이상
상급종합병원의 5인실 이상, 요양기관의 4인실 이상	16일째부터 30일째까지의 입원료 × 25/100	31일째부터의 입원료 × 30/100
상급종합병원의 4인실, 종합병원·병원·한방병원의 3인실	16일째부터 30일째까지의 입원료 × 35/100	31일째부터의 입원료 × 40/100
상급종합병원의 3인실, 종합병원·병원·한방병원의 2인실	16일째부터 30일째까지의 입원료 × 45/100	31일째부터의 입원료 × 50/100
상급종합병원의 2인실	16일째부터 30일째까지의 입원료 × 55/100	31일째부터의 입원료 × 60/100

3) 요양급여비용의 100분의 100의 범위 항목

다음 각 항목에 해당하는 경우, 보건복지부령으로 정하는 요양급여비용의 100% 범위 내에서 보건복지부령으로 정하는 금액을 본인이 부담한다.

(1) 본인의 귀책사유로 인해 100% 부담하는 경우

① 고의 또는 중대한 과실로 건강보험공단이나 요양기관의 요양 지시에 따르지 않은 경우
② 「병역법」에 따른 현역병(지원에 의하지 않고 임용된 하사 포함), 전환복무자 및 군 간부 후보생
③ 교도소 등 이에 준하는 시설에 수용된 경우
④ 가입자 또는 피부양자가 보험료 체납으로 급여 제한을 받은 기간 중 요양기관을 이용한 경우
⑤ 학교폭력(학생 간 폭행)으로 인한 부상 또는 질병으로 요양기관을 이용한 경우
⑥ 요양병원 입원 환자가 요양급여를 의뢰받지 않고 다른 요양기관에서 진료를 받은 경우
⑦ 지역가입자인 국내 체류 외국인이 보험료를 체납한 경우

(2) 보험 재정에 상당한 부담을 줄 우려가 있는 경우

① 요양급여의 필요성이 의학적으로 인정되는 약제·치료재료 중 다음 기준에 해당하는 경우
㉮ 해당 약제·치료재료의 상한 금액이 대체 가능한 약제·치료재료의 상한 금액의 2배 이상인 경우
㉯ 해당 약제·치료재료에 대한 요양급여비용이 연간 200억 원 이상 소요되어 보험 재정에 상당한 부담을 줄 우려가 있는 경우

② 고가의 의료장비 또는 의료용품 등을 사용하는 보험급여 항목 중 다음 기준에 해당하는 경우

㉮ 해당 항목의 요양급여비용이 보험 재정에 상당한 부담을 준다고 인정되는 경우

㉯ 대체 가능한 다른 요양급여 항목에 비해 상대적으로 보험급여 비용이 높아 보험 재정에 부담을 준다고 인정되는 경우

(3) 혈액 관련 비용 부담

① 혈액성분 채집술을 위한 혈액 제공 적합성 검사에서 부적합 판정을 받아 혈액성분 채집술을 하지 못한 경우 발생한 검사 비용

② 요양기관의 과실이 없는 상태에서 가입자 또는 피부양자가 기피하여 준비된 혈액을 폐기한 경우 발생한 혈액 비용

③ 미리 채혈한 자기 혈소판을 수혈하지 못한 경우 발생한 비용

(4) 응급의료 관련 비용 부담

① 요양기관의 구급차를 이용하여 이송된 경우 발생한 이송처치료

② 한국 응급환자 중증도 분류 기준에 따른 경증 응급환자가 권역응급의료센터, 전문응급의료센터, 권역외상센터를 이용한 경우 발생한 응급실 진료비
(※ 단, 상급종합병원의 진찰료는 제외)

③ 한국 응급환자 중증도 분류 기준에 따른 비응급환자가 권역응급의료센터 또는 지역응급의료센터를 이용한 경우 발생한 응급실 진료비

4) 본인부담 상한제

본인부담 상한제는 과도한 의료비로 인한 국민의 경제적 부담을 줄이기 위해 도입된 제도이다. 연간 본인부담금(비급여 및 선별급여 등을 제외하고 환자가 직접 부담하는 의료비) 총액이 개인별 상한금액(2023년 기준 87만~780만 원)을 초과하는 경우, 초과 금액을 국민건강보험공단이 부담하여 가입자 및 피부양자에게 환급한다. 이 제도의 수혜자와 지급액은 지속적으로 증가하고 있다.

표 3-20 본인부담 상한제(연평균 보험료 분위별)

(단위: 만원)

소득분위		10% 이하 (1분위)	11~30% (2~3분위)	31~50% (4~5분위)	51~70% (6~7분위)	71~80% (8분위)	81~90% (9분위)	91~100% (10분위)
상한액	2024년	87	108	167	313	428	514	808
	요양병원 120일초과	138	174	235	388	557	669	1,050

㈜ 본인부담상한 금액은 매년 조정될 수 있음.

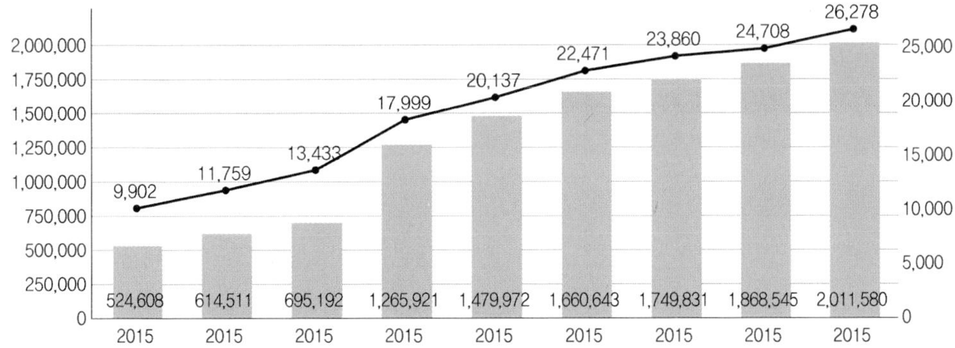

그림 3-3 연도별 본인부담상한제 지급 인원 및 금액 현황

5) 본인부담금 환급금

수진자가 납부한 본인일부부담금이 건강보험심사평가원의 심사 결과 공단에 통보된 금액보다 많을 경우, 요양급여비용에서 과다 본인부담금을 공제하여 수진자에게 지급하거나, 요양기관이 가입자 또는 피부양자로부터 속임수나 기타 부당한 방법으로 요양급여비용을 받은 경우, 공단이 해당 요양기관에서 과다 본인부담금을 징수하여 가입자 등에게 반환하도록 하는 제도이다.

2. 본인 일부 부담금 산정특례제도

1) 본인 일부 부담금

요양급여를 받는 자는 비용의 일부를 본인이 부담한다. 이 경우, 선별급여에 대해서는 다른 요양급여보다 본인 일부 부담금을 상향 조정할 수 있다.

본인 일부 부담금은 요양기관의 청구에 따라 요양급여를 받는 사람이 요양기관에 납부한다. 이때, 요양기관은 보건복지부령으로 정하는 요양급여 사항 또는 비급여 사항 외에 입원보증금 등 다른 명목으로 비용을 청구해서는 안 된다.

본인 일부 부담금의 총액은 요양급여를 받는 사람이 연간 부담하는 본인 일부 부담금의 합계로 한다.

(1) 본인 일부 부담금의 기준

① 입원 시 본인부담금

㉮ 요양급여비용 총액의 20%와 식대 50%를 합한 금액

㉯ 상급종합병원의 일반 입원실(2인실·3인실·4인실) 및 정신과 입원실(2인실·3인실·4인실)을 이용한 경우: 2인실 50%, 3인실 40%, 4인실 30%

㉰ 종합병원, 병원, 한방병원, 요양병원(장애인 의료재활시설로서 요건을 갖춘 요양병원), 정신병원의 일반 입원실(2인실·3인실) 및 정신과 입원실(2인실·3인실)을 이용한 경우: 2인실 40%, 3인실 30%

㉱ 격리 입원의 경우: 10%

② 조제 시 본인부담금

처방전에 따라 의약품을 조제받은 경우, 본인부담금은 요양급여비용 총액의 30%로 한다. 다만, 65세 이상인 경우 요양급여비용 총액이 보건복지부령으로 정하는 금액을 넘지 않으면, 본인부담금은 보건복지부령으로 정하는 금액으로 한다. 단, 보건복지부 장관이 정하는 요양급여를 받은 경우는 예외로 한다.

2) 산정 특례

산정특례제도의 정확한 명칭은 '본인 일부 부담금 산정 특례 제도'이다. 산정 특례 제도는 고액의 비용과 장기간 치료가 필요한 특정 질환의 치료를 받을 때, 환자가 부담해야 하는 금액을 경감해주는 제도이다. 산정 특례 제도의 대상이 되는 중증 질환은 암, 심장 질환, 뇌혈관 질환, 희귀 질환, 중증난치 질환, 중증 화상, 중증 외상, 중증 치매, 결핵, 잠복 결핵 감염이다. 2024년에는 '안치지의 형성이상(Q87.0)', '간 질환에 의한 응고인자 결핍' 등 산정 특례 대상질환으로 확대 적용하여, 현재 희귀 질환은 1,248개이다. 통계에 따르면 2023년 4월말 기준 158만 명(희귀 및 중증난치질환 누적 등록 현황)이 산정특례 혜택을 받고 있다.

산정 특례 대상자는 산정 특례 대상 질환으로 인한 입원 및 외래 진료 시, 질환에 따라 0~10%의 비용만 부담하게 된다. 단, 입원 식대, 2~3인실 입원료, 선별급여, 100분의 100 전액본인부담 등은 제외된다. 산정 특례 제도의 특례 기간은 최대 5년이나(결핵은 치료 종결 시까지), 만약 특례 기간 내에 완치되지 않고 계속 치료가 필요한 경우에는 재등록 신청을 통해 특례 기간을 연장할 수 있다.

▣ 관련 근거: 「본인 일부 부담금 산정 특례에 관한 기준」

(1) 가정간호 산정특례 대상

가정간호에 대한 요양급여 시, 요양급여비용 총액의 20%를 부담해야 하는 대상은 다음 표와 같다.

표 3-21 가정간호 산정특례 대상

구분	대 상
1	등록 암환자·희귀 질환자·중증난치질환자·중증화상환자 · 결핵질환자·잠복결핵감염자·치매 환자를 제외한 환자가 가정간호를 받은 경우(등록 암환자·희귀 질환자·중증난치질환자·중증화상환자·결핵질환자·잠복결핵감염자·치매 환자가 타 상병만으로 가정간호를 받은 경우 포함)
2	등록 암환자가 등록일로부터 5년간 해당 상병(C00~C97, D00~D09, D32~D33, D37~D48)으로 가정간호를 받은 경우
3	별표 4에 의거 등록 희귀 질환자가 등록일로부터 5년간 고시에서 정한 해당 상병으로 가정간호를 받은 경우, 단 상세불명 희귀 질환은 등록일로부터 1년
4	별표 4의2에 의거 등록 중증난치질환자가 등록일로부터 5년간 해당 상병으로 가정간호를 받은 경우
5	등록 중증화상환자가 등록일로부터 1년간 고시에서 정한 해당 상병으로 가정간호를 받는 경우
6	별표 5에 의거 등록한 결핵질환자가 특례기간 동안 결핵질환으로 가정간호를 받는 경우
	별표 5에 의거 등록한 잠복결핵감염자가 등록일로부터 1년간 잠복결핵감염으로 가정간호를 받는 경우
7	별표 4의2의 구분 제6호에 의거 등록한 치매질환자가 등록일로부터 5년간 해당 상병으로 가정간호를 받은 경우
	별표 4의2의 구분 제7호에 의거 등록한 치매질환자가 제10조제1항에 의거 해당상병으로 가정간호를 받은 경우

다만, 중증 질환자, 희귀 질환 및 중증 난치 질환자, 결핵 질환자 및 잠복 결핵 감염자로서 산정특례 대상에 등록된 환자는 각 항목에서 정한 금액을 부담한다.

① 중증 질환자 산정특례 대상: 요양급여비용 총액의 5% 부담

② 희귀 질환 및 중증 난치 질환자 산정특례 대상: 요양급여비용 총액의 10% 부담

③ 결핵질환자 및 잠복결핵감염자 산정특례 대상: 본인 부담 면제

(2) 가정형 호스피스·완화의료 산정특례 대상

가정형 호스피스·완화의료에 대한 요양급여 시, 요양급여비용 총액의 20%를 부담해야 하는 대상은 다음 표와 같다.

다만, 중증 질환자 산정특례 대상자 및 희귀 질환·중증 난치 질환 산정특례 대상자로 등록된 환자는 각각 5% 및 10%를 부담한다.

표 3-22 가정형 호스피스·완화의료 산정특례 대상

구분	대 상
1	연명의료결정법 제2조제6호각목에 의한 말기환자가 가정형 호스피스를 받은 경우(다만, 이미 산정특례 적용을 받고 있는 말기환자는 제외)
2	등록 암환자가 등록일로부터 5년간 해당 상병(C00~C97, D00~D09, D32~D33, D37~D48)으로 가정형 호스피스를 받은 경우
3	별표 4에 따라 등록 희귀 질환자 중 폐포단백질증(J84.0), 특발성 폐섬유증(J84.1), 원발성 담즙성 경변증(K74.3) 환자가 등록일로부터 5년간 해당 상병으로 가정형 호스피스를 받은 경우
4	별표 4의2에 따라 중증난치질환자 중 인체면역결핍바이러스병(B20~B24) 환자가 5년간 해당 상병으로 가정형 호스피스를 받은 경우

(3) 고가 특수의료장비 산정특례 대상

입원 진료의 경우에도 외래 진료의 본인 일부 부담금 산정 방법에 따라 산정된 금액을 본인이 부담해야 하는 고가 의료장비는 다음과 같다.

다만, 중증 질환자 산정특례 대상자, 희귀 질환·중증 난치 질환 산정특례 대상자, 결핵질환자 및 잠복결핵감염자 산정특례 대상자는 본인 일부 부담금 산정특례 대상에서 제외된다.

① 전산화 단층 촬영(CT)
② 자기공명영상 진단(MRI)
③ 양전자 단층 촬영(PET)

(4) 중증 질환자 산정특례 대상

요양급여를 받을 경우, 외래 진료 또는 입원 진료 시(질병군 입원 진료 및 고가 의료장비 사용 포함), 요양급여비용 총액의 5%를 부담해야 하는 대상은 다음 표와 같다.

또한, 당일 발행된 처방전을 이용해 약국 또는 한국희귀·필수의약품센터와 같은 요양기관에서 의약품을 조제받는 경우도 포함된다.

표 3-23 중증 질환자 산정특례 대상

<table>
<tr><th>구분</th><th colspan="2">대 상</th></tr>
<tr><td>1</td><td colspan="2">제7조에 따라 산정특례 대상으로 등록된 암환자가 등록일로부터 5년간 해당 상병(C00~C97, D00~D09, D32~D33, D37~D48)으로 진료를 받은 경우</td></tr>
<tr><td rowspan="3">2</td><td colspan="2">[별첨 1]에 해당하는 상병의 뇌혈관질환자가 해당 상병의 치료를 위하여 [별첨 1]에 해당하는 수술을 받은 경우 최대 30일</td></tr>
<tr><td colspan="2">별첨 1]에서 I60~I62에 해당하는 상병의 중증 뇌출혈환자가 급성기에 입원하여 진료를 받은 경우 최대 30일
* [별첨1]에 해당하는 수술을 받지 않은 경우</td></tr>
<tr><td colspan="2">[별첨 1]에서 I63에 해당하는 상병의 뇌경색증 환자가 증상 발생 24시간 이내에 병원에 도착하여 입원 진료 중 NIHSS가 5점 이상인 경우 최대 30일
* [별첨1]에 해당하는 수술을 받지 않은 경우</td></tr>
<tr><td>3</td><td colspan="2">[별첨 2]에 해당하는 상병의 심장질환자가 해당 상병의 치료를 위하여 [별첨 2]에 해당하는 수술 또는 약제투여를 받은 경우 최대 30일
* 단, [별첨 2]에 해당하는 상병 중 복잡 선천성 심기형질환자 또는 [별첨 2]에 해당하는 수술 중 심장이식술을 받은 경우 최대 60일</td></tr>
<tr><td rowspan="3">4</td><td rowspan="3">다음 각 목의 어느 하나에 해당하여 산정특례 대상으로 등록된 중증화상환자가 적용일부터 1년간 해당 상병으로 진료를 받는 경우
* 단, 등록기간 종료 후 2년 이내에 별첨 3의 수술을 받는 경우 1년간 재등록할 수 있음(V306은 제외)</td><td>가. 별첨 3에서 중증도 기준의 제1호 각 목의 어느 하나의 상병에 해당하면서 체표면적 기준의 제1호 각 목의 어느 하나에 해당하는 상병으로 진료를 받는 경우</td></tr>
<tr><td>나. 별첨 3에서 중증도 기준의 제2호 각 목의 어느 하나의 상병에 해당하면서 체표면적 기준의 제2호 각 목의 어느 하나에 해당하는 상병으로 진료를 받는 경우</td></tr>
<tr><td>다. 별첨 3의 상병 중 제3호에 해당하는 상병(기능 및 일상생활에 중요한 영향을 주는 경우에 한함)으로 입원진료를 받는 경우</td></tr>
</table>

구분	대 상	
		라. 별첨 3의 상병 중 제3호에 해당하는 상병(기능 및 일상생활에 중요한 영향을 주는 경우에 한함)에 대해 외래진료를 받은 환자가 수상(受傷)한 날부터 3년 이내에 입원하여 별첨 3의 수술을 받는 경우
		마. 별첨 3의 상병 중 제4호에 해당하는 상병으로 진료를 받는 경우
5	손상중증도점수(ISS) 15점 이상에 해당하는 중증외상환자가「응급의료에 관한 법률」제30조의2에 따른 권역외상센터에 입원하여 진료를 받은 경우 최대 30일	

(5) 희귀 질환 및 중증 난치 질환자 산정특례 대상

요양급여(당일 처방전을 이용해 약국 또는 한국희귀·필수의약품센터 등에서 의약품을 조제받는 경우 포함)를 받을 경우, 외래 진료 또는 입원 진료(질병군 입원 진료 및 고가 의료장비 사용 포함) 시 요양급여비용 총액의 10%에 해당하는 금액을 부담해야 하는 희귀 질환 대상은 다음과 같다.

① 희귀 질환자는 산정특례 대상으로 등록된 희귀 질환자가 등록일로부터 5년간 해당 상병으로 진료를 받은 경우 적용. 단, 상세불명 희귀 질환자는 등록일로부터 1년간 해당 임상 소견에 따라 진료를 받은 경우 적용.

② 중증 난치 질환자는 산정특례 대상으로 등록된 중증 난치 질환자가 등록일로부터 5년간 해당 상병으로 진료를 받은 경우 적용.

③ 중증 난치 질환이란, 치료법은 존재하지만 완치가 어렵고 지속적인 치료가 필요한 질환을 의미한다. 해당 질환은 치료를 중단할 경우 사망하거나 심각한 장애를 초래할 수 있으며, 진단 및 치료에 소요되는 사회적·경제적 부담이 상당한 수준인 것이 특징이다.

(6) 결핵질환자 및 잠복결핵감염자의 산정특례 대상

요양급여(당일 발행된 처방전을 이용해 약국 또는 한국희귀·필수의약품센터 등에서 의약품을 조제받는 경우 포함)를 받을 경우, 외래 진료 또는 입원 진료(질병군 입원 진료 및 고가 의료장비 사용 포함) 시 본인 부담이 면제된다.

(7) 약국 요양급여비용 총액의 본인 부담률

상급종합병원 외래 진료 시에는 약국 요양급여비용 총액의 50%, 종합병원 외래 진료 시에는 약국 요양급여비용 총액의 40%에 해당하는 금액을 본인이 부담해야 하는 질병은 다음과 같다.

다만, 다음에 해당하는 경우는 약국 요양급여비용 총액의 본인 부담률 산정특례 대상에서 제외된다.

① E11.9, E12.9, E13.9, E14.9 상병에 해당하며 인슐린을 처방받거나(인슐린 단독요법 또는 인슐린과 경구용 치료제 병용 요법) 투여 중인 경우.

② 다음에 해당하는 경우:

㉮ A04.4, B00.8, G53.8, J41 상병으로 진단된 6세 미만의 소아.

㉯ 의원급 의료기관에서 종합병원(단, 상급종합병원은 제외)으로 요양급여를 의뢰한 경우. 이때, 요양급여 의뢰는 의료인의 의학적 판단에 따라 이루어지며, 산정특례 대상에서 제외되는 기간은 요양급여 의뢰서가 해당 종합병원에 접수된 날로부터 90일까지로 한다.

3) 산정특례의 등록 및 절차

(1) 산정특례 대상자로 등록하려는 사람은 요양기관에서 확인한 건강보험 산정특례 등록신청서를 국민건강보험공단 또는 요양기관에 제출해야 한다. 이 경우, 등록신청일은 건강보험 산정특례 등록신청서가 공단에 제출된 날로 한다.

(2) 극희귀 질환자, 상세불명 희귀 질환자 및 기타 염색체 이상 질환자는 공단 이사장이 사전에 승인한 요양기관을 통해 공단에 신청해야 한다. 다만, 상세불명 희귀 질환자 및 기타 염색체 이상 질환자는 질병관리청 희귀 질환 전문위원회로부터 해당 질환임을 판정받은 후 신청해야 한다.

(3) 산정특례는 진단 확진일로부터 30일 이내에 신청하면 확진일로 소급하여 적용되며, 30일이 경과한 후 신청하면 신청일부터 적용된다. 다만, 상세불명 희귀 질환 및 기타 염색체 이상 질환군의 산정특례는 질병관리청 희귀 질환 전문위원회에서 해당 질환으로 판정한 날부터 적용된다.

(4) (3)에도 불구하고, 산정특례 등록된 암환자가 특례 적용 기간 중 추가로 다른 암종(전이암 제외)에 대해 산정특례를 신청하는 경우, 추가 발생한 암의 진단 확진일부터 적용된다.

(5) 요양기관은 건강보험 산정특례 등록신청서 작성 및 제출 등에 소요되는 비용을 공단 또는 등록신청인에게 별도로 청구할 수 없다.

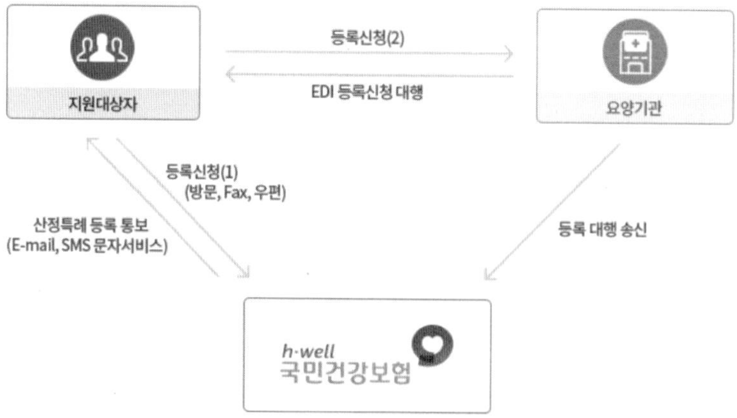

그림 3-4 산정특례 등록 절차도

▣ 산정특례대상 신청서 및 작성요령

■ 본인일부부담금 산정특례에 관한 기준 [별지 제1호서식] <개정 2024. 12. 27.>

건강보험 (암) 산정특례 등록 신청서

※ 뒷면의 유의사항 및 작성방법을 참고하여 작성해 주시기 바랍니다. ※ 해당란에 ☑표기 (앞 면)

산정특례번호 *공단기재사항		접수일자 *공단기재사항
수진자	① 건강보험증번호	② 가입자(세대주)
	③ 성명	④ 주민(외국인)등록번호
	⑤ 휴대전화번호	⑥ 자택전화번호
	⑦ 이메일주소 *	⑧ 등록결과 통보방법 □ 알림톡 □ 이메일
	⑨ 주소	

【요양기관 확인란】

① 신청구분 □ 신규암 □ 재등록암 □ 중복암

② 진료과목	③ 진료구분 □ 입원 □ 외래	④ 진단확진일
⑤ 상병명 (□원발 □전이)	⑥ 상병코드	⑦ 특정기호 V193

⑧ 최종확진방법 ※중복체크가능

□ 1. 조직학적 검사
□ 2. 세포학적 검사
□ 3. 영상검사 □ MRI □ CT (소견 :)
□ Sono □ 기타 ( )
□ 4. □ 특수 생화학적 검사 □면역학적 검사 □ 혈액학적 검사
□ 5. 조직검사 없는 진단적 수술
□ 6. 기타( )

⑨ 조직학적·세포학적 검사 필수인 상병에서 조직학적·세포학적 검사 불가하여 등록기준 미충족한 경우에만 작성*
* 상병별 등록기준을 미충족한 경우에는 전문의가 환자상태 및 진료소견을 구체적으로 기재 후 신청서를 발행하여야 함

⑨-1 조직학적·세포학적 검사 미실시 사유 ※중복체크가능

□ 1. 전신상태가 ECOG performance status 3 이상인 경우
□ 2. 출혈 위험성이 큰 경우
□ 3. 검사를 위한 전신마취 및 수술을 견딜 수 없는 경우
□ 4. 감염 위험성이 높은 경우
□ 5. 기타* (□ 1.잔존암이 있으면서 제거·소멸을 목적으로 치료중인 경우
□ 2. 그 외 사유)

* 조직학적·세포학적 검사 미실시 사유가 5. 기타 사유 단독인 경우, 검사결과지 첨부

⑨-2 환자상태 및 진료소견(확진의견을 포함하여 구체적으로 기재)

위의 기록한 사항이 사실임을 확인합니다.

년 월 일

요양기관명 (기호) : ( ) (직 인)

담당의사 (면허번호/전문의 자격번호) : (/) (서명 또는 인)

담당의사 전문과목 :

요양기관 전화번호 :

상기와 같이 건강보험 산정특례 등록을 신청합니다. 신청일 년 월 일

신청인 (서명 또는 인)

수진자와의 관계 ( )

국민건강보험공단 이사장 귀하

■ 본인일부부담금 산정특례에 관한 기준 [별지 제2호서식] <개정 2024. 12. 27.>

건강보험 (희귀, 중증난치, 중증치매) 산정특례 등록 신청서

※ 뒷면의 유의사항 및 작성방법을 참고하여 작성해 주시기 바랍니다.

(앞 면)

□ 희귀질환 □ 중증난치질환 □ 중증치매 ※ 해당란에 ☑표기		
산정특례번호 *공단기재사항		접수일자 *공단기재사항
수진자	① 건강보험증번호	② 가입자(세대주)
	③ 성명	④ 주민(외국인)등록번호
	⑤ 휴대전화번호	⑥ 자택전화번호
	⑦ 이메일주소	⑧ 등록결과 통보방법 □ 알림톡 □ 이메일
	⑨ 주소	

【요양기관 확인란】		
① 신청구분 □ 신규등록 □ 재등록		
② 진료과목	③ 진료구분 □ 입원 □ 외래	④ 진단확진일
⑤ 상병명	⑥ 상병코드	⑦ 특정기호
⑧ 최종확진방법 ※ 중복 체크 가능		
□ 1. 영상검사 □ X-ray □ CT □ Sono □ MRI □ 기타 ( ) □ 2. 특수생화학/면역학, 도말/배양검사 등 □ 3. 유전학적 검사 □ 4. 조직학적 검사 □ 5. 임상적 소견 □ 6. 기타 (검사)		
⑨ 질병정보 - 가족력 ※ 희귀질환(극희귀·상세불명 희귀·기타염색체 이상질환 포함) 필수		
□ 없음 □ 있음 (□ 조부 □ 조모 □ 외조부 □ 외조모 □ 부 □ 모 □ 동성형제 □ 이성형제 □ 자 □ 녀)		
위의 기록한 사항이 사실임을 확인합니다. 년 월 일 요양기관명 (기호) : ( ) (직 인) 담당의사 (면허번호/전문의 자격번호) : (/) (서명 또는 인) 담당의사 전문과목 : 요양기관 전화번호 :		

상기와 같이 건강보험 산정특례 등록을 신청합니다.

신청일 년 월 일

신청인 (서명 또는 인)

수진자와의 관계 ( )

국민건강보험공단 이사장 귀하

개인정보 수집 및 처리에 관한 안내사항

1. 「국민건강보험법」 제44조(비용의 일부부담)
2. 「국민건강보험법 시행령」 제19조(비용의 본인부담), 제81조(민감정보 및 고유식별정보의 처리)
3. 「본인일부부담금산정특례에 관한 기준」 (보건복지부 고시)
   - 공단은 위 법령 등에서 정하는 소관 업무수행을 위하여 건강보험증번호, 세대주 성명, 수진자 성명, 주민등록번호, 외국인등록번호, 전화번호, 이메일주소, 주소, 신청인 성명, 수진자와의 관계, **[요양기관 확인란]**에 기록된 신청구분, 진료과목, 진료구분, 진단확진일, 상병명, 상병코드, 특정기호, 최종확진방법, 질병정보-가족력 등을 수집·이용할 수 있습니다.
   - 공단이 수집 · 이용하고 있는 개인정보는 **「개인정보보호법」** 에 따른 경우에만 제3자에게 제공됩니다.

■ 본인일부부담금 산정특례에 관한 기준 [별지 제1호의2서식] <개정 2024. 12. 27.>

건강보험 (중증화상) 산정특례 등록 신청서

※ 뒷면의 유의사항 및 작성방법을 참고하여 작성해 주시기 바랍니다. (앞 면)

산정특례번호 *공단기재사항		접수일자 *공단기재사항
수진자	① 건강보험증번호	② 가입자(세대주)
	③ 성명	④ 주민(외국인)등록번호
	⑤ 휴대전화번호	⑥ 자택전화번호
	⑦ 이메일주소	⑧ 등록결과 통보방법 □ 알림톡 □ 이메일
	⑨ 주소	

【요양기관 확인란】

① 신청구분 □ 신규등록 □ 재등록

② 진료과목	③ 구분 □ 입원 □ 외래	④ 진단확진일 (V306의 경우 최초수상일)
⑤ 상병명	⑥ 상병코드	⑦ 특정기호

⑧ 최종확진방법 (임상적 소견으로 최종 진단 시 기재)

⑨ 재등록 또는 V306으로 신규등록하는 경우에만 작성

⑨-1. 수술개시일 ( )

⑨-2. 수술명 및 수술코드

□ 1. 반흔구축성형술(운동제한이 있는 것) (N0241)

□ 2. 반흔구축성형술 및 식피술(운동제한이 있는 것) (N0242~N0247, NA241~NA243)

□ 3. 반흔구축성형술 및 국소피판술(운동제한이 있는 것) (N0249)

위의 기록한 사항이 사실임을 확인합니다.

년 월 일

요양기관명 (기호) : ( ) (직 인)

담당의사 (면허번호/전문의 자격번호) : (/) (서명 또는 인)

담당의사 전문과목 :

요양기관 전화번호 :

상기와 같이 건강보험 산정특례 등록을 신청합니다.

신청일 년 월 일

신청인 (서명 또는 인)

수진자와의 관계 ( )

국민건강보험공단 이사장 귀하

개인정보 수집 및 처리에 관한 안내사항

1. 「국민건강보험법」 제44조(비용의 일부부담)
2. 「국민건강보험법 시행령」 제19조(비용의 본인부담), 제81조(민감정보 및 고유식별정보의 처리)
3. 「본인일부부담금산정특례에 관한 기준」 (보건복지부 고시)
   - 공단은 위 법령 등에서 정하는 소관 업무수행을 위하여 건강보험증번호, 세대주 성명, 수진자 성명, 주민등록번호, 외국인등록번호, 전화번호, 이메일주소, 주소, 신청인 성명, 수진자와의 관계, **[요양기관 확인란]**에 기록된 진료과목, 진료구분, 진단확진일, 최초수상일, 상병명, 상병코드, 특정기호, 최종확진방법, 수술개시일 및 수술명 등을 수집·이용할 수 있습니다.
   - 공단이 수집·이용하고 있는 개인정보는 **「개인정보보호법」** 에 따른 경우에만 제3자에게 제공됩니다.

▣ 산정특례대상자 중 빈도수가 높은 본인부담률

① 외래진료 미등록 암환자 20% ② 등록암환자 5년간 5% ③ 중증 질환자(뇌혈관, 심장질환, 중증화상) 외래 또는 입원진료 5% ④ 희귀 질환 및 중증난치성환자 5년간 10%, 결핵, 잠복결핵 0% 등이 있다.

표 3-23 중증 질환자 산정특례 대상

구분	특례 적용 질환								
	암	희귀 질환 중증난치	중증치매	중증화상	심장질환	뇌혈관	중증외상	결핵	잠복결핵
적용 기간	5년	5년	5년	1년	최대30일	최대30일	최대30일	치료기간	1년
본인 부담률	5%	10%	10%	5%	5%	5%	5%	0%	0%

▣ 산정특례 작성 방법

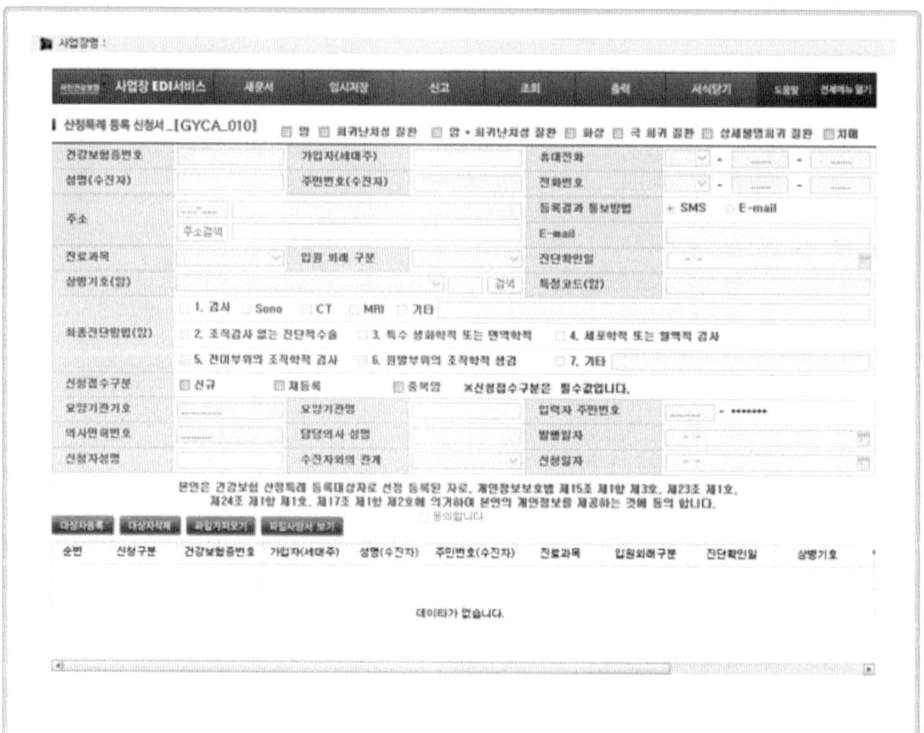

그림 3-4 국민건강보험 산정특례 수진자 조회 화면

① 해당 신고하고자 하는 구분을 선택한다.

⇒ 암: 암환자에 대한 진료환자를 신청할 때 선택한다.

⇒ 희귀난치성 질환: 희귀난치성 질환에 대한 진료환자를 신청할 때 선택한다.

⇒ 암+ 희귀난치성 질환: 암과 희귀 난치성 질환에 대한 진료환자를 동시 신청할 때 선택한다.

② [건강보험 증번호], [가입자(세대주)]를 입력한다.

③ [휴대 전화번호]를 입력한다. (* 필수사항이 아니다.)

④ [성명(수진자)], [주민등록번호(수진자)]를 입력한다.

※ 중증 진단을 받은 환자의 성명과 주민등록번호이다.

⑤ [전화번호]를 입력한다.

⑥ [등록증 수령주소]를 입력한다.

⑦ [등록결과 통보방법]을 선택한다.

⇒ SMS: 핸드폰 문자 서비스로 등록결과를 통보 받고자 할 경우 선택한다.

⇒ E-mail: 처리결과를 이메일로 받고자 할 경우 선택 하여 이메일 주소를 입력하여 신청하면 처리결과를 해당 이메일로 받을 수 있다.

⑧ [진료과목], [입원, 외래 구분], [진단 확인일]을 선택한다.

⑨ [상병기호 (암)], [특정코드 (암)]을 선택한다.

⇒ 특정코드(암): 상병기호를 선택하면 자동 표출된다.

⇒ 특정한 상병기호나 명칭으로 검색하고자 할 경우에는 [검색]버튼을 클릭 후 조회할 상병기호, 상병명칭을 입력하면 기호에 해당되는 상병코드와 명칭들이 검색되며 확인 기호를 더블클릭하면 산정특례 신청서에 반영할 수 있다.

⑩ [최종진단방법]을 선택한다.

⑪ [요양기관(기호)], [요양기관명]을 입력한다.

⑫ [등록자 주민번호], [의사면허번호], [담당의사 성명], [발행일자]를 입력한다.

⑬ [신청자 성명], [수진자와의 관계], [신청일자]를 입력한다.

⑭ 개인정보 제공에 대한 안내 문구를 확인 하여 "동의한다."에 선택한다.

⑮ [대상자 등록]버튼을 선택하여 등록을 한다.

[신고]버튼을 선택하여 송신을 한다.

실전대비 요약정리 사항 및 예상문제

제3장. 의료수가 및 진료비 본인부담

1. 의료수가의 정의와 종류 및 수가 유형별 고시기관
2. 행위별수가 및 포괄수가의 정의와 장, 단점
3. 상대가치점수 및 환산지수
4. 의료수가계약 및 산정방식과 기준
5. 신규 행위·치료재료의 요양급여 신청 및 결정
6. 의료보장 유형(종류)별 행위료 종별가산율
7. 병원의 의료수가관리
8. 비급여의 정의 및 분류와 대상
9. 요양기관 종별 외래 및 입원 진료비 본인부담
10. 본인부담상한제 및 본인부담환급금
11. 본인일부부담금 산정특례제도와 신청절차 및 빈도수가 높은 진료 본인부담률

제 4 장 접수창구 및 외래관리

4-1 | 고객응대 및 예절

학습목표
1. 내원고객에게 밝고 명랑한 표정으로 상담할 수 있다.
2. 진료의뢰가 필요한 경우 협력병원과 협의하여 진료의뢰를 할 수 있다.

1. 고객응대 및 상담

1) 고객응대의 개념

(1) 고객

고객은 경제 활동에서 창출된 재화와 용역을 구매하는 개인이나 가구를 일컫는다. 병원의 내부 고객은 의사, 간호사, 의료기사, 원무행정 직원, 주차 지원 요원, 관리 부서 지원 요원 등 병원의 직원으로서, 병원 경영 활동에 직간접적으로 영향을 미치는 모든 사람과 조직을 포함한다. 즉, 병원 내부의 모든 구성원이 고객이 될 수 있다. 병원의 외부 고객은 환자, 환자의 보호자인 가족, 병원 선택에 조언을 제공한 이웃, 친지, 지역사회, 협력업체나 기관 등을 포함한다.

(2) 고객 관리의 목표

고객 관리의 목표는 다음과 같다.

첫째, 환자 및 내원객에게 편의를 제공하는 것이다. 편의는 창구 직원의 밝고 명랑한 표정과 친절한 응대, 신속한 업무 처리, 편리한 이용 절차 등을 포함한다. 또한, 업무 프로세스는 병원 중심이 아닌 고객 중심의 프로세스로 개선되어야 한다.

둘째, 환자 및 내원객에게 신뢰를 주는 것이다. 환자가 건강 유지, 질환 치료, 진료 비용 등에 대한 신뢰감을 가질 수 있도록 관련된 정보를 안내, 게시, 상담 등의 다양한 방법을 통해 충분히 제공해야 한다.

셋째, 지역사회와 원활한 협력 관계를 구축하고, 지역사회와 함께 발전하는 병원이 되어야 한다. 이를 위해 지역사회 참여 활동과 지역주민을 위한 봉사 활동 등을 적극적으로 추진해야 한다.

(3) 고객 응대 요령

창구 업무를 효율적으로 수행하고 내원객에게 좋은 인상을 주기 위해 창구에서는 다음과 같은 자세로 내원객을 응대해야 한다.

① 환자의 심리 상태를 이해하고 고객의 입장에서 배려하며 응대한다.
② 창구 업무는 신속하고 정확하게 처리한다.
③ 친절한 태도와 바른 인품을 갖추고 성의 있게 설명한다.
④ 단정한 몸가짐과 온화한 표정으로 응대한다.
⑤ 민원인과 언쟁이 발생하지 않도록 차분하고 성실하게 응대한다.
⑥ 창구의 혼잡을 피하기 위해 상황에 맞게 적절하게 응대한다.
⑦ 진료비 등 환자의 궁금증에 대해 확실한 답변을 제공한다.
⑧ 대기 시간을 단축하기 위해 환자의 시간적 가치를 존중한다.

(4) 용모와 복장 예절

직원들이 단정하고 청결한 복장과 용모를 갖춤으로써 소속감과 일체감을 높이고, 내원객에게 신뢰감을 주는 등 병원의 이미지를 제고할 수 있다.

(5) 고객 민원 상담

원무 창구에서 고객 민원 상담을 효율적으로 수행하기 위해서는 고객 응대 및 문제 해결 능력, 보건의료 관련 지식, 각종 보험 관련 지식, 병원의 진료 및 이용 절차에 대한 숙지, 기초 의학 지식 등 전문 지식을 갖추어야 한다.

2) 고객관리 서비스 활동

병원에서 주로 수행하는 고객관리 서비스 활동은 다음과 같다.

(1) CRM(Customer Relationship Management: 고객 관계 관리 활동)

CRM은 고객 정보를 효과적으로 활용하여 고객과의 관계를 유지, 확대, 개선함으로써 고객 만족과 충성도를 높이고, 기업 및 조직의 지속적인 운영과 확장을 촉진하는 경영 기법이다. 즉, 기업 경영의 모든 부문을 고객의 입장에서 고려하고, 고객 만족을 통해 기업을 유지하고자 하는 새로운 경영 기법이라고 할 수 있다.

▣ CRM 구축 과정

① 현황 평가 → ② CRM 전략 수립 → ③ CRM 인프라 구축 → ④ 고객 분석 및 CRM 시행 → ⑤ CRM 프로그램 활용 → ⑥ 결과 평가 및 피드백

(2) CEM(Customer Experience Management: 고객 경험 관리)

CEM은 기업이나 제품과 관련된 고객 경험을 전략적으로 관리하는 경영 기법으로, 고객 경험에 대한 이해를 바탕으로 기업 내부를 고객 중심적으로 혁신해 나가는 것을 목표로 한다. 고객 경험 관리(CEM)는 고객 관계 관리(CRM)의 다음 단계로, 고객과의 관계를 중심으로 데이터베이스를 구축하는 CRM과 달리 고객이 어떻게 생각하고 느끼는지를 파악하는

데 중점을 둔다. 이를 위해 고객의 매장 방문, 구매 후 이동 등 거래의 각 단계에서 고객이 무엇을 보고 느끼는지를 분석하고, 이를 기반으로 고객 경험 데이터베이스를 구축하는 것이 핵심이다.

CEM은 ① 고객 세분화 및 타깃 고객 선정, ② 혁신, ③ 포지셔닝, ④ 브랜딩 전략, ⑤ 서비스 등 다양한 영역에 적용할 수 있다.

이 개념은 콜롬비아 비즈니스 스쿨의 번드 슈미트(Bernd Schmitt) 교수가 저서『CRM을 넘어 CEM으로』에서 처음 소개하였다.

(3) CS(Customer Satisfaction: 고객 만족) 활동

CS 활동은 고객의 욕구(Needs)와 기대(Expectations)에 부응하여, 그 결과로 상품과 서비스의 재구매가 이루어지고 고객의 신뢰가 지속적으로 형성되는 것을 의미한다. 제공된 상품과 서비스가 고객의 기대에 부응할 때, 이는 고객에게 사회적, 심리적, 물질적 만족감을 제공하며 고객의 지속적인 재구매 활동과 원활한 커뮤니케이션을 촉진한다.

고객 만족을 결정하는 3가지 요소는 ① 제품, ② 서비스, ③ 기업 이미지이다.

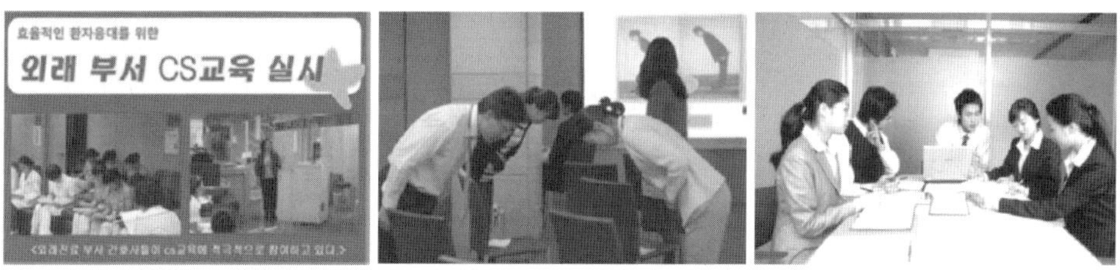

그림 4-1 병원의 CS교육

(4) MOT(Moments of Truth)

의료서비스에 대한 고객의 인식은 짧은 순간에 형성된다. 따라서 직원과 고객이 대면하는 순간, 즉 상호작용이 발생하는 순간에 의료서비스의 질이 인식되는데, 이를 MOT라고 한다.

MOT는 Moments of Truth의 약자로, '진실의 순간' 또는 '결정적 순간'을 의미한다. 이는 고객이 기업의 직원 또는 특정 자원과 접촉하는 순간을 말하며, 이때의 경험이 서비스 품질에 대한 고객의 인식에 영향을 미치는 상황을 뜻한다.

MOT라는 개념은 스페인의 투우 용어에서 유래되었으며, 투우사가 소의 급소를 찌르는 순간을 의미한다. 이는 "피하려 해도 피할 수 없는 순간, 실패가 허용되지 않는 순간"을 뜻하며, 고객이 조직의 특정 요소와 접촉하는 순간에도 유사하게 적용된다. 즉, 서비스 제공 조직과 그 품질에 대한 인상이 형성되는 중요한 접점이라고 할 수 있다. 고객과 서비스 담당자가 만나는 15초의 짧은 순간 동안 고객의 만족과 불만족이 결정된다는 것이다.

이 개념은 스칸디나비아항공(SAS)의 사장 얀 칼슨(Jan Carlzon)에 의해 도입되었다. 그는 승객의 만족도를 향상시키기 위해 비행기에 탑승하는 순간부터 내릴 때까지 승무원과 승객이 접촉하는 모든 접점을 분석했다. 이를 통해 승객들이 느끼는 만족감과 불편함을 평가하고, 이를 바탕으로 서비스 품질 경영의 혁신을 이루었다. 결국, MOT 개념을 SAS항공에 도입한 지 1년 만에 적자에서 흑자로 전환시키는 성과를 거두었다.

▣ 병원에서 시행하는 CS활동 중 원무팀의 친절 다짐 운동 사례

원무팀 직원 친절 다짐 운동(사례)

▣ 고객 최우선주의 실천을 위한 친절 다짐 운동

고객 최우선주의를 실천하기 위해 친절 다짐 운동을 시작합니다.

▣ 친절 다짐 (운동)

- 진행자: (선창) **"우리는 고객을 위해 최선을 다할 것을 다짐합니다!"**
- 직원 일동: (밑줄 친 부분을 복창하며 인사) "우리는 고객을 위해 최선을 다할 것을 다짐합니다!" (고개 숙여 인사)

▣ 고객을 향한 우리의 다짐

▷ 우리는 고객에게 항상 밝은 표정으로 정성을 디하겠습니다.
▷ 우리는 내원 고객이 불편하지 않도록 편안히 모시겠습니다.
▷ 우리는 고객이 이해하기 쉽도록 자세히 설명하겠습니다.
▷ 우리는 OO병원(센터)의 얼굴이 되겠습니다.
▷ 우리는 서로 돕고 협력하여 활기찬 직장을 만들겠습니다.
▷ 오늘도 즐겁고 행복한 하루 되십시오.

▣ B병원의 원무팀 직원의 인사 및 전화 예절(사례)

원무팀 직원 인사 및 전화예절(사례)

구분			내용
인사			안녕하십니까 ?
전화 받을 때	병원 내	받을 때	정성을 다하겠습니다. 원무팀 OOO입니다
		끝날 때	수고하십시오(또는 감사합니다).
	검진 센터	받을 때	편안히 모시겠습니다. 원무팀 외래계 OOO입니다
		끝날 때	수고하십시오(또는 감사합니다).
전화를 걸을 때			벨이 울리고 상대방이 받으면 먼저 자기 신분을 밝힌다. (예: 안녕하십니까 ? 원무과(팀) OOO입니다.) 단, 인사는 상황에 따라 사용합니다.

- 항상 밝고 명랑하게 먼저 인사하는 것을 생활화합시다.
- 전화벨이 울리면 3회 이내에 받는 것을 생활화합시다.
- 작은 것 하나의 실천이 우리병원이 새롭게 발전하는 도약의 계기가 됩니다.

자료출처: (1) (2) S병원 및 B병원 경영진단보고서(김회창)

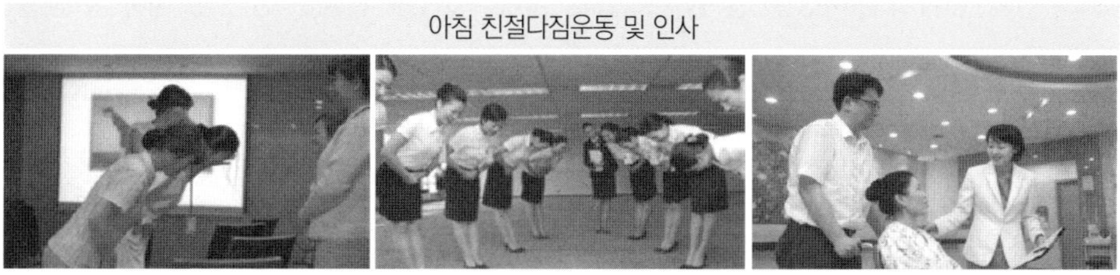

그림 4-2 친절 다짐 운동 및 인사

(5) 표준진료지침(Critical Pathway: CP)

표준진료지침(CP)은 특정 질환에 대한 진료 순서와 시점을 미리 정해 놓은 표준화된 진료 과정을 의미한다. 즉, 환자에게 제공되는 진료 내용을 표준화한 계획으로, 진료 경로는 시작과 종료가 있는 일련의 과정을 뜻한다.

표준진료지침은 표준 진료지침서, 핵심 진료 경로, 주요 임상 경로, 주요 진료 경로 등의 다양한 명칭으로 개발되어 사용된다.

(6) 6 Sigma(통계적 기법 활용 품질 혁신 운동)

6시그마는 1987년 모토로라에서 처음 도입한 품질 혁신 운동으로, 경영 목표 달성을 위해 각 부문에서 발생하는 업무 오류 및 제품 불량을 통계적으로 관리하고 개선하는 활동을 의미한다.

(7) QI 및 QPS(환자 안전) 경진대회

QI 경진대회는 병원의 의료 질 관리 활동과 서비스 개선 활동의 일환으로, QI실 주관으로 매년 정기적으로 개최된다. 이 대회를 통해 우수 부서와 직원을 시상하며, 의료 질 향상에 크게 기여하고 있다.

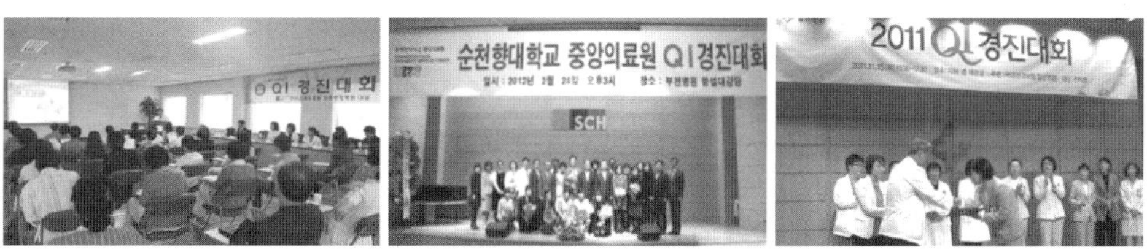

그림 4-3 QI 경진대회

(8) 고객 만족도 조사

병원 이용 고객을 대상으로 이용 절차, 편의성, 진료 결과, 시설 및 환경, 직원의 친절도 등을 조사하는 활동이다.

(9) 전화 응대 모니터링

전화 응대 서비스의 문제점을 파악하고 개선 방안을 마련하기 위해 고객 접점 부서를 대상으로 전화 응대 모니터링을 실시한다. 전화 응대의 3가지 원칙은 신속성, 정확성, 친절성이다.

(10) 고객 소리함(VOC) 운영

고객의 의견에 대한 피드백을 통해 서비스 향상과 업무 프로세스 개선을 목표로 운영된다. 업무 처리 절차 및 흐름은 다음과 같다.

① 고객 소리함 설치 및 운영 (외래, 병동, 검진센터, 대기실 등)
② 의견 수거
③ 관련 부서 분석 및 보고
④ 불편·불만 사항 개선 및 서비스 향상
⑤ 감사 카드 발송 및 친절 직원 포상

친절직원 칭찬 고객 모두가 행복한 그날까지 정성을 다해 모시겠습니다.	
작성일자	201X년 월 일
작성자	
병원등록번호	
성명	
연락처	
친절한 직원을 칭찬해주셔요 ◦ 칭찬직원 ◦ 근무부서 ◦ 내용 : 내용을 적으신 후 [열린소리함]에 넣어주셔요	
앞선 의술 더 큰 사랑 서울아산병원	

제안 · 불편 · 건의 고객님의 소중한 의견에 귀를 기울이겠습니다.	
작성일자	201X년 월 일
작성자	◻ 환자 ◻ 보호자 ◻ 기타
병원등록번호	
성명	
연락처	
제안 · 불편 건의사항을 적어주셔요 ◦ 내용 : 내용을 적으신 후 [열린소리함]에 넣어주셔요	
앞선 의술 더 큰 사랑 서울아산병원	

그림 4-4 칭찬카드 및 제안. 불편. 건의카드

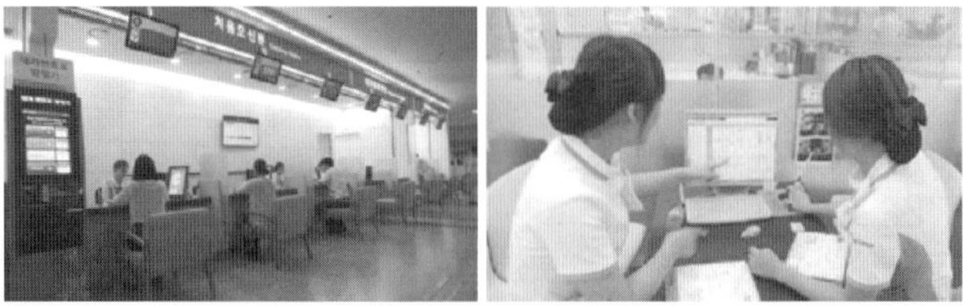

그림 4-5 고객의 눈높이 서비스 창구

(11) 직원 실명제

직원 실명제는 특정 공간에서 활동하는 사람들이 자신의 실제 이름을 밝히도록 하는 제도이다. 병원에서는 주로 직원 실명제, 서비스 실명제 등을 운영하고 있다.

병원은 업무 처리의 투명성과 신뢰성을 높이기 위해 직원들의 사진과 이름을 각 부서 앞에 부착하여 환자 및 보호자가 신원을 확인할 수 있도록 하고 있다. 또한, 내원 고객에게 편안함과 친절한 서비스를 제공하기 위해 서비스 실명제와 직원 실명제를 함께 운영하고 있다. (예: "정성을 다하겠습니다. 김승현")

(12) 비즈니스실

내원 환자가 병원에 처음 방문했을 때 겪는 불편함을 해소하고, 보다 나은 서비스를 제공하기 위해 최근 일부 대형 병원에서는 원무 접수 창구 옆에 고객용 비즈니스실을 운영하여 고객 만족도를 높이고 있다.

비즈니스실에서 제공하는 서비스는 다음과 같다.

① 팩스 이용
② 컴퓨터 사용(PC)
③ 병원 각종 양식 및 사무 용품 제공
④ 등록 관련 서류 안내 등

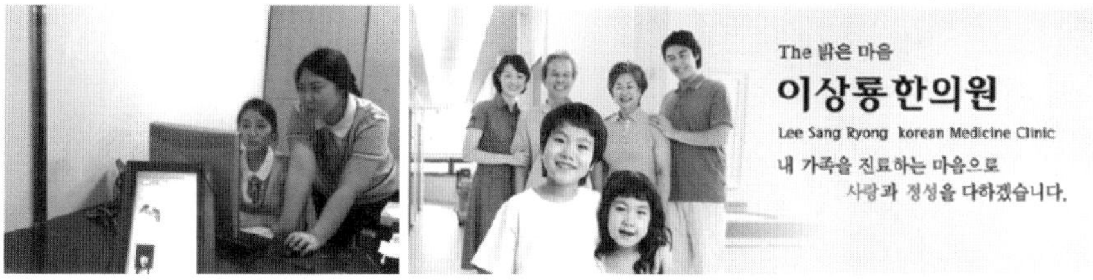

그림 4-6 직원실명제

2. 협력병원

1) 협력 병원 협약서

협력 병원 협약서(Cooperation Hospital Agreement)는 병원 간 협력 관계를 체결하고, 이에 따른 협약 내용을 구체적으로 명시한 문서이다.

협력 병원 협약서에는 협약의 목적을 비롯하여 협진 및 환자 교류, 의학 정보 교류, 교육 교류 등에 관한 세부 내용이 포함되어야 한다. 또한, 협력 기간을 명시하고 병원명, 주소, 병원장명 등을 빠짐없이 기재해야 한다.

협약서에 명시되지 않은 중요한 사항이 발생할 경우에는 상호 협의를 통해 결정한다.

2) 양해각서(MOU)

MOU(Memorandum of Understanding)는 양해각서를 의미하며, 기업 간 사업 협정 또는 기술적 제휴를 맺을 때 상호 간의 약속을 문서로 작성하는 것을 뜻한다.

MOU는 정식 계약을 체결하기 전에 작성하는 문서로, 계약서와 유사한 역할을 하지만 법적 효력은 제한적이다. 따라서, 양해각서를 작성하는 과정에서 합의된 내용이 본 계약에서 다르게 체결될 수도 있다.

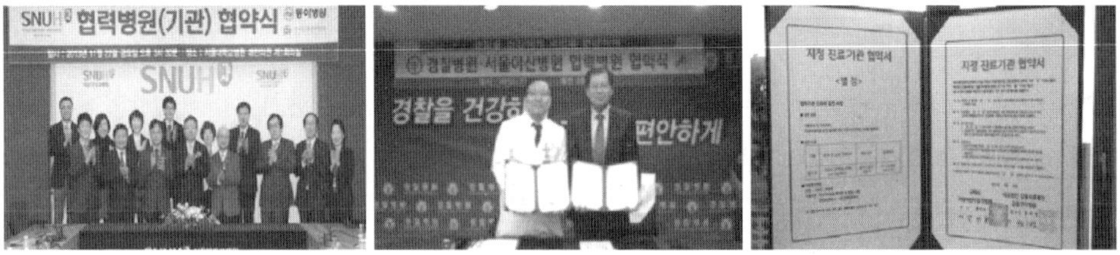

그림 4-7 **협력 병원 협약(MOU)**

3) 협진 병원

협진 병원은 병원급 이상의 의료기관에서 허가받은 의료기관 종류와 다른 면허를 가진 의료인을 고용하고 해당 진료과목을 개설하여 의료인 간 협진이 가능하도록 운영하는 의료기관을 의미한다.

환자는 동일 의료기관 내에서 양·한방 등 다양한 직종 간 협진 체계를 통해 양질의 의료서비스를 제공받을 수 있다.

이러한 협진 병원은 「의료법」 제43조(진료과목 등) 및 같은 법 시행규칙 제41조(진료과목의 표시)에 따라 추가로 진료과목을 개설할 수 있다. 이에 따라 병원은 한의사 및 치과의사를, 한방 병원은 의사 및 치과의사를, 치과병원은 의사를 각각 고용하여 시설과 장비를 갖춘 경우, 다른 직종(면허) 간 진료가 가능하다.

4) 개방 병원

개방 병원(Attending System)은 병원 또는 종합병원이 유휴 시설(병상), 장비, 인력 등을 의원급 의료기관과 계약을 통해 활용할 수 있도록 개방하는 병원을 의미한다.

개방 병원은 개원의가 병원이 보유한 유휴 시설, 장비, 인력을 활용하여 의원 환자에게 지속적인 의료서비스를 제공할 수 있도록 한다. 이를 통해 환자는 한 의사의 진료를 지속적으로 받을 수 있으며, 저렴한 비용으로 신속하게 양질의 의료서비스를 제공받을 수 있다는 장점이 있다.

또한, 개원의는 투자 부담이 완화되며, 고난도 진료 기술을 지속적으로 활용할 수 있고, 단골 환자를 확보할 수 있다는 이점이 있다.

5) 협력 병원 진료 의뢰

병·의원 간 협력 병원 협약이 체결된 경우, 환자의 진료 의뢰가 필요할 때 진료 의뢰센터를 통해 환자를 의뢰한다.

의뢰받은 의료기관은 입원, 수술, 특수 검사 등을 완료한 후, 환자가 의뢰한 의료기관에서 내원 진료가 가능할 경우 회송서를 작성하여 회송해야 한다.

3. 고객만족도 조사

1) 고객 만족도 조사

고객이 특정 상품을 구매했을 때, 해당 상품과 서비스에 대해 어느 정도 만족하는지를 중요하게 생각하는 마케팅 기법이다. 이는 상품에 대한 고객의 만족도, 즉 소비자 만족도라고도 한다.

상품의 품질과 성능뿐만 아니라 직원의 서비스, 애프터 서비스 등도 포함된다. 종합적인 의미로는 상품의 공급부터 고객이 기대한 만족도와 실제로 느낀 만족도가 얼마나 일치하는지를 평가하는 것이다. 고객 만족도(CST)가 높다면 고객의 동일 상품 구매율도 높아진다. 미국에서는 고객 만족도를 수치화하여 CST(Customer Satisfaction Index: 고객 만족도 지수)라는 형태로 여러 상품을 비교하는 방식을 사용하고 있다.

2) 고객 만족도 지수

(1) NCSI(National Customer Satisfaction Index: 국가 고객 만족 지수)

국내외에서 생산되어 국내 최종 소비자에게 판매되는 제품과 서비스에 대해, 해당 제품을 직접 사용한 고객이 평가한 만족 수준을 모델링에 근거해 측정하고 계량화한 지표를 의미한다. 참고로, 기업 및 병원의 고객 만족도 조사에는 한국생산성본부에서 시행하는 NCSI와 한국능률협회에서 시행하는 KCSI가 있다.

(2) 고객 만족 지수(CSI: Customer Satisfaction Index)

고객 만족 지수는 현재 생산 및 판매되고 있는 제품과 서비스 품질에 대해, 해당 제품을 직접 사용해 본 고객이 평가한 만족 수준을 모델링에 근거하여 측정하고 계량화한 지표이다.

3) 환자 만족도 조사

의료서비스 및 병원이 제공한 상품과 서비스에 대해 이용 고객에게 만족도를 조사하는 것으로, 조사 방법으로는 면접 조사, 전화 조사, 우편 설문 등이 있다.

조사 항목은 진료 서비스, 간호 서비스, 이용 절차의 편리성, 시설과 환경, 직원의 친절도, 일반 서비스 등의 항목으로 구성된다.

환자 만족 측정 시 이용할 수 있는 항목
① 접근성 및 편리성, ② 자원의 활용 가능성, ③ 진료의 지속성, ④ 의료의 효과 및 결과 ⑤ 재정, ⑥ 인간적인 태도, ⑦ 정보의 수집 및 제공, ⑧ 주변의 쾌적함, ⑨ 의료의 질

(1) 환자 만족도 조사의 목적

고객의 요구를 파악하고 도출된 문제점에 대한 개선안을 마련하여 대고객 서비스 향상을 도모하고자, 입원 환자와 외래 환자를 대상으로 만족도 조사를 실시한다.

(2) 업무절차 및 흐름도

업무 절차 및 흐름도
① 환자 만족도 설문조사 계획 수립 → ② 설문조사 요원 모집 및 사전교육 → ③ 환자 만족도 설문조사 실시 → ④ 설문결과 코딩 및 통계 분석 → ⑤ 조사 결과 보고서 작성 및 책자 제작 → ⑥ 설문 내용 통보 및 개선 안 마련 시행

4) 고객 만족도의 효과

(1) 고객 충성도를 높여 재방문(재구매) 고객을 확보할 수 있다.

(2) 고객 만족도 향상에 필요한 비용을 절감하고, 긍정적인 입소문 효과를 창출하여 광고 효과를 극대화할 수 있다.

(3) 경쟁 우위를 확보하여 신규 경쟁 기업의 시장 진입을 막고, 기존 경쟁 기업과의 격차를 벌릴 수 있다.

(4) 불만족 고객의 불만을 해소하고, 긍정적인 경험을 제공함으로써 잠재 고객으로 전환하거나 기존 고객의 이탈을 방지하는 효과를 얻을 수 있다.

환자와 의료진 간의 소통과 공감의 장인 '더 Dream(드림), 공감' 전시회 사례

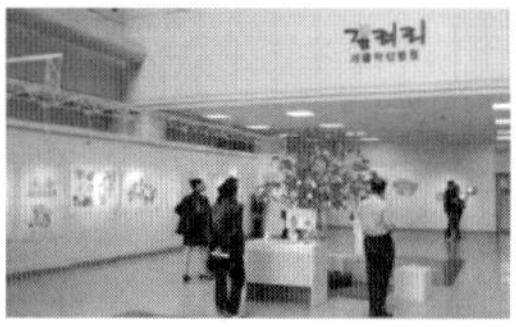

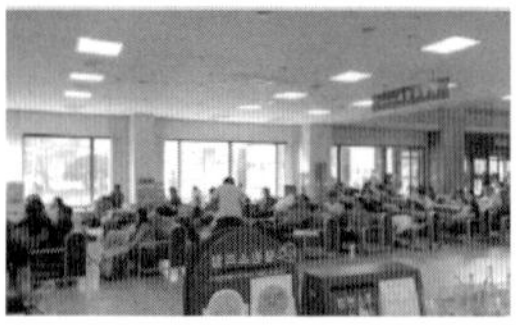

서울아산병원은 최근 환자와 의료진 간의 소통과 공감을 위한 장인 '더 Dream(드림), 공감' 전시회를 열었다고 전했다. 이번 전시는 환자들이 병원을 이용하면서 생길 수 있는 불편함을 고객 경험 중심으로 개선하고, 이렇게 변화된 사례들을 환자와 의료진이 함께 공감할 수 있도록 카툰 형식으로 재구성했다.

특히 병원에 처음 방문한 환자들이 친근감을 느끼고 편하게 진료를 받을 수 있도록 안내하는 '첫 방문 고객 동행 서비스' 등 다양한 고객 경험 중심의 서비스를 만화로 표현함으로써, 환자들은 의료진의 노력을 알게 되고, 의료진들은 환자들의 불편 사항을 공감하는 기회를 가졌다.

이 외에도 다짐, 개선, 칭찬 등 다양한 주제로 구성된 이번 전시는 서울아산병원이 고객들의 소리를 반영해 개선된 사례를 보여주며, '환자와 소통하는 병원', '환자 경험을 중요하게 생각하는 병원'으로 거듭나는 과정을 이해하기 쉽게 설명했다. (자료: 의약뉴스 2014. 9. 25.)

4-2 | 진료예약

학습목표	1. 진료 예약 현황을 파악할 수 있다. 2. 외래 진료의 예약 또는 예약변경을 할 수 있다. 3. 진료예약 및 예약변경 사항을 전산에 등록할 수 있다.

1. 진료 예약 제도

1) 진료 예약의 개념

(1) 진료 예약

진료 예약 제도는 환자가 의료 기관과 약속한 시간과 장소에서 진료를 받는 제도로, 의료 기관과 환자 모두에게 필요한 제도라고 할 수 있다. 그러나 이 제도는 의료기관이나 환자가 예약 시간을 준수하지 않을 경우 오히려 문제를 야기할 수 있다. 따라서 예약 제도의 핵심은 시간 준수를 철저히 제도화하는 것이다.

(2) 목적

진료 예약은 병원의 주어진 자원, 즉 진료 능력을 최대한 활용하고 환자의 대기 시간을 단축함으로써 환자 만족도를 높이며 병원 경영의 효율성을 제고하는데 목적이 있다.

(3) 진료 예약 방법

환자의 방문 패턴은 계절, 요일, 시간대, 해당 병원의 진료과 특성에 따라 다르게 나타나므로, 병원은 진료 능력에 맞춰 환자의 내원 양상을 조절해야 한다.

외래 환자의 예약 방법에는 병원 직접 방문, 전화, 인터넷, 팩스 등이 있으며, 최근에는 콜센터를 통한 전화 예약 이용자가 증가하는 추세이다.

진료 예약 시에는 진료 일정, 진료과목, 담당 의사 등을 확인하여 예약해야 한다.

① 내원(방문) 예약

환자 또는 보호자가 병원에 직접 방문하여 예약 창구나 진료과에서 예약하는 방법으로, 주로 재진 환자가 이용한다.

또한, 진료 후 다음 진료 일정이 결정되면 의사나 간호사가 전산 시스템을 이용하여 직접 예약해 주거나, 환자가 진료 예약증을 작성하여 접수 창구에 제출하는 방법도 있다.

② 전화 예약

병원의 콜센터(전화 예약실)를 통해 환자가 원하는 진료과와 병명 또는 증상에 대해 상담한 후 예약하는 방법이다.

신환(처음 방문하는 환자), 초진, 재진 환자 모두 예약할 수 있으며, 자동응답녹음장치를 통해 24시간 예약이 가능하도록 운영할 수도 있다.

③ 자동응답 녹음장치(VMS) 예약

근무 시간 외나 휴일에 자동응답 장치를 통해 예약 문의 사항이나 개인 정보를 녹음해 두면, 정규 근무 시간에 직원이 직접 통화하여 예약을 확정하는 방법이다.

④ 인터넷(Online) 예약

병원의 홈페이지에서 외래 진료 예약 페이지를 클릭한 후, 원하는 진료 일정과 담당 의사를 선택하여 직접 예약하고, 예약 변경 및 취소까지 할 수 있는 방법이다.

⑤ 팩스(Fax) 예약

병원의 예약 팩스 번호로 환자의 성명, 전화번호, 희망 진료과 및 예상 진료 일정을 기재하여 전송하면, 담당자가 확인 후 전화로 예약을 확정하는 방법이다.

⑥ 무인접수기 이용 예약

병원의 접수 창구를 거치지 않고 환자 또는 보호자가 병원에 설치된 무인접수기(키오스크)를 이용하여 직접 예약하는 방법으로, 최근 무인 접수기를 설치하는 병원이 점차 증가하고 있다.

⑦ 스마트폰 예약

예약 전용 애플리케이션을 다운로드한 후, 의료진별, 질환별, 진료과목별로 검색하여 원하는 의료진을 선택하고 예약하는 방법이다.

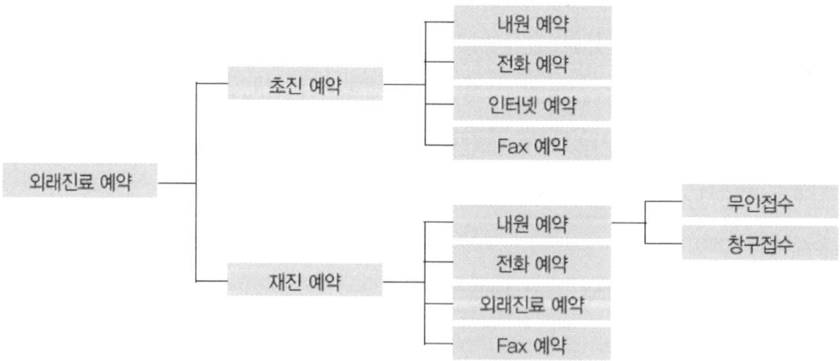

그림 4-8 병원의 예약 방법

2) 진료 예약의 대상 및 종류

진료 예약의 대상 및 종류는 병원의 운영 여건에 따라 다소 차이가 있지만, 일반적으로 외래 진료 예약, 건강검진(건강진단 및 종합건강진단) 예약, 입원 예약, 검사 예약, 치료 예약, 수술 예약 등이 있다.

(1) 외래 진료 예약

외래 진료 예약은 병원의 진료 능력, 진료 시간 계획, 전문 센터 및 특수 클리닉 운영, 환자의 편의 등을 고려하여 계절별, 요일별, 날짜별, 시간대별, 초진 및 재진 여부에 따라 내원 환자 수를 조정하는 방법이다.

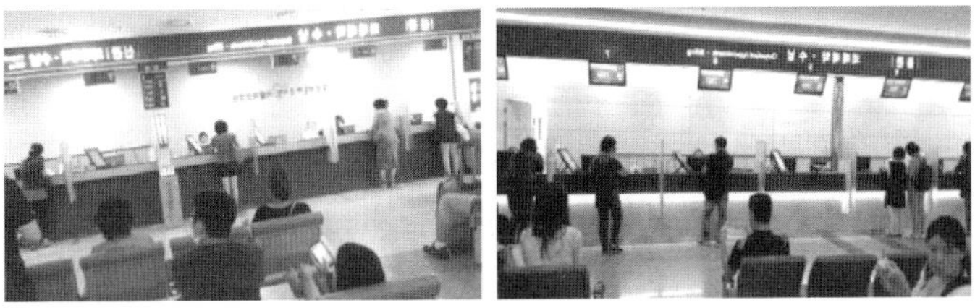

그림 4-9 진료 예약/접수

(2) 건강검진 예약

건강검진 예약은 질병의 조기 예방과 조기 진단을 위해 건강검진센터에서 원하는 날짜와 검진 프로그램을 선택하여 예약하고 건강진단을 받는 방법이다. 건강검진 예약에는 국민건강보험공단에서 주관하는 국가건강검진 예약, 종합 건강진단 예약, 신체검사 예약 등이 포함된다.

(3) 검사 예약

외래 진료 후 시행하는 검사 중 시간이 많이 소요되거나 특정 조건이 필요한 검사의 경우, 환자가 검사 일정과 시간을 미리 예약하는 방법이다.

예약이 필요한 검사는 방사선 특수 촬영, CT 촬영, MRI 촬영, 양전자 단층 촬영(PET), 심전도(EKG), 뇌파 검사(EEG), 근전도 검사(EMG), 내시경(위내시경, 대장내시경, 기관지 내시경 등), 동위원소 검사,폐 기능 검사, 수면 다원 검사 등이 있으며, 일부 검사는 공복 유지, 특정 약물 복용 중단, 검사 전 금식 등 사전 준비가 필요하다.

(4) 입원 예약

외래 진료 후 입원이 필요한 환자의 경우, 병원의 가용 병상 수, 진료 계획(수술 및 검사 일정 등), 병상 가동률, 환자의 편의 등을 종합적으로 고려하여 입원일자를 사전에 예약하는 방법이다.

그러나 익일 입원 예정 환자를 위해 하루 전부터 병실을 비워둘 수 없으므로, 퇴원 예고제와 병행하여 당일 병실 배치를 고려해야 한다.

(5) 치료 예약

치료를 받은 환자는 다음 치료 일정을 미리 예약할 수 있다. 치료 예약에는 항암 치료,

방사선 치료, 색전술, 물리 치료, 재활 치료, 혈액 투석, 언어 치료, 치과 치료 등이 포함된다.

(6) 수술 예약

수술 예약은 의사의 진료 일정, 수술실 운영 여건, 환자의 편의 등을 종합적으로 고려하여 수술 날짜를 협의하고 결정하는 과정이다.

3) 진료 일정 관리

(1) 진료 일정 관리 및 변경

① 진료 일정 관리란 병원의 개설 진료과, 진료 일정, 의사당 예상 진료 인원, 계절별·요일별·시간대별 특수 클리닉 운영 계획, 신환(新患)·초진·재진 환자 수 등을 종합적으로 고려하여 효율적인 진료 일정을 계획하고 관리하는 것을 의미한다.

② 진료 일정 변경이란 의사가 학회 참석(국내·국외), 세미나, 출장, 휴가 등의 불가피한 사유로 환자의 예약된 날짜에 진료를 보기 어려운 경우, 전화, 문자 메시지, 카카오톡 등의 다양한 수단을 통해 환자에게 사전 연락하여 진료 일정을 변경하는 것을 의미한다.

(2) 예약 변경 및 취소

환자가 부득이한 사정으로 예약된 진료일에 방문할 수 없는 경우, 원하는 날짜로 변경하거나 진료를 취소할 수 있다. 환자의 요청에 따라 해당 예약을 담당하는 부서 및 진료과에서는 예약을 취소하거나 다른 일정으로 변경해 주어야 한다.

또한, 병원 사정이나 담당 진료 의사의 일정 변경(예: 학회 참석 등)으로 인해 예약된 일정에 진료가 어려울 경우, 병원에서 환자에게 직접 연락하여 일정을 조정한다.

그러나 환자 개인 사정으로 예약 변경 또는 취소를 요청하는 경우가 많고, 일부 환자는 별도의 통보 없이 예약된 진료에 불참하는 사례도 발생한다. 이에 따라 각 병원은 이러한 무단 예약 불이행(No-Show) 문제를 방지하기 위해 사전 예방 조치를 강화할 필요가 있으며, 이는 효율적인 외래 진료 일정 관리 차원에서도 매우 중요하다.

(3) 예약 확인 및 모바일 서비스

예약된 환자에게 예약일 2~3일 전 또는 하루 전에 전화나 문자 메시지를 통해 예약 일정과 시간을 재확인하는 것은 예약 부도율(No-Show)을 줄이는 효과적인 방법이다. 대부분의 병원에서는 예약된 환자에게 스마트폰 문자 메시지(SMS)를 발송하여 예약 정보를 안내하고 있으며, 최근에는 카카오톡 등 다양한 메신저 앱을 활용하는 경우도 늘고 있다.

(4) 예약 부도율(No-Show) 관리

예약 부도율 관리는 효율적인 예약 시스템 운영에 있어 매우 중요한 요소이므로, 사전 관리를 철저히 하여 부도율을 최소화해야 한다. 또한, 매월 예약 부도율의 원인을 분석하고,

분석 결과를 바탕으로 개선 대책을 마련하는 것이 필요하다.

검진예약 종류	전월		금월		증감	원인	대책
	인원	부도(율)	인원	부도(율)			

그림 4-10 예약 부도율 분석표

4) 진료 예약 센터

직접 내원하여 예약하는 방식보다 전화 예약이 점차 증가함에 따라, 많은 병원에서 콜센터나 전화 예약실을 설치·운영하고 있다. 이러한 조직은 병원 원무팀(과) 내에 소속되거나 별도의 조직으로 운영되며, 주요 업무는 다음과 같다.

① 예약 상담 및 접수
② 예약 후 진료일 내원 시 지참해야 할 자료 및 서류 안내
③ 예약 일정 변경 및 취소 처리
④ 예약 확인 및 모바일 서비스 제공

참고로, 서울아산병원과 신촌세브란스병원에서는 보건행정을 전공한 약 70명의 직원이 예약 업무를 담당하고 있으며, 매년 예약 업무 및 관련 서비스 기능이 확대되고 있다.

병원 콜센터 예약 업무 확대

KT그룹 내 마케팅 전문 기업인 케이티스(KTIS)는 서울아산병원, 세브란스병원(신촌·강남), 서울대병원, 보훈공단 보훈병원, 서울대 보라매병원, 전남대병원, 전북대병원, 을지대병원, 인천길병원, 서울의료원, 미즈메디병원, 강원대병원 등 국내 유수의 대형 병원 및 대학병원과 파트너십을 형성하며 전화 예약 업무를 전문적으로 수행하고 있다.

또한, KTIS는 콜센터 구축 및 운영 컨설팅 서비스부터 시작하여, 단순 응대를 넘어 초진 및 재진 환자의 진료 예약 및 상담, 원무 수납, 병실 안내, 병원 위치 안내 등 병원 고객 서비스를 전반적으로 제공하고 있다.

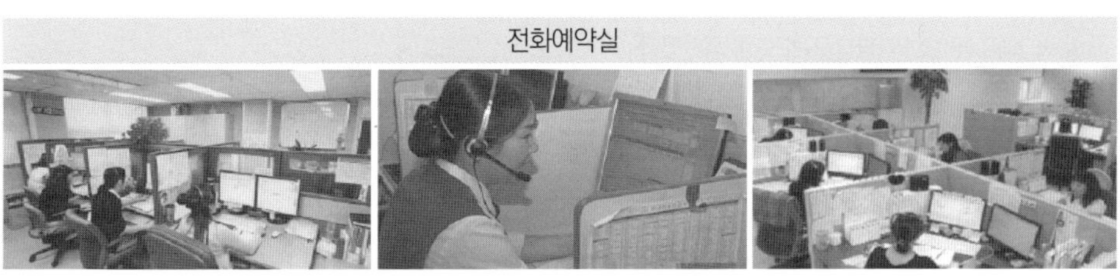

그림 4-11 병원 진료 예약실

5) 진료 예약제의 효과

(1) 이용자 만족 증대

예약 제도의 근본적인 목적은 환자의 진료 대기 시간을 단축하는 데 있으며, 계절별, 요일별, 시간대별로 환자가 몰리는 현상을 완화하여 환자의 만족도를 높이는 데 있다. 따라서 병원을 방문한 환자가 예약된 시간에 신속하게 진료를 받을 수 있도록 함으로써 대기 시간에 따른 간접 의료 비용을 절감할 수 있으며, 이는 서비스 개선과 병원 경영 효율성 제고에 적극적으로 기여할 수 있다.

(2) 업무 능률 향상

진료를 담당하는 의사, 진료실의 간호사 및 지원 인력, 의무기록실 직원들은 특정 시간에 업무가 집중되는 현상이 완화되어 업무 효율성을 높일 수 있다.

(3) 인력 관리 효율화

예약 제도를 활용하여 업무가 몰리는 시간을 분산함으로써 각 부서의 업무 조율이 가능해져 서비스 질이 향상될 뿐만 아니라 인력을 효율적으로 배치할 수 있다.

(4) 내원 고객 증가

진료 대기 시간이 단축됨에 따라 환자의 만족도가 상승하고 병원의 신뢰도가 향상되어 이용 환자 수가 증가하게 된다. 이는 병원 경영 개선에도 도움이 된다.

(5) 병원 관리 용이성

대기 시간 단축으로 인해 환자의 병원 체류 시간이 줄어들어 병원의 각종 시설물 관리 비용 절감은 물론, 병원 내 혼잡 완화와 주차 문제 해결에도 기여할 수 있다.

진료 예약제의 기대효과

(1) 진료 대기 시간을 단축하고 환자의 불만을 해소할 수 있다.
(2) 환자 수를 분산(일별·시간대별)하고, 사전 진료 준비 및 진료 시간 조정을 통해 적정한 진료를 제공함으로써 의료서비스의 향상을 도모할 수 있다.
(3) 의사와 환자 간의 인간관계를 형성하여 신뢰감을 조성할 수 있다.
(4) 의료인력, 공간, 시설 장비 등의 환자 수용 능력을 적절히 활용함으로써 업무 능률을 향상시키고 혼잡을 완화하며 안정적인 진료 환경을 유지할 수 있다.
(5) 병원의 진료 능력에 맞춰 환자 수와 업무량을 조정할 수 있다.
(6) 환자 수를 조절하고 진료의 질을 향상시킬 수 있다.

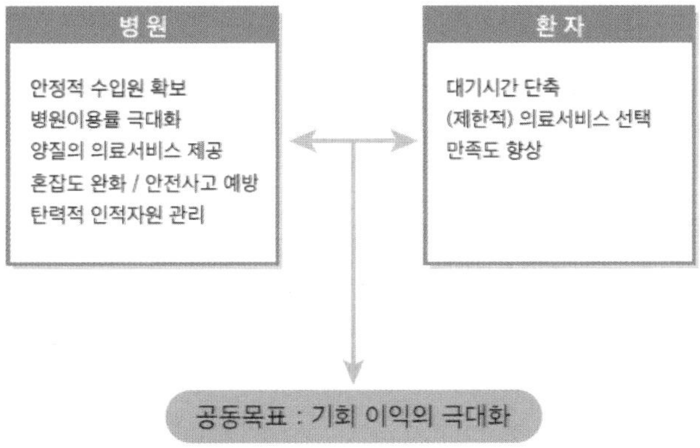

그림 4-12 진료 예약제의 효과

6) 진료 예약제 도입 시 고려 사항

(1) 경영진의 관심과 지원

진료 예약제가 성공적으로 정착하기 위해서는 병원 경영진의 적극적인 관심과 지원이 필수적이다. 경영진은 제도 도입의 필요성을 인식하고, 의료진과 관련 부서에 대한 독려와 지원을 통해 문제점을 해결하고 고객 중심의 서비스 개선을 위해 노력해야 한다.

(2) 전산 시스템 구축

예약 진료 업무의 효율적인 운영을 위해서는 전산 시스템 구축이 선행되어야 한다. 진료에 참여하는 각 부서가 전산 시스템을 통해 정보를 신속하게 공유하고 활용할 수 있어야 한다. 또한, 사용자 편의성을 고려하여 시스템을 개발하고 지속적인 업데이트를 통해 효율성을 높여야 한다.

(3) 의료진의 적극적인 참여

의료진의 적극적인 참여는 진료 예약제의 성공적인 운영에 매우 중요하다. 휴진, 출장, 학회 참석 등으로 인해 예약된 진료 일정을 변경해야 할 경우, 환자에게 미리 안내하고 불편을 최소화해야 한다. 또한, 예약 시간을 철저히 준수하여 환자의 대기 시간을 줄이고 신뢰를 구축해야 한다.

(4) 당일 내원 환자 처리 방안 마련

예약 진료제를 운영하는 병원에서도 예약 없이 내원하는 환자를 위한 적절한 처리 방안을 마련해야 한다. 예약하지 않은 환자의 대기 시간을 최소화하고, 효율적인 진료 시스템을 구축하여 환자 만족도를 높여야 한다.

(5) 진료 계획 조정

환자 분포를 효율적으로 관리하기 위해 진료 계획을 조정해야 한다. 일반적으로 오전에는 환자가 집중되고 오후에는 상대적으로 적다. 공복 검사가 필요한 환자나 초진 환자는 오전에 예약하고, 단순 투약 환자는 오후에 배치하는 등 환자 분산을 조정하여 의료 자원을 효율적으로 활용해야 한다.

(6) 환자 자격 관리

예약 기간이 길어질 경우, 예약 기간 중 환자의 자격(소속, 직장, 보험 유형, 주소 등)이 변경될 가능성이 높다. 진료비 계산 시 건강보험증 등의 자격을 재확인하여 진료비 청구 과정에서 문제가 발생하지 않도록 보험 사항을 철저히 검토해야 한다.

(7) 콜센터 기능 강화

진료 예약제를 활성화하고 서비스 기능을 확대하기 위해서는 콜센터의 역할을 강화해야 한다. 예약 상담, 변경, 취소 등 다양한 업무를 처리하고, 환자의 문의에 신속하게 응대할 수 있도록 전문 인력을 배치하고 교육해야 한다. 또한, 예약 부도율을 관리하는 시스템을 구축하여 효율적인 예약 관리를 도모해야 한다.

7) 진료 예약제 활성화 방안

이용 환자의 편의를 도모하고 고객 만족도를 향상시키기 위해 관련 부서 간 실무 협의를 거쳐 진료 예약제를 지속적으로 활성화할 필요가 있다.

(1) 진료 예약제는 외래 예약(내원 예약, 전화 예약, 진료 후 예약, 팩스 예약, 인터넷 예약)뿐만 아니라 입원 예약, 특수 검사 예약, 수술 예약 등으로 단계적으로 확대 시행할 필요가 있다.

(2) 예약 환자에 대해서는 진료 당일 진료실 앞에 예약자 명단을 부착하고, 예약 부도율(예약 후 내원하지 않는 경우)을 최소화하기 위한 사후 관리(모바일 알림 및 확인 전화)를 실시해야 한다.

(3) 예약 변경 및 취소는 환자의 사정이나 병원의 사정으로 인해 발생할 수 있으므로, 그 사유를 분석하여 진료 예약 관리 개선에 활용할 수 있다.

(4) 병원의 사정(의사의 학회 참석, 해외 연수, 출장, 기타 사유 등)으로 인해 담당 의사가 예약 일정에 따라 진료를 실시하지 못할 경우, 해당 사실을 사전에 예약 환자에게 통보하고 환자와 협의하여 일정을 조정해야 한다.

(5) 스마트폰을 활용한 진료 예약 정보 제공뿐만 아니라 다양한 고객 서비스 기능을 지속적으로 개발하고 적극적으로 활용해야 한다.

8) 병원의 진료예약 시스템 및 예약 시간 배정(사례)

예약 시간을 결정할 때, 먼저 환자가 진료 가능한 날짜와 시간을 선택할 수 있도록 한다.

그 후, 병원의 진료 환경 및 진료과별 의사의 일정에 따라 예약 시간을 배정한다. 예약 시간 배정 방식으로는 10분, 15분, 20분, 30분, 1시간 단위 예약 등이 있으며, 그중 30분 단위 예약이 가장 많이 사용된다.

또한, 예약 시간 배정 시 초진 및 재진 환자의 진료 소요 시간을 고려해야 하며, 일반적으로 진료 일정의 한 섹션(section)당 초진 환자를 전체 환자의 약 30%로 배정하는 경우가 많다.

시간	등록번호	성명	등록번호	성명	등록번호	성명	초진/재진
09:00							
09:30							
10:00							
10:30							

그림 4-13 진료 예약 대장

4-3 | 진료 접수

학습목표	1. 진료 접수를 전산으로 등록하고 취소할 수 있다. 2. 초진과 재진을 구분하여 접수할 수 있다. 3. 보험의 종류와 급여 유형에 따라 수급자격을 확인할 수 있다.

1. 접수 창구 관리

1) 접수 창구

접수 창구는 내원 고객과의 첫 만남이 이루어지는 곳으로, 고객과의 대부분의 접점이 창구에서 발생하므로 병원에 미치는 영향이 매우 크다. 따라서 창구를 관리하는 관리자는 적절한 인력을 배치하고 적합한 권한을 부여하여 고객 응대 시 신속한 의사 결정이 이루어질 수 있도록 지원해야 한다. 또한, 물적·시스템적 자원을 적극적으로 지원하여 업무가 원활하게 진행될 수 있도록 해야 하며, 구조적인 시스템상의 문제로 인해 비효율이 발생하거나 고객 응대에 어려움이 없는지 수시로 점검하고 개선하는 노력을 기울여야 한다.

창구의 주요 업무는 접수(등록) 및 수납(외래, 응급실, 입원), 자격 관리, 진료 수가 계산, 입·퇴원 수속, 제증명서 발급, 진료 상담 등으로 분류할 수 있다.

(1) 고객의 요구 사항

내원한 환자, 보호자 또는 병원 방문객들의 요구 사항은 매우 다양하다. 이들은 접수 및 수납 관련 사항뿐만 아니라 진료비, 병원 이용 절차, 편의 시설 등에 대한 안내를 필요로 한다. 주요 요구 사항은 다음과 같다.

① 진료 예약, 접수, 수납 절차 및 수납 방법에 관한 사항
② 질환별 진료 대상자 및 담당 의사 선택, 전문 센터 및 특수 클리닉 이용에 관한 사항
③ 수가 유형별 진료 절차 및 진료비에 관한 사항
④ 처방 내용 및 수가 관련 문의
⑤ 각 검사실의 위치, 검사 절차 및 주의 사항에 관한 사항
⑥ 진료 신청서 대필 지원(노약자 및 장애인 등)
⑦ 급여 제한 여부 등 보험 급여 관련 사항
⑧ 의료 전달 체계 및 산정 특례에 관한 사항
⑨ 입원 환자의 병실 안내 및 면회 관련 사항
⑩ 병원 내 각 진료과(실), 병동, 편의 시설, 주차장 등의 위치 및 전화번호 안내
⑪ 불친절, 불만, 건의 등 민원 사항에 대한 답변

(2) 병원 안내 사항

병원 안내는 병원의 첫인상과 이미지를 결정짓는 중요한 요소이므로, 방문객에게 밝은 표정과 성실한 안내가 요구된다. 진료 및 일반 안내 사항은 다음과 같다.

① 진료 안내

진료 안내
㉮ 진료 절차 및 의료 전달 체계, ㉯ 진료과목 및 담당 의사, ㉰ 전문 센터 및 특수 클리닉,㉱ 진료 예약, ㉲ 일반 및 상급 병실료, ㉳ 특수 검사, ㉴ 진료비, ㉵ 제증명 발급, ㉶ 건강검진 등

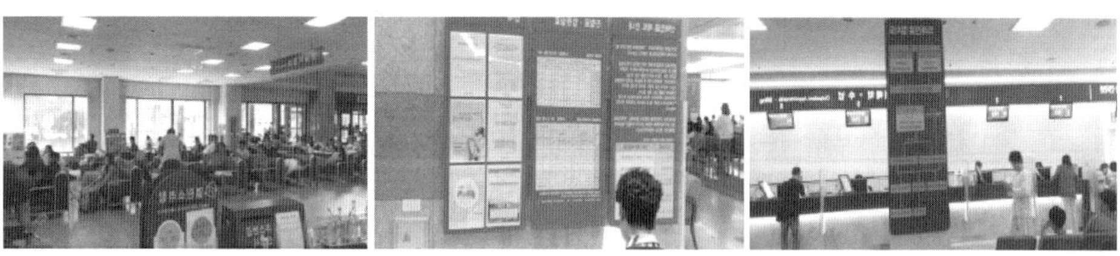

그림 4-14 외래 접수 대기 및 진료 안내

② 일반 안내

일반 안내
㉮ 병원의 편의시설 (은행, 식당, 편의점, 커피숍, 베이커리 등), ㉯ 주차 이용, ㉰ 장례식장, ㉱ 휴게실, ㉲ 면회 시간, ㉳ 병동 및 병실 안내, ㉴ 문화 공간, ㉵ 간병 서비스, ㉶ 병원 시설 안내

③ 종합 안내 및 진료 지원 창구 운영

내원 고객에게 신속한 병원 정보 제공 및 서비스 향상을 위해 종합 안내 창구 또는 진료 지원 창구를 운영하고 있다. 해당 창구에서는 다음과 같은 업무를 수행한다.

㉮ 의료 수급 절차 및 등록·접수 안내
㉯ 병원 내 진료 및 편의 시설 안내
㉰ 입원 환자 및 직원 면회 안내
㉱ 환자의 고충 상담 및 불편·불만 접수 및 처리
㉲ 진료 상담 및 건강 진단 상담 등 다양한 서비스 제공

종합 안내 창구 운영 사진

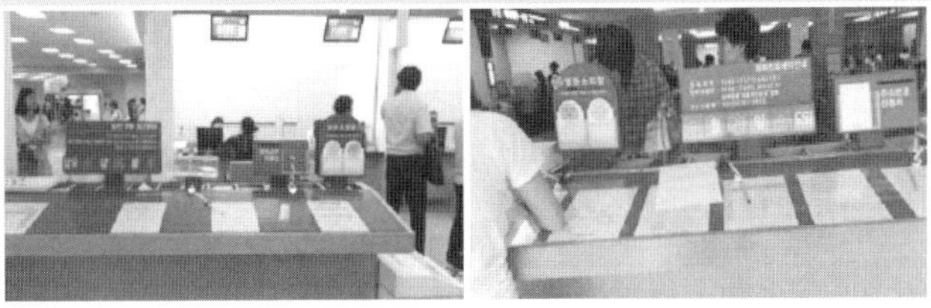

그림 4-15 **병원의 종합안내 창구**

④ 창구의 게시문

창구 게시물은 병원 이용에 도움이 되는 내용을 안내하는 역할을 한다. 따라서 다음과 같은 게시물이 필요하다.

창구의 게시문

㉮ 진료 예약 안내, ㉯ 접수 및 진료 시간 안내 (시간표 포함), ㉰ 진료과목 및 담당 의사 명단, ㉱ 전문 센터 및 특수 클리닉 안내, ㉲ 처음 내원 시 안내 사항, ㉳ 외래 및 입원 진료 절차, ㉴ 일반 및 상급 병실료 안내, ㉵ 진료비 수납 방법, ㉶ 진료과 및 검사실 위치도 ㉷ 병원의 편의시설 등

(3) 안내 시 유의사항

내원객의 문의에 답변하거나 안내 업무를 수행할 때는 항상 다음 사항을 염두에 두고 업무에 임해야 한다.

① 환자의 심리 상태를 이해하고 성의 있게 응대해야 한다. 환자는 불안하거나 불편한 마음을 가질 수 있으므로, 공감하는 태도로 친절하게 응대해야 한다.
② 밝은 표정과 부드러운 말씨로 친절하고 상냥하게 응답하며 안내해야 한다. 밝은 표정은 환자에게 안도감을 주고, 부드러운 말씨는 편안한 분위기를 조성한다.
③ 항상 경어를 사용하고, 몸가짐과 복장을 단정히 해야 한다. 경어 사용은 존중하는 태도를 보여주고, 단정한 몸가짐과 복장은 신뢰감을 준다.

④ 질문의 핵심을 파악하고 정확하게 안내해야 한다. 질문 내용을 제대로 이해하고, 필요한 정보를 정확하고 명확하게 전달해야 한다.

⑤ 필요한 경우 관련 부서와 협의하거나 확인 후 안내하며, 불만 사항 등 민원은 해당 부서에 즉시 통보해야 한다. 정확한 정보를 제공하기 위해 노력하고, 민원 처리를 신속하게 진행해야 한다.

⑥ 다양한 질문에 대비하여 충분한 지식과 정보를 습득해야 한다. 예상되는 질문에 대한 답변을 미리 준비하고, 필요한 정보를 숙지해야 한다.

⑦ 안내에 필요한 물품이나 자료를 미리 준비해야 한다. 안내에 필요한 물품 (예: 안내 지도, 팜플렛)과 자료 (예: 진료 시간표, 병실 안내)를 미리 준비하여 효율적인 안내를 제공해야 한다.

⑧ 민원인과 언쟁이 발생하지 않도록 유의해야 한다. 감정적인 대응을 피하고, 침착하게 민원인의 의견을 경청해야 한다.

⑨ 감정적으로 대응하지 않으며, 환자의 사생활을 간섭하는 대화를 하지 않도록 주의해야 한다. 개인적인 감정을 배제하고, 환자의 사생활을 존중하는 태도를 보여야 한다.

⑩ 모든 고객을 차별 없이 순서대로 한 명씩 안내해야 한다. 공정하고 평등하게 모든 고객을 응대해야 한다.

⑪ 응대 시간이 길어질 경우, 다음 고객을 위해 적절한 조치를 취해야 한다. 대기 시간이 길어지는 경우, 다음 고객에게 양해를 구하고 다른 안내 방법을 안내하는 등 적절한 조치를 취해야 한다.

(4) 인사 및 대화 예절

① 인사(人事)

인사는 사람들 사이에서 지켜야 할 예의이며, 만나거나 헤어질 때 예를 갖추는 행동을 의미한다. 또한, 만나는 사람끼리 서로 이름을 주고받으며 자신을 소개하는 행위를 포함한다. 밝은 표정으로 먼저 인사를 건네는 것은 상대방에게 좋은 인상을 주고, 존중하는 마음을 표현하는 방법이다.

② 대화(對話)

대화는 서로 마주 보고 주고받는 행위로, 겸손한 태도를 갖추고 부드러운 말씨를 사용해야 한다. 상대방의 눈과 입 주변을 바라보며 이야기함으로써 상대방에게 호감을 줄 수 있도록 해야 한다. 또한, 상대방의 말을 경청하고, 의견을 존중하는 태도를 보여주는 것이 중요하다.

(5) 용모 및 복장 예절

직원들이 단정한 복장과 용모를 갖춤으로써 소속감과 일체감을 높이고, 내원객에게 병원의 긍정적인 이미지를 전달할 수 있도록 해야 한다. 복장 및 용모에 관한 참고 사항은 다음과 같다.

① 근무 중에는 반드시 병원에서 지정한 복장(유니폼, 신발 등)을 착용해야 한다. 유니폼 착용은 직원으로서의 책임감을 높이고, 환자에게 신뢰감을 주는 효과가 있다.

② 원내에서는 자신의 소속과 성명을 타인이 쉽게 인지할 수 있도록, 항상 좌측 가슴에 사원증(또는 사원증 목걸이)을 패용해야 한다. 사원증 패용은 직원의 신분을 명확하게 하고, 환자에게 안정감을 준다.

③ 머리는 항상 청결하고 단정하게 유지해야 한다.(남성 직원은 귀를 덮지 않도록 옆머리와 뒷머리를 짧게 유지해야 한다.) 단정한 헤어스타일은 깔끔하고 전문적인 인상을 준다.

④ 긴 머리의 여성 직원은 단정하게 묶거나 망을 이용하여 정리해야 한다.(지나친 부분 염색과 과도한 모발 색 변화는 피해야 한다.) 단정한 머리 정리는 환자에게 불편을 주지 않고, 위생적인 환경을 유지하는 데 도움이 된다.

⑤ 과한 색조 화장은 피하고, 립스틱은 근무 시 복장과 조화를 이루는 무난한 색상을 사용해야 한다. 자연스럽고 단정한 화장은 좋은 인상을 주고, 환자에게 편안함을 준다.

⑥ 손톱은 짧게 유지하며, 매니큐어를 바를 경우 환자와 보호자 등 내원객에게 좋은 인상을 줄 수 있도록 가급적 연한 색상을 사용해야 한다. 짧은 손톱은 위생적이며, 환자에게 상처를 입힐 위험을 줄여준다.

⑦ 업무에 방해가 될 수 있는 긴 목걸이, 귀밑으로 늘어지는 귀걸이 등의 장신구 착용을 피해야 한다. 장신구는 업무에 지장을 줄 수 있으며, 환자에게 불안감을 줄 수 있다.

⑧ 근무 중 다음과 같은 행위는 금지한다.

▷ 껌을 씹는 행위

▷ 팔짱을 끼고 걷는 행위

▷ 주머니에 손을 넣고 걷는 행위

▷ 삼삼오오 모여 길을 막고 걷는 행위

▷ 엘리베이터 내에서 크게 웃거나 잡담하는 행위

위와 같은 행위들은 환자에게 불쾌감을 줄 수 있으며, 병원의 이미지를 저해할 수 있다.

(6) 창구 직원의 실명제

접수 창구에 실명제 명패(직원 이름, 사진, "정성을 다하겠습니다." 등의 문구 포함)를 설치하여, 직원들이 친절하고 성실하게 업무에 임할 수 있도록 해야 한다. 이는 병원의 이미지와 신뢰도를 높이며, 서비스 향상에도 큰 도움이 된다. 실명제는 직원들에게 책임감을 부여하고, 환자에게 신뢰를 주는 효과가 있다.

2. 외래 업무

외래 업무는 입원 환자가 아닌 환자가 전문의의 의학적 진단과 처방에 따라 병원의 진료 시설과 장비를 이용하여 신속하고 정확한 의료서비스를 제공받는 과정을 의미한다. 외래 업무는 하루 중 특정 시간대에 진료를 포함한 각종 검사, 처치 및 진료비 수납 등 모든 업무가 이루어져야 한다. 또한, 환자는 질병 완치까지 병원을 반복적으로 이용하므로 환자의 편의성과 요구 사항을 최대한 보장하는 것이 매우 중요하다.

1) 외래 환자의 구분

(1) 외래 환자는 내원 동기 또는 진료 형태에 따라 일반 환자, 응급 환자, 의뢰 환자로 구분된다.

① 일반 환자: 해당 병원에서 진단이나 치료를 받기 위해 내원한 환자

② 응급 환자: 응급실을 통해 내원한 환자

③ 의뢰 환자: 특정한 진단이나 치료를 받기 위해 다른 의료기관에서 의뢰된 환자

(2) 특정 병원을 이용한 경험의 유무에 따라 신환(처음 방문한 환자)과 구환(기존에 방문한 적이 있는 환자)으로 구분하며, 질병별 진료 횟수에 따라 초진 환자(해당 질병으로 처음 진료받는 환자)와 재진 환자(같은 질병으로 다시 진료받는 환자)로 나뉜다.

(3) 의료 보장 유형에 따라 건강보험 환자, 의료급여 환자, 산재보험 환자, 공무상요양 환자, 자동차보험 환자, 일반 환자, 외국인 환자 등으로 구분할 수도 있다.

2) 환자 분류 및 유형

급여 종류별 환자 분류는 다음과 같다.

(1) 건강보험 환자: 건강보험 환자는 「국민건강보험법」에 따라 건강보험 수가를 적용받는 환자를 의미한다.

(2) 의료급여 환자: 의료급여 환자는 「의료급여법」에 따라 의료급여 적용 대상(1종, 2종)이 되는 환자를 의미한다.

(3) 산재보험 환자: 산재보험 환자는 「산업재해보상보험법」에 따라 산재보험이 적용되는 환자를 의미한다.

(4) 자동차보험 환자: 자동차보험 환자는 「자동차손해배상보장법」에 따라 자동차보험이 적용되는 환자를 의미한다.

(5) 일반 환자: 일반 환자는 위의 보험 유형에 해당하지 않으며 일반 수가를 적용받는 환자를 의미한다. 특정 수가를 기준으로 계약한 기관의 환자라도 건강보험, 의료급여, 산재보험, 자동차보험 적용 대상이 아닌 경우에는 일반 환자로 분류된다.(예: 미용 목

적의 성형 환자, 외국인 환자 등)

3) 진료 형태에 따른 분류

(1) 신환 및 구환

① **신환**: 해당 병원에 처음 방문한 환자로, 기존 내원 정보가 없는 환자를 의미한다. 병원 방문 당일 처음으로 환자 등록번호(진찰권)가 부여되는 경우에 해당한다.

② **구환**: 해당 병원에 환자 정보가 등록되어 있으며, 이전에 해당 병원에서 진료를 받은 경험이 있는 환자를 의미한다.

(2) 초진과 재진

진찰료(診察料, consultation fee)는 의사가 문진(問診), 시진(視診), 청신(聽診), 타진(打診), 촉진(觸診) 등의 방법을 통해 환자의 질병이나 증상을 진찰하는 과정에서 발생하는 비용이다. 진찰료는 초진료와 재진료로 구분된다.

① **초진**: 특정 진료과에서 처음 진료를 받는 환자를 의미한다. 기존에 치료가 완료된 질병이 다시 발생하여 내원한 경우도 초진 환자로 간주한다.

② **재진**: 동일한 질병으로 치료가 종결되지 않아 계속 진료를 받는 경우를 의미한다.

▣ 진찰료 산정지침

진찰료는 외래에서 환자를 진찰한 경우에 처방전의 발행과는 관계없이 산정하며, 초진환자를 진찰하였을 경우에는 초진진찰료, 재진환자를 진찰하였을 경우에는 재진진찰료를 산정한다.

① **진찰료(구성요소)**는 기본진찰료와 외래관리료(진찰료에서 기본진찰료를 제외한 점수)의 소정점수를 합하여 산정한다.

② 초진환자란 해당 상병으로 동일 의료기관의 동일 진료과목 의사에게 진료 받은 경험이 없는 환자를 말한다.

③ 재진환자란 해당 상병으로 동일 의료기관의 동일 진료과목 의사에게 계속 진료 받고 있는 환자를 말한다.

④ 해당상병으로 치료가 종결되지 아니하여 계속 내원하는 경우 내원 간격에 상관없이 재진환자로 본다. 또한 완치여부가 불분명하여 치료의 종결여부가 명확하지 아니한 경우, 90일 이내에 내원 시 재진환자로 본다.

⑤ 해당 상병의 치료가 종결된 후 동일 상병이 재발하여 진료를 받기 위해서 내원한 경우에는 초진환자로 본다. 다만 치료 종결 후 30일 이내에 내원한 경우에는 재진환자로 본다.

⑥ **치료의 종결**이라 함은 해당 상병의 치료를 위한 내원이 종결 되었거나, 투약이 종결되

었을 때로 본다.

⑦ 진찰료 중 **기본진찰료**는 병원관리 및 진찰권 발급 등, 외래 관리료는 외래환자의 처방 등에 소요되는 비용을 포함한다.

▣ 진찰료 가산 산정기준

① 평일 18시(토요일은 13시)~익일 09시 또는 관공서의 공휴일에 관한 규정에 의한 공휴일에는 진찰료 중 기본진찰료(초진 또는 재진) 소정점수의 30%를 가산한다.

② 토요일 09시 후~13시 전의 진료시에는 의원급 요양기관(보건의료원 포함)에 한하여 기본진찰료(초진 또는 재진) 소정점수의 30%를 별도 산정한다.

③ 의원급 및 병원급(종합병원 이상은 제외) 요양기관에서 만 6세 미만의 소아에 대하여 20시~익일 07시에는 진찰료 중 기본 진찰료(초진 또는 재진) 소정점수의 200%를 가산한다.

④ 만 1세 미만의 소아, 만 1세 이상 만 6세 미만의 소아에 대하여는 보건복지부에 고시한 점수를 가산한다.

⑤ 치과에서 장애인으로 등록되어 있는 뇌병변 장애인 또는 지적장애인에 대하여는 보건복지부에 고시한 점수를 가산한다.

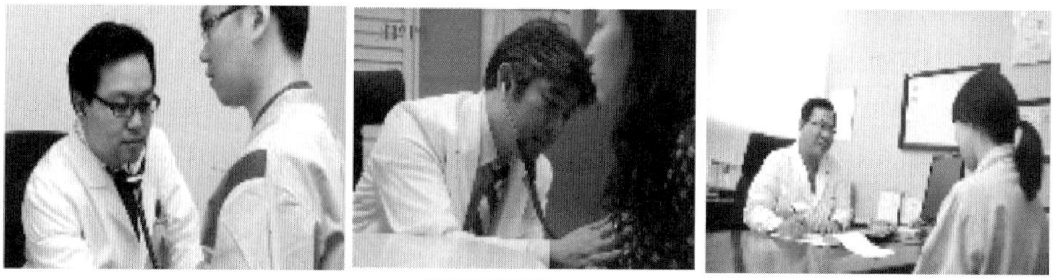

그림 4-16 **진찰**

(4) 외래 환자의 업무 처리 흐름

환자가 병원에 내원하면 직원의 안내를 받아 진료 신청서를 작성한다. 진료 신청서에는 초진/재진 여부, 환자 인적 사항, 진료과, 선택 진료 여부 등을 기재해야 한다.

접수(등록) 단계에서는 환자의 보험 유형 및 자격 확인이 필요하다. 접수 후 환자는 해당 진료과에서 진료를 받으며, 진료 후 의사의 처방(Order Sheet)에 따라 다양한 진단 검사가 시행될 수 있다. 입원이 필요한 경우에는 입원 여부가 결정된다.

원외 처방이 필요한 경우, 처방전을 발급받아 병원 외부 약국에서 조제받은 후 귀가한다.

원활한 외래 진료 서비스를 제공하기 위해 수행되는 외래 업무 절차 및 외래 환자의 진료비 흐름도는 다음과 같다.

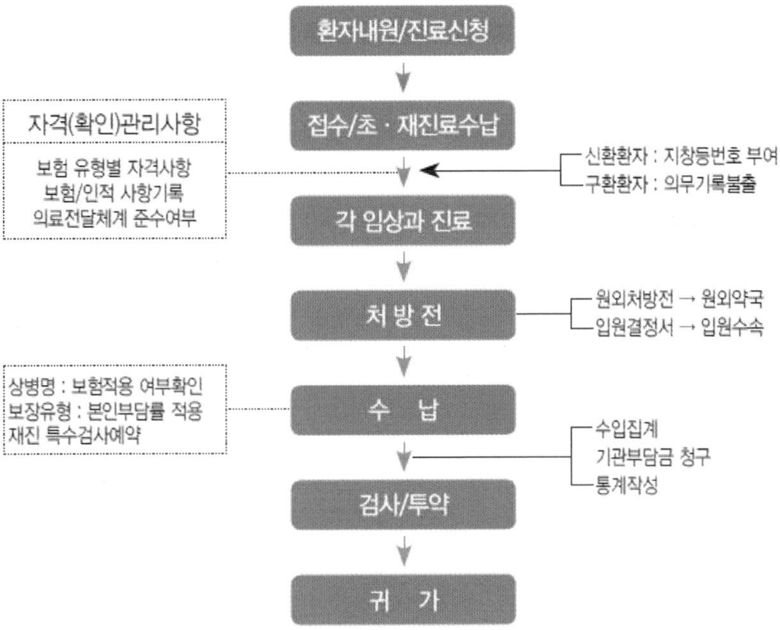

그림 4-17 외래 업무 절차

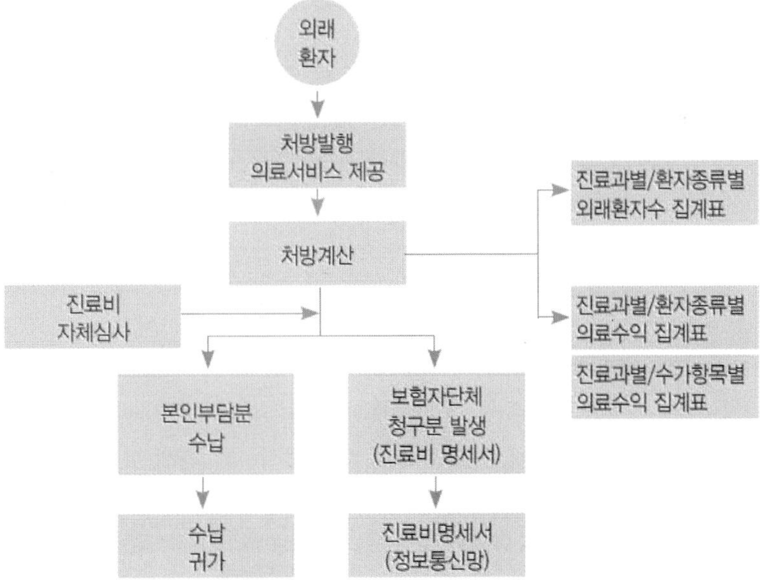

그림 4-18 외래환자의 진료비 흐름도

(5) 외래 업무 목표 및 특성

① 외래 업무 목표

앞서 언급된 외래 업무의 특성을 고려하여, 궁극적으로 달성하고자 하는 구체적인 목표는 다음과 같다.

㉮ 환자 충성도 향상 및 진료수익 증대: 병원 방문 환자의 충성도를 높여 고객 이탈을 방지하는 동시에 신규 고객을 유치하여 진료수익을 확보하고 증대시키는 것을 목표로 한다.

㉯ 양질의 의료서비스 제공: 신속하고 편리한 업무 절차를 확립하여 의료진과 환자 모두가 만족할 수 있는 양질의 의료서비스를 제공하는 것을 목표로 한다.

㉰ 쾌적한 진료 환경 구축: 시설 및 장비의 현대화를 통해 쾌적하고 안락한 진료 환경을 조성하는 것을 목표로 한다.

㉱ 채권 관리 기능 강화: 지속적인 진료비 청구 및 수납 과정에서 현금 사고 및 미수금 발생을 방지하기 위해 채권 관리 기능을 강화하는 것을 목표로 한다.

㉲ 의료 정보 활용 극대화: 고객의 의료 보장 정보, 진료비, 질환 유형, 진료 결과 등에 대한 정확한 정보를 생성 및 관리하고, 이를 통해 필요한 통계 자료를 생산하여 효과적으로 활용하는 것을 목표로 한다.

② 외래 업무의 특성

외래진료는 입원실에 입원하지 않은 상태에서 이루어지는 통원진료를 의미하며, 전문의에 의한 진료와 전문의 간 협력진료로 구성된다. 따라서 다양한 유형의 환자에게 의료서비스를 제공하는 외래 업무는 일반적인 특성과 함께 진료적 측면, 경영 요소, 사회적 변화, 고객 만족 실현 등의 측면으로 구분할 수 있다. 이에 따라 외래 업무의 일반적인 특성은 다음과 같다.

㉮ 고객 접점 관리의 중요성

외래 업무는 고객 및 잠재 고객(보호자 또는 방문객)이 병원을 방문하여 최초로 접하는 업무 절차이므로, 병원의 이미지를 향상하기 위해 고객 접점(MOT) 관리 지침을 마련하고 이를 실행하는 것이 중요하다.

㉯ 고객 정보 관리의 중요성

고객 정보를 취득하고 관리하는 기능이 업무에서 상당한 비중을 차지하므로, 정확한 정보 입력과 철저한 보안 및 관리 기능을 확보해야 한다.

㉰ 고객 민원 처리 능력의 중요성

고객 민원 등 다양한 요구 사항을 해결해야 하는 일상적인 상황에서 신속하고 유연한 대응 방안을 마련해야 한다.

㉣ 환자 편의 및 친절한 응대

자신의 질환 상태와 예후에 대해 불안감을 느끼는 환자가 더욱 큰 불편을 겪지 않도록, 편리한 절차를 마련하고 친절하면서도 신속·정확한 업무 능력을 갖추는 것이 필요하다.

㉤ 진료비 관리의 효율성

진료비 산정과 수납은 환자에게 적용되는 의료 보장 유형, 진단명 및 산정특례 사항 등 다양한 요인에 따라 본인부담금이 달라지는 비정형적인 환경이므로, 진료비와 관련된 상세 정보가 변경되는 즉시 업무에 반영하여 효율적으로 관리해야 한다.

(6) 고객 중심의 외래 환경 조성

고객 중심 경영은 단순히 고객의 요구를 파악하고 충족시키는 것을 넘어, 잠재적 욕구까지 찾아내 사전에 대응하고 업무 관련 의사결정 과정에 고객을 참여시키는 적극적인 개념이다. 효과적인 고객 중심 외래 업무를 위해서는 다음과 같은 요소들이 충족되어야 한다.

① 효율적인 동선 및 공간 배치

질병 유형과 진료과별 환자 수를 고려하여 환자 동선, 원내 이동 수단 및 이동 방법을 최적화하고, 진료실과 각종 검사실을 효율적으로 배치해야 한다. 이는 환자의 편의성을 높이고 대기 시간을 줄이는 데 기여한다.

② 쾌적한 대기 및 휴식 공간 확보

접수, 진료, 검사, 수납 등의 과정에서 환자가 대기하거나 휴식을 취할 수 있도록 쾌적한 시설과 충분한 공간을 확보해야 한다. 편안한 환경은 환자의 불안감을 해소하고 만족도를 높이는 데 도움이 된다.

③ 고객 중심의 개방형 창구 운영

업무 효율성과 의사소통 기능을 높이기 위해 창구를 고객 중심의 개방형으로 운영하는 것이 바람직하다. 개방형 창구는 환자와 직원의 소통을 원활하게 하고, 문제 발생 시 신속한 대응을 가능하게 한다.

④ 대기 시간 및 혼잡 관리

대기 시간과 혼잡을 줄이기 위해 담당자는 정확하고 신속하게 업무를 처리하고, 친절한 응대와 명확한 설명을 제공해야 한다. 또한, 효율적인 접수 및 수납 체계를 구축하고, 안내 표지판, 방향 안내선, 대기 순서표 발행기 등을 설치하여 환자 편의를 도모해야 한다. 안내 요원을 적절히 배치하여 환자들의 문의에 응대하고 안내를 돕는 것도 중요하다.

⑤ 이동 편의 제공

거동이 불편한 환자가 외래 진료를 위해 이동할 때 쉽게 이용할 수 있도록, 눈에 잘 띄고 접근하기 쉬운 장소에 휠체어나 이동 카트를 비치해야 한다. 환자의 이동 편의를 고려하는 것은 병원의 이미지를 높이는 데에도 기여한다.

⑥ 추가적인 고려 사항

이 외에도 병원 환경을 고려하여 조명, 온도, 환기, 편의 시설 등의 쾌적성을 유지하고, 진료 절차를 중심으로 업무 효율성과 환자 편의성을 동시에 만족시킬 수 있는 방안을 지속적으로 마련해야 한다. 환자 중심의 외래 환경 조성은 병원의 경쟁력을 높이는 중요한 요소이다.

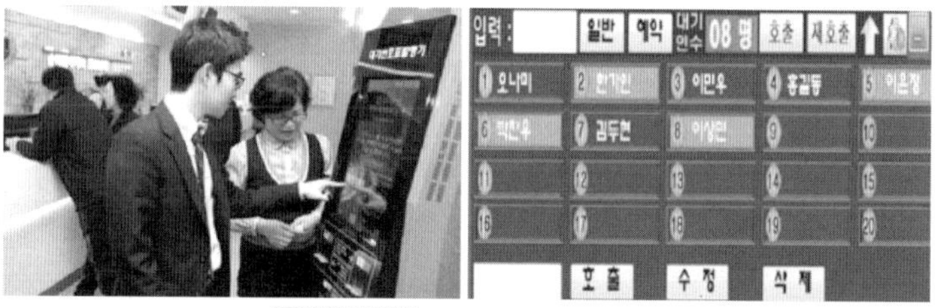

그림 4-19 순번 대기 시스템

3. 업무 과정별 외래 업무 내용

일반적으로 외래에서 수행하는 중요한 업무는 다음과 같다.

▣ 주요 업무

(1) 의료 보장 유형별 초·재진 환자의 진료 신청 접수
(2) 처방 내역 확인, 진료비 산정 및 수납
(3) 외래 진료비 미수금 발생 및 청구 관련 업무
(4) 수익 집계 및 일보 작성
(5) 각종 통계 자료 작성
(6) 진단서 및 각종 증명서 발급
(7) 건강검진 및 신체검사
(8) 계약기관 업무
(9) 관공서 및 보험자 관련 공문서 처리

▣ 환자 편의를 위한 노력

접수 창구 또는 고객 대기실 앞에 "진료 안내" 현황판을 부착하여, 진료 접수시 고객이 편리하게 이용할 수 있도록 해야 한다.

진료과	의사명	질환 및 전문분야	진료일정(요일/오전, 오후)	전화

그림 4-20 외래 진료 안내표

1) 진료 신청 및 접수

진료 신청 및 접수는 환자가 의료서비스를 받기 위한 첫 단계로, 환자의 정보를 파악하고 진료 가능 여부를 확인하는 중요한 과정이다. 초진 환자는 병원에 처음 내원했거나 치료 종결 후 동일 질병이 재발하여 90일 이후에 다시 진료를 받거나 다른 질병으로 다른 진료과목의 진료를 받는 환자를 의미한다. 재진 환자는 동일 질병으로 동일 의사에게 계속해서 진료를 받는 경우로 나뉜다. 과거에는 진료 당일 접수 창구에서 신청하는 것이 일반적이었으나, 최근에는 전화, 인터넷 등 다양한 매체를 통한 예약 접수가 활성화되었다.

진료신청서 작성

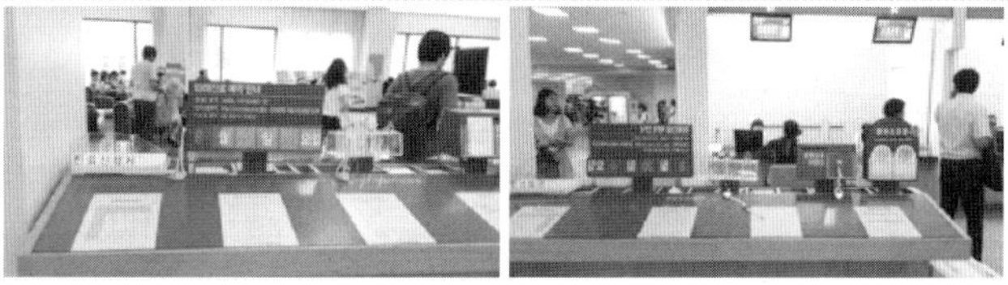

그림 4-21 진료 신청서 작성

(1) 접수 및 자격관리 확인

환자가 진료 신청서를 제출하면 접수 담당자는 환자의 기본 정보를 확인하고 진료 가능 여부를 판단한다. 먼저, 환자의 개인 정보(주소, 연락처 등)를 바탕으로 초진/재진 여부를 확인하고, 원하는 진료과목 및 의사의 진료 일정을 고려하여 진료 가능성을 확인한다. 이후, 환자의 의료 보장 유형을 확인하고 자격 관리 절차를 진행한다. 건강보험증 또는 의료급여증을 통해 보험료 체납 여부 등을 확인하고, 필요한 경우 요양급여의뢰서 접수 또는 수급 절차 이행 여부를 확인한다.

산재 환자나 자동차보험 환자의 경우에는 진료비 지급보증 여부를 추가로 확인해야 한다. 건강 검진이나 성형 목적의 진료와 같이 급여 적용 여부 및 비급여 전환 필요성을 확인하는 것도 중요한 사항이다.

(2) 자격 관리

자격 관리란 환자가 의료 보장 제도와 관련된 급여 기준에 따라 적절한 진료를 받을 수 있도록 자격 여부를 확인하는 과정이다. 1989년 7월 1일 전국민건강보험 도입 이후 건강보험 환자 이용 비율은 약 70~75%를 차지하며, 그 외에는 의료급여 환자, 산재보험 또는 자동차보험 환자, 일반 환자 순으로 이용률을 보인다. 의료정보 시스템 발달로 일부 대형 병원에서는 고객 편의를 위해 태블릿을 활용한 전자 서명 시스템을 도입하여 접수 과정을 간소화하고 있다.

▣ 초·재진 접수 시 수급 자격 확인 업무

외래 진료 접수 시 필요한 정보 사항으로는 환자 등록 번호, 성명, 전화번호, 주소, 생년월일(주민등록번호), 진료 의사, 진료 일시, 보험 기관 번호 및 증 번호, 피보험자명, 진료 구분, 의뢰서 종류 등이 있다.

① 건강보험증: 피보험자명, 보험증 번호, 수진자명, 수진자 주민번호, 건강보험 자격 등
② 의료 전달 체계에 따른 수급 절차 이행 여부(요양급여의뢰서, 건강검진 결과서, 의료급여 의뢰서 지참 여부 등)
③ 본인 부담 산정 특례 적용 대상 환자 여부
④ 타 법령에 따른 진료 시 자격 확인(산재보험, 공상, 자동차보험 등)

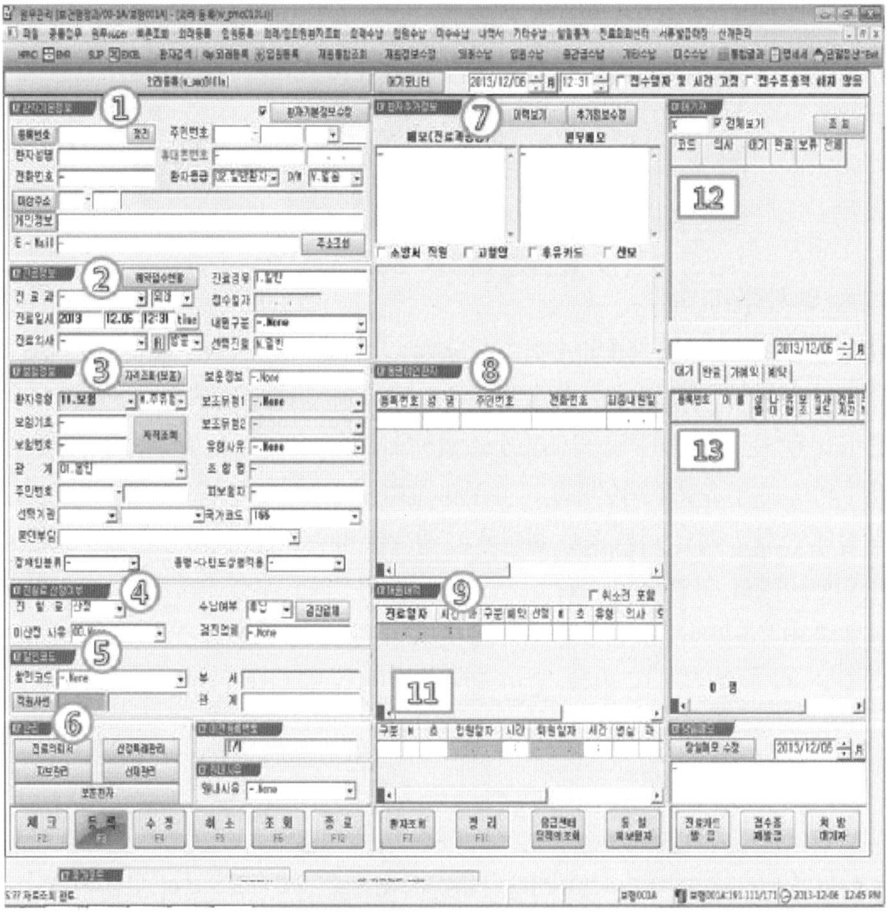

그림 4-22 자격 관리 화면

(3) 처음 오신 분 CD접수

병원 이용 고객에게 신속하고 정확한 진료 서비스를 제공하며 진료 대기 시간을 단축하기 위해, 병원은 최신 의료 정보 시스템을 활용하여 접수 창구 업무를 개선하고 CD 접수 창구를 운영하여 보다 편리한 서비스를 제공하고 있다. 특히, 1차 병·의원을 경유하여 진료자료(CD, 필름, 영상물 등)를 소지하고 상급종합병원에 처음 오신 분들은 진료 전 CD 영상물 접수 창구를 경유한 후 진료를 받게 된다.

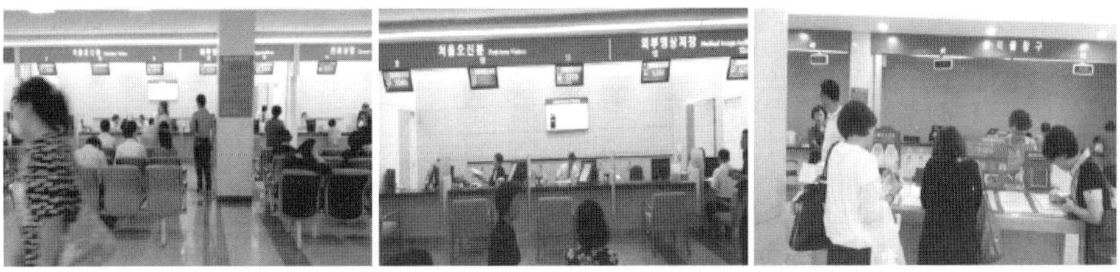

그림 4-23 처음 내원하신 분 CD 접수 및 출력물 창구

▣ 건강보험 및 의료급여 요양급여 절차

① 건강보험 요양급여 절차

㉮ 요양급여는 1단계 요양급여와 2단계 요양급여로 구분되며, 가입자 또는 피부양자는 1단계 요양급여를 받은 후 2단계 요양급여를 받아야 한다.

㉯ 1단계 요양급여는 상급종합병원을 제외한 요양기관에서 받는 요양급여(건강진단 또는 건강검진을 포함)를 의미하며, 2단계 요양급여는 상급종합병원에서 받는 요양급여를 말한다.

㉰ 상급종합병원에서 1단계 진료를 받을 수 있는 경우는 다음과 같다.

㉠ 응급 환자인 경우

㉡ 분만의 경우

㉢ 치과에서 요양급여를 받는 경우

㉣ 등록 장애인 또는 단순 물리 치료가 아닌 작업 치료·운동 치료 등의 재활치료가 필요하다고 인정되는 자가 재활 의학과에서 요양급여를 받는 경우

㉤ 가정의학과에서 요양급여를 받는 경우

㉥ 당해 요양기관에서 근무하는 가입자가 요양급여를 받는 경우

㉦ 혈우병 환자가 요양급여를 받는 경우

㉱ 가입자 등이 상급종합병원에서 2단계 요양급여를 받고자 하는 경우, 상급 종합병원에서의 요양급여가 필요하다는 의사 소견이 기재된 건강 진단, 건강 검진 결과서 또는 요양급여 의뢰서를 건강보험증 또는 신분 증명서(주민등록증, 운전면허증,

여권)와 함께 제출해야 한다.

② 의료급여 요양급여 절차(체계)

의료 자원의 효율적 활용과 대형 병원으로의 환자집중현상 방지, 의료급여 기금의 재정 안정화를 기하기 위해 1단계-2단계-3단계 체계로 운영하고 있다. 따라서 의료급여 수급권자가 의료급여를 받고자 하는 경우, 먼저 제1차 의료급여 기관, 제2차 의료급여기관, 제3차 의료급여기관의 순서로 단계적으로 이용해야 하며, 반드시 "의료급여 의뢰서"를 발급받아 단계별로 제출해야 한다.

③ 수급절차 미 이행 경우

해당 보험 수가의 100%를 전액 환자 본인이 부담하며, 고객에게 설명 후 접수 직원은 해당 코드를 입력한다.

(4) 접수 등록 및 취소

접수와 확인을 거쳐 환자에게 적용될 보장 유형이 결정되면 환자 정보를 등록하게 된다. 정보 등록을 위해 처음 병원을 내원한 환자에게 고유한 번호를 부여하는 진찰 등록증을 발급한다. 그 다음으로 피보험자 및 환자의 성명, 주민등록번호, 보험 기관 기호, 증 번호, 전화 번호, E-mail 주소 등 보험 관련 인적 사항을 정확히 확인하여 컴퓨터에 입력하고, 환자별 의료 보장 유형에 따라 본인부담금 산정과 기관 부담금 청구 근거, 감면 처리 등의 근거 확보 및 보조 업무를 구분하여 수행한다.

처음에 환자 개인정보가 누락되거나 잘못 확인되면 기관 부담금을 청구해도 자격 유무에 대한 확인 불가능 사유로 청구 내역이 반송되거나 삭감되기 때문에, 이를 재청구하기 위해 불필요한 행정력과 시간을 낭비하게 된다. 따라서 업무 효율성을 확보하기 위해 환자의 인적 사항과 보장 사항은 처음부터 정확한 정보로 관리되어야 하며, 변경 내용은 즉시 반영될 수 있도록 철저히 확인하고 관리하는 절차를 마련하는 것이 무엇보다 중요하다.

수급 자격 확인 및 접수 절차가 완료되면 OCS 시스템에 의해 전산 화면에 등록을 해야 하며, 그 절차는 다음과 같다.

접수 등록 및 취소
① 등록 번호 부여 → ② 인적 정보 사항 입력 → ③ 수가 유형 입력 → ④ 보험 사항 입력 → ⑤ 산정 특례 및 장애인 관련 사항 입력 → ⑥ 진료과목 입력 → ⑦ 진료(담당) 의사 입력 → ⑧ 의약분업 예외 사항 확인 → ⑨ 요양급여 및 의료급여 의뢰서 확인 → ⑩ 진찰료 수납 또는 후불(진료 후 수납)-〉 → 완료되면 진료 카드 발급

(5) 재진 등록

재진 환자의 진료 접수 시에는 건강보험증이나 진료카드만으로 접수가 가능하다. 다만, 보험 자격 사항이나 환자 정보에 변경이 있는 경우에는 변경 내용을 수정하여 등록해야 한다.

재진 접수 시에는 진료 신청 여부를 확인할 수 있도록 진료 신청서를 작성하거나, 전산을 이용하여 접수증을 발급하는 방법이 있다.

2) 외래 진료

(1) 진료과 접수

진료 신청서를 제출하면 접수 창구에서 접수증이나 의무기록지를 발급하며, 이를 해당 진료과에 접수한다. 접수 방법에는 당일 내원 접수와 사전 예약 접수가 있다.

(2) 진료

진료과에서는 초진 및 재진 환자가 순번 대기 시스템을 통해 담당 의사에게 진료를 받는다.

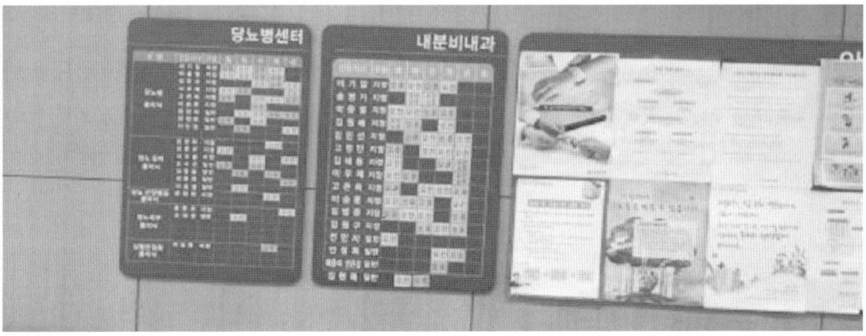

그림 4-24 진료 안내

(3) 처방 입력 및 처방전 발행

진료가 끝난 후 처방을 입력하며, 처방전달시스템(Order Communication System, OCS)을 이용하는 경우 병명과 처방을 전산에 입력한다.

처방전 발행 시에는 병명을 포함하여 기록하여 수납이 가능하도록 하며, 비급여항목에 해당하는 처방이 필요한 경우 진료 의사가 환자에게 충분히 설명한 후, OCS 화면에서 비급여 체크를 하거나 처방전에 명시하여 진료비를 계산할 수 있도록 한다.

또한, 약품에 대한 원외처방전을 발급하는 경우 전산 입력이 필요하지 않지만, 요양급여 비용 명세서 청구 시 처방 내용을 기재해야 하므로 진료기록부에 정확히 기록하거나 전산 입력하는 것이 바람직하다.

병원에 따라 처방전은 원무부서 또는 약국에서 발급할 수 있다.

(4) 검사 및 처치

① 검사가 필요한 환자는 임상병리검사, 조직검사, 기능검사, 방사선 일반 촬영 및 특수 촬영 등을 시행한다.

② 처치가 필요한 경우, 일반 처치(단순 처치 및 염증성 처치) 등을 시행한다.

(5) 진료 후 다음 진료 예약

진료비 계산과 동시에 다음 진료 일정(진료일자, 시간, 진료과, 담당 의사 등)을 입력하고 예약증을 발급한다.

(6) 입원 결정서 교부

외래 진료 후 입원이 필요한 경우, 입원 결정서를 발급받아 원무 창구(입원 수속 담당)에서 당일 입원 또는 입원 예약을 진행한다.

4-4 | 진료비 수납

학습목표	1. 처방을 확인하여 진료비를 계산하고 수납할 수 있다. 2. 수납 내역을 등록하고 외래 진료비 영수증을 발행할 수 있다. 3. 외래진료의 수납내역을 수진자에게 설명할 수 있다.

1. 진료비 수납 안내

1) 개요

외래 진료비 수납은 환자가 병원에서 진료를 받은 후, 병원에서 제공한 서비스 내역을 확인하고 진료비를 납부하는 과정이다. 진료비 영수증에는 요양급여 항목과 비급여 항목이 명확하게 구분되어 있으며, 환자가 실제로 부담해야 하는 금액이 정확하게 표시된다.

(1) 수납 방법

진료비 수납 방법에는 창구 직접 수납, 자동 계좌이체, 무인 수납, 하이패스 수납 등이 있다.

① 창구 직접 수납(현금 및 신용카드)

환자 또는 보호자가 진료 후 병원 창구에서 현금이나 신용카드로 직접 수납하는 방법이다.

② 진료비 자동계좌 이체(오픈카드 서비스)

진료비 자동계좌이체는 환자 또는 보호자가 지정한 계좌에서 진료비가 자동으로 출금되는 편리한 수납 방식이다. 신용카드를 병원에 미리 등록해 두면, 진료비나 검사비가 발생할 때 원무창구에서 별도로 수납하지 않아도 자동 결제가 이루어진다.

표 4-1 일반 수납과 오픈 카드 서비스 수납 절차 비교

수납 구분	수납 절차
일반수납	① 예약 (접수) → ② 진찰료 수납 → ③ 외래 진료 → ④ 당일 진료비 수납→⑤ 검사 → ⑥ 귀가
일반수납	① 예약 → ② 진료/검사 → ③ 귀가

③ 무인수납기 이용 수납

환자의 대기 시간을 줄이고 보다 신속한 서비스를 제공하기 위해 도입된 방식으로, 환자 또는 보호자가 무인수납기를 통해 직접 진료비를 납부하는 방법이다. 무인수납기는 당일 외래 진료비(진찰비, 예약 접수비, 검사비 등)와 건강보험 환자의 수납만 가능하며, 산정특례 환자의 경우 별도의 확인 절차가 필요하다.

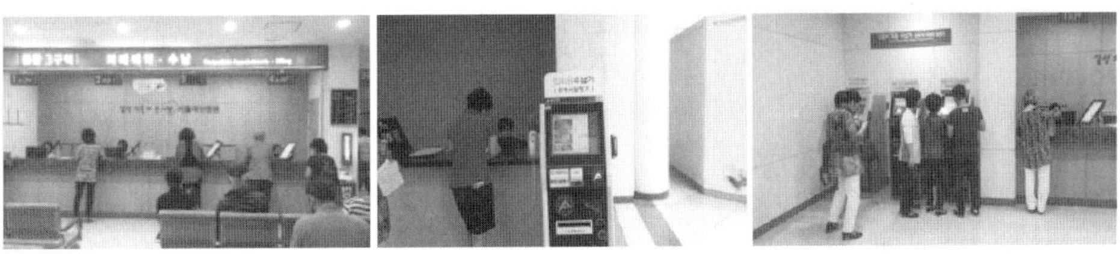

그림 4-25 수납 방법 및 안내

④ 진료비 하이패스 (Hi-Pass) 수납

환자 또는 보호자가 신용카드를 병원에 등록하면, 당일 진찰과 검사가 모두 종료된 후 한 번에 진료비를 결제하는 후불제 서비스이다. 현재는 주로 대형병원에서 시행하고 있지만, 점차 확대되는 추세이다.

진료비 후불서비스 하이패스 (Hi-Pass) 수납 확대

진료비 후불 신청을 하신 후 신용카드를 등록해 놓으면, 진료비를 여러 번 수납할 필요 없이 진료 및 검사를 받을 수 있는 편리한 제도이다. 후불 서비스 신청자는 진료 및 검사가 모두 종료된 후 귀가 전에 가까운 수납 창구를 방문하여 일괄 결제를 하게 되며, 수납 창구를 방문하지 않고 귀가하셨을 경우 등록된 신용카드로 결제된 후 문자로 안내가 제공된다.

00병원은 환자들의 수납 대기 시간을 단축시키기 위해 9월 1일부터 '진료비 하이패스' 서비스를 본격적으로 시작한다고 밝혔다.

진료비 하이패스 서비스는 환자나 보호자가 신용카드 정보를 미리 병원에 등록해 놓으면, 검사 및 진료비가 발생할 때 원무 창구에 수납하지 않고 등록된 카드로 자동 결제되는 서비스이다. 이 서비스는 병원 이용 시 수납으로 인한 대기 시간을 없애는 빠르고 편리한 제도이다.

0000은 '진료비 하이패스' 서비스 도입을 통해 병원을 방문하는 환자들이 진료 후 수납 및 검사 전 수납을 해야 하는 번거로움과 대기 시간에 대한 불편을 해소할 수 있을 것으로 전망하고 있다. 또한, 진료비 하이패스 서비스를 신청한 환자들은 별도의 진료비 수납 절차 없이 진료 및 검사 후 약 처방이 없으면 귀가하면 된다.

하이패스 서비스는 신용카드 사용을 동의한 환자를 대상으로 실시되며, 원무 접수 창구에서 신청서를 받아 등록하면, 진료 후 환자의 진료비 내역은 휴대폰 문자 메시지로 전송된다. 환자의 개인정보는 체계적인 보안 프로그램을 통해 관리된다.

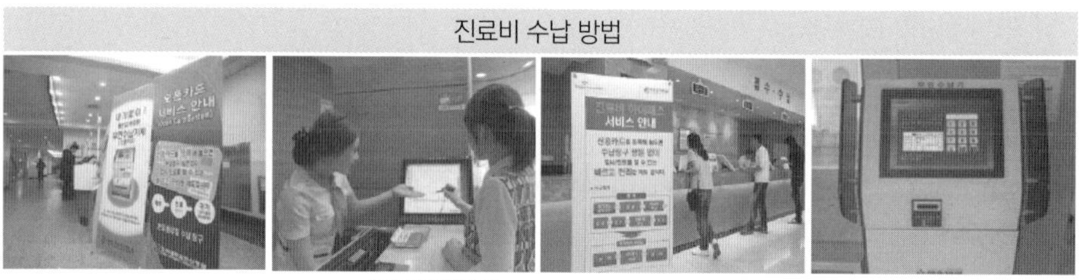

그림 4-26 진료비 수납 안내

(2) 진료비 계산과 수납

진료비 계산과 수납 업무는 정확한 근거를 적용해야 하며, 현금 수납을 포함한 다양한 결제 과정을 거쳐야 하는 중요한 절차이다. 따라서 외래 업무에서 큰 비중을 차지하는 분야이다. 또한, 진료비 수납 과정에서는 환자들의 문의나 민원이 자주 발생하며, 경우에 따라 본인부담금을 진료 과정이나 결과와 연관 지어 불만을 제기하는 사례도 있다. 이에 따라 민원 및 불만 발생을 최소화하면서 업무의 효율성을 높이기 위해 다음과 같은 절차에 따라 업무를 진행해야 한다.

① 진료비 계산

진료실에서 의사의 진단 결과에 따라 각종 검사, 촬영, 투약, 처치 등의 처방이 발행되면, 환자의 의료보장 유형 및 유형별 수가 산정 기준에 따라 본인부담금을 산정하게 된다. 그 절차는 다음과 같다.

㉮ 환자 정보 확인

OCS(처방전달시스템) 환경에서는 진찰권 번호를 입력하거나 검색 과정을 통해 환자의 인적 사항과 의료보장 정보를 확인한다.

㉯ 보험 증빙 확인

처방전을 사용하는 병원의 경우, 건강보험증, 의료급여증 및 기타 의료보장 관련 서류를 확인하여 수가 산정 기준을 적용한다.

㉰ 진료비 산정

처방 내용에 따라 진료비를 산정하며, OCS 환경에서는 진료실에서 입력한 처방 내역을 바탕으로 본인부담금을 계산한다. 특히, 동일한 날 두 개 이상의 진료과에서 처방이 발생한 경우, 환자가 이중으로 계산되었다고 오해하거나 일부 처방이 누락되는 등의 문제가 발생할 수 있으므로 세심한 주의가 필요하다.

㉱ 처방 오류 점검 및 수정

처방 누락, 입력 오류, 적용된 수가의 적정성을 점검하여 진료비 산정의 정확성을 재확인한다. 필요한 경우 의료진과 협의하여 오류를 수정하는 절차를 거친다.

㉲ 수납 확인

산정된 진료비를 수납한 후, 각종 검사, 처치, 투약 등의 후속 절차가 진행될 수 있도록 수납 확인 기능을 수행하거나 처방전에 수납 확인 도장을 날인한다.

㉳ 결제 및 영수증 발행

현금, 수표, 신용카드 등 다양한 결제 방식을 처리한 후, 법정 양식의 영수증을 발행한다.

㉴ 후속 절차 안내

처방 내역에 따라 해당 검사실, 촬영실, 처치실, 약국 및 원외 처방전 발급장소 등을 안내한다. 예약이 필요한 경우, 예약 방법과 담당 부서를 설명한다.

② 유형 변경 및 진료비 감면

㉮ 건강보험 및 의료급여 유형 변경

진료 접수 시 건강보험증, 요양급여 의뢰서(또는 의료급여 의뢰서)를 지참하지 않았거나, 산재·자동차보험이 미승인된 경우에는 진료비를 전액 본인 부담으로 처리할 수 있다. 그러나 계산 시 관련 서류를 제출하면 유형을 변경하고 진료비를 재산정할 수 있다.

㉯ 진료비 감면

병원의 자체 감면 규정에 따라 적용되며, 감면 대상에는 병원 직원 및 가족 등이 포함될 수 있다. 감면율은 병원의 관리 규정에 따라 다를 수 있다.

③ 진료비 수납 및 영수증 발급

처방 입력, 보험 사항 변경, 산정 특례 확인, 진료비 감면 및 진료 예약 절차가 완료되면 영수증을 발급한다. 다음 진료를 예약하는 경우 예약증도 함께 발급하며, 진찰료를 수납한다.

수납 직원은 환자에게 영수증을 올바르게 제공하고, 진료 내역을 명확하게 설명하여 민원이 발생하지 않도록 유의해야 한다.

④ 다음 진료 예약

진료비 계산과 동시에 다음 진료를 예약할 수 있도록 진료일자, 진료과, 담당 의사, 진료 시간, 보험 유형 등을 입력하고, 영수증과 동시에 예약증을 발급한다.

⑤ 원외 처방전 발급 및 원내 조제

진료비 계산과 동시에 외래 진료 지원 부서로 해당 정보가 전송되며, 원외 처방 품목이 있는 경우 원외 처방전을 발급한다. 원내 조제의 경우, 병원 내 약국에서 처방 내역이 자동으로 출력되어 조제 절차가 진행된다.

(3) 진찰료 후수납제도

예약 접수 환자의 진료 대기 시간을 단축하고, 고객 편의를 제공하며, 서비스 수준을 향상하기 위해 도입된 제도이다. 이 제도는 진찰료를 선납하지 않고, 진료 후 검사비 등과 함께 일괄 수납하는 방식으로 일부 대형병원 및 중소병원에서 시행되고 있다.

그러나 진료 후 처방이 발생하지 않는 경우, 미수금이 발생할 우려가 있으므로 관리에 신중을 기해야 한다. 따라서 처방이 나오지 않는 경우에는 외래 진료과 직원이 환자에게 진찰료 수납에 대해 설명하는 등 적극적인 협조가 필요하다.

(4) 진료 지원 부서의 업무

영수증에는 진료 지원 부서를 명시하며, 해당 부서에서는 각종 검사, 주사, 촬영, 물리치료 등을 시행할 수 있도록 한다.

① 진단검사의학과에서는 검사 종류 및 검체량을 확인한 후, 채혈·채뇨 등 필요한 조치를 수행한다.

② 영상의학과에서는 환자가 진료 카드를 제출하면 검사항목을 출력하여 검사(촬영)를 진행하거나, 필요한 경우 예약을 접수한다.

(5) 진료비 환불

환불 사유가 발생하면 환불 사유 및 대상, 환불 가능 여부, 투약 또는 검사의 시행 여부, 감액 및 미수금 발생 여부, 영수증 등을 확인하여 적정 금액을 환불한다.

① 환불 사유

㉮ 사후 자격 관리에 따른 환불: 건강보험증, 요양급여의뢰서, 의료급여의뢰서 제출 또는 보험유형 변경 등에 따른 환불을 의미한다.

㉯ 진찰료 환불: 예약 또는 당일 진료 신청 후, 본인 또는 병원의 사정으로 인해 진찰을 받지 못한 경우에 해당된다.

㉰ 검사료 환불: 사전에 검사료 및 방사선 특수 촬영료를 지불한 후, 환자 또는 병원의 사정으로 검사가 시행되지 않은 경우에 해당된다.

㉱ 기타 환불: 처방 입력 오류, 처방 내용 변경, 계산 착오, 수가 적용 오류, 검사 장비 장애, 전산 장애(Computer Down), 사후 감면 처리 등의 사유가 발생한 경우에 해당된다.

② 환불 절차

이미 계산된 진료비에 대해 환불을 진행할 때는 진료비 영수증과 환불 사유발생 부서의 확인을 받아야 하며, 반드시 환불 영수증을 발급받아 보관해야 한다.

(6) 진료비 수납 마감 및 정산 입금

수납 담당자는 일일 수납을 마감한 후, 당일 수납 및 미수금 리스트(List)를 전산에서 출력하여 대조·확인한 뒤 정산을 진행한다. 이후, 당일 마감 처리 담당자 또는 병원이 지정한 은행 창구에 입금한다.

(7) 의약품 반납 시 처리 절차

환자가 의사의 처방전에 따라 약국에서 조제받은 후 부작용 등의 이유로 잔여의약품의 반납이나 교환을 요구하는 경우, 해당 진료과 담당 의사 또는 약국의 확인을 거쳐 복용 기간 중에 반납한 경우에 한하여 처리를 진행한다.

① 환자가 조제받은 약국에 반납을 요청하는 경우

처방전을 발행한 의사와 협의하여 처방을 취소하거나 변경 처방전을 발급받아 정산·지급하도록 한다.

② 잔여 의약품의 반납이나 교환

잔여 의약품의 반납이나 교환은 처방전 변경에 해당한다.

③ 교환 및 처분 기준

잔여 의약품의 상태 변화가 없고, 변질될 가능성이 없는 경우 타 환자에게 사용이 가능한 정제, 캡슐제, 개봉되지 않은 연고제 등은 교환할 수 있다. 교환이 불가능한 산제, 과립제, 액제 등은 약국에서 반납을 받아 처분한다.

(8) 수납 시 유의 사항

환자가 외래 진료를 받는 과정에서 접수뿐만 아니라, 진단을 위한 각종 검사 및 검사 결과에 따른 처치·투약 등과 관련하여 적어도 두 차례 이상 진료비를 납부하게 된다. 이로 인해 금전 수불과 관련한 대기 시간 증가, 비용 정당성에 대한 의문 등의 문제가 발생할 가능성이 있다. 따라서, 접수 및 수납 업무를 담당하는 직원은 다음 사항을 각별히 유의해야 한다.

① 수납 수단별 유의사항

㉮ 수납 방식에 따라 적절한 절차를 준수하되, 고객이 불쾌감을 느끼지 않도록 신속하고 정확하게 처리해야 한다.

㉯ 현금 수납 시, 건네받은 금액을 고객과 함께 확인하는 과정을 거친다.

㉰ 신용카드 결제 시, 카드 사용자의 인적 사항 및 결제 승인 결과를 확인한다.

㉱ 고액 수표의 경우, 발행 은행에 이상 여부를 확인한 후, 사용자에게 수표에 친필로

이서하도록 한다.

② 수납 확인 및 보안 관리

담당자는 수납 확인 절차를 철저히 준수해야 하며, OCS 수납 화면을 종료하지 않은 상태에서 자리를 비우지 않도록 유의한다.

특히, 컴퓨터 사용자는 자신의 ID 및 비밀번호(Password)가 노출되지 않도록 보안에 신경 써야 하며, 부서장은 직원들의 ID 및 비밀번호를 정기적으로 변경하고 철저히 관리하도록 감독해야 한다.

③ 현금 및 수표 관리

현금 및 수표 관리는 신중하게 이루어져야 하며, 근무자별 실시간 조회가 가능하도록 정확한 진료수익 관리를 해야 한다.

도난이나 분실 등의 사고를 방지하기 위해 현금 보유량이 과도하게 증가하지 않도록 주의하며, 중간 마감을 거쳐 은행에 입금하도록 한다.

(9) 일일 결산 통계 관리 및 보관

처방 건수, 진료수익, 수납액(현금, 신용카드, 이체 계좌별), 환불액, 구분 사유에 따른 미수금, 감면액, 환불액 등의 수진 형태, 내원 형태, 수가 유형, 진료과, 의사, 기간(연간·월간), 일자, 환자, 검사실, 수가 항목, 수납 직원, 거래처별 의료수익 통계를 관리한다. 또한, 처방전이나 영수증 사본 등의 증빙 서류는 관련 법률에서 규정한 기간 동안 보관해야 한다.

(10) 민원 및 기타

업무 접수 및 수납 업무 이외에도, 환자나 외부 기관의 민원 해결 및 요구사항 처리 등 원무 담당자가 수행해야 하는 업무 범위는 매우 다양하다.

첫째, 진료 내역에 대한 궁금증을 제기하는 경우, 정확한 내용 확인과 자세한 설명을 제공하여 상대방이 충분히 이해할 수 있도록 신중하게 대처해야 한다.

둘째, 각종 문의나 불편 사항, 건의 사항과 같은 민원을 적극적으로 접수하고 신속하게 처리하며, 정중한 결과 통보 체계를 갖추어 효과적으로 운영해야 한다.

셋째, 진료 확인서, 진료비 내역서, 진료비 납입 증명서, 건강진단서 또는 신체검사서 등의 증명서를 신청인의 입장에서 정확하고 신속하게 발급할 수 있는 체계를 마련해야 한다.

넷째, 내부 고객 관리에도 정성을 기울여야 한다. 다른 부서에 근무하는 직원은 동료(내부 고객)이면서 동시에 외부 고객일 수도 있으며, 이들은 외부 고객보다 더 많은 요구와 불만 사항을 제기하는 경우가 많다. 따라서 내부 고객의 민원 사항도 적극적으로 해결하려는 의지가 필요하다.

다섯째, 구청, 보건소 등 공공기관뿐만 아니라 지역사회 주민, 시민단체, 언론기관 등 유관 기관과도 원만한 관계를 유지하는 것이 중요한 업무 중 하나이다.

진료비 계산서·영수증

■ 국민건강보험 요양급여의 기준에 관한 규칙 [별지 제6호서식] <개정 2024. 7. 18.>

[ ]외래 [ ]입원 ([ ]퇴원[ ]중간) 진료비 계산서 · 영수증

환자등록번호	환자 성명	진료기간	야간(공휴일)진료
		. . .부터 . . .까지	[ ] 야간 [ ] 공휴일

진료과목	질병군(DRG)번호	병실	환자구분	영수증번호(연월-일련번호)

항목			급여: 일부 본인부담 – 본인부담금	급여: 일부 본인부담 – 공단부담금	급여: 전액 본인부담	비급여
기본항목	진 찰 료					
기본항목	입 원 료	1인실				
기본항목	입 원 료	2·3인실				
기본항목	입 원 료	4인실 이상				
기본항목	식대					
기본항목	투약 및 조제료	행위료				
기본항목	투약 및 조제료	약품비				
기본항목	주사료	행위료				
기본항목	주사료	약품비				
기본항목	마취료					
기본항목	처치 및 수술료					
기본항목	검사료					
기본항목	영상진단료					
기본항목	방사선치료료					
기본항목	치료재료대					
기본항목	재활 및 물리치료료					
기본항목	정신요법료					
기본항목	전혈 및 혈액성분제제료					
선택항목	CT 진단료					
선택항목	MRI 진단료					
선택항목	PET 진단료					
선택항목	초음파 진단료					
선택항목	보철·교정료					
선택항목	제증명수수료					
선별급여						
65세 이상 등 정액						
정액수가(요양병원)						
정액수가(완화의료)						
질병군 포괄수가						
기타						
합계			①	②	③	④
상한액 초과금			⑤	-		

금액산정내용		
⑥ 진료비 총액 (①+②+③+④)		
⑦ 공단부담 총액 (②+⑤)		
⑧ 환자부담 총액 (①-⑤)+③+④		
⑨ 이미 납부한 금액		
⑩ 납부할 금액 (⑧-⑨)		
⑪ 납부한 금액	카드	
⑪ 납부한 금액	현금영수증	
⑪ 납부한 금액	현금	
⑪ 납부한 금액	합계	
납부하지 않은 금액 (⑩-⑪)		
현금영수증( )		
신분확인번호		
현금영수증 승인번호		

* 요양기관 임의활용공간

요양기관 종류	[ ] 의원급·보건기관 [ ] 병원급 [ ] 종합병원 [ ] 상급종합병원				
사업자등록번호		상호		전화번호	
사업장 소재지				대표자	[인]

년 월 일

항목별 설명

1. 일부 본인부담: 일반적으로 다음과 같이 본인부담률을 적용하나, 요양기관 지역, 요양기관의 종별, 환자자격, 선별급여(국민건강보험법」 제41조의4에 따른 요양급여) 여부, 병실종류 등에 따라 달라질 수 있습니다.
   - 외래 본인부담률: 요양기관 종별에 따라 30% ~ 60%(의료급여는 수급권자 종별 및 의료급여기관 유형 등에 따라 0원 ~ 2500원, 0% ~ 15%) 등
   - 입원 본인부담률: 20%(의료급여는 수급권자 종별 및 의료급여기관 유형 등에 따라 0% ~ 10%) 등

   ※ 식대: 50%(의료급여는 20%) / CT·MRI·PET: 외래 본인부담률(의료급여는 입원 본인부담률과 동일) / 선별급여(「국민건강보험법」 제41조의4에 따른 요양급여): 보건복지부장관이 고시한 항목별 본인부담률 (50%, 80%, 90%)

   ※ 상급종합병원 입원료: 2인실 50%, 3인실 40%, 4인실 30% / 병원급 의료기관(치과병원 제외) 입원료: 2인실 40%, 3인실 30%
2. 전액 본인부담: 「국민건강보험법 시행규칙」 별표 6 또는 「의료급여법 시행규칙」 별표 1의2에 따라 적용되는 항목으로 건강보험(의료급여)에서 금액을 정하고 있으나 진료비 전액을 환자 본인이 부담합니다.
3. 상한액 초과금: 「국민건강보험법 시행령」 별표 3 제1호에 따른 본인부담상한액의 최고 금액을 초과하는 본인부담금이 발생한 경우[단, 「의료법」 제3조제2항제3호라목에 따른 요양병원(「장애인복지법」 제58조제1항 제4호에 따른 장애인 의료재활시설로서 「의료법」 제3조의2의 요건을 갖춘 의료기관인 요양병원은 제외)에 입원한 기간이 같은 연도에 120일을 초과하는 경우는 제외], 공단이 부담하는 초과분 중 사전 정산하는 금액을 말합니다.

   ※ 전액 본인부담 및 선별급여(「국민건강보험법」 제41조의4에 따른 요양급여)의 본인부담금 등은 본인부담 상한액 산정시 제외합니다.
4. "질병군 포괄수가"란 「국민건강보험법 시행령」 제21조제3항제2호 및 「국민건강보험 요양급여의 기준에 관한 규칙」 제8조제3항에 따라 보건복지부장관이 고시한 질병군 입원진료에 대하여 해당 입원진료와 관련되는 여러 의료행위를 하나의 행위로 정하여 요양급여비용을 결정한 것을 말합니다. 다만, 해당 질병군의 입원진료와 관련되는 의료행위라도 비급여대상이나 이송처치료 등 포괄수가에서 제외되는 항목은 위 표의 기본항목 및 선택항목란에 합산하여 표기됩니다.

일반사항 안내

1. 이 계산서·영수증에 대한 세부 내용은 요양기관에 요구하여 제공받을 수 있습니다.
2. 「국민건강보험법」 제48조 또는 「의료급여법」 제11조의3에 따라 환자가 전액 부담한 비용과 비급여로 부담한 비용의 타당성 여부를 건강보험심사평가원(☎ 1644-2000, 홈페이지: www.hira.or.kr)에 확인 요청하실 수 있습니다.
3. 계산서·영수증은 「소득세법」에 따른 의료비 공제신청 또는 「조세특례제한법」에 따른 현금영수증 공제신청(현금영수증 승인번호가 적힌 경우만 해당합니다)에 사용할 수 있습니다. 다만, 지출증빙용으로 발급된 "현금영수증(지출증빙)"은 공제신청에 사용할 수 없습니다.
(현금영수증 문의 126 인터넷 홈페이지: http://현금영수증.kr)

주(註): 1. 진료항목 중 선택항목은 요양기관의 특성에 따라 추가 또는 생략할 수 있으며, 야간(공휴일)진료 시 진료비가 가산될 수 있습니다.
2. 환자가 「위기 임신 및 보호출산 지원과 아동 보호에 관한 특별법」 제2조제3호에 따른 비식별화된 가명을 부여받은 경우에는 환자의 성명 대신 가명을 기재할 수 있습니다.

210㎜×297㎜[백상지 80g/㎡]

약제비 계산서 · 영수증

■ 국민건강보험 요양급여의 기준에 관한 규칙 [별지 제10호서식] <개정 2024. 7. 18.>

약제비 계산서 · 영수증

영수증번호(연월-일련번호)			
환자 성명	조제일	투약일수	야간(공휴일)조제
			[ ] 야간 [ ] 공휴일

항목	급여: 일부 본인부담		급여: 전액 본인부담	비급여
	본인부담금	공단부담금	본인부담	
약품비				
조제기본료				
복약지도료				
조제료				
관리료				
선별급여				
65세 이상 등 정액				
기타				
합계	①	②	③	④

⑤ 약제비 총액 (①+②+③+④)		납부한 금액	카드	
			현금영수증	
⑥ 환자부담 총액 (⑤-②)			현금	
			합계	

현금영수증( )		* 요양기관 임의활용공간
신분확인번호		
현금영수증 승인번호		

처방한 요양기관	[ ] 의원급 · 보건기관 [ ] 종합병원	[ ] 병원급 [ ] 상급종합병원	
사업자등록번호		상 호	
사업장 소재지			
전화번호		대 표 자	[인]

년 월 일

항목별 설명	일반사항 안내
1. 일부 본인부담: 일반적으로 본인부담률은 요양기관의 종별에 따라 30% ~ 50% (의료급여 500원)이나, 환자 자격 등에 따라 달라질 수 있습니다. ※ 선별급여(「국민건강보험법」 제41조의4에 따른 요양급여)에는 보건복지부장관이 고시한 본인부담률이 적용됩니다. 2. 전액 본인부담: 「국민건강보험법 시행규칙」 별표 6 또는 「의료급여법 시행규칙」 별표 1의2에 따라 적용되는 항목으로 건강보험에서 금액을 정하고 있으나 진료비 전액을 환자 본인이 부담합니다.	1. 야간(공휴일)조제 등 이 계산서·영수증에 대한 세부내용은 요양기관에 요구하여 제공받을 수 있습니다. 2. 「국민건강보험법」 제48조 또는 「의료급여법」 제11조의3에 따라 환자가 전액 부담한 비용과 비급여로 부담한 비용의 타당성 여부를 건강보험심사평가원(☏ 1644-2000, 홈페이지: www. hira.or.kr)에 확인 요청하실 수 있습니다. 3. 계산서 · 영수증은 「소득세법」에 따른 의료비 공제신청 또는 「조세특례제한법」에 따른 현금영수증 공제신청(현금영수증 승인번호가 적힌 경우만 해당합니다)에 사용할 수 있습니다. 다만, 지출증빙용으로 발급된 "현금영수증(지출증빙)"은 공제신청에 사용할 수 없습니다. (현금영수증 문의 126 인터넷 홈페이지: http://현금영수증.kr)

주(註): 환자가 「위기 임신 및 보호출산 지원과 아동 보호에 관한 특별법」 제2조제3호에 따른 비식별화된 가명을 부여받은 경우에는 환자의 성명 대신 가명을 기재할 수 있습니다.

148mm×210㎜(백상지 80/㎡)

실전대비 요약정리 사항 및 예상문제

제4장. 접수창구

1. 고객응대요령 및 고객관리 서비스 활동
2. 진료 예약제도(정의 및 필요성, 기대효과, 진료예약 대상 및 방법)
3. 진료일정관리
4. 접수창구에서 고객안내시 유의사항 및 인사와 대화예절
5. 외래환자 분류 및 진료형태에 의한 분류
6. 진찰료(초진 및 재진) 산정기준 및 지침
7. 외래 진료 접수 및 수납 시 수행내용 및 확인사항
8. 진료비 수납방법 및 진찰료 후수납제도, 진료비 환불대상

제 5 장 응급실 관리

5-1 | 응급의료

학습목표	1. 응급의료에 관한 법률과 응급의료체계에 대하여 알 수 있다.

1. 응급의료

1) 응급의료의 개념

(1) 개요

현대 사회는 급속한 산업의 발달과 도시화, 환경 오염, 공해, 안전사고, 감염병 등으로 인해 발생하는 질환이 다양해지고 있다. 또한 산업재해의 증가, 교통사고, 화재를 비롯한 각종 대형사고의 발생과 더불어 급성 및 만성질환, 감염성 질환 등이 출현하면서 응급의료의 수요는 날로 높아지고 있다. 2023년 통계청에서 발표한 사망원인 통계에 따르면, 악성신생물(암)으로 인한 사망자가 가장 많았고, 그 다음으로 심장질환, 폐렴, 뇌혈관질환, 고의적 자해(자살) 등이 이어졌다.

이들 5대 사망원인 중 응급처치가 필요한 심장질환 및 뇌혈관질환과 각종 사고에 대한 응급의료 수요가 증가하면서, 응급의료체계에 대한 국가의 관리 정책이 향상되고 있다. 또한, 국가 차원에서 응급의료의 중요성은 국민의 생명과 건강을 보장할 수 없거나, 적절한 시기와 방법에 따른 응급진료가 제공되지 않으면 건전한 생활력의 상실과 의료비용 상승 등의 사회적 문제로 이어질 수 있기 때문에, 공공성과 국민 건강권을 확보하는 기본 요건이라는 점에서 매우 중요하다고 할 수 있다.

(2) 응급의료 및 응급의료체계

① 응급의료(Emergency Medical Service)란 외상이나 급성기 질환 환자가 발생했을 때 긴급한 진단과 치료를 필요로 하는 모든 분야의 응급질환을 다루는 학문적 체계를 말한다.

② 응급의료체계는 적정 규모의 지역에서 응급상황 발생 시 효과적이고 신속하게 의료를 제공하기 위해 인력, 시설, 장비를 유기적으로 운용할 수 있도록 재배치하는 것을 말한다. 즉, 응급환자가 발생했을 때 현장에서 적절한 처치를 시행한 후, 신속하고 안전하게 환자가 치료에 적합한 병원으로 이송되고, 병원에서는 응급의료진이 의료기술과

장비를 집중하여 치료하도록 지원하는 체계를 의미한다.

(3) 응급의료기관

응급실의 가용 자원이나 특수 처치 이용 가능성에 따라 응급의료기관을 등급화하는 것이 일반적이다. 국가에서는 각 병원의 응급실을 규정에 따라 평가하여 응급의료기관으로 지정하고, 여기에 지역의 인구나 인근 지역과의 균형 등을 고려하여 등급을 매기고 합당한 업무를 부여한다. 응급의료기관의 분류(5종)에는 중앙응급의료센터, 권역응급의료센터, 전문응급의료센터, 지역응급의료센터, 지역응급의료기관이 있으며, 2024년 12월 31일 기준으로 우리나라는 1개의 중앙응급의료센터, 44개의 권역응급의료센터 및 권역외상센터, 137개의 지역응급의료센터와 233개의 지역응급의료기관으로 나누어져 있다.

(4) 전문응급의료센터

소아환자, 화상환자 및 독극물 중독환자 등에 대한 응급의료를 위해 권역응급의료센터와 지역응급의료센터 중에서 분야별로 전문응급의료센터(화상센터, 심혈관센터, 독극물센터, 소아센터)를 지정하고, 지정 기준, 방법 및 절차 등에 관한 사항은 보건복지부령으로 정하여 적절한 응급처치를 받을 수 있도록 노력하고 있다.

(5) 예비병상의 확보 및 유지

① 응급의료기관이 의료법 제33조의 규정에 따라 확보해야 하는 예비병상의 수는 「의료법」 제33조 제4항에 따라 허가받은 병상 수의 100분의 1 이상(병·의원의 경우에는 1병상 이상)으로 한다.

② 응급의료기관은 응급실을 전담하는 의사가 입원을 의뢰한 응급환자에 한하여 상기 ①의 규정에 따른 예비병상을 사용해야 한다. 다만, 최근의 응급환자 발생 상황과 다음 날의 예비병상 확보 가능성 등을 감안하여 매일 오후 10시 이후에는 응급실에 있는 응급환자 중 입원 등의 필요성이 더 많이 요구되는 환자의 순으로 예비병상을 사용하도록 할 수 있다.

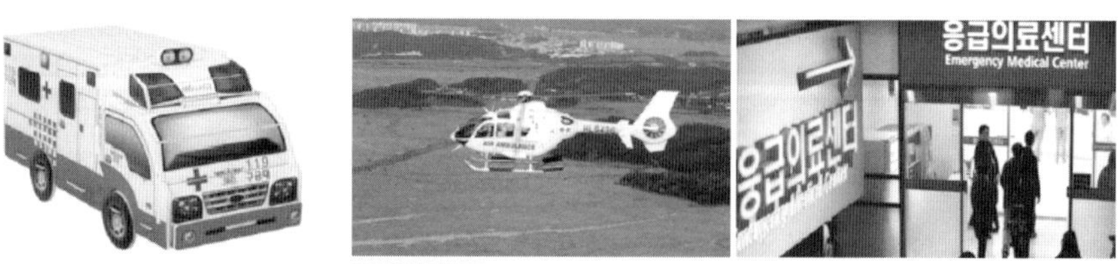

그림 5-1 응급의료 환자 수송

2) 응급의료에 관한 법률(약칭: 응급의료법)

(1) 목적(제1조)

이 법은 국민들이 응급상황에서 신속하고 적절한 응급의료를 받을 수 있도록 응급의료에 관한 국민의 권리와 의무, 국가·지방자치단체의 책임, 응급의료 제공자의 책임과 권리를 정하고, 응급의료자원의 효율적 관리에 필요한 사항을 규정함으로써 응급환자의 생명과 건강을 보호하고 국민의료를 적정하게 하는 것을 목적으로 한다.

(2) 용어의 정의(제2조)

이 법에서 사용하는 용어의 뜻은 다음과 같다.

① "응급환자"란 질병, 분만, 각종 사고 및 재해로 인해 부상을 입거나 그 밖의 위급한 상태로 즉시 응급처치를 받지 않으면 생명을 보존할 수 없거나 심신에 중대한 위해(危害)가 발생할 가능성이 있는 환자, 또는 이에 준하는 사람으로서 보건복지부령으로 정하는 사람을 말한다.

② "응급의료"란 응급환자가 발생한 때부터 생명의 위험에서 회복되거나 심신상의 중대한 위해가 제거되기까지의 과정에서 응급환자를 위하여 이루어지는 상담·구조(救助)·이송·응급처치 및 진료 등의 조치를 말한다.

③ "응급처치"란 응급의료행위의 하나로, 응급환자의 기도를 확보하고 심장 박동을 회복시키는 등 생명의 위험이나 증상의 현저한 악화를 방지하기 위해 긴급히 필요한 처치를 말한다.

④ "응급의료종사자"란 관계 법령에서 정하는 바에 따라 면허 또는 자격을 취득한 의료인과 응급구조사로서, 응급환자에게 응급의료를 제공하는 사람을 말한다.

⑤ "응급의료기관"이란 「의료법」 제3조에 따른 의료기관 중에서 이 법에 따라 지정된 권역응급의료센터, 전문응급의료센터, 지역응급의료센터 및 지역응급의료기관을 말한다.

⑥ "구급차 등"이란 응급환자의 이송 등 응급의료 목적에 이용되는 자동차, 선박 및 항공기 등의 이송 수단을 말한다.

⑦ "응급의료기관 등"이란 응급의료기관, 구급차 등의 운용자 및 응급의료지원센터를 말한다.

⑧ "응급환자이송업"이란 구급차 등을 이용하여 응급환자 등을 이송하는 업(業)을 말한다.

(3) 응급의료의 거부금지 등(법 제6조)

① 응급의료기관 등에서 근무하는 응급의료종사자는 응급환자를 언제든지 진료할 수 있도록 응급의료 업무에 성실히 종사하여야 한다.

② 응급의료종사자는 업무 중 응급의료 요청을 받거나 응급환자를 발견하면 즉시 응급의료를 제공하여야 하며, 정당한 사유 없이 이를 거부하거나 기피해서는 안 된다.

(4) 응급환자에 대한 우선 응급의료 등(법 제8조)

① 응급의료종사자는 응급환자에게 다른 환자보다 우선하여 상담·구조 및 응급처치를 하고, 진료를 위해 필요한 최선의 조치를 취하여야 한다.

② 응급의료종사자는 응급환자가 두 명 이상일 경우, 의학적 판단에 따라 더 위급한 환자부터 응급의료를 제공하여야 한다.

(5) 응급의료의 설명 · 동의(법 제9조)

① 응급의료종사자는 다음의 어느 하나에 해당하는 경우를 제외하고, 응급환자에게 응급의료에 관해 설명하고 동의를 받아야 한다.

㉮ 응급환자가 의사결정 능력이 없는 경우

㉯ 설명 및 동의 절차로 인해 응급의료가 지체되면 환자의 생명이 위험해지거나 심신상의 중대한 장애가 발생할 우려가 있는 경우

② 응급의료종사자는 응급환자가 의사결정 능력이 없을 때 법정대리인이 동행한 경우, 그 법정대리인에게 응급의료에 대해 설명하고 동의를 받아야 한다. 법정대리인이 동행하지 않은 경우에는 동행한 사람에게 설명한 후 응급처치를 시행하고, 의사의 의학적 판단에 따라 응급진료를 할 수 있다.

③ 응급의료에 관한 설명 및 동의의 내용과 절차 등에 필요한 사항은 보건복지부령으로 정한다.

(6) 응급환자의 이송(제11조)

① 의료인은 해당 의료기관의 능력으로 응급환자에게 적절한 응급의료를 제공할 수 없다고 판단한 경우, 지체 없이 그 환자를 적절한 응급의료가 가능한 다른 의료기관으로 이송하여야 한다.

② 의료기관의 장은 제1항에 따라 응급환자를 이송할 때, 환자의 안전한 이송에 필요한 의료기구와 인력을 제공해야 하며, 이송을 받는 의료기관에 진료에 필요한 의무기록(醫務記錄)을 제공하여야 한다.

③ 의료기관의 장은 이송에 소요된 비용을 환자에게 청구할 수 있다.

④ 응급환자의 이송 절차, 의무기록의 이송 및 비용 청구 등에 필요한 사항은 보건복지부령으로 정한다.

5-2 | 응급환자관리

학습목표	1. 응급환자의 접수/수납업무를 수행할 수 있다.

1. 응급환자관리

1) 응급환자

「응급의료에 관한 법률」에서 "응급환자"란 시행규칙 제2조 제1항 [별표 1]에 명시된 응급증상 및 이에 준하는 증상이 있거나, 해당 증상으로 진행될 가능성이 있다고 응급의료종사자가 판단하는 자를 말한다.

표 5-1 응급 증상 및 이에 준하는 증상

응급증상 및 이에 준하는 증상 (시행규칙 제2조 [별표1])
1. 응급증상
1) 신경학적 응급증상
(1) 급성 의식장애, 급성 신경학적 이상
(2)구토 및 의식장애를 동반한 두부 손상
2) 심혈관계 응급증상
(1) 심폐소생술이 필요한 증상
(2) 급성 호흡곤란
(3) 심장질환으로 인한 급성 흉통
(4) 심계항진, 박동 이상, 쇼크
3) 중독 및 대사 장애
(1) 심한 탈수
(2) 약물·알코올 또는 기타 물질의 과다복용이나 중독
(3) 급성 대사 장애(간부전·신부전·당뇨병 등)
4) 외과적 응급증상
(1) 개복술이 필요한 급성 복증(급성 복막염·장폐색증·급성 췌장염 등 중증에 한함)
(2) 광범위한 화상(체표면적 18% 이상)
(3) 관통상
(4) 개방성·다발성 골절 또는 대퇴부·척추 골절
(5) 사지 절단의 위험이 있는 혈관 손상
(6) 전신마취 하에 응급수술이 필요한 중상
(7) 다발성 외상

5) 출혈
(1) 계속되는 각혈
(2) 지혈이 되지 않는 출혈
(3) 급성 위장관 출혈

6) 안과적 응급증상
(1) 화학물질에 의한 눈 손상
(2) 급성 시력 손실

7) 알레르기 반응
(1) 얼굴 부종을 동반한 알레르기 반응

8) 소아과적 응급증상
(1) 소아 경련성 장애

9) 정신과적 응급증상
(1) 자신 또는 타인을 해할 우려가 있는 정신장애

2. 응급증상에 준하는 증상

1) 신경학적 응급증상
(1) 의식장애
(2) 현훈

2) 심혈관계 응급증상
(1) 호흡곤란
(2) 과호흡

3) 외과적 응급증상
(1) 화상
(2) 급성 복증을 포함한 복부 전반의 이상 증상
(3) 골절·외상 또는 탈골
(4) 기타 응급수술이 필요한 증상
(5) 배뇨 장애

4) 출혈
(1) 혈관 손상

5) 소아과적 응급증상
(1) 소아 경련
(2) 38℃ 이상의 고열(공휴일·야간 등 의료서비스 제공이 어려운 때 8세 이하 소아에게 나타나는 증상)

6) 산부인과적 응급증상
(1) 분만 또는 성폭력으로 인해 산부인과적 검사나 처치가 필요한 증상

7) 이물에 의한 응급증상
(1) 귀·눈·코·항문 등에 이물이 들어가 제거술이 필요한 경우

2) 환자의 중증도 분류 및 감염병 의심환자 등의 선별

(1) 응급의료기관의 장 및 구급차 등의 운용자는 응급환자 등에 대한 신속하고 적절한 이송 및 진료, 그리고 응급실의 감염 예방을 위하여 보건복지부령에서 정하는 바에 따라 응급환자 등의 중증도를 분류하고 감염병 의심환자 등을 선별하여야 한다.(법 제31조의4 제1항)

(2) 응급의료기관의 장은 법 제31조의4 제1항에 따라 응급실 입구에 환자분류소를 설치하고, 보건복지부장관이 정한 교육을 이수한 의사, 간호사 또는 1급 응급구조사가 응급환자 등의 중증도를 분류하며 감염병 의심환자 등을 선별하도록 해야 한다.(시행규칙 제18조의3 제1항)

(3) 제2항에 따라 응급환자 등의 중증도를 분류하거나 감염병 의심환자 등을 선별할 때에는 환자의 주요 증상, 활력 징후(호흡, 맥박, 혈압, 체온), 의식수준, 손상기전, 통증 정도 등을 고려해야 하며, 그 세부적인 기준·방법 및 절차 등은 보건복지부장관이 고시하는 「한국 응급환자 중증도 분류 기준」에 따른다.(시행규칙 제18조의3 제2항)

표 5-2 한국 응급환자 중증도 분류기준

구분	내용
(제1조) 목적	「시행규칙」 제18조의3에 따른 한국 응급환자 중증도 분류기준과 분류방법 및 그 밖에 필요한 사항을 정함
(제2조) 적용대상	응급의료기관의 장은 응급실에 내원한 환자를 한국 응급환자중증도 분류기준에 따라 분류
(제3조) 중증도 분류의 시행 주체	응급의료종사자 중 의사, 간호사 또는 1급 응급구조사의 면허 또는 자격을 갖춘 자
(제4조) 중증도 분류 절차	① 환자의 내원과 동시에 응급실 진입 전 환자분류소에서 1차로 시행, 환자의 상태가 변경되는 등 필요한 경우에 추가로 시행 ② 응급환자 중증도 분류는 [별표1]성인 및 [별표2]소아의 기준에 의해 환자의 연령, 증상의 대분류, 소분류 및 세부 판단 기준의 4단계의 판정 절차에 따라 시행
(제5조) 중증도 등급기준	① 중증응급환자: 중증도 분류결과 1등급 및 2등급 ② 중증응급의심환자: 중증도 분류결과 3등급 ③ 경증응급환자 및 비응급환자: 중증도 분류결과 4등급 및 5등급
(제6조) 감염병 의사환자의 선별	중증도 분류 시행주체는 제4조제2항에 따른 중증도 분류 절차의 각 단계에서 발열, 호흡기질환, 여행력 등을 파악하여 감염병 의사환자 여부를 [별표3]에 따라 구분
(제7조) 중증도 분류 후 조치	① 응급환자 중증도 분류 결과에 따라 응급진료의 우선 순위와 방법, 격리진료 여부, 적정한 병상 및 시설의 배정 등을 결정 ② 응급환자 중증도 분류 결과 응급환자가 아닌 자로 판단되는 환자에 대하여 응급실이 아닌 의료시설을 이용하게 하거나 다른 의료기관에 이송

구분	내용
(제8조) 중증도 분류 결과의 기록 및 전송	① 환자의 구분자(병록번호 또는 별도의 일련번호), 성명, 성별 및 연령 ② 분류로그(대문자 알파벳 다섯 자리)와 분류결과(아라비아 숫자 두 자리) 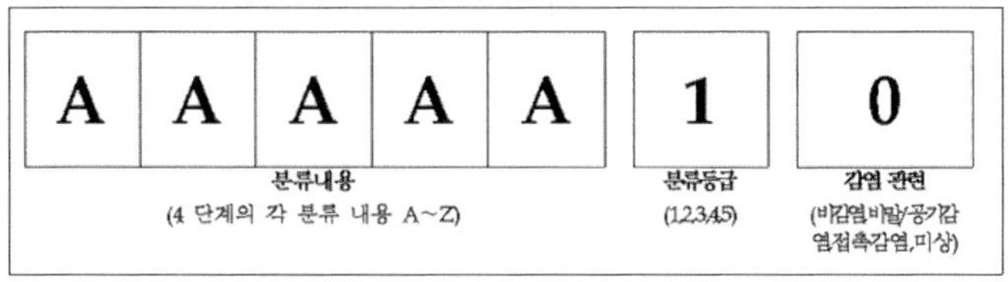 ③ 분류일시, 중증도 분류 시행자의 면허 또는 자격 유형 및그 번호

3) 분류 로그(대문자 알파벳 다섯 자리)와 분류 결과(아라비아 숫자 두자리)

(1) 대문자 알파벳 5자리

① 첫째 자리: 연령 구분

A: 성인 15세 이상

B: 소아 15세 미만

② 둘째 자리에서 다섯째 자리: 질병분류

둘째 자리: 대분류

셋째 자리: 중분류

넷째, 다섯째 자리(묶음): 소분류

(2) 아라비아 숫자 두 자리

① 여섯째 자리: 중증도 분류

1 및 2: 중증 응급환자

3: 중증응급의심환자

4 및 5: 경증 응급환자 및 비응급환자

② 일곱째 자리(마지막 자리): 감염 의사환자 구분

0: 비감염

1: 비말/공기감염

2: 접촉감염

9: 미상

4) 환자 관리

환자가 응급실에 도착하면, 환자의 상태에 대한 의학적 판단에 따라 응급처치 및 응급의료가 신속하게 제공되어야 한다. 응급실로 내원한 대부분의 환자는 무의식 상태이거나 보호자 없이 단독으로 내원하며, 보호자가 있더라도 응급상황이 급박하여 합리적으로 대처할 여유가 없는 경우가 많다. 따라서 계속적인 진료를 위한 행정 절차를 차근차근 수행하거나, 치료비와 관련된 준비 및 적극적인 협조를 얻기가 매우 어렵다.

응급실 업무는 이처럼 긴박한 상황 속에서 정형화하기 어렵기 때문에, 원무 담당자는 아래와 같은 여러 가지 어려운 문제에 대한 해결 방안을 강구하고, 급박한 상황에서 신속하고 합리적으로 대처할 수 있는 능력을 갖추는 것이 중요하다.

5) 퇴실 환자 및 구급차 관리

(1) 귀가하는 환자

응급진료 후 귀가할 때 퇴원약과 주의사항을 안내하고, 다음 내원이 필요한 경우 진료 예약 후 내원일자, 진료과 및 담당 의사를 안내한다.

(2) 자진 퇴실하는 환자

진료 종료 전에 환자나 보호자의 요구에 의해 귀가할 경우, 향후 주의사항 등을 안내한다.

(3) 타 의료기관 이송(전원)하는 환자

병원의 진료 능력이나 환자 측의 요구에 의해 타 의료기관으로 이송할 경우, 해당 병원의 사정을 확인한 후 환자의 상태, 검사 결과 및 처치 내용이 기록된 “응급환자 진료의뢰서”와 영상 CD를 함께 보낸다. 환자의 상태가 위중할 때는 반드시 구급차를 이용하도록 하며, 필요 시 의사, 간호사 또는 응급구조사가 동행하도록 한다.

응급환자 진료의뢰서

■ 응급의료에 관한 법률 시행규칙 [별지 제2호서식] <개정 2014.8.6>

응급환자진료의뢰서

<table>
<tr><td rowspan="2">환자명</td><td>성 명</td><td>생년월일</td><td>성별
(남 , 여)</td></tr>
<tr><td colspan="3">주 소</td></tr>
<tr><td rowspan="2">보호자</td><td colspan="3">성 명</td></tr>
<tr><td colspan="2">주 소</td><td>전화번호</td></tr>
<tr><td>도착시간</td><td colspan="3">년 월 일 시 분</td></tr>
<tr><td>응급처치 시간</td><td colspan="3">일 시 분 ~ 일 시 분</td></tr>
<tr><td>응급처치 전
환자상태</td><td colspan="3"></td></tr>
<tr><td>응급처치 후
환자상태</td><td colspan="3"></td></tr>
<tr><td>응급처치 사항</td><td colspan="3"></td></tr>
<tr><td>다른 기관으로
이송한 시각</td><td colspan="3">년 월 일 시 분</td></tr>
<tr><td>이송결정 이유</td><td colspan="3"></td></tr>
<tr><td>송부서류 등</td><td colspan="3"></td></tr>
<tr><td>이송구급차</td><td>차량번호 :</td><td colspan="2">동승 응급의료종사자 :</td></tr>
<tr><td>담당의사소견
기타</td><td colspan="3"></td></tr>
</table>

년 월 일

의료기관

담당의사 면허번호 호

성명 (서명 또는 인)

210mm×297mm[백상지 80g/m²(재활용품)]

(4) 탈원(脫院) 환자 관리

응급실 담당 간호사는 환자 치료 중 환자가 탈원(도주)했을 경우, [탈원 보고서]를 작성하여 원무부서에 통보하도록 하며, 원무 담당자는 보고 내용을 접수하고 병원의 환자 관리 방침에 따라 적절한 조치를 취하도록 한다.

(5) 구급차 관리

구급차는 응급환자의 이송 등 본래의 목적으로만 사용되도록 관리되어야 하며, 구급차는 응급상황을 제외하고는 가능한 하루 전에 배차 신청을 하는 것이 효과적이다. 또한 구급차는 부득이한 경우를 제외하고 타 진료권 장거리 운행을 제한하도록 한다.

(6) 구급차에 갖추어야 할 의료장비 및 구급의약품

특수 구급차 및 일반 구급차에 갖추어야 할 의료장비와 구급 의약품 현황은 다음과 같으며, 응급실 관리 담당자는 이를 수시로 확인하고 점검하여 응급의료기관 평가에 대비해야 한다.

표 5-3 구급차에 갖추어야 할 의료장비 및 구급의약품

구급차 등에 갖추어야 하는 의료장비·구급의약품 및 통신장비의 기준 (제38조제3항 관련)

1. 특수 구급차

구분	장비 분류	장비
환자 평가용 의료 장비	신체 검진	가) 환자 감시 장치(환자의 심전도, 혈중산소포화도, 혈압, 맥박, 호흡 등의 측정이 가능하고 모니터로 그 상태를 볼 수 있는 장치) 나) 혈당측정기 다) 체온계(쉽게 깨질 수 있는 유리 등의 재질로 되지 않은 것) 라) 청진기 마) 휴대용 혈압계 바) 휴대용 산소포화농도 측정기
응급 처치용 의료 장비	기도 확보 유지	가) 후두경 등 기도삽관장치(기도삽관튜브 등 포함) 나) 기도확보장치(구인두기도기, 비인두기도기 등)
	호흡 유지	가) 의료용 분무기(기관제 확장제 투여용) 나) 휴대용 간이인공호흡기(자동식) 다) 성인용·소아용 산소 마스크(안면용·비재호흡·백밸브) 라) 의료용 산소발생기 및 산소공급 장치 마) 전동식 의료용 흡인기(흡인튜브 등 포함)
	심장 박동 회복	자동 심장 충격기(Automated External Defibrillator)
	순환 유지	정맥주사세트
	외상 처치	가) 부목(철부목, 공기 또는 진공부목 등) 및 기타 고정 장치(경추·척추 보호대 등) 나) 외상처치에 필요한 기본 장비(압박붕대, 일반거즈, 반창고, 지혈대, 라텍스장갑, 비닐장갑, 가위 등)

<table>
<tr><td rowspan="2">구급
의약품</td><td>의약품</td><td>가) 비닐 팩에 포장된 수액제제(생리식염수, 5%포도당용액, 하트만용액 등)
나) 에피네프린(심폐소생술 사용용도로 한정한다)
다) 아미오다론(심폐소생술 사용용도로 한정한다)
라) 주사용 비마약성진통제
마) 주사용 항히스타민제
바) 니트로글리세린(설하용)
사) 흡입용 기관지 확장제</td></tr>
<tr><td>소독제</td><td>가) 생리식염수(상처세척용)
나) 알콜(에탄올) 또는 과산화수소수
다) 포비돈액</td></tr>
<tr><td colspan="2">통신 장비</td><td>다음의 어느 하나의 장비를 갖추어야 한다. 다만, 「119구조·구급에 관한 법률」에 따른 119구조대 및 119구급대의 구급차에 대해서는 소방관계 법령에서 따로 정할 수 있다.
가) 법 제15조에 따라 구축한 응급의료정보통신망
나) 「전파법」에 따라 할당받은 주파수를 사용하는 기간통신서비스의 이용에 필요한 무선단말기기</td></tr>
</table>

2. 일반 구급차

<table>
<tr><th>구분</th><th>장비
분류</th><th>장 비</th></tr>
<tr><td>환자
평가용
의료
장비</td><td>신체
검진</td><td>가) 체온계(쉽게 깨질 수 있는 유리 등의 재질로 되지 않은 것)
나) 청진기
다) 휴대용 혈압계
라) 휴대용 산소포화농도 측정기</td></tr>
<tr><td rowspan="4">응급
처치용
의료
장비</td><td>기도 확보 유지</td><td>기도확보장치(구인두기도기, 비인두기도기 등)</td></tr>
<tr><td>호흡 유지</td><td>가) 성인용·소아용 산소 마스크(안면용·비재호흡·백밸브)
나) 의료용 산소발생기 및 산소공급장치
다) 전동식 의료용 흡인기(흡인튜브 등 포함)</td></tr>
<tr><td>순환
유지</td><td>정맥주사세트</td></tr>
<tr><td>외상
처치</td><td>외상처치에 필요한 기본 장비(압박붕대, 일반거즈, 반창고, 지혈대, 라텍스장갑, 비닐장갑, 가위 등)</td></tr>
<tr><td rowspan="2">구급
의약품</td><td>의약품</td><td>가) 비닐 팩에 포장된 수액제제(생리식염수, 5%포도당용액, 하트만용액 등)
나) 에피네프린(심폐소생술 사용용도로 한정한다)
다) 아미오다론(심폐소생술 사용용도로 한정한다)</td></tr>
<tr><td>소독제</td><td>가) 생리식염수(상처세척용)
나) 알콜(에탄올) 또는 과산화수소수
다) 포비돈액</td></tr>
</table>

선박 및 항공기에 갖추어야 하는 의료장비·구급의약품 및 통신장비의 기준은 보건복지부장관이 따로 정하여 고시한다.

(7) 구급차 등 운용의 통보 또는 신고 절차

응급의료에 관한 법률에 따라 구급차 등의 운용을 통보 또는 신고하려는 자는 관계 법령에 따라 구급차 등을 등록한 후(응급환자 이송업의 경우에는 이송업 허가를 받은 후) 10일 이내에 구급차 등 운용 통보(신고)서를 다음의 구분에 따라 시장·군수·구청장에게 제출해야 한다.

구급차 등의 운용 위탁에 대한 기준 및 절차(시행규칙 제36조 [별표15])

1. 구급차등의 운용을 위탁한 의료기관과 그 위탁을 받은 자는 위탁 구급차등의 등록번호, 응급환자 이송업 허가번호, 구급차 등 운용 신고번호, 운용 인력의 명단 및 자격 등을 위탁계약서에 명시하여 작성하여야 한다.
2. 구급차등의 운용을 위탁한 의료기관은 그 위탁을 받은 자에 대하여 다음 각 목의 사항을 6개월에 1회 이상 정기적으로 지도 및 점검하여야 한다.
   가. 「구급차의 기준 및 응급환자 이송업의 시설기준 등 기준에 관한 규칙」의 준수 여부
   나. 수탁기관 소속 응급구조사가 별표 13에 따른 응급구조사의 준수사항을 지켰는지 여부
   다. 법 제43조에 따른 보수교육 이수 여부
3. 구급차 등의 운용을 위탁받은 자는 위탁 의료기관의 구급차 등 운용이 필요한 경우 즉시 운용이 가능하도록 하여야 한다.
4. 구급차 등의 운용을 위탁받은 자는 이를 위탁한 의료기관의 장에게 위탁 구급차 등의 월별운행기록을 매월10일까지 제출하여야 한다.

6) 응급실 출입 제한(규칙 제18조의4)

(1) 응급의료에 관한 법률에 따라 응급의료기관의 장은 응급실 출입을 허용할 수 있는 환자의 보호자는 1명으로 한다. 다만, 다음의 경우에는 2명으로 할 수 있다.

① 소아, 장애인, 술 취한 사람 또는 정신질환자의 진료 보조를 위하여 필요한 경우
② 그 밖에 진료 보조를 위하여 응급의료기관의 장이 필요하다고 인정하는 경우

(2) 응급실 환자의 보호자로서 다음의 어느 하나에 해당하는 사람은 응급실에 출입해서는 안 된다.

① 발열·기침 등 감염병의 의심 증상이 있는 사람
② 응급의료 종사자에게 위해를 끼치거나 끼칠 위험이 있는 사람
③ 술 취한 사람, 폭력 행위자 등 다른 환자의 진료에 방해가 될 수 있는 사람
④ 그 밖에 응급의료기관의 장이 응급환자의 신속한 진료와 응급실 감염 예방 등을 위하여 출입을 제한할 필요가 있다고 인정하는 사람

(3) 응급의료기관의 장은 응급실에 출입하는 사람에게 출입증을 교부해야 한다.

(4) 응급의료기관의 장은 상기 (1)에 따라 응급실에 출입하는 사람의 성명, 환자와의 관계, 입실·퇴실 일시, 연락처, 발열·기침 여부 등을 기록(전자문서 기록 포함)·관리하고, 1년간 보존해야 한다.

(5) 응급의료기관의 장은 응급실 출입 제한에 관한 세부 사항을 응급실 입구 등에 게시해야 한다.

7) 환자 요구 사항

응급실을 이용하는 환자는 가족이나 이송한 사람의 판단에 따라 즉각적이고 무조건적인 의료서비스를 요구하게 된다. 응급환자는 상병의 성격에 따라 교통사고나 화상, 산업재해 등 사고로 인한 외상환자와 외상이 없으나 즉각적인 진단이나 치료가 요구되는 환자, 자살을 목적으로 한 약물 복용이나 연탄가스 중독 등과 같은 중독환자, 뇌출혈 등 출혈을 동반한 환자, 간성혼수나 당뇨에 의한 혼수상태의 환자, 급성 충수염이나 복막염 등 여러 종류의 환자로 분류할 수 있다.

8) 응급 환자 진료 절차 및 유의 사항

(1) 응급 환자 도착 시

① 의학적 분류

㉮ 응급환자가 도착하면 빠른 시간 내에 사고나 상병의 원인과 상태를 파악하고 즉시 치료에 들어갈 수 있도록 의학적 판단에 의한 분류가 선행되어야 한다.

㉯ 출혈이 심하거나 즉각적인 처치가 필요한 중독의 경우 즉시 치료에 들어가도록 조치해야 한다.

② 진료의 방향 설정

진료의 방향 설정은 상해나 상병의 발생 원인에 따라 이루어지며, 보험 급여 여부 판단의 자료가 된다. 동행한 보호자나 연고자의 첫 진술이 매우 중요하고 후일 법적인 근거 자료가 되므로, 체계적이고 정확한 기록이 되어야 한다.

가해자와 합의 후 건강보험 급여를 요구하거나 첫 진술 후에 가해자와 합의하고 건강보험 급여를 목적으로 진술을 번복하는 경우가 많기 때문에, 후일 상해진단서 발급이나 "급여제한여부조회서"의 기초자료로 이용될 수 있다. 따라서 가능한 진술자의 인적 사항까지 기록해 두는 것이 좋다.

③ 무연고자 처리

응급사고로 인한 무연고자는 진료비 계산에 문제가 발생할 수 있으므로, 동행자나 이송자의 차량 번호 및 인적 사항을 파악해 두어야 한다. 경찰이 후송한 경우에는 “응급

행려환자 의뢰서"를 받아 두고, 무연고자로 확인되어 진료비 계산이 어려운 경우에는 관할 시·군·구청을 통해 의료급여증을 발급 받을 수 있도록 처리해야 한다.

④ 무의식 환자의 소지품

환자의 인적 사항을 파악하기 위해 이송자나 간호사, 직원 및 타 보호자 등 여러 사람이 함께 환자의 소지품을 정리하고 목록을 작성하여 도난이나 분실을 예방하며, 신분증이 있을 때는 보호자에게 신속히 연락을 취한다.

종종 많은 액수의 돈이나 중요한 서류를 분실했다 하여 응급실 직원을 고발하는 경우가 있다. 경찰관이 이송한 경우에는 경찰관이 환자의 물품을 정리하고 인계하도록 한다.

(2) 응급 원무 접수

① 진료 신청 및 접수

응급실을 내원한 환자는 진료 접수와 관계없이 우선 진료에 들어가게 되며, 보호자가 진료 접수를 하도록 한다. 진료 신청서에는 인적 사항을 기록하고, 건강보험(또는 의료급여)의 경우 건강보험증(또는 의료급여증)을 함께 제출해야 한다. 이때 질환이나 외상 여부를 보호자에게 문의해야 하며, 건강보험증(또는 의료급여증)은 보관하여 입원 수속을 하거나 귀가 시 진료비 수납 후에 돌려준다.

② 무연고자의 진료

㉮ 보호자가 없는 환자가 응급실에 내원하면 응급의료법에 따라 진료비와 관계없이 응급진료를 제공해야 하며, 보호자가 없는 경우나 진료비가 미리 확보되지 않았더라도 후수납이 가능하도록 해야 한다.

㉯ 응급환자별로 파일을 만들어 환자와 관련된 사고나 질병 내용, 건강보험증과 각종 처방전을 동시에 보관하여 귀가 시 정리하거나 입원 시에는 담당자에게 인계하여 연계 관리가 가능하도록 처리해야 한다.

③ 환자의 급여 유형 파악

응급실 접수 시 환자의 유형을 분류하기 위해 사고의 원인이나 질병 상태를 파악해야 한다. 의심스러운 경우에는 응급환자 진료기록을 열람하여 사고 원인을 파악하고 수급 자격 관리를 해야 한다.

④ 진료 접수 등록

진료 신청서에 의해 전산에 접수하고 등록하며, 응급실 이용에 따른 진료비 청구를 위해 진료과목을 입력해야 한다. 건강보험 대상자는 진료 대상자의 건강보험증과 신분증을 제시해야 건강보험 혜택을 받을 수 있다. 부득이 건강보험증을 미지참한 경우 진료 대상자의 신분증을 제시하면 건강보험공단 온라인 전산망을 통해 조회하거나,

본인 스마트폰 앱을 통해 모바일 건강보험증(또는 건강보험 자격 본인 확인 QR)을 제시하면 건강보험 혜택을 받을 수 있다.

(단, 진료 대상자의 신분증을 미지참한 경우 일반수가(NI: Non-Insurance)로 등록되어 전액 본인 부담을 해야 하며, 1주일 이내에 건강보험증 및 신분증을 제시하면 보험처리가 가능하고 환급이 이루어진다.)

(3) 환자 유형별 처리 방법

① 상해 환자

고의로 상해를 일으키거나 건강보험 급여 행위에 제한 사유가 해당될 경우, 환자 또는 보호자에게 이를 설명해야 한다(단, 환자가 건강보험 급여 처리의 희망 시, 국민건강보험공단에 "급여제한여부조회서"를 발송하여 급여 여부를 회신받고, 보험 적용 여부를 결정 하도록 한다).

② 약물중독

약물중독(Drug Intoxication, DI)은 자살을 목적으로 음독하거나 약물을 과다 복용한 경우 보험 급여가 제한됨을 설명하고, 보호자가 거짓된 행위로 건강보험 급여를 받으려고 의심되는 경우 "급여제한여부조회서"를 발송하여 급여 여부를 회신받고 보험 적용 여부를 결정 하도록 한다.

③ 교통사고 환자 접수

1차적으로 접수한 보호자에게 교통사고 여부를 확인하고 보험 가입 여부, 차량 번호, 피보험자를 확인한 후, 6하 원칙에 의거하여 사고 경위를 확인한다.

보험 가입자의 경우 사고 접수 번호를 확인 후 해당 보험사에 연락하여 "진료비 지급보증서"를 팩스 등으로 문서로 제공받아 진료비 처리를 후불로 진행할 수 있도록 조치하고, 보험사와 연락을 취할 수 없는 경우에는 보호자에게 진료비를 수납한 후 보험사에 청구할 수 있도록 안내한다.

자동차 사고의 경우, 보호자나 운전자의 진술만으로 보험 급여 적용 여부를 확인할 수 없으므로 병원 근무자는 중립적인 입장에서 병원의 업무 처리 방침을 안내하고, 양측이 스스로 시비를 가리도록 해야 한다.

④ 응급실 도착 전 사망(Dead on Arrival, DOA) 및 치료 중 사망

응급실 도착 전에 사망하거나 응급실 치료 중에 사망한 경우, 주치의는 사망판정을 내린 후 영안실 등으로 이송시켜야 한다.

사망 환자의 경우, 응급실 도착 전에 사망 시에는 시체 검안서를 발급하고, 응급 치료 후 사망한 경우에는 사망 진단서를 발급한다. 이때 사망의 원인은 외인사로 표시

되며, 입관하기 전에 반드시 관할 경찰서에 신고하여 검사 지휘서를 받는 절차를 이행해야 한다.

⑤ 진단서, 의무기록 복사로 접수하는 환자
접수 시 위임장, 가족관계증명서, 신분증을 확인 후 접수하며, 응급실로 내원하여 응급실 진료를 받은 경우 응급실 접수 후 발급 가능하다. 의무기록실에서는 업무 시간 외에 환자가 내원한 경우 발급 가능한 사항에 대해 설명한다.

2. 처방전 관리 및 진료비계산

1) 처방전 관리

(1) 환자 파일(File)의 관리

환자와 관련된 내용을 한눈에 파악할 수 있도록 파일을 만들고, 환자의 내원경위와 관련된 개인 카드, 건강보험증은 물론, 진료 중 발생하는 각종 검사, 촬영, 처치 등이 포함된 처방전을 개인별로 보관한다.

(2) 지불 보증서

응급실에서 시행하는 각종 검사는 건강보험 환자의 경우 후납을 원칙으로 하며, 일반 환자는 상황에 따라 선납하도록 한다.

진료 후 도주(Escape)하는 환자가 빈번하게 발생할 수 있으므로, 건강보험 환자의 경우 건강보험증을 반드시 보관하고, 사고나 상해 등의 경우 및 건강보험증 미지참 시에는 보호자의 "진료비 지불 보증서"를 받아 둔다.

응급환자가 본인 부담 능력이 없는 경우, 국민건강보험공단에서 본인 부담 진료비를 지원하는 「대지급금 제도」를 이용할 수 있다.

2) 진료비의 계산

처방전 입력 및 영수증 발행 방식은 외래 진료와 유사하나, 응급의료관리료가 추가된다. 또한, 환자가 응급실에서 6시간 이상 머무르는 경우 입원으로 간주되어 진료비가 산정되므로, 입원환자관리료를 적용할 수 있다. 반면, 환자는 입원 수가 기준으로 계산되므로 본인부담 진료비가 줄어들게 된다.

병실 부족으로 인해 6시간 이상 응급실에서 대기하는 경우, 입원으로 등록한 후 발생하는 각종 처방전을 수시로 입력하여 진료비를 계산하도록 한다. 귀가 시에는 가퇴원으로 처리할 수 있도록 한다.

응급의료관리료는 응급의료센터 또는 응급의료기관으로 지정된 병원에서만 적용되며, 응급 증상에 해당하는 상병이 있는 경우에 한하여 산정할 수 있다.

3. 응급환자 입원수속 및 마감

1) 입원 수속

(1) 입원 결정

응급실에서 진료한 결과, 담당 의사가 입원이 필요하다고 판단하면 입원 결정서를 발급한다. 입원 결정서에는 입원 수속 및 진료에 참고할 수 있는 기본 사항이 포함되며, 등록번호, 성명, 병명, 수술 예정일, 격리 여부, 식사 구분 등의 정보를 기재한다.

(2) 입원 우선순위 결정

입원 지시서를 발급받은 순서대로 입원하는 것이 원칙이나, 환자의 상태, 증상, 성별, 진료과, 감염성 질환 여부 등에 따라 입원 순서가 달라질 수 있다. 이때, 환자의 중증도에 대한 의료진의 의견을 반영하여 최종 입원 순서를 결정한다.

2) 응급실 마감 업무

(1) 응급실 외래 수납 마감

각 교대 근무자는 업무 종료 1시간 전 사번을 교체하고, 근무 교대 시 외래 및 응급 부문의 수납 금액을 합산한 후, 준비금과 환전 금액 및 관련 서류를 다음 근무자에게 인계한다.

(2) 입 · 퇴원 마감

① 원무일지를 작성하여 내원 및 진료 환자의 기록을 남기고, 문제 환자 및 교통사고 환자 등의 사항을 기록한 후, 원무 부서장의 1일 결재를 받는다.

② 미수 발생 건에 대해서는 미수 종류를 구분하고, 외래 진료비 계산서와 구비서류를 인계한다.

③ 교대 근무자는 응급실 수입 집계표를 출력한 후, 현재 수납액과 비교하여 수입을 확인하고 교대하며, 수입액을 마감한 후 은행에 입금한다.

5-3 | 응급의료수가관리

학습목표	1. 응급실 내원환자의 응급의료수가를 적용할 수 있다.

1. 응급의료수가의 지급 기준

1) 응급의료수가의 지급 기준 (법 제23조)

(1) 응급의료수가의 지급 기준은 보건복지부 장관이 정한다.

(2) 보건복지부 장관은 응급의료수가의 지급 기준을 정할 때, 응급의료기관에 대한 평가 결과를 반영하여 응급의료수가에 차등을 둘 수 있다.

2) 응급의료수가 기준 (의료기관의 응급의료수가 기준)

(1) 적용 기준

① 응급의료수가 기준은 「의료법」에 따른 의료기관 또는 「지역보건법」에 따른 보건의료원에 적용한다.

② 응급의료수가 기준은 「응급의료에 관한 법률」에 해당하는 응급환자 또는 응급실에 내원한 환자를 진료한 경우에 적용한다.

(2) 산정 기준

① 응급의료기관이 응급실에서 응급환자 또는 응급실에 내원한 환자에게 응급처치 및 응급의료를 제공한 경우, 초일(初日)에 한하여 응급의료수가 기준액표 중 응급의료관리료를 산정한다. 단, 응급환자에 해당하지 않는 경우, 환자 본인이 응급의료관리료 전액을 부담한다.

② 응급의료수가 기준액표 중 응급처치료는 의료기관 또는 보건의료원에서 응급처치를 시행한 경우에 산정한다.

③ 응급의료기관이 응급실에서 응급환자에게 응급의료수가 기준액표에 해당하는 응급처치를 제공한 경우, 주·야간 또는 공휴일 여부와 관계없이 소정 점수의 50%를 가산한다.

④ 응급처치료에 대해서는 건강보험 행위 급여·비급여 목록표 및 급여 상대가치점수 중 행위 급여 일반 원칙의 요양기관 종별 가산율을 적용한다.

⑤ 응급환자에게 사용한 약제 및 치료 재료에 대한 수가는 건강보험 행위 급여·비급여 목록표 및 급여 상대 가치 점수를 기준으로 산정한다. 다만, 다른 법령에서 별

도로 정한 경우에는 해당 법령을 따른다.

⑥ 응급환자에게 본 기준에 포함되지 않은 진료행위를 시행한 경우, 관련 법령에 따라 진료 비용을 산정한다.

(별표1) 응급의료수가 기준액표

가. 응급의료관리료 (예비병상에 따른 비용포함)

분류	점수
○ 중앙응급의료센터, 권역응급의료센터	812.28
○ 분야별전문응급의료센터, 지역응급의료센터	703.98
○ 지역응급의료기관	270.76

나. 응급처치료

1) 건강보험 행위 급여·비급여 목록표 및 급여 상대가치점수 고시에서 [응급처치]로 분류된 항목

2) 기타 항목: 항목별 점수는 건강보험 행위 급여·비급여 목록표 및 급여 상대가치점수 고시에 따른다.

※ 자세한 사항은 [별표1] 기타항목분류 참조

2. 응급의료수가

1) 응급 기본 진료료 (건강보험 요양급여 비용 제2부 제19장 제1절)

(1) 응급의료관리료(Management of Emergency Care)(응-1)

① 「응급의료에 관한 법률」에 따른 응급의료기관이 응급실에서 응급환자 또는 응급실에 내원한 환자에게 응급처치 및 응급의료를 제공한 경우, 초일(初日)에 한하여 응급의료관리료를 산정한다.

② 「응급의료에 관한 법률」에 따른 응급의료기관 평가 결과에 따라, 응급의료관리료는 기관 등급별로 다음과 같이 가감할 수 있다. (단, 지역 응급의료기관은 가감 대상에서 제외한다.)

가감률
(1) A등급: 응급의료관리료 소정점수의 10% 가산
(2) B등급: 응급의료관리료 소정점수로 산정
(3) C등급: 응급의료관리료 소정점수의 10% 감산

③ 응급의료관리료와 진찰료는 함께 산정할 수 있다.

2) 응급진료 전문의 진찰료 등(응급진료 전문의 진찰료, 권역외상센터 전문의 진찰료) (응-2, 응-2-1)

(1) 응급진료 전문의 진찰료는 중증 응급 환자 또는 중증 응급 의심 환자를 권역응급의료센터, 소아전문응급의료센터, 지역응급의료센터 응급실에서 전문의가 직접 진료한 경

우에 산정한다. 또한, 응급의료기관 평가 결과에 따라, 응급진료 전문의 진찰료 가산은 기관 등급별로 다음과 같이 산정한다.

가감률
(1) 1등급: 응급진료 전문의 진찰료 소정점수의 50% 가산
(2) 2등급: 응급진료 전문의 진찰료 소정점수의 40% 가산

(2) 권역외상센터 전문의 진찰료는 권역외상센터 외상소생구역에서, 손상 중증도점수 9점 이상이거나 중증 응급환자 또는 중증 응급의심 환자에 해당하는 외상환자를 전문의가 직접 진료한 경우에 산정한다.

(3) 해당 항목의 소정 점수만을 산정하며, 공휴일·야간 가산 등 모든 추가 가산은 적용하지 않는다. 다만, 정신질환자에 대한 가산 및 소아전문응급의료센터에 내원한 6세 미만 소아에 대한 가산은 별도로 산정한다.

3) 중증응급환자 진료구역 관찰료 (응-3)

(1) 중증 응급환자 진료구역 관찰료는 중증 응급환자 또는 중증 응급의심 환자가 권역응급의료센터, 소아전문응급의료센터의 중증 응급환자 진료구역 병상에 배정되어 진료를 받은 경우, 1회에 한하여 산정한다.

(2) 응급의료기관 평가 결과에 따라, 중증 응급환자 진료구역 관찰료는 기관 등급별로 다음과 같이 가감할 수 있다.

가감률
(1) A등급: 중증응급환자 진료구역 관찰료 소정점수의 20% 가산
(2) B등급: 중증응급환자 진료구역 관찰료 소정점수로 산정
(3) C등급: 중증응급환자 진료구역 관찰료 소정점수의 20% 감산

(3) 간호인력확보수준에 따른 중증응급환자 진료구역 관찰료 차등제

① 간호 인력 확보 수준에 따른 등급은 2016년 진료분부터 적용하며, 전년도 응급의료기관 평가 결과를 반영하여, 다음 연도 1년 동안 적용한다.

② 간호 인력 확보 수준에 따라, 등급별로 중증 응급환자 진료구역 관찰료를 다음과 같이 가감한다.

가감률
(가) 1등급: 중증응급환자 진료구역 관찰료 소정점수의 40% 가산
(나) 2등급: 중증응급환자 진료구역 관찰료 소정점수의 30% 가산
(다) 3등급: 중증응급환자 진료구역 관찰료 소정점수의 20% 가산
(라) 4등급: 중증응급환자 진료구역 관찰료 소정점수의 15% 가산
(마) 5등급: 중증응급환자 진료구역 관찰료 소정점수의 10% 가산

(바) 6등급: 중증응급환자 진료구역 관찰료 소정점수의 5% 가산
(사) 7등급: 중증응급환자 진료구역 관찰료 소정점수로 산정
(아) 8등급: 중증응급환자 진료구역 관찰료 소정점수의 10% 감산
(자) 9등급: 중증응급환자 진료구역 관찰료 소정점수의 20% 감산

(4) 해당 항목의 소정점수만을 산정하고 공휴·야간 가산 등을 포함한 모든 가산은 적용하지 아니한다. 다만, 8세 미만의 소아에 대한 가산은 별도 산정한다.

4) 응급환자 진료구역 관찰료 (응-4)

(1) 응급환자 진료구역 관찰료는 중증 응급환자 또는 중증 응급의심 환자가 권역응급의료센터, 소아전문응급의료센터, 권역외상센터, 지역응급의료센터의 응급환자 진료구역 병상에 배정되어 진료를 받은 경우, 1회에 한하여 산정한다.

(2) 응급의료기관 평가 결과에 따라, 응급환자 진료구역 관찰료는 기관 등급별로 다음과 같이 가감한다.

가감률
(1) A등급: 응급환자 진료구역 관찰료 소정점수의 20% 가산 (2) B등급: 응급환자 진료구역 관찰료 소정점수로 산정 (3) C등급: 응급환자 진료구역 관찰료 소정점수의 20% 감산

(3) 간호인력확보수준에 따른 응급환자 진료구역 관찰료 차등제

① 간호 인력 확보 수준에 따른 등급은 2016년 진료분부터 적용하며, 전년도 응급의료기관 평가 결과를 반영하여, 다음 연도 1년 동안 적용한다.

② 간호 인력 확보 수준에 따라, 등급별로 응급환자 진료구역 관찰료를 다음과 같이 가감한다.

가감률
(가) 1등급: 응급환자 진료구역 관찰료 소정점수의 40% 가산 (나) 2등급: 응급환자 진료구역 관찰료 소정점수의 30% 가산 (다) 3등급: 응급환자 진료구역 관찰료 소정점수의 20% 가산 (라) 4등급: 응급환자 진료구역 관찰료 소정점수의 15% 가산 (마) 5등급: 응급환자 진료구역 관찰료 소정점수의 10% 가산 (바) 6등급: 응급환자 진료구역 관찰료 소정점수의 5% 가산 (사) 7등급: 응급환자 진료구역 관찰료 소정점수로 산정 (아) 8등급: 응급환자 진료구역 관찰료 소정점수의 10% 감산 (자) 9등급: 응급환자 진료구역 관찰료 소정점수의 20% 감산

(4) 해당 항목의 소정점수만을 산정하고 공휴·야간 가산 등을 포함한 모든 가산은 적용하

지 아니한다. 다만, 8세 미만의 소아에 대한 가산은 별도 산정한다.

5) 응급전용 중환자실 관리료 (응-5)

(1) 응급전용 중환자실 관리료는 중증 응급환자 또는 중증 응급의심 환자가 권역응급의료센터, 권역외상센터, 전문응급의료센터의 응급전용 중환자실 병상에 입원하는 경우에 산정된다.

(2) 응급의료기관 평가 결과에 따라 기관 등급별로 응급전용 중환자실 관리료는 다음과 같이 가감된다.

가감률
(1) A등급: 응급전용 중환자실 관리료 소정점수의 20%
(2) B등급: 응급전용 중환자실 관리료 소정점수로 산정
(3) C등급: 응급전용 중환자실 관리료 소정점수의 20%

6) 외상환자 관리료 (응-8)

(1) 권역외상센터 외상소생실에서 손상중증도 점수 9점 이상이거나, 중증 응급환자 또는 중증 응급 의심환자에 해당되는 외상 환자에게 진료가 이루어진 경우 초일에 한하여 1회 산정된다.

(2) 권역외상센터 평가 결과에 따라 기관 등급별로 외상환자 관리료는 다음과 같이 가감된다.

가감률
(1) A등급: 외상환자 관리료 소정점수의 20% 가산
(2) B등급: 외상환자 관리료 소정점수로 산정
(3) C등급: 외상환자 관리료 소정점수의 20% 감산

7) 상기 (1), (3), (4), (5), (6)의 기관등급

전년도 응급의료기관 평가결과에 따라 다음 연도 1년간 적용하며, 전년도 미평가 기관에 대해서는 기본등급으로 산정한다.

8) 건강보험요양급여비용 제19장 제1절(응급 기본진료료)에 기재하지 아니한 진료 영역의 행위에 대하여는 제2부 제1장(기본진료료) 내지 제18장(치과의 보철료)에 의하여 산정 한다.

3. 이송처치료(법 제24조)

1) 구급차등을 운용하는 자가 구급차 등을 이용하여 응급환자 등을 이송하였을 때에는 보건복지부령으로 정하는 이송처치료를 그 응급환자로부터 받을 수 있다.

2) 구급차등을 운용하는 자는 구급차등의 이용자로부터 상기 (1)에 따른 이송처치료 외에 별도의 비용을 받아서는 아니 된다.

3) 이송처치료 (응급의료수가기준 Ⅱ. 이송처치료)

(1) 적용기준

① (별표2) 이송처치료기준액표와 응급의료에 관한 법률 시행규칙 제11조, (별표3) 이송처치료의 기준은 응급의료에 관한 법률 제44조 제1항의 규정에 의하여 구급차를 운용하는 의료기관 또는 응급환자 이송업 허가를 받은 자가 구급차를 이용하여 환자를 이송한 경우에 적용한다. 다만, 사회복지사업법 등 다른 법령의 규정에 의하여 별도로 이송 처치료 기준을 정한 경우에는 그 기준에 따른다.

② 구급차를 운용하는 자는 환자 이송에 대한 이송 처치 비용을 이 기준에서 정한 이송처치료를 초과하여 징수할 수 없다.

③ 구급차를 운용하는 자는 구급차를 이용한 자 또는 그 보호자에게 이송처치료를 징수한 경우, (별지) 이송처치료 영수증을 2매 발급하여 1매는 구급차를 이용한 자 또는 그 보호자에게 교부하고, 1매는 구급차를 운용하는 자가 2년간 보관하여야 한다.

④ 응급구조사는 의사의 지시 또는 응급의료에 관한 법령에서 정한 범위 내에서 응급환자 발생 현장 및 이송 중에 응급 환자에게 최선을 다해 응급처치를 해야 한다.

(2) 산정기준

① 이송처치료는 응급의료에 관한 법률 시행규칙 제38조 제1항의 규정에 의한 일반구급차와 특수 구급차로 구분하여 산정한다.

② 이송처치료는 환자가 탑승한 거리에 따라 (별표2)와 응급의료에 관한 법률 시행규칙 제11조 (별표3)의 기준에 따라 산정하며, 일반 구급차의 경우 응급구조사, 의사 또는 간호사가 동승한 때에는 기본요금의 50%를 가산한다.

③ 이송처치료는 의사, 간호사, 응급구조사의 현장 출동 비용, 이송 중에 사용한 응급의료 장비 사용 및 구급처치 비용, 소모품, 의약품 비용이 포함되어 있으므로 (별표2)에 의한 이송처치료기준액표와 응급의료에 관한 법률 시행규칙 제11조 (별표 3) 이송 처치료 기준 이외에 별도로 산정할 수 없다.

④ 이송거리는 환자가 구급차에 실제로 탑승한 거리를 기준으로 하므로, 환자가 탑승

하지 않은 경우에는 왕복, 시외 또는 기타의 이유로 추가 요금을 요구하거나 징수할 수 없다.

⑤ 응급의료에 관한 법률 제44조 제1항 5. 응급환자의 이송을 목적사업으로 하여 보건복지부 장관의 설립 허가를 받은 비영리법인의 이송처치료는 (별표2)와 같다.

4) 이송처치료의 기준(시행규칙 제11조)

(1) 구급차 등을 운용하는 자가 법 제24조의 규정에 따라 응급환자로부터 받을 수 있는 이송처치료의 기준은 별표3과 같다.

(2) 구급차 등을 운용하는 자는 응급환자로부터 이송처치료를 받은 경우, 별지 제5호 서식의 이송처치료 영수증을 발급하여야 한다. 다만, 다음 각 호의 사항이 모두 표시된 신용카드 매출전표(賣出錢票)를 발급한 경우는 제외한다.

① 이송처치료의 기본, 추가 및 할증 요금

② 부가요금

표 5-4 이송처치료의 기준(시행규칙 제11조[별표3])

이송처치료의 기준(제11조 관련)			
구분	요금의 종류	구급차의 운용자	
		법제44조 제1항 제1호부터 제4호까지에 따른 의료기관 등	법제44조 제1항 제5호에 따른 비영리법인
일반 구급차	기본요금 (이송거리 10km 이내)	30,000원	20,000원
	추가요금 (이송거리 10km 초과)	1,000원/1km	800원/1km
	부가요금(의사, 간호사 또는 응급구조사가 탑승한 경우)	15,000원	10,000원
특수 구급차	기본요금 (이송거리 10km 이내)	75,000원	50,000원
	추가요금 (이송거리 10km 초과)	1,300원/1km	1,000원/1km
공통	할증요금 (00:00~04:00)	기본 및 추가요금에 각각 20% 가산	

비고: (1) "이송거리"는 환자가 구급차에 실제로 탑승한 거리임.

(2) 응급환자가 선박 및 항공기에 탑승한 경우의 이송처치료의 기준은 보건복지부장관이 따로 정하여 고시함.

5-4 | 응급실 미수금 및 대지급금

학습목표	1. 응급환자에게 발생한 미수금 및 대지급금을 관리할 수 있다.

1. 응급실 미수금 및 대지급금

1) 개요

의료기관과 구급차 등을 운용하는 자는 응급환자에게 응급진료 및 이송처치를 제공하고 응급환자로부터 응급의료비용을 받지 못했을 경우, 응급의료에 관한 법률에 의하여 미수금 대지급을 위탁받은 건강보험심사평가원에 응급환자를 대신하여 지불을 청구할 수 있다. 건강보험심사평가원은 이 응급의료비용을 대지급해 주며, 이후 응급환자 본인 또는 부양의무자 및 다른 법령에 의한 진료비 부담 의무자로부터 대지급금을 상환받는 제도이다.

이 제도는 응급환자가 당장 진료를 받아야 할 상황에서 진료비를 지불하지 못하는 이유로 의료기관 등이 응급진료를 거부하는 폐해를 없애고, 인간 생명의 존엄성을 유지하기 위해 도입되었다.

2) 대지급금 제도란

응급환자가 의료(이송)기관에서 응급의료(이송)를 제공받고 일시적인 경제적 어려움으로 의료비용을 받지 못한 경우, 국가가 의료(이송)기관에 대신 지급해 주고, 나중에 환자 본인을 포함한 상환의무자로부터 돌려받는 제도이다.

3) 미수금의 대지급

(1) 의료기관과 구급차 등을 운용하는 자는 응급환자에게 응급의료를 제공하고 그 비용을 받지 못했을 경우, 그 비용 중 응급환자 본인이 부담해야 하는 금액(이하 "미수금")에 대해 기금관리기관의 장에게 대신 지급을 청구할 수 있다.

(2) 기금관리기관의 장은 상기 (1)에 따라 의료기관 등이 미수금에 대한 대지급을 청구하면, 보건복지부령으로 정하는 기준에 따라 심사하여 그 미수금을 기금에서 대신 지급해야 한다.

(3) 국가나 지방자치단체는 상기 (2)에 따른 대지급에 필요한 비용을 기금관리기관의 장에게 보조할 수 있다.

(4) 기금관리기관의 장은 상기 (2)에 따라 미수금을 대신 지급한 경우, 응급환자 본인과 그 배우자, 응급환자의 1촌 직계혈족 및 그 배우자, 또는 다른 법령에 따른 진료비 부담 의무자에게 그 대지급금을 구상할 수 있다.

(5) 상기 (4)에 따른 대지급금의 상환 청구를 받은 자가 해당 대지급금을 정해진 기한 내에 상환하지 않으면, 기금관리기관의 장은 기한을 정해 독촉할 수 있다.
(6) 상기 (5)에 따른 독촉을 받은 자가 그 기한 내에 대지급금을 상환하지 않으면, 기금관리기관의 장은 보건복지부 장관의 승인을 받아 국세 체납처분의 예에 따라 이를 징수할 수 있다.
(7) 기금관리기관의 장은 상기 (4)에 따라 대지급금을 구상했으나 상환받기가 불가능하거나 소멸시효가 완성된 대지급금을 결손으로 처리할 수 있다.
(8) 미수금 대지급의 대상, 범위, 절차 및 방법, 구상의 절차 및 방법, 상환이 불가능한 대지급금의 범위 및 결손처분 절차 등에 관한 필요한 사항은 대통령령령으로 정한다.

4) 미수금 대지급의 범위

미수금 대지급의 범위는 다음의 비용 중 응급환자 본인이 부담해야 하는 비용으로 한다.

(1) 의료기관의 응급의료비용
(2) 구급차 등을 운용하는 자의 법 제24조에 따른 이송처치료(의료기관이 구급차 등을 운용하는 경우는 제외)

5) 미수금 대지급의 대상

미수금 대지급의 대상은 다음의 어느 하나에 해당하지 않는 응급환자이다.

(1) 다른 법령에 의하여 응급의료행위에 대한 비용(이하 "응급의료비용") 전액을 지급받는 자
(2) 다른 법령에 의하여 응급의료비용의 일부를 지급받는 자로서 그 나머지 응급의료비용을 부담할 능력이 있는 자

6) 미수금 대지급의 청구 및 심사 절차

(1) 의료기관과 구급차 등을 운용하는 자가 미수금의 대지급을 받으려는 경우, 보건복지부령으로 정하는 바에 따라 건강보험심사평가원장에게 미수금의 대지급을 청구해야 한다.
(2) 미수금의 대지급 청구는 진료 종료일 또는 이송 종료일로부터 3년 이내에 해야 한다.
(3) 건강보험심사평가원장은 상기 (1)에 따른 의료기관 등의 미수금 대지급 청구에 대해 그 내용을 심사한 후 대지급금을 지급해야 한다.

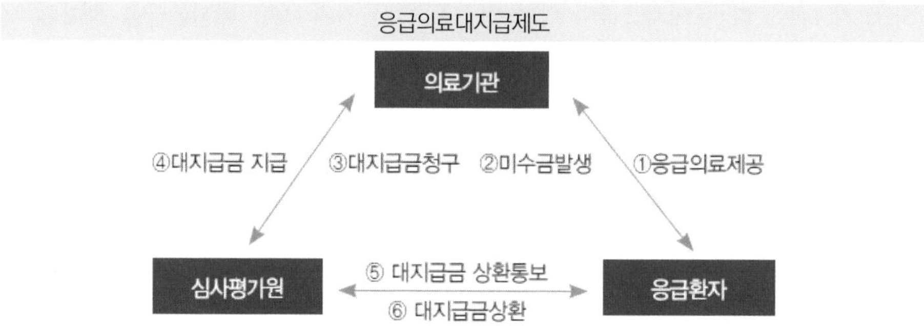

그림 5-2 응급의료비 대지급 절차

7) 대지급금 업무 처리 절차 및 청구기관

(1) 대지급금 업무 처리 절차

대지급금 제도를 이용하려면 응급환자와 보호자가 병원에 비치된 「응급진료비 미납 확인서」를 작성하여 병원에 제출해야 혜택을 받을 수 있다.

대지급금 업무처리 절차
① 의료(이송)기관이 응급환자에게 응급의료 제공 → ② 응급환자 미수금 발생 → ③ 의료(이송)기관이 건강보험심사평가원에 대지급금 청구 → ④ 건강보험심사평가원에서 대지급금 심사·지급 → ⑤ 건강보험심사평가원은 응급환자에게 대지급금 상환통보 → ⑥ 응급환자는 대지급금 상환

(2) 대지급금 신청 시 구비 서류

의료기관과 구급차 등을 운용하는 자는 미수금에 대한 대지급을 받으려는 경우, 응급환자 진료비(이송 치료료) 미수금 대지급 청구서에 다음의 서류를 첨부하여 건강보험심사평가원장에게 제출해야 한다.

대지급금 신청 시 구비 서류
(1) 응급환자 미수금 대지급금을 청구하는 경우 ① 응급환자 진료비(이송처치료) 미수금 대지급청구서(시행규칙 별지 제4호 서식) ② 국민건강보험법 시행규칙 제19조 제2항의 규정에 의한 요양급여비용명세서의 서식에 따른 응급진료비 산출내역서 1부 ③ 응급진료에 관한 진료기록부 사본 1부 (응급진료기간을 확인하기 위한 필수자료) ④ 환자에게 발행한 진료비계산서 사본 1부 (요양개시일로부터 퇴원하는 날까지 발생한 진료비 영수증) ⑤ 환자 또는 보호자의 응급진료비(이송처치료) 미납확인서 또는 의료기관(이송기관)장의 확인서(응급의료비미수금 대지급청구 심사기준 서식 제3호, 제4호)

(3) 청구 기관

의료기관(상급종합병원, 종합병원, 병원, 의원, 조산원)과 구급차 등을 운용하는 자(응급환자 이송을 목적 사업으로 하여 보건복지부 장관의 설립 허가를 받은 비영리법인, 응급환자 이송업의 허가를 받은 자)

8) 상환 방법

국가가 의료(이송)기관에 지급한 응급의료비용 미수금 대지급금은 상환 의무자가 건강보험심사평가원에서 받은 고지서를 통해 은행에 직접 납부하거나, 고지서에 안내된 지정 계좌(심평원)로 납부(반드시 응급환자 이름으로 납부)하면 된다.

(1) 상환 의무자: 환자 본인 배우자, 1촌 이내의 직계혈족 및 그 배우자 또는 다른 법령에 의한 진료비 부담 의무자

(2) 상환 의무자는 응급환자 본인과 동일한 상환 의무가 있다. 상환 의무자가 소득·재산이 있는데도 대지급금을 상환하지 않을 경우, 법에 따라 재산 상황 등을 파악하여 소송 또는 강제 집행 절차를 진행하게 된다.

9) 대지급 청구의 심사 기준 (시행규칙 제9조)

(1) 의약학적인 측면과 비용 효과적인 측면에서 응급의료를 적정하게 행하였는지 여부

(2) 대지급 청구의 대상인 응급 진료비 및 이송 치료료 산출의 적정성 여부

(3) 그 밖에 대지급 청구의 심사에 관한 세부적인 기준은 보건복지부 장관이 정하여 고시한다.

10) 미수금 대지급의 청구 방법 (시행규칙 제10조)

(1) 의료기관과 구급차 등을 운용하는 자는 미수금에 대한 대지급을 받고자 하는 경우, 응급 환자 진료비(이송 치료료) 미수금 대지급 청구서에 상환 의무자의 서명·날인을 받아 다음의 서류를 첨부하여 건강보험심사평가원장에게 제출해야 한다.

① 응급 진료비 미수금의 대지급을 청구하는 경우

㉮ 응급 진료에 관한 진료 기록부 사본 1부

㉯ 요양급여비용명세서 또는 의료급여비용명세서의 서식에 따른 응급진료비 산출 내역서 1부

㉰ 환자에게 발행한 진료비 계산서 사본 1부

② 이송 치료료 미수금의 대지급을 청구하는 경우

㉮ 이송 치료료 영수증 사본 1부

㉯ 출동 및 처치 기록지 1부

(2) 의료기관과 구급차 등을 운용하는 기관의 장은 응급환자가 다음의 어느 하나에 해당하여 상기 (1)에 따른 청구서에 상환 의무자의 서명·날인을 받을 수 없는 경우, 다음의 어느 하나에 해당한다는 내용의 확인서를 건강보험심사평가원장에게 제출해야 한다.

① 응급 진료 중 사망한 자로서 무연고자로 확인된 경우

② 응급 진료 중 이탈하여 복귀하지 아니하거나 응급 진료 종료 후 도주한 사람으로서 주소지 확인이 불가능함이 객관적으로 입증된 경우

③ 경찰관서의 장 또는 지방 자치단체 등을 통하여 조회한 결과 신원이 확인되지 않은 경우

④ 의식이 없는 상태에서 상환 의무자 없이 응급 진료 중 또는 종료 후 다른 의료기관으로 전원되었거나 이송되었음이 객관적으로 입증된 경우

■ 응급의료에 관한 법률 시행규칙 [별지 제4호서식] <개정 2020. 12. 16.>

응급환자진료비(이송처치료) 미수금 대지급 청구서

접수번호			
청구기관	요양기관기호(이송업허가)		기관명
	대표자		전화번호
	주소		우편번호
응급환자	성명	주민등록번호	전화번호
	주소		우편번호

< 상환의무자(응급환자 본인, 배우자, 1촌 이내의 직계혈족 및 그 배우자 등) 동의서 >

본인(상환의무자)은 . . .부터 . . .까지의 기간 동안 발생한 본인부담 응급진료비(이송처치료)의 미납금 중 귀 병(의)원이 건강보험심사평가원으로부터 받은 대지급금 전액을 건강보험심사평가원에 상환하겠습니다.

20 . . . 성명 (응급환자와의 관계:) 상환의무자 주민번호

상환의무자 주소 상환의무자 전화번호 (서명 또는 인)

대지급 청구 내역	대지급청구액 ①+②	응급진료비 ①	이송처치료 ②	건강보험(의료급여)진료비 심사결과 통보내역 접수번호	심사차수	묶음번호	명세서 일련번호
	원	원	원				

대지급금 수령계좌	예금주	은행명	계좌번호

대지급금 청구 사유		응급의료 정보통신망 전송내역	응급여부	
			한국 응급환자 중증도 분류	

「응급의료에 관한 법률 시행규칙」 제10조에 따라 응급환자진료비(이송처치료)의 미수금에 대한 대지급을 위와 같이 청구합니다.

년 월 일

청구기관 (서명 또는 인)

건강보험심사평가원장 귀하

첨부서류	1. 응급진료비 미수금의 대지급을 청구하는 경우 가. 응급진료에 관한 진료기록부 사본 1부 나. 「국민건강보험법 시행규칙」 제19조제3항에 따른 요양급여비용명세서 또는 「의료급여법 시행규칙」 제20조제3항에 따른 의료급여비용명세서의 서식에 따른 응급진료비 산출내역서 1부 다. 환자에게 발행한 진료비계산서 사본 1부 2. 이송처치료 미수금의 대지급을 청구하는 경우 가. 별지 제5호서식의 이송처치료 영수증 사본 1부 나. 별지 제16호서식의 출동 및 처치기록지 1부 3. 응급환자가 다음 각 목의 어느 하나에 해당하여 상환의무자의 서명·날인을 받을 수 없는 경우에는 다음 각 목의 어느 하나에 해당한다는 내용의 확인서 가. 응급진료 중 사망한 자로서 무연고자로 확인된 경우 나. 응급진료 중 이탈하여 복귀하지 않거나 응급진료 종료 후 도주한 자로서 주소지 확인이 불가능함이 객관적으로 입증된 경우 다. 경찰관서 또는 지방자치단체 등을 통하여 조회한 결과 신원이 확인되지 않은 경우 라. 의식이 없는 상태에서 상환의무자 없이 응급진료 중 또는 종료 후 다른 의료기관으로 전원되었거나 이송되었음이 객관적으로 입증된 경우	수수료 없음

처 리 절 차

청구서 작성	→	접 수	→	검 토 및 심사	→	결 재	→	대지급금 지급
청구인		처 리 기 관 (건강보험심사평가원)		처 리 기 관 (건강보험심사평가원)		처 리 기 관 (건강보험심사평가원)		

210mm × 297mm[백상지(80g/㎡) 또는 중질지(80g/㎡)]

실전대비 요약정리 사항 및 예상문제

제5장. 응급실 관리

1. 응급의료기관 분류 및 예비병상수 확보
2. 응급환자 중증도 분류
3. 일반 및 특수구급차의 의료장비 설치기준
4. 응급환자 진료절차 및 유의사항
5. 응급의료관리료 산정기준 및 응급증상
6. 응급실 미수금관리 및 대지급금(정의, 대상, 신청절차, 구비서류)

제 6 장 제증명 및 개인정보관리

6-1 | 제증명 발급

학습목표	1. 제증명을 접수하고 발행된 제증명을 발급할 수 있다. 2. 제증명 비용을 수납하고 발급 내역을 관리할 수 있다.

1. 진단서

1) 진단서의 개요

(1) 진단서

① 진단서(Medical Certificate)란 의사, 치과의사 또는 한의사가 사람의 건강상태나 상병(傷病) 등의 실정을 진단한 결과를 증명하기 위해 작성하는 문서이다. 즉, 의사가 자신의 진찰을 바탕으로 환자에게 발급하는 공식적인 문서이다.

따라서 진단서에는 환자의 성명, 생년월일, 진단명 및 기타 의사의 판단이 기재되며, 환자의 질병에 따른 행동 제한 또는 사회적 보호 필요성을 공적으로 보증하는 역할을 한다.

② 제증명이란 의사가 환자를 진찰 또는 검사한 후 그 결과를 종합하여 환자의 생명이나 건강 상태를 증명하기 위해 작성하는 의학적 판단서이다.

(2) 진단서 및 제증명의 용도

진단서와 제증명은 동일한 용도로 사용되며, 의사가 발행하는 사문서이지만 사회적·법적으로는 공문서에 준하는 효력을 가진다. 또한, 사인(私人) 통계 등 주요한 통계의 기초 자료로 활용되기도 한다.

진단서는 취업 시 건강 상태 증명, 생명보험 청구, 상해 사건에 대한 손해배상 청구, 병역 문제, 각종 면허 신청, 결근 또는 결석 사유 증명 등 법적·관행적으로 다양한 용도로 사용된다. 따라서 모든 진단서는 정확하게 발급되어야 하며, 의료기관에서는 진단서 발급 시 사회적 물의를 일으키지 않도록 철저히 관리하고 감독해야 한다.

(3) 제증명 신청서

제증명신청서(諸證明申請書)는 증명서 발급을 요청할 때 신청인의 인적 사항, 발급받고자 하는 증명서의 종류 및 사용 용도를 기재하여 제출하는 서식이다. 이를 통해 본인 여부를 확인하고, 증명서 발급 사항을 제증명 발급대장에 기록하여 발급 사실을 입증하는 용도로 활용된다.

발급받고자 하는 증명서의 종류에 따라 기재해야 할 항목이 달라지며, 본인 또는 대리인의 신원을 확인할 수 있는 신분증 등 구비서류를 제출해야 한다.

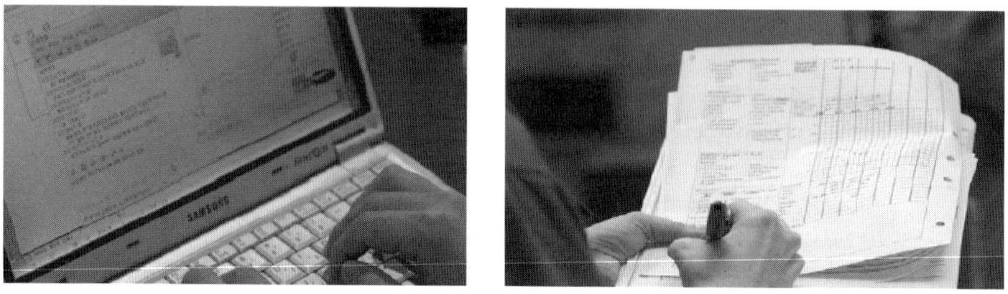

그림 6-1 진단서 발급

2) 법에 명시된 진단서 발급 관련 사항

(1) 의료법(17조)

① 의료업에 종사하며 직접 진찰하거나 검안(檢案)한 의사, 치과의사 또는 한의사(검안서에 한하여 검시(檢屍) 업무를 담당하는 국가기관에 종사하는 의사를 포함)가 아니면 진단서·검안서·증명서를 작성하여 환자에게 교부할 수 없다.

환자가 사망하거나 의식이 없는 경우에는 직계존속·직계비속, 배우자 또는 배우자의 직계존속에게 교부할 수 있으며, 환자가 사망하거나 의식이 없는 상태에서 직계존속·직계비속, 배우자 및 배우자의 직계존속이 모두 없는 경우에는 형제자매에게 교부할 수 있다. 또한, 검시를 진행하는 지방검찰청 검사(검안서에 한함)에게도 교부할 수 있다.

다만, 진료 중이던 환자가 최종 진료 시점으로부터 48시간 이내에 사망한 경우에는 재진 없이도 진단서나 증명서를 발급할 수 있다. 또한, 환자 또는 사망자를 직접 진찰하거나 검안한 의사·치과의사·한의사가 부득이한 사유로 인해 진단서·검안서·증명서를 발급할 수 없는 경우에는 같은 의료기관에 종사하는 다른 의사·치과의사·한의사가 환자의 진료기록부 등에 근거하여 발급할 수 있다.

② 의료업에 종사하며 직접 조산(助産)한 의사·한의사 또는 조산사가 아니면 출생·사망 또는 사산 증명서를 발급할 수 없다. 다만, 직접 조산한 의사·한의사 또는 조산사가 부득이한 사유로 증명서를 발급할 수 없는 경우, 같은 의료기관에 종사하는 다른 의사·한의사 또는 조산사가 진료기록부 등에 근거하여 발급할 수 있다.

③ 의사·치과의사·한의사는 자신이 진찰하거나 검안한 환자에 대해 진단서·검안서 또는 증명서 발급을 요구받았을 경우, 정당한 사유 없이 이를 거부할 수 없다.

④ 의사·한의사 또는 조산사는 자신이 조산한 출생·사망 또는 사산에 대한 증명서 발급을 요구받았을 경우, 정당한 사유 없이 이를 거부할 수 없다.

⑤ 제1항부터 제4항까지의 규정에 따른 진단서 및 증명서의 서식·기재 사항과 그 밖에 필요한 사항은 보건복지부령으로 정한다.

(2) 진단서의 기재 사항(의료법 시행규칙 제9조)

① 의사·치과의사 또는 한의사가 발급하는 진단서에는 다음의 사항을 적고 서명 날인하여야 한다.

진단서 기재 사항
1. 환자의 성명, 주민등록번호 및 주소. 다만, 환자가 비식별화된 가명 또는 전산관리번호를 부여받은 경우에는 성명 대신 가명을 적거나 주민등록번호 대신 전산관리번호를 적을 수 있고, 주소를 적지 않을 수 있다. 2. 질병분류기호 3. 발병 연월일 및 진단 연월일 4. 치료 내용 및 향후 치료에 대한 소견 5. 입원·퇴원 연월일 6. 의료기관의 명칭·주소, 진찰한 의사·치과의사 또는 한의사(부득이한 사유로 다른 의사 등이 발급하는 경우에는 발급한 의사 등을 말함)의 성명·면허자격·면허번호

② 질병의 원인이 상해(傷害)로 인한 것인 경우에는 상기 기재사항 외에 다음의 사항을 적어야 한다.

상해로 인한 추가 기재 사항
1. 상해의 원인 또는 추정되는 상해의 원인, 2. 상해의 부위 및 정도, 3. 입원의 필요 여부, 4. 외과적 수술 여부, 5, 합병증의 발생 가능 여부, 6, 통상 활동의 가능 여부, 7, 식사의 가능 여부, 8, 상해에 대한 소견, 9, 치료 기간

③ 병명 기재는 한국표준질병·사인분류에 따른다.

④ 진단서에는 연도별로 그 종류에 따라 일련번호를 붙이고 진단서를 발급한 경우에는 그 부본을 갖추어 두어야 한다.

(3) 허위진단서 작성금지(형법 제233조)

의사, 한의사, 치과의사 또는 조산사가 진단서, 검안서 또는 생사에 관한 증명서를 허위로 작성한 때에는 3년 이하의 징역이나 금고, 7년 이하의 자격정지 또는 3천만 원 이하의 벌금에 처한다.

(4) 진료기록부 등의 보존(의료법 시행규칙 제15조)

① 의료인이나 의료기관 개설자는 진료기록부 등을 다음에 정하는 기간 동안 보존하여야 한다. 다만, 계속적인 진료를 위하여 필요한 경우에는 1회에 한정하여 그 기간의 범위에서 연장하여 보존할 수 있다.

진단서 기재 사항
1. 환자 명부: 5년, 2. 진료기록부: 10년, 3. 처방전: 2년, 4. 수술기록: 10년, 5. 검사내용 및 검사소견기록: 5년, 6. 방사선 사진(영상물을 포함) 및 그 소견서: 5년, 7. 간호기록부: 5년, 8. 조산기록부: 5년, 9. 진단서 등의 부본(진단서·사망진단서 및 시체검안서 등을 따로 구분하여 보존할 것): 3년

② 상기의 진료에 관한 기록은 마이크로필름이나 광디스크 등에 원본대로 수록하여 보존할 수 있다.

③ 진료에 관한 기록을 보존하는 경우에는 필름 촬영 책임자가 필름의 표지에 촬영 일시와 본인의 성명을 적고, 서명 또는 날인하여야 한다.

3) 비급여 진료비용 등의 고지

(1) 의료법에 명시된 사항(제45조)

① 의료기관 개설자는 요양급여의 대상에서 제외되는 사항 또는 의료급여의 대상에서 제외되는 사항의 비용("비급여 진료비용"이라 함)을 환자 또는 환자의 보호자가 쉽게 알 수 있도록 보건복지부령으로 정하는 바에 따라 고지하여야 한다.

② 의료기관 개설자는 보건복지부령으로 정하는 바에 따라 의료기관이 환자로부터 징수하는 제증명 수수료의 비용을 게시하여야 한다.

③ 의료기관 개설자는 상기에서 고지·게시한 금액을 초과하여 징수할 수 없다.

▣ 「의료관계행정처분규칙」 별표(2.개별기준 나-16), 27))

(1) 법 제45조를 위반하여 다음 각 목의 어느 하나에 해당하게 된 경우: 시정명령처분 (2.개별기준 나-16))

① 환자 또는 환자의 보호자에게 비급여 진료비용을 고지하지 아니한 경우

② 제증명 수수료의 비용을 게시하지 아니한 경우

③ 비급여 진료비용의 고지 방법을 위반하거나 제증명 수수료 비용의 게시 방법을 위반한 경우

④ 고지·게시한 금액을 초과하여 징수한 경우

(2) 법 제63조에 따른 명령을 위반하거나 그 명령을 이행하지 아니한 경우: 업무정지 15일 처분 (2.개별기준 나-27)

(2) 의료법 시행규칙에 명시된 사항(제42조의2)

① 의료기관 개설자는 요양급여의 대상에서 제외되는 사항 또는 의료급여의 대상에서 제외되는 사항("비급여 대상"이라 함)의 항목과 그 가격을 적은 책자 등을 접수창구 등 환자 또는 환자의 보호자가 쉽게 볼 수 있는 장소에 갖추어 두어야 한다. 이 경우 비급여 대상의 항목을 묶어 1회 비용으로 정하여 총액을 표기할 수 있다.

② 의료기관 개설자는 비급여 대상 중 보건복지부장관이 정하여 고시하는 비급여 대상을 제공하려는 경우 환자 또는 환자의 보호자에게 진료 전 해당 비급여대상의 항목과 그 가격을 직접 설명해야 한다. 다만, 수술, 수혈, 전신마취 등이 지체되면 환자의 생명이 위험해지거나 심신상의 중대한 장애를 가져오는 경우에는 그러하지 아니하다.
③ 의료기관 개설자는 진료기록부 사본· 진단서 등 제증명 수수료의 비용을 접수창구 등 환자 및 환자의 보호자가 쉽게 볼 수 있는 장소에 게시하여야 한다.
④ 인터넷 홈페이지를 운영하는 의료기관은 제1항 및 제3항의 사항을 제1항 및 제3항의 방법 외에 이용자가 알아보기 쉽도록 인터넷 홈페이지에 따로 표시해야 한다.
⑤ 제1항부터 제4항까지에서 규정한 사항 외에 비급여 진료비용 등의 고지 방법의 세부적인 사항은 보건복지부장관이 정하여 고시한다.

2. 진단서 및 제증명의 종류

1) 진단서의 종류

진단서는 의사, 치과의사, 한의사가 환자의 건강 상태나 질병 등을 진단한 결과를 증명하기 위해 작성하는 문서이다. 다양한 종류의 진단서가 있으며, 각각 용도와 내용이 다르다.

(1) 건강진단서

건강진단서(Medical diagnosis)는 의사 또는 한의사가 사람의 건강 상태나 질병 등의 실정을 진단한 결과를 증명하기 위해 작성하는 문서이다. 일반적으로 건강진단서는 건강검진을 받은 사람의 결과를 기록하며, 건강체임을 증명하는 서류로 입학, 취업, 운전면허 신청, 해외여행 등의 목적으로 첨부되는 경우가 많다.

건강진단은 크게 개인적 건강 유지를 위한 것과 국민 전체의 건강 유지를 위해 행정적으로 특정 대상자에게 의무적으로 시행하는 것으로 나눌 수 있다. 후자는 '정기 건강진단'이라고 하며, 근로보건관리규정에 따르면 위생상 유해한 직장의 종업원은 연 2회 이상의 건강진단을 받아야 하며, 그 외 직장에서는 연 1회 이상 건강진단을 받도록 규정하고 있다.

건강진단서는 검사를 통해 활동성 폐결핵, 정신병, 마약류 중독 등의 증상이 없으며 농자(聾者), 아자(啞者), 맹자(盲者), 불구폐질자가 아님을 증명하는 내용을 포함한다.

(2) 일반진단서

일반진단서(General diagnosis)는 의사가 환자의 건강 상태나 질병의 실정을 진단한 결과를 증명하기 위해 작성하는 문서이다. 일반진단서에는 환자의 인적 사항, 병명, 발병일, 향후 치료 의견 등을 정확하게 기재해야 한다. 작성 후에는 의료기관명을 표기하고 담당 의사의 서명 또는 날인을 받아야 한다. 일반진단서는 장기간의 결석 및 결근 사유를 밝히거나 휴학,

휴직 등을 신청할 때 증빙 자료로 활용된다.

(3) 상해진단서

상해진단서(Medical certificate of injury)는 사고로 인해 신체적 상해를 입었음을 증명하는 문서이다. 이는 대인 간 다툼으로 인한 신체 손상이나 권리침해 시 피해 정도를 판단하는 근거 자료가 된다. 법적 판단을 위한 중요한 자료로 활용되므로, 의사는 신중하게 발급해야 하며, 특히 발생 시점과 상해 원인을 명확히 확인해야 한다. 또한 보호자나 환자의 진술을 바탕으로 작성된 내용임을 명확히 기재해야 한다.

업무 중 신체적 피해를 입은 경우 근로자가 더 이상 업무 수행이 불가능한 상태라면 금전적 보상을 받을 수 있다. 예를 들어, 휴업 보상, 장해 보상, 유족 보상 등이 포함되며, 산업재해 보상이나 법적 분쟁을 해결하는 데 필요한 증명서가 바로 상해진단서이다.

서식의 구성 항목 및 기재 사항
등록번호, 연번호, 환자의 성명, 환자의 주소, 질병명, 발병 또는 상해 연월일, 상해의 원인 또는 추정되는 상해의 원인, 상해 부위와 정도, 입원의 필요 여부, 외과적 수술 여부, 합병증의 발생 가능 여부, 통상 활동의 가능 여부, 식사의 가능 여부, 상해에 대한 소견, 치료기간, 향후 치료에 대한 소견, 비고, 의료기관 명칭

(4) 병사용진단서

병사용진단서(Medical certificate for soldiers)는 군 복무 적합 여부를 판정하는 데 참고하기 위한 문서이다. 병무청에서 정한 서식에 따라 기재해야 하며, 질병 상태와 향후 치료기간 등을 포함해야 한다. 병사용진단서는 병무청 지정 병원에서 발급받는 것이 원칙이나, 장기 입원 치료 중인 환자는 예외적으로 다른 병원에서도 발급받을 수 있다. 유효 기간은 3개월이며, 만료 시 재판정을 받아야 한다.

(5) 장애진단서

장애진단서(Legal blindness certificate)는 장애 여부를 판단할 수 있도록 진단 내용을 기록한 문서이다. 장애 등록 관련 법령에 따라 전문의가 장애 등급을 판정하며, 원인 질환 발생 후 최소 6개월 이상의 지속적인 치료 후에 장애가 고착되었을 때 발급된다. 지체 절단이나 인공관절 치환 등의 경우 예외적으로 빠르게 진단서를 발급할 수 있다.

(6) 사망진단서 및 시체검안서

① 사망진단서(Death certificate)

사망진단서(Death certificate)는 환자의 사망 사실을 증명하는 문서로, 개인의 의무와 권리가 말소되며 매장, 화장, 상속, 보험 처리 등에 사용된다. 최종 진료 후 48시간 내 사망이 예견된 경우에는 별도의 검안 없이 발급이 가능하지만, 예측되지 않은 사망이나 병원 도착 전 사망(DOA) 시에는 시체검안서를 발급해야 한다.

사망 진단서의 구성 항목
성명, 성별, 실제 생년월일, 본적, 주소, 발병일시, 사망일시, 사망 장소, 사망의 종류, 사망의 원인, 외인사의 추가사항, 발행일, 주소, 명칭, 면허번호, 성명, 의료기관 명칭 등이 있다

② 시체검안서(Post-mortem certificate)

시체검안서(Post-mortem certificate)는 의료기관의 치료를 받지 않은 채 사망한 사람의 사인을 검증하여 발급하는 문서이다. 법적 용어는 '검안서'이며, 사망신고 시 반드시 첨부해야 한다.

(7) 채용신체검사서

채용신체검사서(Recruitment physical examination)는 채용 예정자의 건강 상태와 신체 상태를 검사하여 기록한 서류이다. 신장, 체중, 흉곽, 시력 등 신체 부위별 검사를 포함하며, 질병 예방과 건강 증진을 목적으로 한다.

(8) 공무원 요양 진단서

공무원 및 사립학교 교직원의 공무상 부상이나 질병에 대해 공무상 요양 승인을 받기 위해 발급되는 진단서이다.

(9) 근로 능력 평가용 진단서

근로 능력 평가용 진단서는 기초생활수급자의 근로능력 판정 및 복지 급여 수준 결정, 의료급여 종별 결정 등을 위해 발급된다.

(10) 기타 진단서

이외에도 각종 보험용 진단서, 산업재해 장애진단서, 국민연금 장애진단서, 영문진단서 등이 있으며, 요양기관에서 자체적으로 별도의 서식을 만들어 발급할 수도 있다.

2) 소견서 및 확인서·증명서

(1) 진료 소견서

진료 소견서(Medical referral)란 주치의가 환자의 질병명과 현재 증상에 대한 의견을 기록한 문서이다. 특별한 서식이나 기준은 없지만, 의사의 소견을 진단서의 기준에 맞춰 작성하여 발급한다. 진단이 확정되지 않은 경우에도 환자나 보호자의 요청에 따라 발급될 수 있으며, 주로 환자의 상태, 증상, 향후 치료 계획 등의 내용을 포함한다.

소견서의 구성 항목은 진료일, 진료과, 진료 의사의 성명, 환자의 성명, 주민등록번호, 성별, 나이, 연락처, 진료 구분, 질병명, 현재 증상, 향후 소견 등이다.

(2) 진료 확인서

진료확인서는 환자의 외래 진료 및 입·퇴원 사실을 확인해 주는 증명서로, 병명, 진료과, 통원치료 기간을 기재하나 환자의 상태나 예후는 포함되지 않는다. 주로 보험 입원 특약 신청, 직장에서의 결근 사유 증명, 학교에서의 결석 사유 증명, 기타 입·퇴원 사실 증명 등에 사용된다.

(3) 출생 증명서

출생증명서(Certificate of birth)는 출생 사실을 증명하는 문서로, 이름, 출생지, 생년월일 등의 정보를 포함한다. 또한, 출생증명서는 법적·사회적 관계에서 출생의 주체를 증명하는 역할을 하며, 국민 출생에 관한 통계 및 사회·경제·교육·보건 등의 중요한 기초 자료로 활용된다.

출생은 임신 기간과 관계없이 태아가 모체에서 완전히 배출 또는 만출된 후, 호흡이나 기타 생명 징후를 보이는 상태로 정의된다.

(4) 사산(사태) 증명서

사산증명서는 임신 4개월(16주) 이상 된 태아가 사산된 경우 발급하는 문서이다. 사태증명서는 본인이 직접 진료하지 않은 사산아를 검안한 경우 발급하는 증명서이다. 임신 4개월 미만의 경우 태아는 적출물로 처리된다.

(5) 치료 확인서

입원, 퇴원, 또는 통원치료 중임을 확인해 주는 증명서로, 진료과 및 입·퇴원 또는 통원 기간을 기재하나 환자의 상태나 예후는 기록하지 않는다. 병명이 기재되지 않고 단순히 입원 여부나 진료일만 표시하는 경우에는 의사의 확인 없이 제증명 발급 창구에서 발급할 수 있으나, 병명이 포함되어야 할 경우 별도의 확인서를 발급해야 한다.

(6) 향후 치료비 추정서

향후 치료비 추정서는 지속적인 진료가 필요한 환자의 예상 치료 비용을 산출하여 제공하는 문서이다. 의사가 예상하는 치료 내용과 해당 진료 수가를 합산하여 계산되며, 변수적인 요인이 많기 때문에 의사와 진료비 계산 부서 간의 협조를 통해 공동으로 작성해야 한다.

(7) 감정서

감정서(Appraisal statement)에는 신체 후유 장애를 평가하는 신체 감정서, 연령 감정서, 부검 감정서, 친자 감정서, 정신 상태 감정서, 성범죄 감정서, 성별 감정서 등이 있으며, 별도의 공식 서식은 없다.

다만, 신체와 관련된 장애 진단서는 신체 감정서의 한 종류로, 자동차보험의 경우 맥브라이드 장애 등급표에 따라 장애 정도를 평가하며, 산재보험의 경우 산업재해보상보험법에 따라 신체 장애 등급을 1급부터 14급까지 분류하여 평가한다.

(8) 입원확인서

입원확인서(Confirmation form of hospitalization)는 병원에 입원한 사실을 증명하는 문서로, 입원 기간과 병명이 기재되어야 한다.

3. 진단서 발급 절차 및 방법

1) 병원 중심 및 환자 중심 발급

(1) 병원 중심 발급

진단서나 제증명이 필요한 환자 또는 보호자가 의사에게 제증명 발급을 신청하면, 의사는 진단서를 작성하여 발급 창구에 제출한다. 이후 필요한 수만큼 발급받은 후, 다시 해당 의사에게 제출하여 서명 및 날인을 받는 방식이다.

(2) 환자 중심 발급

환자가 제증명 발급을 신청하면 병원에서 모든 발급 과정을 처리하는 방식이다. 이 방법은 주로 의원급 의료기관에서 활용되지만, 대형 병원의 경우 처리 시간이 오래 걸리고 제증명 발급을 전담할 인력이 필요하다는 어려움이 있다.

2) 외래 및 입원 경우 발급절차

(1) 외래의 경우

진단서 발급 절차
① 해당 진료과 접수→ ② 담당의사와 상담→ ③ 담당의사 진단서 입력→ ④ 수납창구에서 진단서료 수납→ ⑤ 담당의사 날인 및 수납창구에서 발급

(2) 입원의 경우

진단서 발급 절차
① 해당 주치의, 간호사에게 신청→ ② 담당의사와 상담→ ③ 담당의사 진단서 입력→ ④ 증명서 발급 창구 진단서 출력→ ⑤ 담당의사 날인 및 발급창구에서 발급.

(3) 제증명 발급 방법

① 의사 직접 발급

의사가 직접 작성하는 방식으로, 가장 정확한 방법이지만 바쁜 진료 일정으로 인해 많은 시간이 소요되는 어려움이 있다.

② 전산 이용 발급

의사가 원본을 작성한 후, 제증명 발급 전담자가 PC를 이용하여 신청한 수만큼 발급하는 방식이다.

③ 원내 전자문서 이용 발급

의사가 전산 시스템에서 제증명서를 작성한 후 서명 및 날인을 완료하면, 이를 제증명 발급 창구로 전송하는 방식이다. 이 방법은 OCS(처방전달시스템)가 잘 개발된 대학병원 등에서 많이 활용되고 있다.

(4) 제증명 발급료 보험 급여 여부

① 건강보험 및 의료급여 대상 여부

제증명 발급료는 건강보험 및 의료급여 대상이 아니므로 전액 환자가 부담해야 한다.

② 산재보험 및 자동차보험 적용 여부

산재보험 및 자동차보험의 경우, 발급 목적과 용도에 따라 급여 또는 비급여로 구분된다.

(5) 제증명 발급 시 유의사항

① 본인 확인

채용신체검사서, 건강진단서, 병사용 진단서를 발급받기 위해 내원한 환자는 본인을 확인할 수 있는 사진을 첨부하고 신분증을 제시해야 한다. 또한, X-ray 촬영 및 혈액검사 시에도 본인 여부를 철저히 확인해야 한다.

② 인적사항 확인

성명, 주민등록번호, 주소를 확인하여 진단서에 정확히 기록해야 한다. 특히, 최초 내원 시의 주소와 현재 주소가 다를 수 있으므로 진단서 발급 시 이를 반드시 확인해야 한다. 사망진단서, 산체검안서, 출생증명서의 경우 주민등록상의 주소와 다를 경우 사망 신고나 출생 신고가 어려울 수 있으므로 주의해야 한다.

③ 사망진단서의 외인사 구분

사망진단서 발급 시 사망 원인이 질병인지, 외인사(자살, 타살, 사고사)인지 명확히 구별해야 한다. 지병이 있던 환자라 하더라도 자살이나 음독의 경우 외인사로 기록해야 하며, 이 경우 관할 경찰서에 신고해야 한다.

④ 진단 기간 및 숫자 확인

출생 일시, 사망 일시, 진단 기간 등의 오류가 발생하면 법적 문제가 발생할 수 있으므로 정확한 기재가 필요하다. 특히, 제증명의 법적 효력을 다투는 경우 문제가 더욱 커

질 수 있으므로 숫자 및 기간을 철저히 확인해야 한다.

⑤ 사본 보관 및 발급대장 관리

진단서는 연도별로 종류에 따라 일련번호를 부여하고, 발급한 경우 부본을 보관해야 한다. 또한, 진단서의 보존 기간은 3년으로 규정되어 있다.

㉮ 진단서 발급대장

진단서 발급대장								
일련번호	발급일	등록번호	성명	진단서종류	발급수량	발급의사		비고
						진료과	성명	

그림 6-2 진단서 발급대장 양식

㉯ 사망진단서 발급대장

사망진단서 발급대장									
일련번호	발급일	등록번호	성명	사망일시	병명	발급수량	발급의사		비고
							진료과	성명	

그림 6-2 사망 진단서 발급대장 양식

(6) 제증명 수수료

보건복지부 고시에 따르면, 진단서 등 각종 증명서 발급에 소요되는 비용은 환자가 실비로 부담하도록 규정되어 있다. 또한, 의료법 제45조(비급여 진료비용 등의 고지)에 따라 의료기관은 환자로부터 징수하는 제증명 수수료를 반드시 게시해야 하며, 게시한 금액을 초과하여 징수할 수 없다.

표 6-1 제증명 수수료

NO	항 목	기 준	상한금액
1	일반진단서	의료법 시행규칙 [별지 제5호의2서식]에 따라 의사가 진찰하거나 검사한 결과를 종합하여 작성한 진단서를 말함	20,000
2	건강진단서	취업, 입학, 유학, 각종 면허 발급 등을 위해 의사가 건강상태를 증명하는 진단서를 말함	20,000
3	근로능력평가용 진단서	국민기초생활 보장법 시행규칙 제35조 [별지 제6호서식]에 따라 의사가 근로능력 평가를 위해 발급하는 진단서를 말함	10,000
4	사망진단서	의료법 시행규칙 [별지 제6호서식]에 따라 의사가 환자의 사망을 의학적으로 확인 후 그 결과를 기록한 진단서를 말함	10,000
5	장애 정도 심사용 진단서(신체적장애)	장애인복지법 시행규칙 [별지 제3호서식]에 따라 의사가 장애에 대한 결과를 종합하여 작성한 진단서를 말함 * 보건복지부고시 '장애 정도 판정기준'에 따른 신체적 장애	15,000

NO	항 목	기 준	상한금액
6	장애 정도 심사용 진단서(정신적장애)	장애인복지법 시행규칙 [별지 제3호서식]에 따라 의사가 장애에 대한 결과를 종합하여 작성한 진단서를 말함 * 보건복지부고시 '장애 정도 판정기준'에 따른 정신적 장애	40,000
7	후유장애진단서	질병, 부상 등이 원인이 되어 신체에 발생한 장애로, 의사가 더 이상의 치료효과를 기대할 수 없다고 판단하는 진단서를 말함	100,000
8	병무용 진단서	병역법 시행규칙 [별지 제106호서식]에 따라 군복무 등을 위해 의사가 진찰하거나 검사한 결과를 종합하여 작성한 진단서를 말함	20,000
9	국민연금 장애심사용 진단서	보건복지부고시「국민연금장애심사규정」[별지 제1호서식]에 따라 국민연금수혜를 목적으로 의사가 장애의 정도를 종합하여 작성한 진단서를 말함	15,000
10	상해진단서(3주미만)	의료법 시행규칙 [별지 제5호의3서식]에 따라 질병의 원인이 상해(傷害)로 상해진단기간이 3주 미만일 경우의 진단서를 말함	100,000
11	상해진단서(3주이상)	의료법 시행규칙 [별지 제5호의3서식]에 따라 질병의 원인이 상해(傷害)로 상해진단기간이 3주 이상일 경우의 진단서를 말함	150,000
12	영문 일반진단서	의료법 시행규칙 [별지 제5호의2서식]에 따라 의사가 영문으로 작성한 '일반 진단서'를 말함	20,000
13	입퇴원확인서	환자의 인적사항(성명, 성별, 생년월일 등)과 입퇴원일을 기재하여, 입원사실에 대하여 행정적으로 발급하는 확인서를 말함 (입원사실증명서와 동일)	3,000
14	통원확인서	환자의 인적사항(성명, 성별, 생년월일 등)과 외래 진료일을 기재하여, 외래진료사실에 대하여 행정적으로 발급하는 확인서를 말함	3,000
15	진료확인서	환자의 인적사항(성명, 성별, 생년월일 등)과 특정 진료내역을 기재하여, 특정 진료사실에 대하여 행정적으로 발급하는 확인서를 말함 (방사선 치료, 검사 및 의약품 등)	3,000
16	향후진료비추정서(천만원미만)	계속적인 진료가 요구되는 환자에게 향후 발생이 예상되는 치료비가 1천만원 미만일 경우 발급하는 증명서를 말함	50,000
17	향후진료비추정서(천만원이상)	계속적인 진료가 요구되는 환자에게 향후 발생이 예상되는 치료비가 1천만원 이상일 경우 발급하는 증명서를 말함	100,000
18	출생증명서	의료법 시행규칙 [별지 제7호서식]에 따라 의사 또는 조산사가 작성하는 태아의 출생에 대한 증명서를 말함	3,000
19	시체검안서	의료법 시행규칙 [별지 제6호서식]에 따라 주검에 대하여 의학적으로 확인 후 그 결과를 기록하여 발급하는 증명서를 말하며, 출장비를 포함하지 않음 * 검찰, 경찰의 업무 처리를 위한 시체검안서는 제외	30,000
20	장애인증명서	소득세법 시행규칙 [별지 제38호서식]에 따라 장애인공제 대상임을 나타내는 증명서를 말함	1,000

NO	항 목	기 준	상한금액
21	사산(사태)증명서	의료법시행규칙 [별지 제8호서식]에 따라 의사 또는 조산사가 작성한 태아의 사산(死産) 또는 사태(死胎)에 대한 증명서를 말함	10,000
22	입원사실증명서	환자의 인적사항과 입원일이 기재되어 있는 확인서로 입퇴원 확인서 금액기준과 동일함	입퇴원 확인서와 같음
23	채용신체검사서(공무원)	「공무원 채용 신체검사 규정」 [별지 제1호서식]에 따라 국가공무원을 신규로 채용할 때에 그 직무를 담당할 수 있는 신체상의 능력을 확인하는 증명서를 말함 * 계측검사, 일반혈액검사, 요검사, 흉부방사선검사 비용을 포함하며, 그 외 마약류 검사 및 특이질환 검사 비용 등은 제외	40,000
24	채용신체검사서(일반)	근로자를 신규로 채용할 때에 그 직무를 담당할 수 있는 신체상의 능력을 확인하는 증명서를 말함 * 계측검사, 일반혈액검사, 요검사, 흉부방사선검사 비용을 포함하며, 그 외 마약류 검사 및 특이질환 검사 비용 등은 제외	30,000
25	진료기록사본 (1~5매)	의료법 시행규칙 제15조제1항에 따른 진료기록부 등을 복사하는 경우를 말함(1~5매까지, 1매당 금액)	1,000
26	진료기록사본 (6매 이상)	의료법 시행규칙 제15조제1항에 따른 진료기록부 등을 복사하는 경우를 말함(6매부터, 1매당 금액)	100
27	진료기록영상(필름)	방사선단순영상, 방사선특수영상, 전산화단층영상(CT) 등 영상 자료를 필름을 이용하여 복사하는 경우를 말함	5,000
28	진료기록영상(CD)	영상진단, 내시경사진, 진료 중 촬영한 신체부위 등 영상 자료를 CD를 이용하여 복사하는 경우를 말함	10,000
29	진료기록영상(DVD)	영상진단, 내시경사진, 진료 중 촬영한 신체부위 등 영상 자료를 DVD를 이용하여 복사하는 경우를 말함	20,000
30	제증명서 사본	기존의 제증명서를 복사(재발급)하는 경우를 말함(동시에 동일 제증명서를 여러통 발급받는 경우 최초 1통 이외 추가로 발급받는 제증명서도 사본으로 본다)	1,000

주) 상한금액은 진찰료 및 각종 검사료 등 진료비용을 포함하지 않음

(7) 제증명 발급 사실 조회

법원이나 공공기관에서 제증명서 발급 사실 여부를 확인하기 위해 진단서 발급 사실 조회를 요청하는 경우, 해당 문서를 접수한 의료기관은 관련 발급 자료를 확인한 후 공식 문서로 회신해야 한다.

■ 의료법 시행규칙 [별지 제5호의2서식] <개정 2019. 9. 27.>

진 단 서

등록번호
연 번 호

<table>
<tr><td>환자의 성명</td><td></td><td>환자의
주민등록번호</td><td></td></tr>
<tr><td>환자의 주소</td><td colspan="3">(전화번호:)</td></tr>
<tr><td>병 명
[ ] 임상적 추정
[ ] 최 종 진 단</td><td colspan="2">(주 질병 · 부상)

(부 질병 · 부상)</td><td>질병분류기호</td></tr>
<tr><td>발병 연월일</td><td>년 월 일</td><td>진단 연월일</td><td>년 월 일</td></tr>
<tr><td>치료 내용 및 향후
치료에 대한 소견</td><td colspan="3"></td></tr>
<tr><td>입원 · 퇴원 연월일</td><td colspan="2">입원일: 년 월 일부터</td><td>퇴원일: 년 월 일</td></tr>
<tr><td>용 도</td><td colspan="3"></td></tr>
<tr><td>비 고</td><td colspan="3"></td></tr>
</table>

「의료법」 제17조 및 같은 법 시행규칙 제9조제1항에 따라 위와 같이 진단합니다.

년 월 일

의료기관 명칭:

주소:

[ ]의사 [ ]치과의사 [ ]한의사 면허번호 제 호

성 명: (서명 또는 인)

작 성 방 법

1. 환자의 인적사항은 진찰한 의사, 치과의사 또는 한의사가 주민등록증, 기간 만료 전 여권, 운전면허증, 공무원증, 국립 · 공립대학 학생증, 군무원증, 건강보험증, 외국인등록증 등 국가공인 신분증(환자가 미성년자인 경우에는 주민등록등본 · 초본, 학생증 등으로 대체 가능합니다)과 대조하여 확인하고 서명 또는 날인합니다.
2. "병명"란에는 "임상적 추정"과 "최종진단" 중 택일하여 [ ]에 √ 표시를 하고, 질병명은 한글로 적되 영어로 적을 경우에는 한글을 함께 적으며, 질병분류기호도 함께 적습니다.

210mm×297mm[백상지 80g/㎡]

■ 의료법 시행규칙 [별지 제6호서식] <개정 2021. 6. 30.>

사망진단서(시체검안서)

※ [ ]에는 해당되는 곳에 "✔"표시를 합니다.

등록번호	연번호	원본 대조필인

① 성 명		② 성 별	[ ]남[ ]여
③ 주민등록번호	- ④ 실제생년월일 년 월 일	⑤ 직 업	
⑥ 주 소			
⑦ 발 병 일 시	년 월 일 시 분(24시간제에 따름)		
⑧ 사 망 일 시	년 월 일 시 분(24시간제에 따름)		

⑨ 사 망 장 소	주소	
	장소	[ ] 주택 [ ]의료기관 [ ] 사회복지시설(양로원, 보육원 등) [ ] 공공시설(학교, 운동장 등) [ ] 도로 [ ] 상업·서비스시설(상점, 호텔 등) [ ] 산업장 [ ] 농장(논밭, 축사, 양식장 등) [ ] 병원 이송 중 사망 [ ] 기타( )

⑩ 사망의 원인 ※(나)(다)(라)에는 (가)와 직접 의학적 인과관계가 명확한 것 만을 적습니다.	(가)	직접 사인		발병부터 사망까지의 기간	
	(나)	(가)의 원인			
	(다)	(나)의 원인			
	(라)	(다)의 원인			
	(가)부터 (라)까지와 관계없는 그 밖의 신체상황				
	수술의사의 주요소견			수술 연월일	년 월 일
	해부의사의 주요소견				
⑪ 사망의 종류	[ ] 병사 [ ] 외인사 [ ] 기타 및 불상				

⑫ 외인사 사항	사고 종류	[ ] 운수(교통) [ ] 중독 [ ] 추락 [ ] 익사 [ ] 화재 [ ] 기타( )		의도성 여 부	[ ] 비의도적 사고 [ ] 자살 [ ] 타살 [ ] 미상
	사고발생 일시	년 월 일 시 분(24시간제에 따름)			
	사고발생 장소	주소			
		장소	[ ] 주택 [ ]의료기관 [ ] 사회복지시설(양로원, 보육원 등) [ ] 공공시설(학교, 운동장 등) [ ] 도로 [ ] 상업·서비스시설(상점, 호텔 등) [ ] 산업장 [ ] 농장(논밭, 축사, 양식장 등) [ ] 기타( )		

「의료법」 제17조 및 같은 법 시행규칙 제10조에 따라 위와 같이 진단(검안)합니다.

년 월 일

의료기관 명칭 :
주소 :

의사, 치과의사, 한의사 면허번호 제 호

성 명: (서명 또는 인)

유 의 사 항
사망신고는 1개월 이내에 관할 구청·시청 또는 읍·면·동사무소에 신고하여야 하며, 지연 신고 및 미신고 시 과태료가 부과됩니다.

210㎜×297㎜[백상지 80g/㎡(재활용품)]

■ 의료법 시행규칙 [별지 제5호의3서식] <개정 2019. 9. 27.>

상 해 진 단 서

등록번호	
연 번 호	

환자의 성명		환자의 주민등록번호	
환자의 주소	(전화번호 :)		
병 명 [ ] 임상적 추정 [ ] 최 종 진 단	(주 질병ㆍ부상) (부 질병ㆍ부상)	질병분류기호	
발병 또는 상해 연월일	년 월 일	진단 연월일	년 월 일
상해의 원인 또는 추정되는 상해의 원인			
상해 부위와 정도			
입원의 필요 여부			
외과적 수술 여부			
합병증의 발생 가능 여부			
통상활동의 가능 여부			
식사의 가능 여부			
상해에 대한 소견			
치 료 기 간	년 월 일부터 년 월 일까지 (진단일부터 일간)		
치료 내용 및 향후 치료에 대한 소견			
입원ㆍ퇴원 연월일	입원일: 년 월 일부터	퇴원일: 년 월 일까지	
비 고			

「의료법」 제17조 및 같은 법 시행규칙 제9조제2항에 따라 위와 같이 진단합니다.

년 월 일

의료기관 명칭:

주소:

[ ]의사 [ ]치과의사 [ ]한의사 면허번호 제 호

성 명: (서명 또는 인)

작 성 방 법

1. 환자의 인적사항은 진찰한 의사, 치과의사 또는 한의사가 주민등록증, 기간 만료 전 여권, 운전면허증, 공무원증, 국립ㆍ공립대학 학생증, 군무원증, 건강보험증, 외국인등록증 등 국가공인 신분증(환자가 미성년자인 경우에는 주민등록등본ㆍ초본, 학생증 등으로 대체 가능합니다)과 대조하여 확인하고 서명 또는 날인합니다.
2. "병명"란에는 "임상적 추정"과 "최종진단" 중 택일하여 [ ]에 √ 표시를 하고, 질병명은 한글로 적되, 영어로 적을 경우에는 한글을 함께 적으며, 질병분류기호도 함께 적습니다.

210㎜×297㎜[백상지 80g/㎡]

■ 의료법 시행규칙 [별지 제7호서식] <개정 2024. 7. 18.>

출생증명서

<table>
<tr><td rowspan="2">출생아의 부모</td><td>부</td><td>성명</td><td></td><td>연령</td><td>만 세(년 월 일생)
※ 주민등록상 생년월일을 기재</td><td>직업</td><td></td></tr>
<tr><td>모</td><td>성명</td><td></td><td>연령</td><td>만 세(년 월 일생)
※ 주민등록상 생년월일을 기재</td><td>직업</td><td></td></tr>
<tr><td>산모의 주소</td><td colspan="7"></td></tr>
<tr><td rowspan="2">출생 장소</td><td colspan="7"></td></tr>
<tr><td colspan="7">① 자가 ② 병원 ③ 의원 ④ 모자보건센터 ⑤ 조산원 ⑥ 기타</td></tr>
<tr><td>출생일시</td><td colspan="3">년 월 일 시 분
(24시간제에 따름)</td><td rowspan="2">출생아</td><td>성별</td><td colspan="2">남 · 여 · 불상</td></tr>
<tr><td>임신기간</td><td colspan="3">주</td><td>성명</td><td colspan="2"></td></tr>
<tr><td rowspan="2">다태(多胎)</td><td rowspan="2">① 2태
② 3태
③ 태</td><td colspan="2">다태아(多胎兒) 출산 중의 해당 출생아의 출산 순위</td><td colspan="4">① 제1아 ② 제2아
③ 제3아 ④ 제4아</td></tr>
<tr><td colspan="2">다태아 출산 중의 태아의 상태</td><td colspan="4">출생 명(남 명,여 명)
사산 태(남태, 여태, 불상)</td></tr>
<tr><td>산모의 산아 수</td><td colspan="7">명 중 생존자 명, 사망자 명, 사산자 태</td></tr>
<tr><td rowspan="2">출생아의 신체 상황</td><td rowspan="2" colspan="3"></td><td colspan="2">몸무게</td><td colspan="2">□.□□kg</td></tr>
<tr><td colspan="2">신 장</td><td colspan="2">□□.□□cm</td></tr>
<tr><td>출생아의 건강 상황</td><td colspan="7"></td></tr>
</table>

「의료법」 제17조 및 같은 법 시행규칙 제11조에 따라 위와 같이 증명합니다.

년 월 일

의료기관 주소:

명칭:

면허번호 제 호 조산(의사, 한의사, 조산사) 성명 (서명 또는 인)

면허번호 제 호 조산(의사, 한의사, 조산사) 성명 (서명 또는 인)

※ 유의사항: 1. 출생신고는 1개월 이내에 주소지의 구청·시청 또는 읍·면·동사무소에 하며, 지연 신고 및 미신고 시 과태료가 부과됩니다.

2. 산모가 「위기 임신 및 보호출산 지원과 아동 보호에 관한 특별법」 제2조 제3호에 따른 비식별화된 가명을 부여받은 경우에는 산모의 성명 대신 가명을 기재할 수 있고, 부의 성명·연령·직업 및 모의 연령·직업·주소를 기재하지 않을 수 있습니다.

210mm×297mm[백상지 80g/㎡]

6-2 | 의무기록 열람

학습목표	1. 의무기록의 열람 및 사본발급 절차에 대하여 업무를 수행할 수 있다.

1. 의무기록 열람 관련 법률

1) 의무기록 열람(의료법 제21조)

(1) 환자는 의료인, 의료기관의 장 및 의료기관 종사자에게 본인에 관한 기록의 전부 또는 일부에 대한 열람, 사본 발급 등 내용을 확인할 것을 요청할 수 있다.

이 경우, 의료인, 의료기관의 장 및 의료기관 종사자는 정당한 사유가 없는 한 이를 거부해서는 아니 된다.

(2) 의료인, 의료기관의 장 및 의료기관 종사자는 환자가 아닌 다른 사람에게 환자의 기록을 열람하게 하거나, 사본을 제공하는 등 내용을 확인할 수 있도록 해서는 아니 된다.

(3) 제2항에도 불구하고, 의료인, 의료기관의 장 및 의료기관 종사자는 다음 각 호의 어느 하나에 해당하는 경우에는 환자의 기록을 열람하게 하거나 사본을 교부하는 등 내용을 확인할 수 있도록 하여야 한다.

단, 의사·치과의사 또는 한의사가 환자의 진료를 위하여 불가피하다고 인정하는 경우에는 그러하지 아니하다.

① 환자의 가족 및 대리인의 요청

㉮ 환자의 배우자, 직계 존속·비속, 형제·자매(환자의 배우자 및 직계 존속·비속, 배우자의 직계 존속이 모두 없는 경우에 한함) 또는 배우자의 직계 존속이 환자 본인의 동의서 및 친족관계를 증명하는 서류 등을 첨부하여 요청한 경우

㉯ 환자가 지정한 대리인이 환자 본인의 동의서 및 대리권을 증명하는 서류를 첨부하여 요청한 경우

㉰ 환자가 사망하거나 의식이 없어 동의를 받을 수 없는 경우, 환자의 배우자, 직계 존속·비속, 형제·자매(환자의 배우자 및 직계 존속·비속, 배우자의 직계 존속이 모두 없는 경우에 한함) 또는 배우자의 직계 존속이 친족관계를 증명하는 서류 등을 첨부하여 요청한 경우

② 공적 기관 및 법적 절차에 따른 요청

㉮ 「국민건강보험법」에 따라 국민건강보험공단 또는 건강보험심사평가원이 급여 비용 심사·지급, 대상 여부 확인, 사후 관리 및 요양급여의 적정성 평가·가감 지급

등을 위해 제공을 요청한 경우

㉯ 「의료급여법」에 따라 의료급여 수급권자 확인, 급여 비용 심사·지급, 사후관리 등의 의료급여 업무를 위해 보장기관(시·군·구, 국민건강보험공단, 건강보험심사평가원)이 제공을 요청한 경우

㉰ 「형사소송법」에 따른 요청이 있는 경우

㉱ 「민사소송법」에 따라 문서 제출이 명령된 경우

㉲ 「산업재해보상보험법」에 따라 근로복지공단이 보험급여를 받는 근로자를 진료한 산재보험 의료기관(의사를 포함)에 대해 해당 근로자의 진료기록 제출을 요구하거나 조사하는 경우

㉳ 「자동차손해배상보장법」에 따라 자동차보험 진료수가를 청구받은 보험회사가 해당 의료기관에 관계 진료기록의 열람을 청구한 경우

㉴ 「병역법」에 따라 지방병무청장이 징병검사와 관련하여 질병 또는 심신장애의 확인을 위해 필요하다고 인정하여 의료기관의 장에게 징병검사 대상자의 진료기록·치료 관련 기록 제출을 요구한 경우

㉵ 「학교안전사고 예방 및 보상에 관한 법률」 제42조에 따라 공제회가 공제급여 지급 여부 결정을 위해 「국민건강보험법」 제42조에 따른 요양기관에 관계 진료기록 열람 또는 필요한 자료 제출을 요청하는 경우

㉶ 「고엽제후유의증 등 환자 지원 및 단체설립에 관한 법률」 제7조제3항에 따라 의료기관의 장이 진료기록 및 임상소견서를 보훈병원장에게 제공하는 경우

㉷ 「의료사고 피해구제 및 의료분쟁 조정 등에 관한 법률」 제28조제1항 또는 제3항에 따른 경우

㉸ 「국민연금법」 제123조에 따라 국민연금공단이 부양가족연금, 장애연금 및 유족연금 급여 지급 심사와 관련하여 가입자 또는 가입자였던 사람을 진료한 의료기관에 해당 진료기록 열람 또는 사본 교부를 요청한 경우

③ 공무원 또는 공무원이었던 사람의 진료기록 열람 및 사본 교부 요청

다음 각 목의 어느 하나에 해당하는 경우, 공무원 또는 공무원이었던 사람을 진료한 의료기관에 해당 진료에 관한 사항의 열람 또는 사본 교부를 요청할 수 있다.

㉮ 공무원연금법에 따른 요청

㉠ 「공무원연금법」 제92조에 따라, 인사혁신처장이 퇴직유족급여 및 비공무상장해급여와 관련하여 요청하는 경우

㉡ 「공무원연금법」 제93조에 따라, 공무원연금공단이 퇴직유족급여 및 비공무상장해급여와 관련하여 요청하는 경우

㉯ 공무원재해보상법에 따른 요청

「공무원재해보상법」 제57조 및 제58조에 따라, 인사혁신처장이 요양급여, 재활급여, 장해급여, 간병급여 및 재해유족급여와 관련하여 요청하는 경우

㉰ 사립학교교직원연금법에 따른 요청

「사립학교교직원연금법」 제19조제4항제4호의2에 따라, 사립학교교직원연금공단이 요양급여, 장해급여 및 재해유족급여 지급 심사와 관련하여 교직원 또는 교직원이었던 자를 진료한 의료기관에 해당 진료에 관한 사항의 열람 또는 사본 교부를 요청하는 경우

④ 군인 또는 군인이었던 사람의 진료기록 열람 및 사본 교부 요청

다음 각 목의 어느 하나에 해당하는 경우, 군인 또는 군인이었던 사람을 진료한 의료기관에 해당 진료에 관한 사항의 열람 또는 사본 교부를 요청할 수 있다.

㉮ 군인연금법에 따른 요청

「군인연금법」 제54조제2항에 따라, 국방부장관이 퇴직유족급여와 관련하여 요청하는 경우

㉯ 군인재해보상법에 따른 요청

「군인재해보상법」 제52조제2항에 따라, 국방부장관(같은 법 제54조에 따라 권한을 위임받거나 업무를 위탁받은 자를 포함)이 공무상 요양비, 장해급여 및 재해유족급여와 관련하여 요청하는 경우

⑤ 기타 법률에 따른 진료기록 열람 및 사본 교부 요청

다음 각 법률에 따라 진료기록의 열람 또는 사본 교부를 요청할 수 있다.

㉮ 장애인복지법

「장애인복지법」 제32조제7항에 따라, 대통령령으로 정하는 공공기관의 장이 장애정도 심사와 관련하여 장애인 등록을 신청한 사람 및 장애인으로 등록한 사람을 진료한 의료기관에 해당 진료에 관한 사항의 열람 또는 사본 교부를 요청하는 경우

㉯ 감염병의 예방 및 관리에 관한 법률

「감염병의 예방 및 관리에 관한 법률」 제18조의4 및 제29조에 따라, 보건복지부장관, 질병관리청장, 시·도지사 또는 시장·군수·구청장이 감염병의 역학조사 및 예방접종에 관한 역학조사를 위하여 필요하다고 인정하여 의료기관의 장에게 감염병 환자 등의 진료기록 및 예방접종을 받은 사람의 예방접종 후 이상 반응에 관한 진료기록 제출을 요청하는 경우

㉰ 국가유공자 관련 법률

㉠ 「국가유공자 등 예우 및 지원에 관한 법률」 제74조의8제1항제7호에 따라, 보훈심사위원회가 보훈 심사와 관련하여 보훈심사 대상자를 진료한 의료기관에 해당 진료에 관한 사항의 열람 또는 사본 교부를 요청하는 경우

㉡ 「한국보훈복지의료공단법」 제24조의2에 따라, 한국보훈복지의료공단이 같은 법 제6조제1호에 따른 국가유공자 등에 대한 진료기록 등의 제공을 요청하는 경우

㉱ 군인사법

「군인사법」 제54조의6에 따라, 중앙전공사상심사위원회 또는 보통전공사상심사위원회가 전공사상 심사와 관련하여 전사자 등을 진료한 의료기관에 대해 해당 진료에 관한 사항의 열람 또는 사본 교부를 요청하는 경우

(4) 진료기록 확인 및 제공 방법

① 의료기관에서의 진료기록 확인

진료기록을 보관하고 있는 의료기관이나 진료기록이 이관된 보건소에 근무하는 의사·치과의사 또는 한의사는 자신이 직접 진료하지 않은 환자의 과거 진료 내용 확인 요청을 받은 경우, 진료기록을 근거로 사실을 확인해 줄 수 있다.

② 전자문서를 통한 기록 제공

제1항, 제3항 또는 제4항에 해당하는 경우, 의료인, 의료기관의 장 및 의료기관 종사자는 「전자서명법」에 따른 전자서명이 기재된 전자문서를 제공하는 방법으로 환자 또는 환자가 아닌 다른 사람에게 기록의 내용을 확인하게 할 수 있다.

2) 권리와 의무(의료법 제22조)

(1) 의료인은 각각 진료기록부, 조산기록부, 간호기록부 및 그 밖의 진료에 관한 기록(이하 "진료기록부"라 함)을 갖추어 두고, 환자의 주된 증상, 진단 및 치료 내용 등 보건복지부령으로 정하는 의료행위에 관한 사항과 의견을 상세히 기록한 후 서명하여야 한다.

(2) 의료인 또는 의료기관 개설자는 진료기록부(전자의무기록을 포함한다)를 보건복지부령으로 정하는 바에 따라 보존하여야 한다.

(3) 의료인은 진료기록부 등을 거짓으로 작성하거나, 고의로 사실과 다르게 추가·기재 또는 수정하여서는 아니 된다.

3) 보고와 업무 검사 등(의료법 제61조)

(1) 보건복지부장관, 시·도지사 또는 시장·군수·구청장은 의료기관 개설자 또는 의료인에게 필요한 사항을 보고하도록 명할 수 있으며, 관계 공무원을 통해 업무 상황, 시설,

진료기록부·조산기록부·간호기록부 등 관련 서류를 검사하거나 관계인에게 진술을 받아 사실을 확인할 수 있다. 이 경우, 의료기관 개설자 또는 의료인은 정당한 사유 없이 이를 거부할 수 없다.

(2) 제1항에 따른 업무 수행 시, 관계 공무원은 권한을 증명하는 증표를 소지해야 하며, 조사 기간, 조사 범위, 조사 담당자, 관계 법령 등이 기재된 조사명령서를 제시해야 한다.

4) 기록 열람 등의 요건(의료법 시행규칙 제13조의3)

(1) 환자의 배우자, 직계 존속·비속, 형제·자매 또는 배우자의 직계 존속(단, 환자의 배우자 및 직계 존속·비속, 형제·자매가 모두 없는 경우에 한함)이 환자 기록의 열람이나 사본 발급을 요청할 경우, 다음의 서류(전자문서 포함)를 의료인, 의료기관의 장 및 의료기관 종사자에게 제출해야 한다.

① 요청자의 신분증 사본(주민등록증, 여권, 운전면허증 등 공공기관에서 발행한 본인 확인이 가능한 신분증)

② 가족관계증명서, 주민등록등본 등 친족 관계를 확인할 수 있는 서류

③ 환자가 자필 서명한 별지 제9호의2 서식의 동의서 (단, 환자가 만 14세 미만의 미성년자인 경우는 제외)

(2) 환자가 지정한 대리인이 환자의 기록 열람 또는 사본 발급을 요청할 경우, 다음의 서류를 의료기관 개설자에게 제출해야 한다.

① 요청자의 신분증 사본

② 환자가 자필 서명한 동의서 및 위임장 (단, 환자가 만 14세 미만의 미성년자인 경우, 법정대리인이 작성해야 하며, 가족관계증명서 등 법정대리인임을 확인할 수 있는 서류를 첨부해야 함)

③ 환자의 신분증 사본 (단, 주민등록증이 발급되지 않은 만 17세 미만의 환자는 제외)

(3) 환자의 동의를 받을 수 없는 상황에서 친족이 환자의 기록 열람 또는 사본 발급을 요청할 경우, 별표2의2에서 정하는 바에 따라 서류를 갖추어 의료인, 의료기관의 장 및 의료기관 종사자에게 제출해야 한다.

(4) 의료인, 의료기관의 장 및 의료기관 종사자는 환자가 본인의 기록 열람 또는 사본 발급을 요청할 경우, 요청자가 환자 본인임을 확인해야 한다.

(5) 제1항 및 제3항에 따라 친족이 환자 기록의 열람 또는 사본 발급을 요청하는 경우, 신분증 사본 제출을 대신하여 다음 중 하나의 본인 확인 절차를 거칠 수 있다.

① 휴대전화를 이용한 본인 인증(「정보통신망 이용촉진 및 정보보호 등에 관한 법률」

제23조의3에 따른 본인확인기관에서 제공하는 방법)

② 「전자서명법」 제2조제3호에 따른 공인전자서명 또는 같은 법 제2조제8호에 따른 공인인증서를 통한 본인 확인

③ 「정보통신망 이용촉진 및 정보보호 등에 관한 법률 시행령」 제9조의2제1항제 1호에 따른 바이오정보를 이용한 본인 확인

5) 환자 진료기록 열람 및 사본 제출 허용 불가 범위

의료법 제21조에서 정한 경우를 제외하고, 다른 법률에 근거하지 않은 환자 기록 열람 및 사본 발급은 환자 본인의 동의 없이는 허용되지 않는다.

▣ 관련 법령:

(1) 의료법 제61조(보고와 업무 검사)
(2) 소비자기본법 제77조(검사와 자료 제출)
(3) 국민건강보험법 제97조(보고와 검사)
(4) 형사소송법 제198조(준수사항)

2. 진료기록 열람 및 사본 발급 비용

1) 진료기록 열람 및 사본 발급 비용 관련 사항

(1) 환자에게 제공되는 필름 복사, 스캔 복사, CD 복사, 모니터링 데이터 복사, 비디오테이프 복사, 디스켓 복사, 진료기록부 복사 등의 비용은 실비로 환자가 부담한다.

(2) 다만, 국가·지방자치단체·요양기관·「보험업법」에 따른 보험요율 산출기관 및 기타 공공기관·공공단체가 국민건강보험공단 또는 건강보험심사평가원에 제공하는 자료에 대해서는 사용료 및 수수료를 면제한다.

2) 의무기록 열람 및 사본 발급 절차

(1) 외래 환자의 의무기록 열람 및 사본 발급 절차

① 진료과 접수 (원무창구)→ ② 담당 의사 면담 (해당 진료과)→ ③ 사본 발급 신청서 작성 (해당 진료과)→ ④수수료 수납 (원무과)→ ⑤ 사본 발급 및 구비서류 제출 (사본 발급 창구)

(2) 입원 환자(병동)의 의무기록 열람 및 사본 발급 절차

① 담당 의사 면담 (해당 병동)→ ② 사본 발급 신청서 작성 (해당 병동)→ ③ 수수료 수납 (원무과)→ ④ 사본 발급 및 구비서류 제출 (사본 발급 창구)

3) 의무기록 열람 시 구비서류

(1) 구비서류(의료법 시행규칙 제13조의3 기록 열람 등의 요건)

표 6-2 열람 시 구비서류

사본발급신청자	신청자 신분증	동의서	가족관계 증명서	위임장	환자신분증 사본
환자본인	○				
환자의 친족 (배우자, 직계존속 및 비속, 배우자의 직계존속)	○	○	○	○	○
환자가 지정하는 대리인	○	○		○	○

(2) 환자의 동의를 받을 수 없는 경우 구비서류

■ 의료법 시행규칙 [별표 2의2] <개정 2017. 3. 7.>

환자의 동의를 받을 수 없는 경우 기록 열람·사본 발급 요청 시 구비서류(제13조의3제3항 관련)

구분	구비 서류
환자가 사망한 경우	1. 기록 열람이나 사본 발급을 요청하는 자의 신분증 사본 2. 가족관계증명서, 주민등록표 등본 등 친족관계를 확인할 수 있는 서류 3. 가족관계증명서, 제적등본, 사망진단서 등 사망사실을 확인할 수 있는 서류
환자가 의식불명 또는 의식불명은 아니지만 중증의 질환·부상으로 자필서명을 할 수 없는 경우	1. 기록 열람이나 사본 발급을 요청하는 자의 신분증 사본 2. 가족관계증명서, 주민등록표 등본 등 친족관계를 확인할 수 있는 서류 3. 환자가 의식불명 또는 중증의 질환·부상으로 자필서명을 할 수 없음을 확인할 수 있는 진단서
환자가행방불명인 경우	1. 기록 열람이나 사본 발급을 요청하는 자의 신분증 사본 2. 가족관계증명서, 주민등록표 등본 등 친족관계를 확인할 수 있는 서류 3. 주민등록표 등본, 법원의 실종선고 결정문 사본 등 행방불명 사실을 확인할 수 있는 서류
환자가 의사무능력자인 경우	1. 기록 열람이나 사본 발급을 요청하는 자의 신분증 사본 2. 가족관계증명서, 주민등록표 등본 등 친족관계를 확인할 수 있는 서류 3. 법원의 금치산 선고 결정문 사본 또는 의사무능력자임을 증명하는 정신과 전문의의 진단서

비고: 위 표의 규정에 불구하고 환자의 형제·자매가 요청하는 경우에는 환자의 배우자 및 직계 존속·비속, 배우자의 직계 존속이 모두 없음을 증명하는 자료를 함께 제출하여야 한다.

■ 의료법 시행규칙 [별지 제9호의2서식] <개정 2025. 6. 20.>

진료기록의 열람, 사본 발급, 전송 · 송부 동의서

<table>
<tr><td rowspan="3">환자
본인</td><td>성 명</td><td>생년월일</td></tr>
<tr><td colspan="2">연락처(전화번호)
(전자우편주소)</td></tr>
<tr><td colspan="2">주 소</td></tr>
<tr><td rowspan="3">신청인</td><td>성 명</td><td>환자와의 관계</td></tr>
<tr><td>연락처(전화번호)
(전자우편주소)</td><td>생년월일</td></tr>
<tr><td colspan="2">주 소</td></tr>
<tr><td rowspan="6">동의
내용</td><td colspan="2">01. 열람 [ ] / 02. 사본 발급 [ ] / 03. 다른 의료기관에 대한 전송 · 송부 [ ]
(동의할 사항 [ ]에 "√" 표시)</td></tr>
<tr><td>의료기관 명칭</td><td>전송 · 송부 받을 의료기관 명칭(진료기록 전송 · 송부의 경우만 적습니다)</td></tr>
<tr><td colspan="2">진료기간</td></tr>
<tr><td colspan="2">발급(전송 · 송부) 사유</td></tr>
<tr><td colspan="2">발급(전송 · 송부) 범위(환자 본인이 직접 적습니다)</td></tr>
<tr><td colspan="2">예시) 진료기록부 사본, 처방전 사본, 수술기록 사본, 검사내용 및 검사 소견기록의 사본, 방사선 사진(영상물 포함), 간호기록부 사본, 조산기록부 사본, 진단서 사본, 사망진단서 또는 시체검안서 사본 등</td></tr>
</table>

본인(또는 법정대리인)은 위 신청인(　　　　)이 「의료법」 제21조제3항 및 제21조의3제2항과 같은 법 시행규칙 제13조의3제1항 · 제2항 및 제13조의5제2항에 따라 위의 동의 내용과 같이 본인 진료기록의 열람, 사본 발급 또는 전송 · 송부를 요청하는 데 동의합니다.

년　　월　　일

본인(또는 법정대리인)　　　　　(서명)

210mm×297mm[백상지 80g/㎡(재활용품)]

■ 의료법 시행규칙 [별지 제9호의3서식] <개정 2024. 11. 7.>

진료기록 열람 및 사본발급 위임장

<table>
<tr><td rowspan="3">수임인</td><td>성 명</td><td>생년월일(외국인등록번호)</td></tr>
<tr><td>연락처(전화)
(전자우편)</td><td>위임인과의 관계</td></tr>
<tr><td colspan="2">주 소</td></tr>
<tr><td rowspan="3">위임인</td><td>성 명</td><td>생년월일(외국인등록번호)</td></tr>
<tr><td colspan="2">연락처(전화)
(전자우편)</td></tr>
<tr><td colspan="2">주 소</td></tr>
</table>

위임인은 「의료법」 제21조제3항 및 같은 법 시행규칙 제13조의3에 따라 「진료기록 등 열람 및 사본발급 동의서」에 기재된 사항에 대하여 일체 권한을 상기 수임인에게 위임합니다.

년 월 일

위임인 (자필서명)

210㎜×297㎜[백상지 80g/㎡(재활용품)]

6-3 | 개인정보관리

학습목표	1. 개인정보보호법에 의한 내원고객의 개인정보관리를 관리할 수 있다.

1. 개인정보 보호법

개인정보 보호법은 개인정보 보호를 위한 법 체계를 일원화하고 개인의 권익 보호를 강화하기 위해 2011년 3월 29일 제정되었다. 이 법은 컴퓨터 범죄와 개인의 사생활 침해 등 정보화 사회의 역기능을 방지하고 국민의 기본권인 사생활의 비밀과 자유를 보호하며, 나아가 개인의 존엄과 가치를 구현하는 것을 목적으로 한다.

보호 대상인 개인정보는 성명, 주민등록번호, 영상, 주소, 연락처, 신용정보, 병력정보 등 개인 신상에 관한 모든 정보를 포함한다.

1) 목적 (법 제1조)

개인정보 보호법은 개인정보의 처리 및 보호에 관한 사항을 규정함으로써 개인의 자유와 권리를 보호하고, 나아가 개인의 존엄과 가치를 구현하는 것을 목적으로 한다.

2) 개인정보 및 개인정보 처리자 (법 제2조)

(1) **개인정보**: 살아 있는 개인에 관한 정보로서 성명, 주민등록번호, 영상 등을 통해 개인을 알아볼 수 있는 정보 (해당 정보만으로는 특정 개인을 쉽게 알아볼 수 없는 경우라도 다른 정보와 결합하여 식별할 수 있다면 개인정보에 해당)

(2) **개인정보 처리자**: 업무 목적으로 개인정보 파일을 운용하기 위해 스스로 또는 다른 사람을 통해 개인정보를 처리하는 공공기관, 법인, 단체 및 개인

3) 개인정보 보호 원칙 (법 제3조)

개인정보 처리자는 다음의 원칙을 준수해야 한다.

(1) **개인정보 처리 목적 명확화 및 최소 수집**: 개인정보 처리 목적을 명확히 하고, 그 목적에 필요한 범위에서 최소한의 개인정보만을 적법하고 정당하게 수집해야 한다.

(2) **개인정보 처리 목적 내 사용**: 개인정보 처리 목적에 필요한 범위 내에서 적합하게 개인정보를 처리해야 하며, 그 목적 외의 용도로 활용해서는 안 된다.

(3) **개인정보 정확성, 완전성 및 최신성 유지**: 개인정보 처리 목적에 필요한 범위에서 개인정보의 정확성, 완전성 및 최신성을 보장해야 한다.

(4) 개인정보 안전 관리: 개인정보 처리 방법 및 종류 등에 따라 정보 주체의 권리가 침해받을 가능성과 그 위험 정도를 고려하여 개인정보를 안전하게 관리해야 한다.

(5) 개인정보 처리 방침 공개 및 정보 주체 권리 보장: 개인정보 처리 방침 등 개인정보 처리에 관한 사항을 공개하고, 열람 청구권 등 정보 주체의 권리를 보장해야 한다.

(6) 사생활 침해 최소화: 정보 주체의 사생활 침해를 최소화하는 방법으로 개인정보를 처리해야 한다.

(7) 익명 또는 가명 처리: 개인정보를 익명 또는 가명으로 처리할 수 있으며, 개인정보 수집 목적을 달성할 수 있는 경우 익명 처리로, 달성할 수 없는 경우 가명 처리로 진행해야 한다.

(8) 정보 주체 신뢰 확보 노력: 개인정보 보호법 및 관계 법령에서 규정한 책임과 의무를 준수하고 실천함으로써 정보 주체의 신뢰를 얻기 위해 노력해야 한다.

4) 안전조치 의무(법 제29조)

개인정보처리자는 개인정보가 분실, 도난, 유출, 변조 또는 훼손되지 않도록 하기 위해 내부 관리계획 수립, 접속기록 보관 등 대통령령으로 정하는 바에 따라 안전성을 확보하는 데 필요한 기술적, 관리적 및 물리적 조치를 해야 한다.

5) 개인정보의 목적 외 이용·제공 제한(법 제18조)

개인정보처리자는 개인정보를 제15조(개인정보의 수집·이용) 제1항에 따른 범위를 초과하여 이용하거나, 제17조((개인정보의 제공) 제1항 및 제28조의8(개인정보의 국외 이전) 제1항에 따른 범위를 초과하여 제3자에게 제공해서는 안 된다.

6) 개인정보의 파기(법 제21조)

(1) 개인정보처리자는 보유기간의 경과, 개인정보의 처리 목적 달성, 가명정보의 처리 기간 경과 등으로 개인정보가 불필요하게 되었을 때에는 지체 없이 해당 개인정보를 파기해야 한다. 다만, 다른 법령에 따라 보존해야 하는 경우에는 예외로 한다.

(2) 개인정보처리자가 제1항에 따라 개인정보를 파기할 때에는 그 개인정보가 복구되거나 재생되지 않도록 해야 한다.

(3) 개인정보처리자가 제1항 단서에 따라 개인정보를 파기하지 않고 보존해야 하는 경우, 해당 개인정보 또는 개인정보파일을 다른 개인정보와 분리하여 저장·관리해야 한다.

(4) 개인정보의 파기 방법 및 절차 등에 필요한 사항은 대통령령으로 정한다.

7) 개인정보 관련 법률

개인정보 관련 법률에는 개인정보보호법, 의료법, 국민건강보험법 등이 있다.

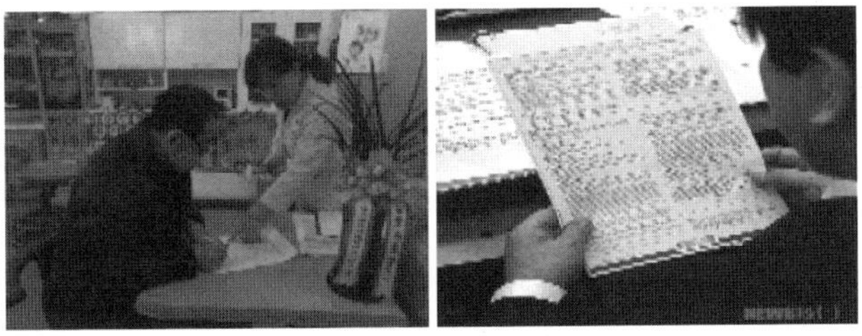

그림 6-2 개인 정보 동의서 작성

2. 개인정보 관리 (Personal Information Management)

개인정보 유출사고는 인터넷 사이트 업체에서 범죄행위나 해킹 등에 의해 발생할 수 있지만, 대부분은 이용자의 부주의로 인해 발생한다.

특히 병원의 개인정보 보호는 일반 개인정보보다 더욱 민감한 의료정보를 포함하고 있기 때문에 보안에 대해 더욱 철저히 관리되어야 하며, 국민건강보험법 등 관련 법령에 따라 환자의 동의를 받은 후에 관리되어야 한다. 따라서 소중한 개인정보가 유출되지 않도록 하기 위해서는 개인정보 보호에 대한 각 개인의 의식이 확립되어야 한다.

실전대비 요약정리 사항 및 예상문제

제6장. 제증명 및 의무기록열람, 개인정보관리

1. 진단서 및 제증명의 용도 와 종류
2. 진료에 관한 기록의 보존(의료법 시행규칙 제15조)
3. 진단서 발급 절차 및 방법
4. 의무기록 열람 요건 및 사본발급 절차. 구비서류
5. 개인정보보호법 및 위반 시 처벌규정

제 7 장

입·퇴원 및 진료비관리

7-1 | 입원예약 및 입원수속

학습목표	1. 입원 유형별로 입원 예약 및 수속업무를 할 수 있다. 2. 입원환자의 수진자격여부를 확인할 수 있다.

1. 입원진료

1) 입원진료의 개요

입원진료란 환자가 의사의 진료 소견에 따라 정해진 절차를 거쳐 병원에 입원하여 치료를 받는 것을 의미한다. 입원환자는 내원 동기나 진료 형태에 따라 응급입원과 외래입원으로 구분된다.

입원은 응급실 또는 외래 진료 과정에서 의사가 환자의 상태를 판단하여 필요하다고 결정하는 경우 이루어지며, 타 병원에서 입원이 의뢰된 환자도 입원 대상이 될 수 있다. 입원관리는 입원 결정부터 퇴원까지의 전 과정에서 이루어지는 진료 지원 업무를 의미한다.

(1) 입원(入院: Admission)

입원이란 환자가 치료를 받거나 요양을 목적으로 일정 기간 동안 병원에 머무르는 것을 뜻한다.

(2) 입원 진료와 입원 관리

입원진료는 의사의 지시에 따라 의료기관에 입원한 환자에게 진단, 수술, 특수검사 및 처치뿐만 아니라, 투약, 간호, 식이 등과 관련된 종합적인 의료서비스를 제공하는 과정을 의미한다.

반면, 입원관리는 입원 수속부터 치료 종료 후 귀가까지의 모든 행정 절차 및 업무 과정을 수행하는 것을 말한다.

(3) 입원 경로

환자가 병원에 입원하는 경로는 다음과 같이 나뉜다.

① 외래 진료 후 입원: 외래 진료를 받은 당일 의사의 판단에 따라 입원 결정이 이루어진 경우

② 입원 예약 후 입원: 사전에 입원 예약을 한 후, 해당 날짜에 내원하여 입원하는 경우

③ **응급실 진료 후 입원**: 응급실에서 진료를 받은 후 입원이 결정된 경우
④ **전원 입원**: 타 병원에서 입원을 의뢰받아 전원(轉院)된 경우

(4) 입원 환자의 업무 흐름도

입원 대상자는 외래 진료 후, 응급실 진료 후, 또는 타 병원의 의뢰를 통해 입원하게 된다. 의사의 진료 결정에 따라 입원이 필요하다고 판단되면 입원 수속을 진행한 후 병동에 입원하게 된다.

입원한 후에는 본격적인 진료가 시작되며, 협의 진단, 진료과 변경(전과), 병실 이동(전실), 주치의 변경 등이 이루어질 수 있다.

진료가 종료되면 담당 의사가 퇴원을 결정하며, 퇴원 수속이 진행된다. 퇴원 수속 시에는 진료비 정산 후 퇴원 후 투약 및 추후 진료 일정에 대한 상담이 이루어진다.

입원 환자의 업무 흐름도는 병원의 운영 방식과 특수성에 따라 차이가 있을 수 있으나, 일반적으로 다음과 같은 절차를 따른다.

① 외래 진료 또는 응급실 진료 후 입원 결정→ ② 입원 수속 진행→ ③ 병동 입원→ ④ 진료 및 치료 과정 (필요 시 협의 진단, 전과, 전실, 주치의 변경 등)→ ⑤ 퇴원 결정→ ⑥ 퇴원 수속 진행 (진료비 정산, 퇴원 후 투약 및 추후 진료 상담)→ ⑦ 퇴원 및 귀가

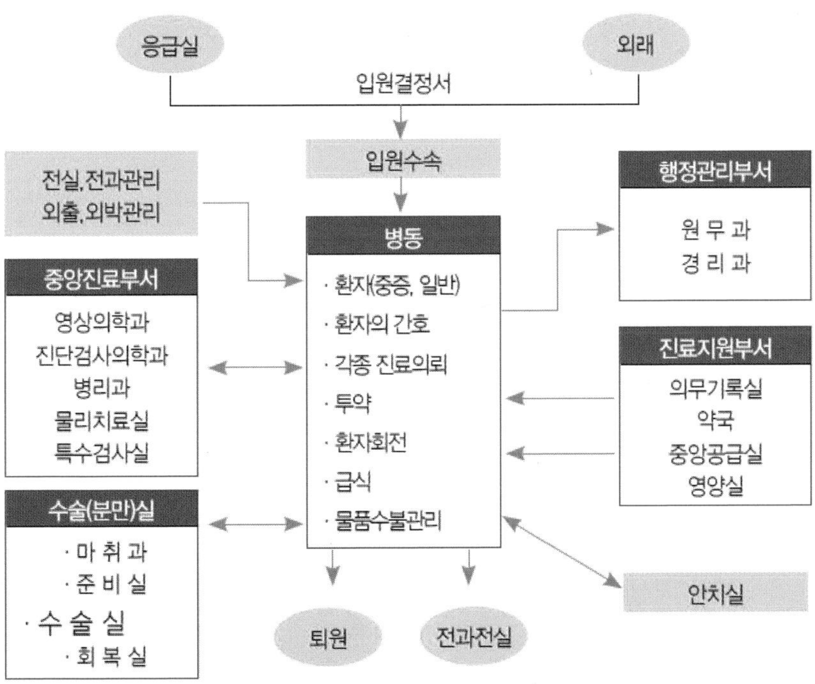

그림 7-1 **입원 환자 업무 흐름도**

2. 입원료 산정

입원료(入院料: hospital charges)는 환자가 병실에 입원했을 때 발생하는 비용으로, 의학관리료, 간호관리료, 병원관리료로 구성된다.

- 의학관리료: 의사의 회진, 질병 치료 및 상담, 의무기록 작성, 진료계획 수립 등의 비용
- 간호관리료: 간호사의 간호 및 상담, 간호기록 작성, 환자 진료 보조 등의 비용
- 병원관리료: 환자복 및 침구 세탁비, 비품 관리, 시설 유지 등의 비용

1) 입원료 산정지침

입원료(Inpatient Care)는 다음과 같이 구분된다.

① 일반실 입원료, ② 균치료실 입원료, ③ 낮병동 입원료, ④ 신생아 입원료, ⑤ 중환자실 입원료, ⑥ 격리실 입원료, ⑦ 납차폐특수치료실 입원료 등

(1) 입원료 산정 기준

- 입원료의 소정 점수(구성 요소)에는 의학관리료(40%), 간호관리료(25%), 병원관리료(35%)가 포함되며, 요양기관의 종별에 따라 산정한다.
- 입원료 산정을 위해서는 국민건강보험법 제43조 및 시행규칙 제12조에 따라 요양기관의 병실 및 병상 현황을 신고해야 한다.
- 특수병실(무균치료실, 낮병동, 신생아실, 중환자실, 격리실, 납차폐특수치료실) 입원료를 산정할 경우, 일반 입원료와 중복하여 산정하지 않는다.
- 의료기관은 건강보험 환자의 입원 시 입원보증금을 미리 받을 수 없다.

(2) 입원료 세부 기준

① 일반병실 입원료 및 가산

- 일반병실 입원 시 입원료를 산정한다.
- 내과질환자, 정신질환자, 만 8세 미만의 소아환자는 소정 점수의 30%를 가산한다.
- 강내 치료를 위해 밀봉소선원치료실에 입원한 경우, 3일 이내의 기간 동안 소정 점수의 100%를 가산한다.

② 무균치료실 입원료(Aseptic Room Patient Care)

- 조혈모세포이식 환자가 「조혈모세포이식의 요양급여에 관한 기준」[별표 1] 제2호 가목에서 정한 시설 기준에 적합한 무균치료실에서 격리 치료를 받을 경우 산정한다.

③ 신생아 입원료(Neonatal Care)

- 신생아를 신생아실(신생아실 입원료) 또는 질병이 없는 신생아를 모자동실(모자동실

입원료)에서 진료·간호한 경우 입원료를 산정한다.

- 신생아의 제대처치, 기저귀 교환, 혈압·맥박·호흡 측정, 목욕 등의 비용과 기저귀 비용이 포함되므로 별도 산정하지 않는다.
- 모자동실 입원료는 질병이 없는 신생아가 모자동실에서 진료·간호를 받을 경우 산정한다.
- 신생아 모유수유관리료는 상기 ㉠(신생아실), ㉡(모자동실)에서 입원료를 산정한 신생아에게 모유 수유를 한 경우 추가 산정한다.

▣ 보육기(Incubator for Neonate)

질병이 있는 신생아를 보육기에서 진료한 경우, 입원료와 함께 보육기료를 1일 단위로 산정한다.

신생아 보육기 인정 기준
① 저체중 출산아 체중 증가 목적 시 체중이 2,100g 도달 시까지
② 광선요법(phototherapy) 치료 목적 시(용혈이 없는 신생아 7일 이내 인정, 미숙아 저체중 출산아는 Propylatic phototherapy 포함하여 10~14일 이내 인정)
③ 고위험 산모에게 태어난 출생아나 질환이 있는 신생아의 경우 경과 과정 등 참조하여 사례별로 인정

④ 중환자실 입원료(ICU Patient Care)

중환자실(ICU) 시설과 장비를 갖춘 상급종합병원, 종합병원, 병원, 정신병원에서 지극히 심각한 질환이나 손상을 입어 집중적인 치료와 간호가 필요한 성인 및 소아 환자(일반 중환자실 입원료 또는 소아 중환자실 입원료) 또는 신생아(신생아 중환자실 입원료)를 대상으로 중환자실에서 진료한 경우 입원료를 산정한다.

⑤ 집중치료실 입원료(Sub-ICU Patient Care)

집중치료실 입원료는 다음과 같이 구분하여 산정한다.

㉮ 뇌졸중 집중치료실 입원료(Stroke Unit)

- 급성기 뇌졸중 환자가 뇌졸중 집중치료실에서 치료 및 지속적인 관찰을 받은 경우 산정한다.
- 1인 이상의 전담의를 두는 경우, 기본 입원료 외에 353.68점을 별도로 산정할 수 있다.

㉯ 고위험임산부 집중치료실 입원료

- 임신 중이거나 출산 후 고위험 임산부로 진단된 환자가 별도로 마련된 고위험임산부 집중치료실에서 치료 및 지속적인 관찰을 받은 경우 산정한다.
- 입원료는 입원 시간이 6시간 미만과 6시간 이상으로 구분하여 1일당 산정한다.

⑥ 격리실 입원료(Isolation Room Patient Care)

격리실 입원이란 면역이 저하되어 감염 위험이 높은 환자 또는 전염성이 강한 질환을 가진 환자가 일반 환자와 격리된 병실에서 치료를 받는 경우를 의미한다. 다음 각 호의 경우에 해당하면 입원료를 산정할 수 있다. 다만, 전염성 환자만을 수용하는 요양기관에서는 별도의 기준에 따라 입원료를 산정한다.

㉮ 면역이 억제된 환자를 보호하기 위해 일반 환자와 격리하여 치료한 경우

㉯ 일반 환자를 보호하기 위해 전염성이 강한 감염병 환자를 일반 환자와 격리하여 치료한 경우

㉰ 중증 화상 환자의 치료에 격리가 반드시 필요하다고 판단된 경우

㉱ 기타 보건복지부 장관이 반드시 격리가 필요하다고 인정하여 고시한 경우

격리실 입원료 산정 기준에 대한 세부 산정 기준

- 격리실 입원료는 의료기관 종별(상급종합병원, 종합병원, 병원, 의원)에 따라 산정한다.
- 음압격리실을 설치한 경우에는 음압격리실 입원료를 의료기관 종별(상급종합병원, 종합병원, 병원, 의원)에 따라 산정한다.
- 결핵상병으로 일반격리실에서 치료목적으로 마스크를 사용한 경우에는 1인용, 2인용, 다인용으로 구분하여 별도 산정한다.
- 음압격리실 산성대상 상병으로 음압격리실에서 치료목적으로 마스크를 사용한 경우에는 1인용, 다인용으로 구분하여 별도 산정한다.

⑦ 중환자실 및 응급실 내 격리관리료

㉮ 중환자실에서 일반 격리관리 또는 음압 격리관리를 시행한 경우, 격리관리료를 산정할 수 있다.

㉯ 응급실에 내원한 환자 중 KTAS(한국 응급환자 중증도 분류 기준)에 따라 중증도 분류가 이루어진 환자에 대해, 감염병이 의심되어 진료상 격리가 필요한 경우 격리관리료를 산정할 수 있다. 다만, 음압 격리관리료는 공기 감염 예방이 반드시 필요한 감염병이 의심되는 경우에만 적용할 수 있다.

※ 요양기관의 병실 및 병상 현황 신고가 이루어진 응급실 내의 격리병상을 배정받아 진료를 받은 경우, 1회에 한하여 산정할 수 있다.

⑧ 낮병동 입원료(Day Care)

낮병동 입원제도는 환자가 당일 입원하여 치료를 받고 당일 퇴원하는 제도로, 불필요한 장기 입원을 줄이고 나머지 환자의 치료에 집중하기 위한 목적을 가진다. 이에 따른 산정 기준은 다음과 같다.

㉮ 분만 후 당일 귀가하거나 이송되어 입원료를 산정하지 않은 경우

㉯ 지역응급의료기관, 응급의료시설, 응급의료기관이 아닌 종합병원의 응급실 또는 수술실 등에서 처치·수술을 받고 연속하여 6시간 이상 관찰한 후 귀가하거나 이송된 경우, 입원료를 산정하지 않는다.

㉰ 정신건강의학과의 낮병동에서 6시간 이상 진료를 받은 후 당일 귀가한 경우

㉱ 낮병동 입원료를 산정하는 당일, 외래 또는 지역응급의료기관, 응급의료시설, 응급

의료기관이 아닌 종합병원 응급실에서 진찰을 받은 경우, 진찰료를 함께 산정할 수 있다. 다만, 예정된 외래 수술을 위해 내원한 경우나 정신건강의학과 낮병동에서 매일 또는 반복적으로 진료를 받는 경우에는 진찰료를 산정하지 않는다.

㉤ 낮병동 입원료를 산정하는 당일에는 본인 일부 부담금이 입원진료 본인 부담률(20%)에 따라 적용된다.

⑨ 납차폐 특수치료실 입원료

방사선 옥소를 이용한 개봉선원 치료를 위해, 원자력안전법령에 따른 시설을 갖춘 요양기관에서 납으로 차폐된 특수치료실에서 환자를 관리하는 경우, 입원료를 산정할 수 있다.

⑩ 입원환자 전담전문의 관리료

입원 서비스의 질 향상 및 환자 안전 관리 강화를 위해, 2016년 9월부터 시범 사업을 시행하였으며, 2021년 1월 25일부터 본 사업으로 전환되었다.

대상 기관은 상급종합병원과 종합병원이며, 병동별로 입원전담전문의를 배치해야 한다. 입원전담전문의 운영의 인정 조건은 다음과 같다.

- 1주간의 근로시간(휴게시간 제외)이 평균 40시간 이상이어야 하며,
- 이에 따라 의사 배치 수준에 따른 수가 모형을 구분하고,
- 환자당 의사 수를 제한하는 인력 기준을 적용하여 운영한다.

㉮ 수가 모형: 입원전담전문의의 입원실 의사 배치 수준에 따라 수가 모형을 구분한다.

- 주 5일형(주간)
- 주 7일형(주간)
- 주 7일형(24시간)

㉯ 인력 기준: 입원전담전문의 1인당 환자 수가 최대 25명을 초과하지 않도록 기준을 마련하였다.

입원전담전문의 관리료는 입원전담전문의가 운영하는 병동에서 입원 환자를 진료한 경우, 1일 1회 산정할 수 있다.

2) 입원료 산정방법 (Lead-Shielded Room Patient Care)

입원료는 1일 단위로 산정하며, 단입법(퇴원일 – 입원일)으로 계산한다.

(1) 1일의 정의: 1일은 정오(12:00)부터 다음 날 정오(12:00)까지를 의미한다.

(2) 입·퇴원 시간에 따른 추가 산정:

- 입원 시간: 0시~06시 사이에 입원하는 경우
- 퇴원 시간: 18시~24시 사이에 퇴원하는 경우

위 두 경우에는 입원료 소정 점수의 50%를 별도로 산정한다.

(3) 입원료 별도 산정 제외:

- 입원 시간: 06시~12시 사이
- 퇴원 시간: 12시~18시 사이

위 두 경우에는 추가 입원료를 별도로 산정하지 않는다.

(4) 24시간 이내 퇴원 시 입원료 적용 기준:

입원 후 24시간 이내에 퇴원하는 경우, 총 입원 시간이 6시간 이상일 때에 한하여 1일 입원료를 산정한다.

(5) 입원 기간에 따른 입원료 산정 비율:

- 가-2 입원료, 가-9 중환자실 입원료, 가-10 격리실 입원료는 입원 1일부터 15일까지 해당 입원료(점수)의 100%를 산정한다.
- 가-2 입원료의 경우, 입원 16일부터 30일까지는 해당 점수의 90%를 산정한다.
- 가-2 입원료의 경우, 입원 31일째부터는 해당 점수의 85%를 산정한다.

① 입원 환자의 보험 유형별 입원료 산정 기준 및 체감제 적용 사례

▣ 보험 유형별 입원료 체감제 비교 (참고)

보험 유형별(건강보험, 의료급여, 산재보험, 자동차보험 등) 입원료 체감제는 다음과 같다.

표 7-1 보험 유형별 입원료 체감제 비교

보험 유형	입원 일수 및 입원료 산정		
건강보험 / 의료급여	1~15일	16~30일	31일 이후
	100%	90%	85%
산업재해보상보험 / 자동차보험	1~50일	51~150일	151일 이후
	100%	90%	85%
요양병원	1~180일	181~360일	361일 이후
	100%	95%	90%

▣ 건강보험 입원료 체감제에 따른 본인 부담

1일째부터 15일째까지의 본인 부담률은 20%, 16일째부터 30일째까지는 30%, 31일째부터는 40%로 한다.

다만, 요양병원 입원 환자 및 보건복지부 장관이 정하여 고시한 질병으로 입원 진료를 받는 환자의 경우, 환자 특성을 고려하여 적용하지 않는다.

② 상급병실 입원 시 병실차액의 본인부담 적용

상급 병실 입원 시 병실 차액의 본인 부담 적용

(1) 상급종합병원의 1인실(특실 포함)에 입원하는 경우, 입원료 전액을 본인이 부담한다(비급여 대상).
(2) 2~3인실의 보험급여 기준에 따른 본인 부담률은 다음과 같다.
① 상급종합병원: 2인실은 50%, 3인실은 40%, 4인실은 30%, 5인실은 20%를 본인이 부담.
② 종합병원 및 병원: 2인실은 40%, 3인실은 30%, 4인실 이상은 20%를 본인이 부담.

③ 입원료 및 재원일수 산정 실례

입원료 및 재원 일수 산정 실례

입원료 산정 방법에는 양입법(퇴원일 - 입원일 + 입원당일)과 단입법(퇴원일 • 입원일)이 있는데, 우리나라는 단입법을 사용하고 있다. 단입법에서는 같은 달에 입·퇴원이 발생한 경우, 퇴원일에서 입원일을 빼면 재원일수가 된다.

예를 들어, 4월 1일에 입원하여 4월 16일에 퇴원했다면 16 - 1 = 15일이 된다. 그러나 입원한 당일에 퇴원한 경우(6시간 이상 경과 시)에는 재원일수를 1일로 본다. 또한, 입원한 다음 날 퇴원한 경우도 재원일수는 1일이 된다.

일반적으로 2박 3일을 양입법으로 계산하면 3일, 단입법으로 계산하면 2일이 된다.

④ 입원환자의 외출·외박 또는 재입원 시 입원료 산정

㉮ 입원 중 환자 외박 시

입원 중 환자가 외박 시 병원관리료 산정 방법

입원 중인 환자가 주치의의 허가를 받아 외박하는 경우, 입원료는 산정할 수 있다. 그러나 연속하여 24시간을 초과하면 입원료 중 입원환자 병원관리료만 산정할 수 있다.

이때, 병원관리료는 내과 질환자, 정신 질환자, 만 8세 미만 소아 환자에 대한 가산, 간호 인력 확보 수준에 따른 입원환자 간호관리료 차등 가산, 입원 일수에 따른 체감 적용 없이 입원료 소정 점수의 35%를 산정한다.

㉯ 퇴원 당일 재입원료 산정

퇴원 당일 재입원 시 입원료 산정 방법

퇴원한 후 당일에 재입원한 경우, 계속 입원 중이었던 환자로 간주하여 입원료를 산정한다. 다만, 입원료 체감제는 최초 입원일부터 적용해야 한다.

3) 요양병원의 입원료 산정

입원 181일째부터 270일째까지는 해당 점수의 95%, 271일째부터 360일째까지는 해당 점수의 90%, 361일째부터는 해당 점수의 85%를 산정한다. 또한, 퇴원 후 90일 이내에 재입원하는 경우, 이전 요양병원 입원 기간을 합산하여 입원 기간으로 적용한다.

(단, 2020년 12월 31일까지는 동일 요양병원에 재입원하는 경우에만 적용됨.)

4) 간호 인력 확보 수준에 따른 입원환자 간호관리료 차등제

일반 병동의 직전 분기 평균 병상 수 대비 해당 병동에서 간호 업무에 종사하는 직전 분기 평균 간호사 수(병상 수 대 간호사 수의 비율)에 따라 간호 인력 확보 수준을 다음과 같이 1등급부터 7등급까지 구분한다.

다만, 의원, 치과의원, 한의원, 보건의료원은 7등급에 해당하더라도 6등급을 적용한다.

3. 입원 진료 절차

1) 입원 결정

입원진료의 필요성 여부는 외래나 응급실을 방문하여 진료를 받은 후, 담당 의사의 의학적 판단에 따라 결정된다. 입원진료가 필요하다고 판단되면, 담당 주치의는 병원의 양식에 따라 '입원결정서'를 발부한다.

입원결정서에는 입원 수속 및 진료에 참고할 수 있는 기본적인 사항이 기재되며, 병원마다 양식이 다소 다를 수 있다. 담당 의사는 환자의 등록(진찰권) 번호, 성명, 진료과, 최초 병명, 입원 지시(예정)일, 특수 병실 사용 여부 등을 구분하여 기록하고, 입원 수속 과정이나 입원 직후 병동 진료에 참고할 사항을 추가로 기재한 후, 주치의 확인란에 서명한 뒤 원무과로 이관하여 후속 절차를 진행하도록 한다.

그 밖에도, 입원결정서에는 의료보장 유형, DRG 해당 여부, 입원 일자, 병실 이동에 따른 병동 및 병실 변경 사항, 진료과 변경 기록, 입원 수속을 담당한 직원의 확인란 등이 포함되어야 한다. 이를 통해 병원의 업무 환경과 기능 및 절차를 효율적으로 운영하고, 원활한 업무 수행을 위한 확인 기능을 확보하는 것이 중요하다.

2) 입원 신청 접수

입원 예약 당일, 지정된 시간에 병원을 방문하여 입원 예약증을 제출하면, 입원담당자는 입원결정서에 기록된 환자의 상태에 따라 필요한 절차를 수행한다. 즉, 병명에 따라 환자 유형을 파악하고, 예상 재원 기간 및 진료비를 산출하는 등 환자의 특성을 확인한다.

입원 수속 시 수가 구분에 따른 환자 유형을 파악하는 것은 매우 중요하다. 대부분의 질병은 건강보험 급여가 적용되지만, 외상으로 인한 병명의 경우 급여가 제한되는 경우가 많다. 의료보험 환자가 외상으로 인한 병명으로 입원하는 경우, 건강보험공단에 '급여제한여부 조회서'를 통보할 수 있도록 필요한 조치를 취한다.

또한, 자동차 사고나 산업재해로 인한 사고의 경우, 담당자와 상담을 진행하여 입원 단계에서 환자의 상태를 정확히 파악할 수 있도록 조치한다.

입·퇴원 관리 전산 등록 화면 내용
① 입원 등록, ② 입원 등록 취소, ③ 퇴원 등록, ④ 퇴원 등록 취소, ⑤ 전과·전실 관리, ⑥ 가퇴원 등록, ⑦ 병실 등급, ⑧ 병실 관리, ⑨ 병실 조회, ⑩ 병실별 재원 조회, ⑪ 입원 안내, ⑫ 입원 기록 조회, ⑬ 전실·전과 조회, ⑭ 진료 사실 통보서, ⑮ 미청구 등록, ⑯ 전산 퇴원증 발급, ⑰ 진료비 계산(퇴원), ⑱ 진료비 계산(중간), ⑲ 처방전 입력, ⑳ 취소(일별) ㉑ 취소(전체), ㉒ 조정(과별), ㉓ 추가 처방전 입력, ㉔ 요양비 계산 작성, ㉕ 상병 관리, ㉖ 수납액 입력, ㉗ 환자 유형 변경, ㉘ 입원 일자 변경, ㉙ 중간 수납 입력, ㉚ 처방전 조회(일자별), ㉛ 수납액 조회, ㉜ 환자 정보 수정, ㉝ 보험 사항 관리, ㉞ 외래 등록 조회, ㉟ 외래 처방 조회, ㊱ 외래 수납액 조회, ㊲ 진료 의뢰서 관리, ㊳ 마감 Sign, ㊴ 마감 조회, ㊵ 진료수익 조회, ㊶ 보고서 관리, ㊷ 참고 사항

3) 입원 수속

외래나 응급실에서 진료한 결과, 입원 진료가 필요하다는 의학적 판단이 내려지면, 진료를 담당한 의사는 입원을 권유하고 입원결정서를 발부함으로써 입원 수속이 시작된다. 입원결정서를 발부받은 환자나 보호자는 원무과에 의료보장 유형과 관련한 서류를 제출하여 입원 진료를 신청하는 절차를 밟게 된다.

이때, 모든 유형의 환자가 동일하게 작성하여 제출해야 하는 가장 중요한 서류는 입원약정서이다. 좀 더 구체적으로 말하자면, 응급실 및 외래에서 입원이 결정되면 입원 수속을 진행하게 되는데, 병실이 부족하거나 수술 및 진료 계획에 따라 예약을 해야 할 경우, 입원 예약 담당자에게 입원결정서를 제출하고 입원 예약을 한다.

입원 수속 시에는 입원서약서(입원약정서), 상급병실 신청서 등을 작성하고 병상을 배정받는다.

(1) 입원 등록 사항에 대해 알아보고 업무를 수행한다.

입원 시 등록 사항은 ① 등록번호, ② 입원 일자, ③ 입원 시간, ④ 입원 진료과, ⑤ 진료의사, ⑥ 보험 유형, ⑦ 산정 특례 및 보조 유형, ⑧ 감면 코드, ⑨ 병실 조회, ⑩ 병실 번호, ⑪ 병실 등급(코드), ⑫ 도착 경로, ⑬ 입원 경로 등을 입력한다.

(2) 입원 수속 시 확인 사항에 대해 알아보고 업무를 수행한다.

① 보험의 유형 및 자격에 대해 확인한다(단, 산재 및 공상, 자동차보험의 경우 추가 제출 서류를 확인한다).

② 상급종합병원의 경우 의료전달체계 수급 절차를 확인한다.

③ 상급 병실 신청에 대해 확인한다(대상자 경우).

④ 입원 진료 상병이 비급여 대상 또는 급여제한 대상인지 확인한다.

⑤ 타 법령에 의한 이중 보험 급여 사항이 아닌지 확인한다.

⑥ 제3자에 의한 상병의 보험 급여 사항이 아닌지 확인한다.
⑦ 보험료 체납 여부(지역보험) 및 연대 지불 보증이 필요한 환자인지 확인한다.
⑧ 입원 서약서의 기재 사항에 누락이 없는지 최종 점검한다.

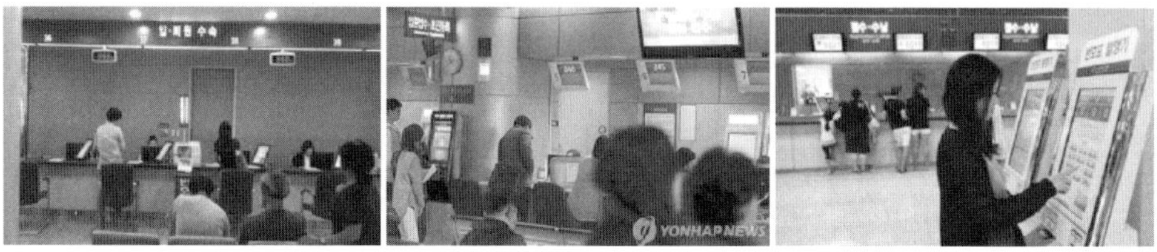

그림 7-2 입원 수속

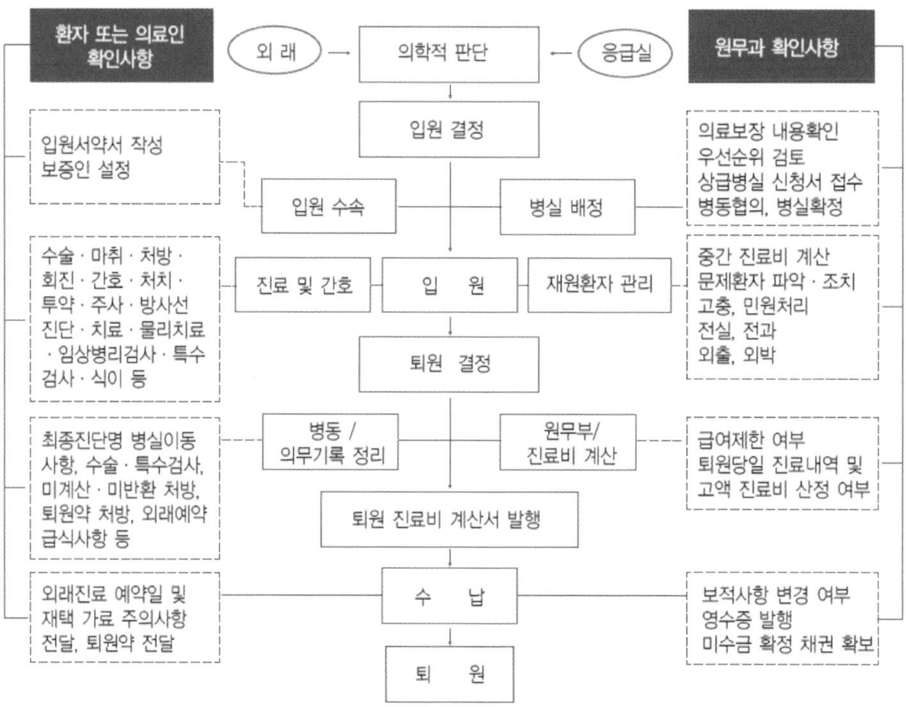

그림 7-3 입원환자 관리의 세부업무 흐름도

입 · 퇴원 결정서

진찰권 번호	
입원 번호	

급여 종별 : 건강보험(　　) 의료급여(　　) 산재(　　) 자보(　　) 일반(　　)

환자의 성명		환자의 주민등록번호	
환자의 주소	(전화번호:　　　　　　　　)		

입 원

진료과		주치의	
상병명		입원 예상 기간	일

입원 지시(예정)일 (20 년 월 일)	□ 응급 □ 일반 □ C • U □ 인큐베이터 □ 격리실 □ 일반실 □ 낮병동 □ 특수병실 □ 최초 입원 □ 재입원

	일자	병동	병실 침대	등급	확인	전과		
입원 및 이동						진료과	주치의	일자

퇴 원

퇴원일자	20 년 월 일 (오전, 오후) □ 정상퇴원 □ 전일퇴원 □ 사망 □ 기타

구분	수술	마취	특수검사 및 처치		시험일	검사명
1차	년 월 일	□유 □무	□ MRI □ CT □ Angio □ ERCP □ ESWI □ EKG □ 심장초음파 □ 방사선치료 □ 기타			
2차	년 월 일	□유 □무				
3차	년 월 일	□유 □무	퇴원일	□ 물리치료 □ X-ray □ 처치 □ 약 반환 □ 퇴원약 예약		
4타	년 월 일	□유 □무				

퇴원 수속	주치의사	수간호사	수속 담당	주치의사 참고사항

작 성 방 법

1. 입원예정일은 입원이 확정된 예약일이 아닙니다. 실제 입원일자는 병실 사정에 의해 예정일보다 다소 지연될 수 있으며, 수술 및 시술 또한 연기 및 취소될 수 있습니다.

210mm×297mm[백상지 80g/m²]

4) 입원 예약

담당 의사로부터 발급받은 입원 결정서를 입원 예약 담당자에게 제출하여 입원 예약을 한다. 입원 예약은 환자의 사정, 진료 계획, 병상 부족 등의 사유로 예약하게 되며, 입원 결정 당일에 입원하는 경우도 있다. 입원 예약일이 정해지면 입원 예정 일시가 기재된 입원 예약증을 발급한다.

따라서 입원 예약 제도는 입원 진료가 결정된 환자는 진료 계획, 환자의 사정, 병상 부족 등의 사유로 입원일을 예약하는 제도를 말한다. 병원에 따라 조금씩 차이는 있겠지만, 일반적으로 입원 결정서가 접수되면 진료 계획, 환자의 사정을 고려하여 입원 예약일을 지정하고 입원 접수증을 교부한다. 또한, 병상 부족으로 예약이 밀릴 때에는 다음과 같은 우선순위도 고려한다.

입원 예약 제도의 실시로 기대할 수 있는 효과는 다음과 같다.

입원 예약 제도의 장점(기대 효과)
① 환자의 편리 및 진료 대기 시간 단축
② 환자 수 분산, 사전 진료 준비, 진료 시간 조정 등 계획적인 적정 진료로 의료서비스 향상
③ 의사와 환자 간 신뢰감 조성
④ 환자 수용 능력 적정 활용으로 업무 능률 향상
⑤ 혼잡 완화와 안정적인 분위기 조성
⑥ 병상의 효율적 배분

5) 입원 대기 환자의 관리

입원 대기 환자는 첫째, 의사의 지시에 따라 진료 스케줄에 의한 수술 또는 특수 검사, 정기적인 약물 치료 등을 목적으로 입원 예정 일자를 미리 정한 경우에는 입원서약서를 입원 예정 일자별로 관리하고, 둘째, 입원 예정일이 없이 신청 순서 또는 환자의 질병 상태에 따라 입원 순위가 결정되는 경우에는 진료과별 접수 순으로 관리한다.

6) 입원 서약서(입원 약정서) 작성

입원 서약서(hospitalization agreement)는 의료 제공에 대한 대가인 진료비 채권의 성격을 지니고 있을 뿐만 아니라 병원의 제규정과 절차를 이행할 것을 약속하는 쌍방 계약의 과정이다. 따라서 작성된 서약서에는 인적 사항 이외에도 건강보험증 내용, 연대 보증인 등을 성실히 기록하고 작성하도록 한다. 고액 진료 환자나 문제 환자로 예상되는 경우에는 입원 수속 시 확실한 보증인을 확보하도록 한다. 특히 상해나 자해 사고 등의 경우에는 국민건강보험공단으로 “급여제한여부조회서”를 통보하여 급여 제한이 될 경우 고액 진료비가 발생되므로 이에 대한 대비책도 마련해 두어야 한다. 한편, 일반 환자나 교통사고, 산재 사고라도 경우에 따라 건강보험으로 전환되는 경우가 있을 수 있으므로 건강보험 자격이 있는지를 미리 파악하여 두는 것이 관리에 효율적이다.

따라서 입원 수속을 진행하는 담당자는 입원 진료를 신청하는 환자로부터 의료보장 유형과 수급 자격을 확인할 수 있는 관련 서류의 내용이 정확하게 기록되고 약정 내용이 누락되지 않도록 확인하고 입원 약정서를 접수해야 한다. 입원 약정서의 구성 항목에는 입원 환자 인적 사항(성명, 성별, 주민등록번호, 주소, 전화), 피보험자, 연대 지불 보증인, 입원실, 희망 병실, 담당자 확인, 입원 경로, 등록 번호, 약정 내용 등이 있다.

▣ 입원 서약서 작성 절차 및 과정에 대해서 알아보고 업무를 수행한다.

① 입원 서약서를 환자 또는 보호자가 작성하여 원무과 입원 창구 담당자에게 제출한다.

② 제출된 서약서와 수급 자격을 확인한다.

③ 담당자의 확인이 끝나면 환자의 상태, 진료과, 성별, 감염성 여부 질환, 희망 병실 여부와 병원의 병실 사정을 고려하여 병실을 배정한다.

입원 서약서 내용
① 환자 인적 사항 및 보험 유형, ② 상급 병실 사용 여부, ③ 보증인 서명(필요에 따라 연대 보증) 날인, ④ 제규정 및 지시 사항 준수, ⑤ 입원 보증금(대상자) 및 진료비 납부 기간 등

7) 입원 서약(약정)서 작성 시 고려 사항

원무 담당자가 입원 환자의 의료서비스 제공을 위해 이행하는 여러 수속 절차 중 가장 중요하고 철저하게 확인하여 처리해야 하는 과정이 입원 약정서이다. 입원 약정서가 정확하고 충실하게 기록되어야 하는 가장 주된 이유는 장기 입원이나 급여 제한 또는 비급여 질환 판정에 따라 진료비가 과다하게 발생하거나, 가해자와 피해자 간의 합의가 결렬되거나 보상이 지연되어 진료비 회수가 불확실해지는 상황을 해결할 수 있는 가장 확실하고 유일한 채권 확보 대책이기 때문이다.

또한, 보험회사가 진료비 납부를 보증한 교통사고 환자도 해당 사고와 무관한 지병이나 상급 병실 차액 등을 포함하여 환자의 요구에 따라 제공된 진료비는 지급대상에서 제외되기 때문이다. 또한, 산재 환자의 경우 사업자가 보험에 가입하지 않았거나 급여 사유가 적합하지 않아 요양급여 신청이 불승인되기도 하며, 장기입원에 따라 비급여 항목 진료비가 발생하게 되어 납부에 어려움을 초래할 수도 있다. 그러므로 입원 수속 과정에서 환자 측이 작성하여 제출한 약정서 내용이 정확하게 작성되었는지 확인해야 한다.

입 원 약 정 서

보호자 출입증

환자 인적사항

등록번호		환자		병동	
입원일자		진료과		병실	

약정 내용

1. 본원에서 제시한 제반 규칙은 물론, 의사 및 간호사(또는 직원)의 정당한 지시에 순응하겠으며, 담당의사의 의학적 판단에 따라 퇴원결정이 있을 때에는 그 결정에 따르겠습니다.
2. 입원기간 중 이루어진 진단, 검사, 치료 등 의료행위와 관련하여 분쟁이 생겼을 때에는 의료사고 피해구제 및 의료 분쟁 조정 등에 관한 법률에 의거 한국의료분쟁조정중재원에 조정, 중재를 신청하거나 [소비자기본법]에 따라 한국소비자원에 피해구제 등을 신청할 수 있습니다.
3. 진료비 또는 중간납부 청구 시 귀 병원에서 정한 납부 기한 내에 환자와 아래의 대리인이 연대하여 납부하겠으며 정당한 이유 없이 체납될 때에는 입원 보증금으로 대체하거나 채권확보를 위한 귀 병원의 법적 조치에 이의가 없음을 확인하며, 이와 관련된 소송이 제기될 경우 관할법원은 민사소송법에 따릅니다.
4. 입원기간 중 환자, 보호자 및 방문객이 소지한 현금, 귀중품은 본인이 보관, 관리하여야 하며, 이를 이행치 않고 훼손되었을 때에는 본원에 배상책임이 없음을 확인합니다.
5. 입원기간 중에 환자 및 보호자가 본원의 비품 또는 기물을 고의 또는 과실로 망실, 훼손할 때에는 이를 변상합니다.
6. 입원 중 다음의 불미스러운 일탈행동 [병원 내 술 반입 또는 음주, 무단 외출, 규정 내 외출시간 초과 또는 외출 예정시간 초과 귀원, 다른 입원환자에 불편을 끼치는 행위(다툼 등), 의료진 및 간호사 등 직원에게 막말 또는 폭언]을 했을 때는 즉시 강제 퇴원조치 받을 수 있고, 향후 경기도의료원 파주병원의 서비스(외래/입원/검진)의 접수제한을 받을 수 있습니다. 이러한 본원의 정당한 진료지침이나 교육에 반하는 상황으로 인해 발생하는 환자의 손해에 대한 책임은 원칙적으로 환자에게 있습니다. (입원 중 타병원 진료가 불가하오니 반드시 간호사에게 상담하시기 바랍니다.)
7. 입원 중 본인 사유나 본인 과실로 인해 발생된 낙상 사고에 대해 병원에 책임을 묻지 않겠습니다.
8. 병원은 금연구역(국민건강증진법 제6조 제8호)임을 확인하시고 흡연 시 흡연부스를 이용하겠습니다.
9. 환자 안전 및 확인의 사유로 입원 후 병실 내 자리 이동은 불가합니다.
10. 본 병원은 지역거점 공공병원으로 신포괄수가제 지정병원임을 알려드립니다.
11. 본인(환자), 보호자, 약정인 및 보증인은 의료법 제22조, 의료법시행규칙 제4조, 주민등록법 제29조에 의거 주민등록 등본 발급신청서의 위임 및 공공기관의 개인정보법 제15조, 제17조에 의거 개인정보의 수집, 이용, 제공에 동의합니다.

서약인(환자와의 관계) : (　　　　) 성명 :　　　　　　(서명)

•건강보험증(신분증) 부정사용 및 진료정보 왜곡을 방지하기 위하여 본인확인 제도가 실시됩니다. •증 부정수급이 확인되면 진료비(공단부담금) 전액을 환수하고, '2년 이하의 징역 또는 2천만원 이하 발급'에 처할 수 있습니다.	신분증 확인 □ 예　□ 아니오

상급병실사용 신청 (상급병실에 입원할 경우에만 해당)

신청자	성명		서명		환자와의 관계	
	생년월일		성별	□ 남　□ 여	연락처	
	주소					

병실 (　　　인실) (상급병실료 (　　　　　원 /　　　일)

- 본 병실료 + 상급병실 차액을 본인(자동차보험 및 산재보험의 경우도 본인부담)이 전액 부담하겠음.
- 1인실인 경우 1인실 입원료를 본인이 전액 부담하겠음.
- 1인실의 경우 전염병 환자 발생 시 일반 병실로 이동할 수 있음을 알려드립니다.

신청사유 (선택 서명)

1. 본인 및 보호자 신청 :　　　　　　(서명)　　2. 병원측 사유 신청 :　　　　　　(서명)

210mm×297mm[백상지 80g/m²]

8) 입원의 우선순위

입원 환자의 우선순위 결정은 원칙적으로 먼저 내원한 환자가 입원하는 것이지만, 병원의 입장에서는 환자의 상태나 증상, 성별, 진료과, 감염성 질환 여부 등에 따라 입원 순서가 결정된다. 일반적으로 다음과 같은 기준을 따르며, 특히 병실의 여유가 없을 경우 병원의 병실 배정 규정에 따라 병실이 배정된다. 이 때 공정성이 확보되어야 입원 대기 환자의 불만이 줄어들 수 있다. 대부분의 병원에서는 응급수술이나 중환자의 입원을 우선으로 하여 병실을 배정한다.

입원의 우선순위

① 응급 수술을 요하는 환자 ② 수술이 예약된 환자 ③ 응급실에 대기 중인 중환자 ④ 검사 및 치료가 예약된 환자 ⑤ 담당 의사의 진료 일정에 따른 예약 환자 ⑥ 환자의 사정으로 입원일을 예약하는 환자 등이다.

입원 예약 환자 수는 최근 3개월간의 진료과별, 요일별, 입·퇴원 실적을 감안하고, 해당 병동별 가동율 및 진료 과별 특성에 따라 일정 수를 정하여 예약하면 관리에 효율적이다. 그러나 환자의 중증도 등을 고려하여 담당 의사의 특별한 요구가 있을 때에는 우선 예약한다.

9) 병상의 배정

입원 서약서가 작성되면 환자 상태, 진료과, 성별(소아는 예외), 감염성 질환 여부, 희망 병실 여부와 병원의 병실 사정을 고려하여 병상을 배정한다. 이때 상급 병실을 희망할 경우에는 '상급 병실 사용 신청서'를 작성하여 서명을 받도록 한다.

병상이 배정되면 환자 인적 사항 및 병명을 해당 병동에 통보하여 준비가 되도록 하고, 입원 결정서상에 배정 병실을 기록하여 교부한다. 병원에 따라 외래 진료부서나 응급실에서 병실까지 안내하는 병원도 있고, 입원 수속에서 병동으로 곧바로 안내하는 곳도 있다. 그러나 공병상이 없는 경우 퇴원 후 입실인 경우에는 환자의 상태에 따라 휴식을 취할 수 있는 입원 대기실을 준비하여 두는 것이 서비스 향상에 도움이 된다.

10) 입원 등록

입원 등록은 병실의 파악과 진료비 계산, 각종 처방 입력, 급식 제공 등이 전산으로 이루어질 수 있도록 병실 배정 후 곧바로 등록해야 한다. 전산화가 되지 않은 병원의 경우에는 입원 진료비 계산 대장을 별도로 작성하여 처방전을 개인별로 보관하거나 매일 기록하여 계산한다.

OCS를 가동하고 있는 병원에서는 환자가 작성한 입원 서약서와 건강보험증, 상급 병실 사용 신청서 등을 중심으로 전산에 입력한다.

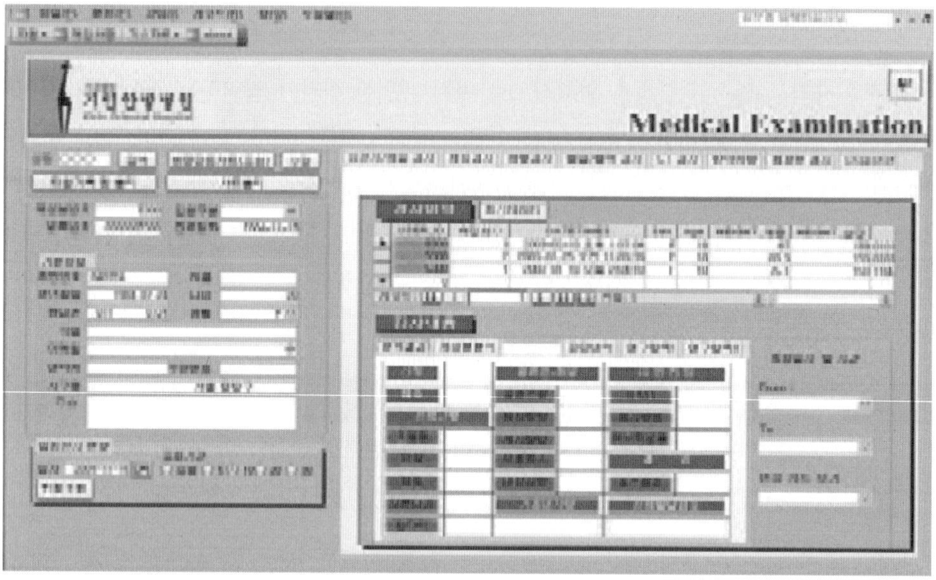

그림 7-4 입원 등록 화면

11) 입원 전 검사실과 낮병동

(1) 입원 전 검사실

입원 전 검사실은 입원 진료를 위해 입원 수속이 완료된 환자가 병동으로 입원하기 전에 입원 후 시행할 일반적인 검사(일반 혈액 검사, 소변 검사(Urine), 심전도 검사(EKG), 일반 X-선 촬영 등)를 미리 시행하여, 그 결과를 검사 후 2시간 만에 해당 병동에 통보하며, 또한 신체 계측, 활력 징후를 측정(V/S: 혈압, 맥박, 호흡)하고 병원의 각종 편의시설과 입원 생활에 대한 정보를 제공하는 곳으로, 교육실, 일반 혈액 및 소변 검사실, 심전도실, X-ray실을 동일 공간 내에 설치하는 곳을 말한다. 대형 병원이나 일부 전문병원 등에서 운영하며, 내원 고객으로부터 좋은 반응을 얻고 있다.

입원을 위해 내원하는 환자들은 보통 입원 예약 당일 오전부터 입원 수속 창구 앞에서 입원 수속을 기다리며, 병동에서는 당일 퇴원 환자의 퇴원 수속과 병실 청소 등으로 입원 준비가 덜 되어 바로 병실에 올라가지 못하는 경우가 많다. 따라서 입원 전 검사실은 병동에서 입원을 위한 준비가 끝날 때까지 기다리는 시간에 입원 수속을 먼저 진행하고, 입원 전 검사실에 들러 입원 후에 시행할 이와 같은 검사 및 안내를 미리 받아 시간을 절약하고 재원 시간을 단축할 수 있으며, 입원환자의 진료에도 효과가 있다.

(2) 낮병동

낮병동(Day care room)은 지속적인 입원 진료를 받는 입원 환자와 달리 당일 입원하여 6시간 이상 진료나 관찰 후 퇴원하는 환자를 말하며, 입원료를 산정하지 않는 대신 낮병동 입원료를 진료 수가 산정 기준에 의거하여 산정하는 것을 말한다.

낮병동의 산정 대상은 ① 분만 후 당일 귀가, ② 응급실이나 수술실 등에서 처치·수술 등을 받고 6시간 이상 관찰 후 당일 귀가 또는 이송, ③ 정신건강의학과의 낮병동에서 6시간 이상 진료받고 당일 귀가하는 경우에 산정할 수 있다.

낮병동 환자의 본인 부담은 건강보험은 20%, 의료급여 1종은 면제, 2종은 10%를 부담한다.

7-2 | 병상관리

학습목표	1. 입원환자의 상태. 성별, 연령 등을 확인하고 병실배정을 할 수 있다.

1. 병상 관리

1) 병상 관리의 정의

병상 관리는 병원이 보유하고 있는 병상을 운영하기 위한 계획을 수립하고, 그에 따라 병상을 진료과별 또는 환자 개별에게 배정하며, 변경이나 이동 상황 등을 점검하여 운영하고, 그 운영 결과에 대한 평가를 실시하여 보다 효율적인 병상 활용을 가능하게 하는 활동이다.

병상은 입원 진료가 필요한 환자가 적절한 진료를 적시에 편리하게 제공받을 수 있도록 관리되어야 한다. 또한, 담당 의사의 진료 계획에 의한 진료가 가능하도록 최대한 보장되어야 하며, 병원 수익을 제고하는 차원에서 관리되어야 한다.

(1) 병상의 운영

진료의 능률과 환자의 편의를 고려하여 환자 연령, 성별, 진료과, 질병군에 따라 병동을 구성하고, 병동별로 적정한 인력 배치와 필요한 시설을 갖추어야 한다.

가장 일반적으로는 진료과별 분류로 동일 진료과 환자들로 병상을 배정하여 병동을 구성하는 방법이 있다. 이 방법은 의료진의 진료 편의와 전문 간호, 단순화 등의 장점이 있지만, 병상 이용률의 효율성 저하로 수익성이 악화되는 경향이 있다. 흔히 1개 진료과의 병상이 1개 병동을 구성하기에 부족한 경우에는 관련 진료과와 함께 추가 병동을 구성한다.

또 다른 방법은 내과계와 외과계로 구분하여, 내과계에는 내과, 신경과, 소아청소년과, 피부과 등을 두고, 수술의 빈도가 많은 진료과를 외과계로 구분하기도 하며, 일부 특정 진료과만 구분하고 전체 병상을 혼합 운영하는 방법이 있다.

(2) 병상의 구분

병상은 다음과 같은 기준에 따라 여러 가지로 구분하여 관리된다. 병실(病室)은 병을 치료하기 위해 환자를 따로 거처하게 만든 방을 의미하며, 1개의 병실(호실)에는 한 개의 병상 또는 여러 개의 병상이 있을 수 있다. 병상(病床)은 입원 환자의 침상을 의미한다.

① 허가병상과 가동병상

허가병상(licensed beds)은 국가 및 지방자치단체로부터 인가받은 병상을 의미하며, 가동병상(beds set up & staffed)은 병원이 실제로 환자를 입원 진료하기 위해 사용하는 병상을 의미한다.

가동병상 제외 병상
응급실 병상, 분만실 병상, 회복실 병상, 주사실 병상, 인공신장실 병상, 물리치료실 병상, 검사실 병상 등

② 병상의 종류

병상은 사용자에 따라 침상의 크기, 높이, 모양이 일반적으로 규격화되어 있는 성인용 병상(adult beds)과 추락이나 안전사고 예방을 위한 보호장치가 있는 소아용 병상(cribs), 영아를 위한 시설 병상인 베시넷(bassinets) 등이 있다. 또한, 노인용, 산모용, 특수 환자용 병상 등으로 구분되기도 한다.

③ 일반(기준)병상과 상급병상

병실의 크기와 수용 인원수에 따라 일반(기준)병상과 상급병상으로 구분하기도 한다. 국민건강보험 요양급여 기준에 관한 규칙에 의하면, '일반병실'이란 의료법령에 의해 허가를 받거나 신고한 병상 중, 의료법령에 의한 시설 기준에 적합하고 2인 이상의 환자를 동시에 수용할 수 있는 병실로, 병원이 보유한 총 병상 중 50%(종합병원은 80%) 이상을 확보해야 한다. 또한, 의료법령에 규정된 시설 규모 이상으로 한 병실에 3인 이하의 환자를 입원시킬 수 있는 병실을 '상급병실'로 규정하고 있다.

일반병상과 상급병상의 기준과 관리 요령
(1) 일반병상은 6인실, 5인실, 2~4인실 등 건강보험 급여 적용이 가능한 병실을 의미하며, 입원실료는 보건복지부에서 정한 의료기관별 종별 수가를 적용한다. (2) 상급병상은 일반병상에 비해 시설이 현저히 우수한 병상을 의미하며, 특실과 1인실이 포함된다. 상급종합병원 및 종합병원의 경우, 특실 및 1인실(상급병실 차액)은 전액 비급여 항목으로 본인이 부담해야 한다.

④ 수용환자의 특성에 따른 병상 구분

수용환자의 특성에 따라 일반병상(General bed), 중환자병상(I.C.U), 재활병상(Rehabilitation bed), 미숙아를 위한 보육기(Incubator) 등으로 구분할 수 있으며, 정신병상(Mental bed), 결핵병상(T.B bed) 등과 같은 격리병상으로도 구분된다.

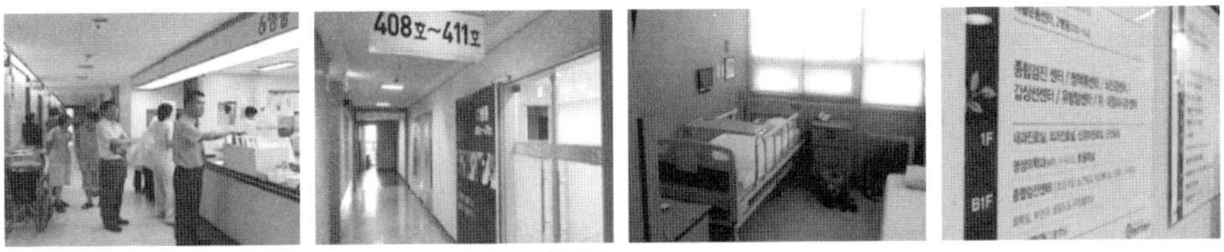

그림 7-5 **병실 안내**

⑤ 종합병원이 확보해야 할 예비병상 수

응급환자를 위한 예비병상을 확보해야 하며, 예비병상을 응급환자가 아닌 자에게 사용하게 해서는 안 된다. 예비병상 수는 허가받은 병상 수의 1% 이상이어야 한다(단, 병·의원의 경우는 1병상 이상).

(3) 병상 관리 운영 방식

병상 운영 방법은 각 병원의 진료과목 수, 입원 환자 수, 병실 규모, 병상 가동률 등을 고려하여 결정해야 한다. 병상 운영 방식은 통합 운영과 진료과별 분리 운영으로 구분할 수 있다.

① 중앙 관리(통합 운영 방식)

중앙 관리는 병상 관리를 총괄적으로 운영할 수 있어 병원의 전체 병상 가동률을 높이고, 병원의 수익성을 향상시키는 장점이 있다. 또한, 진료과 간의 연계성을 강화할 수 있으며, 계절별 질환 변화나 요일별 운영 조정이 용이하다. 이러한 이유로 주로 중소병원에서 활용되고 있다.

이 방식은 진료과목이나 질병의 종류와 관계없이 모든 병상을 개방하여 어떤 환자라도 입원할 수 있도록 한다. 장점으로는 빈 병상을 효율적으로 활용할 수 있어 병상 이용률이 향상되고, 이에 따라 병원의 수익성도 증가할 수 있다. 또한, 분산 관리 방식보다 필요한 인력이 적게 투입되는 효율성을 갖춘다.

그러나 단점으로는 의사의 진료 동선이 길어질 수 있어 업무 효율성이 낮아질 수 있으며, 간호사들이 전문적인 서비스를 제공하는 데 어려움이 발생할 수 있다.

② 분산 관리(진료과별 분리 운영 방식)

분산 관리는 일정 규모의 병상을 진료과별로 배분하고, 입·퇴원 및 병상 변경과 운영과 관련된 모든 업무를 해당 진료과장, 병동장, 또는 의국장이 관리하는 방식이다. 대형 병원에서 주로 운영되며, 해당 진료과의 의사들이 진료 계획에 맞춰 병상을 운영할 수 있어 진료의 효율성을 높일 수 있는 장점이 있다.

또한, 진료과별 책임 운영이 가능해 병동별 병상 이용률을 높일 수 있으나, 특정 진료과의 병상이 사유화될 가능성이 있다. 또한, 일정 수의 재원환자를 유지하려는 경향으로 인해 불필요하게 입원 기간이 길어질 수 있으며, 병원 전체 병상 이용률은 상대적으로 저하될 가능성이 있다.

추가적으로, 계절에 따른 진료과별 환자 수의 변화와 진료과 간의 연계 진료가 어렵다는 점에서 효율성이 떨어질 수 있다.

이러한 문제를 해결하기 위해 진료과별 외래 환자 수, 진료 수입, 병상 가동률 등의 통계 분석을 통해 병상 수를 적절히 배분하고, 병실을 가급적 같은 층에 배정하는 것이 필요하다. 이를 통해 회진의 효율성을 높이고, 전문 간호사와 필요한 의료 장비를 효과적으로 배치하여 보다 전문적인 의료서비스를 제공할 수 있다.

그러나, 진료과별 입원 대기 환자 수가 균형을 이루지 못할 경우, 병상 가동률이 저하될 가능성이 있다. 이러한 경우를 대비하여 내규를 마련하고, 원무부서의 역할을 강화하여 잔여 병상을 다른 진료과 환자가 이용할 수 있도록 하는 병상 종합관리체계를 구축해야 한다. 대부분의 대학병원이나 대형 종합병원에서는 이 분산관리방식을 채택하고 있다.

③ 혼합 운영 방식

혼합 운영 방식은 병원의 특성이나 전문화된 분야를 구분하여 별도로 운영하고, 나머지 병상은 전체적으로 통합하여 운영하는 방식이다.

또한, 병동을 구성하고 배정할 때 다음과 같은 요소를 고려해야 한다.

㉮ 호흡기내과, 신경과, 이비인후과, 신경외과 등 의식불명 환자나 호흡곤란 환자가 많은 진료과의 경우, 각 병상마다 산소 호흡기와 석션(Suction)이 설치된 병동을 주요 병동으로 배정하는 것이 필요하다.

㉯ 신장투석 병동의 경우, 투석액 교환과 관련된 간호 및 처치 업무를 숙련된 간호 인력이 수행해야 하므로, 해당 인력을 고정 배치하는 것이 바람직하다.

㉰ 병상 배정 시에는 각 진료과의 특성, 의료진과 간호 인력의 역량, 시설의 적절성 등을 종합적으로 고려해야 한다.

이처럼 병원 규모와 특성에 따라 병상 운영 방식을 적절히 선택하고, 효율적인 병상 배치를 통해 최적의 의료서비스를 제공하는 것이 중요하다.

(4) 병상 배정

병상 배정은 진료과별 병동, 과별 상한제(Ceiling), 담당 의사의 동선, 야간 입실, 격리 여부, 병실 내 동일 상병, 질병의 상태 및 중증도, 소아·노인·남녀 등의 요소를 고려해야 한다. 또한, 해당 병동의 간호사실과 긴밀한 업무 연락을 유지하여 환자 진료의 효율성을 높이고 병상 가동률을 극대화할 수 있도록 해야 한다.

진료과별 병상 배치는 환자의 유형(소아, 산모, 장기·단기 입원, 귀빈용 등), 외래진료실, 수술실, 중환자실, 각 검사실과의 연결성, 건물 구조 등을 종합적으로 고려하여, 각 진료과가 위치할 층을 신중히 검토한 후 결정해야 진료의 효율성을 높일 수 있다. 또한, 격리 병실 등 특수 병실의 확보, 다인실의 남녀 구분, 소아 병실 등의 구분도 철저히 이루어져야 한다.

따라서, 입원 가능한 병실보다 대기 환자가 많은 경우, 병원은 정책적 차원에서 병실 배정의 우선순위를 정하고 이를 합리적으로 관리해야 민원이나 갈등 발생을 최소화할 수 있다. 병실 배정의 가장 일반적인 방법은 입원 결정서와 입원 약정서가 접수된 순서에 따라 입원시키는 것이지만, 환자의 상태, 위급 정도, 성별, 진료과, 격리 필요성 등을 고려한 의학적 판단에 따라 입원 순서를 조정하는 것이 더욱 중요할 수 있다. 또한, 진료 계획에 따라 수술이나 특수 검사가 예정된 경우, 혹은 정기적인 약물 치료 일정이 있는 경우 이를 병실 배정의 우선순위 기준으로 삼을 수도 있다.

병상 배정 과별 상한제(Ceiling)

A 병원의 입원 병상이 1,000병상인 경우, 병원 내부적으로 '입원 환자 병상 배정 관리 지침'을 정하여 진료과별로 입원 병상을 배정하고 관리한다. 예를 들어, 1,000병상 중 내과계(분과별 내과, 신경과 등) 500병상, 외과계(외과, 정형외과, 신경외과 등) 350병상, 안과·이비인후과계 50병상, 피부과·비뇨기과 30병상, 산부인과 30병상, 소아청소년과 30병상, 기타과 10병상으로 운영한다.

이에 따라 원무팀에서는 매년 진료과별 입원 환자의 병상 이용률과 평균 입원 대기 기간을 분석하여, 다음 연도의 진료과별 병상 배정을 조정하고 있다

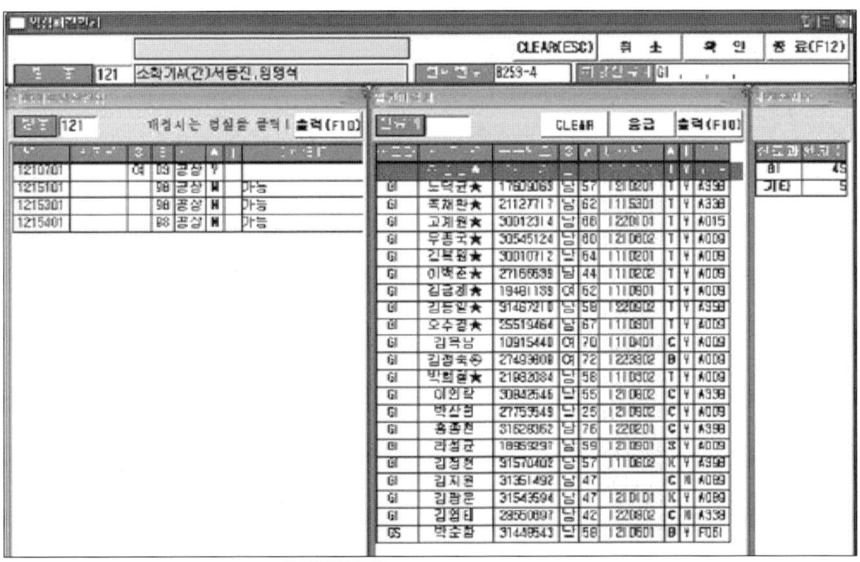

그림 7-6 병실 배정 화면

① 병상 배정 절차

입원 예약 접수 후 귀가한 환자의 병상 배정 절차를 중심으로 보면, 입원 전날 예약된 환자에게 연락하여 입원 여부를 최종 확인하고, 확인 과정에서 나타난 변경 사항을 입원 예약 정보에 반영하여 익일 입원 예정자 명단을 확정한다. 이후 확정된 입원 예약 정보를 각 진료과, 약국, 병동 간호사실, 의무기록실, 영양과 등에 전달한다.

병상 배정 직원은 빈 병상, 퇴원 예정자, 전실 현황 등을 고려하여 병실 배정 계획을 수립한 후 당일 입원 예약자의 병동별, 진료과별, 성별 현황을 파악하고 배정한다. 병상 배정 업무의 흐름을 도식화하면 다음과 같다.

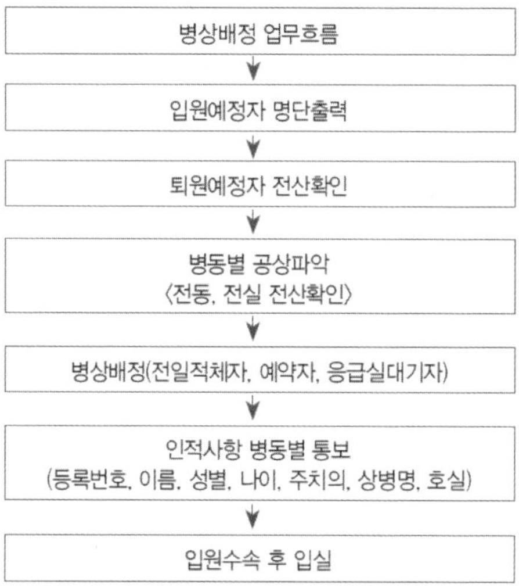

그림 7-7 **병실 배정 업무 흐름도**

② 전과(轉科)·전실(轉室) 병상

질환의 특성, 진료 과정의 필요성, 또는 환자의 희망에 따라 병실을 이동해야 하는 경우가 발생할 수 있다. 이러한 불가피한 경우에도 정해진 순서와 기준에 따라 공정하고 신속하며 정확하게 전실 업무를 처리해야 환자의 불만을 최소화하고 효과적인 병실 관리가 가능하다.

기본적으로 환자의 불만을 최소화하고, 정해진 순서와 원칙을 준수하여 공정하고 신속하며 정확하게 처리해야 한다. 병실의 이동 없이 전과만 이루어지는 경우와 전실이 필요한 경우가 있으며, 담당 의사 및 간호사의 확인을 거쳐 전과와 전실이 이루어진다. 이때 원무부서의 확인 절차는 필수적이다.

A 병원의 병상 관리 사례

▣ 병상의 구분, 배분 및 배정

1) 병상의 구분

병상은 환자의 연령에 따라 성인용과 소아용으로 구분되며, 질환의 특성에 따라 일반병상과 특수병상(중환자병상, 응급병상, 특수치료병상)으로 나뉜다.

또한, 중환자병상은 질환의 특성과 치료 방법에 따라 내과계, 외과계, 심장계, 신경계, 소아·신생아계 중환자실로 세분된다.

병상 운영은 치료 및 간호의 적정도에 따라 병동(간호단위)별로 구분하여 운용하는 것이 일반적이며, 진료과별, 환자의 연령, 질환의 특성 및 중증도, 치료 방법 등을 고려하여 간호단위별로 적절한 수의 병상을 배분한다.

2) 병상의 배분

병원이 보유한 병상은 일반병상과 특수병상으로 구분된다.

특수병상은 질환의 중증도 및 진료 특성에 따라 배분되며, 일반병상은 진료의 편의성과 수익성을 고려하여 배분하는 것이 일반적이다.

일반병상 배분 방식은 특수진료과를 제외하고 크게 내과계와 외과계로 구분한 후, 그 안에서 진료과별로 세분하여 배정하는 방식을 따른다.

A병원은 진료 편의성(진료 의사의 동선, 치료의 전문성), 수술실·중환자실·검사실과의 연관성, 간호의 전문성, 진료과 간의 연계성 등을 종합적으로 고려하여 진료과별로 병상을 배분하였다.

또한, 병원 신축 단계에서부터 각 진료과의 전문성과 특수성을 병원 시설에 반영하였다.

진료과별 병상 배분은 병원의 진료 방침, 진료과별 진료 실적, 예상되는 질병의 변화 등을 고려하여 일정 병상수를 배정하는 방식으로 이루어진다.

한 진료과가 단독으로 병동을 운영할 만큼 충분한 병상을 확보한 경우에는 해당 진료과에 단독 병동을 배정하며, 그렇지 않은 경우에는 진료 특성이 유사한 진료과를 묶어 하나의 병동을 배정한다.

또한, 병상 운영의 효율성을 높이기 위해 일부 병동을 단기병동 또는 공용병동으로 지정하기도 한다.

진료과별 병상 배분은 매년 초, 전년도 진료 실적을 평가한 후 병원 방침을 반영하여 조정된다.

3) 병상의 배정

환자별 병상 배정은 환자의 신청, 질환의 특성, 중증도, 연령 등을 고려하여 이루어진다.

① 일반병상 및 상급병상 배정

㉮ 일반병상(4·5·6인실), 3인실, 2인실:

일반병상은 진료의 적절성과 간호의 전문성을 유지하기 위해 우선적으로 해당 진료과에 배정하되, 부득이하게 다른 진료과에 배정해야 할 경우 내과계와 외과계로 구분하여 배정한다.

㉯ 상급병상(1인실, 특실):

진료 편의를 고려하여 가급적 해당 진료과에 배정하되, 공실이 있을 경우 내과계와 외과계로 구분하여 배정할 수 있다.

② 특수병상 배정

㉮ 응급병상: 응급환자 전용 병상으로, 일정 수의 병상을 응급환자를 위해 별도로 확보한다.

㉯ 단기병상: 각 진료과별로 자체적으로 단기병상을 운영할 수 있으며, 진료 특성에 따라 응급병상, 항암치료 병상, 검사 전용 단기병상 등을 별도로 배정할 수 있다.

㉰ 기타 특수병상: 담당 의사의 판단에 따라 배정한다.

③ 병상의 운용

병원의 보유 병상을 효율적으로 운용하기 위해 대부분의 병원은 자체적인 제도를 마련하고 문제점을 개선하여 운영하고 있다. 병상을 효율적으로 관리하기 위해서는 무엇보다도 병상 관리 업무를 전산화하는 것이 중요하다.

서울 A병원은 모든 병원 업무를 통합 전산 시스템으로 구축하여 온라인으로 운영하고 있으며, 특히 병동 업무를 OCS 시스템으로 개발하여 의사 업무, 간호 업무, 검사·치료 업무, 병상 관리 업무, 입·퇴원 업무, 진료비 계산 업무, 재고 관리 업무 등을 상호 연계하여 운영하고 있다.

또한, 재원 일수 단축을 위한 관리 방안이 요구되며, 환자 1인당 평균 재원 일수를 줄임으로써 병상 회전율을 높여 병원의 수익 증대에 기여할 수 있다. 그러나 재원 일수가 길어지면 입원 대기 환자가 증가하고, 1인당 평균 진료비가 낮아져 병원의 수익성이 저하될 수 있다.

④ 단기 병상 운영

진료과별로 병상을 배분하여 운용하고 있으나, 일부 진료과는 병상 부족으로 인해 수술, 검사, 치료 등 단기간(보통 2~4일) 입원이 필요한 환자들이 입원 순서를 기다려야 하는 불편함을 겪고 있으며, 이로 인해 적절한 시기에 진료를 제공하지 못하는 경우가 발생하고 있다.

이를 해결하기 위해 진료과별로 상병 및 중증도를 고려하여 자체적으로 단기 입원 환자를 정하고, 해당 환자는 해당 병동 내에서 단기 병상을 이용할 수 있도록 한다. 또한, 응급실에서 입원을 대기 중인 환자를 위한 응급 단기 병상, 수술 지연을 방지하기 위해 외과계에서 공동으로 배정하는 공용 단기 병상, 항암 치료 환자를 위한 단기 병상 등의 운영 제도를 도입하고 있다.

⑤ 음압 병실

음압병상은 격리 병실의 일종으로, 기압차를 이용하여 공기가 항상 병실 안쪽으로만 유입되도록 설계된 특수 병상을 의미한다. 메르스, 결핵 등 각종 감염병 환자의 치료에 사용되며, 특히 코로나19 감염증과 같은 호흡기 감염병 환자치료에 필수적이다.

음압 병상의 가장 큰 특징은 기압 차를 이용하여 병실 내부 공기가 외부로 유출되지 않도록 설계되었다는 점이다. 즉, 병실 밖의 공기는 유입될 수 있지만, 병실 내부의 공기는 외부로 빠져나갈 수 없다. 병실의 공기는 바이러스도 통과하지 못하는 고성능 필터(HEPA 필터)로 정화된다.

음압 유지 격리 병실은 코로나19, 메르스, 신종 플루 등 호흡기 감염병 환자의 격리를 위한 특수 병실로, 병실 내 압력을 외부보다 낮게 유지하여 공기가 항상 병실 안에서만 흐르도록 유도한다. 이를 통해 병실 내 공기가 외부로 유출되는 것을 방지한다.

환자의 호흡으로 배출된 오염된 공기는 병실 내부의 정화 시설로 유입되며, 정화 시설에는 세균과 바이러스를 걸러내는 HEPA 필터가 설치된 배기 시스템이 가동되어 정화된 공기만 외부로 배출된다. 또한, 별도의 폐수 저장소와 병원체 소독 시스템이 함께 운영되어 공기를 통한 추가 오염을 방지한다.

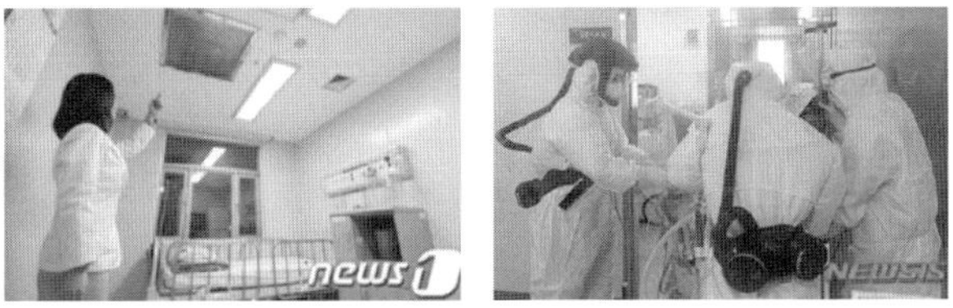

그림 7-8 음압병상 및 음압병상 의료진

(5) 병실 환자 관리

입원 중인 환자를 중심으로 수급 자격, 진료비 계산, 전실·전과, 외출·외박, 문제 환자 관리 등 행정적인 지원 업무를 지속적으로 제공하여 양질의 의료서비스를 유지하는 동시에, 예상되는 문제를 조기에 파악하고 대응함으로써 환자와의 신뢰 관계를 형성한다. 나아가 관련 보험단체와 유기적인 협조 체계를 유지할 수 있도록 한다.

2) 입원 환자 관리의 효율적 운영 방안

(1) 당일 수술센터(Day Surgery Center)

당일 수술센터는 환자를 입원시키지 않고 수술할 수 있는 질환에 대해 수술·회복·귀가(퇴원)까지의 일련의 과정을 당일에 완료하는 병원 수술의 한 형태를 말한다.

당일 수술센터는 병상 부족 해소 및 병원 수익 증대에 기여하며, 병원이 보유한 시설 및 장비의 가동률을 극대화할 수 있는 장점이 있다. 또한, 병원에서 6시간 이상 소요되는 경우 낮병동 수가를 별도로 산정할 수 있으며, 입원 부담률을 낮춤으로써 환자의 진료비 부담을 줄여준다. 이를 통해 환자는 수술 후 정상적인 사회 활동에 조기에 적응할 수 있다.

따라서 입원, 수술, 퇴원이 하루에 이루어지므로, 수일간의 입원으로 인한 병원 내 감염 위험과 정서적 불안을 줄일 수 있으며, 시간과 비용 절감 효과가 있다. 또한, 가족과의 격리 없이 수술 후 빠르게 일상으로 복귀할 수 있는 장점을 가진다.

당일 수술의 종류에는 간단한 절제술, 생검술, 발치술, 복강경 및 흉강경 수술, 안검내반 수술, 라식 수술 등이 포함된다.

(2) 일시 퇴원·재입원 제도

병원에 입원한 환자 중 검사, 협의 진단, 수술, 다음 진료 등을 위해 3일 이상 대기해야 하는 경우, 담당 의사가 일시 퇴원 후 재입원이 필요하다고 판단한 환자에게 적용되는 제도이다.

이 제도를 시행함으로써 치료 및 검사를 일정 간격으로 받아야 하는 환자가 병동에서 무작정 대기하는 경우를 줄일 수 있다.

일시 퇴원·재입원 제도의 절차는 다음과 같다.

일시 퇴원 재입원 제도의 절차
① 재입원 대상 환자는 퇴원 결정과 동시에 재입원 결정서를 작성하여 입원 예약 창구에 접수한다.
② 입원 예약 담당자는 지정된 재입원일에 예약을 진행한다.
③ 입원 담당자는 재입원 대상 환자의 지정된 입원일에 병상을 우선적으로 배정한다.

(3) 인근 병원과 연계 진료

동일 진료권 내에 개설되어 있는 의료기관끼리 유대를 강화하고 정보를 교환함과 아울러, 협약 병원(MOU)을 체결하여 환자 의뢰 시스템(Refer System)을 확립하는 일은 무엇보다도 중요하다. 특히 진료 지역 내의 병원과 응급 환자 및 장기 입원 환자의 이송과 회송에 관한 라인을 구축하여 운영하는 제도이다.

(4) 재원 일수 예고제(Care map)

담당 의사가 입원 결정서를 발급할 때 해당 환자의 예정 재원 기간을 표시하면, 입원 예약 담당자는 해당 진료과의 병상 운용 계획을 수립하여 그 환자에게 우선 입원 예약일을 배정하고, 예정된 재원 기간이 넘으면 그 의사가 해당 사유를 입원 담당자에게 통보하여 다음 환자의 병상 배정에 참고토록 하는 제도이다. 이 제도를 운용함에 따라 재원 기간 단축 효과와 그에 따른 비용 절감 효과도 기대할 수 있다.

(5) 진료 표준 계획에 의한 진료(Critical Pathway)

담당 의사는 질환별로 표준 진료 계획서를 작성하여 입원 결정을 하고, 입원 후에는 표준 계획에 따라 진료한다. 예를 들어, 입원 후 첫날은 어떤 검사를 하고, 다음 날은 어떤 치료를 하여 재원 예정 기간을 정해 놓고 진료하는 계획서이다. 즉, 표준진료지침(Critical Pathway: CP)은 특정 진단명의 진료 순서와 치료의 시점 등을 사전에 정해 둔 표준화된 주 진료 과정으로, 환자에게 제공하는 진료 내용을 표준화한 계획이다. 진료 경로는 시작과 종료가 있는 일련의 과정을 의미하며, 이를 표준 진료 지침서, 핵심 진료 경로, 주 임상 경로 등으로 개발하여 사용한다.

병원의 표준진료지침(CP)을 개발한 사례

■ 대전 S병원, 11개 전문 진료센터 100여 개 주요 질환별 CP 개발 사례

대전 S병원은 특정 질환의 진료 순서와 치료 과정을 표준화한 표준진료지침(CP, Critical Pathway)을 도입하여 환자와 보호자들로부터 좋은 평가를 받고 있다. S병원이 시행하는 표준진료지침은 효율적이고 일관성 있는 진료로 의료의 질과 환자의 안전을 높이고 있다. 이를 위해 S병원 QI(Quality Improvement: 질 향상) 팀은 최적의 진료 프로세스를 개발하고, 의사와 간호사뿐만 아니라 환자 및 보호자들과 지속적으로 의사소통을 하여 현재까지 11개 전문 진료센터에서 100여 개 주요 질환별 CP를 개발해 환자에게 적용하고 있다. 또한, 환자나 보호자들이 자주 묻는 질문(FAQ, Frequently Asked Questions)을 추가하여 환자에게 최대한 편의를 제공하고 있다.

대전 S병원은 "의사의 경험에 의존하여 다양하게 진행되던 의료서비스들을 과학적인 자료를 기반으로 최적의 치료 시스템을 갖추어 적용한 결과, 환자들이 자기 질환을 객관적으로 이해할 수 있게 되었고, 만족도가 높아졌으며, 과잉 진료에 대한 우려도 없어졌다"고 밝혔다. 이러한 표준진료지침(CP) 개발은 뇌졸중, 급성심근경색 등 응급 환자의 진료에 획기적인 변화를 가져왔으며, 심장질환으로 실신하거나 흉통을 호소하는 환자가 응급실에 도착하면, 표준진료지침(CP)에 따라 응급 당직 의사가 환자의 심전도 결과 등을 스마트폰으로 전송하여 심혈관센터 담당 의료진과 빠르게 시술 여부를 결정할 수 있다. 이로 인해 급성기 응급 환자의 안전과 의료의 질 향상에 큰 도움이 되었다.

또한, 대전 S병원은 지난해 건강보험심사평가원의 '2013년 급성심근경색증 평가'에서 1등급(전국 단독 1위)을 받았으며, 병원 도착 후 90분 이내에 1차 경피적 관상동맥중재술(스탠트 삽입술)을 실시한 비율에서 평균 시술 시간 60분을 기록하며 100점 만점을 받았다.

대전 S병원은 "표준진료지침(CP)에서는 진단에서 치료 과정까지, 즉 입원 첫날부터 퇴원까지의 진료 계획을 세워 치료하는 것은 물론, 그 과정을 환자와 공유하는 자신 있는 진료 시스템을 통해 그동안의 일방적인 진료 관행을 깨는 혁신적인 제도"라며, "병원 업무의 효율성 증진은 물론 의료진과 환자 및 보호자 간 원활한 의사소통을 통해 의료의 질과 안전을 강화하고, 환자 만족도를 높여가고 있다"고 설명했다.

(자료 출처: 쿠키뉴스, 2014년 7월 8일)

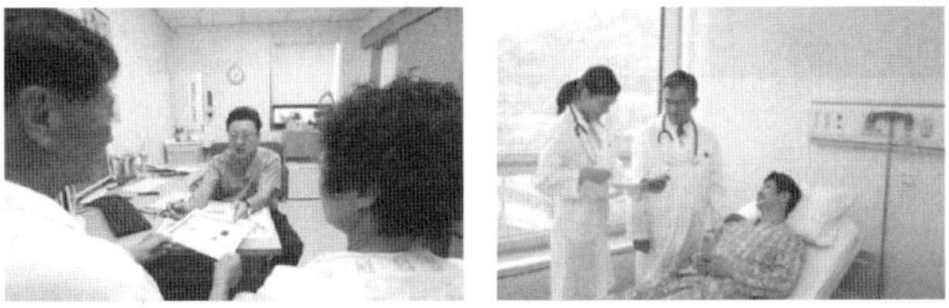

그림 7-9 병원의 CP 활동

(6) 진료의 효율을 높이기 위한 진료과별 병상 배치

진료과별 병상 배치 시 진료의 효율을 위해 각 검사실, 수술실, 중환자실 등과의 연결성, 건물 구조, 환자의 유형(소아, 산모, 장기 환자, 단기 환자, 귀빈용 등), 다인용 병상의 남녀 구분, 소아 병실 등의 구분을 고려해야 한다.

3) 병상 관리의 평가

병상과 관련된 주요 평가 지표는 환자진료실적지표(utilization indicator) 범주에 속하며, 지표에는 ① 100병상 당일 평균 재원환자 수(명), ② 평균 재원일수(일), ③ 병상 회전율, ④ 병상 가동률, ⑤ 100병상 당일 평균 조정 환자 수(명), ⑥ 외래 환자 입원율(%), ⑦ 응급 환자 입원율(%) 등이 있으며, 구체적인 산출 방법은 이 교재의 맨 뒷부분 제15장 원무통계 및 진료 실적 분석을 활용하면 된다.

7-3 | 재원환자관리

학습목표	1. 재원환자의 진료비정산, 전과/전실, 자격변경을 할 수 있다.

1. 재원환자 관리

1) 재원환자의 개념

(1) 의의

각종 환자 관련 사무를 신속하고 정확하게 처리하여 재원환자가 안정된 진료를 받을 수 있도록 보장하며, 환자 관리에 필요한 상담을 통해 환자의 편의를 제공한다. 또한, 철저한 개인별 정보 및 통계를 관리함으로써 원무행정의 질적 수준을 향상시키는 것을 의미한다.

(2) 재원환자 관리

재원환자 관리는 병원에 입원 중인 환자를 대상으로 여러 유형의 사무를 신속하고 정확하게 처리하며, 환자에게 편의를 제공하여 안정된 상태에서 최상의 진료서비스를 받을 수 있는 환경을 마련하는 업무이다. 또한, 의료보장 유형을 조기에 파악하여 적용하고 진료수익 확보에 차질이 없도록 하며, 환자별 정보 및 각종 통계를 정확히 관리하여 원무행정의 수준을 향상시키는 역할을 한다.

(3) 재원환자 관리의 목표

재원환자의 편의를 도모하고 양질의 의료서비스를 제공하며, 적정 진료 수입을 확보하는 등의 목표를 동시에 달성할 수 있는 가장 확실하고 절대적인 방법은 없으나, 일반적으로 다음과 같은 절차와 핵심 사항을 중심으로 업무를 수행하는 것이 가장 효과적인 것으로 평가되고 있다. 재원환자 관리 업무를 통해 달성하고자 하는 목표는 다음과 같다.

첫째, 입원 진료 과정에서 나타날 수 있는 환자의 건의나 불만, 민원 사항을 파악하고 고충을 해결함으로써 고객 중심의 병원을 만드는 것이다.

둘째, 재원 중인 환자나 새로 입원한 환자 중에서 개인적 문제나 의료제도, 경제적 문제, 진료 등의 여러 측면에서 일반적인 사무 절차로는 원활한 업무 처리가 어려운 대상자를 파악하는 것이다.

셋째, 여러 사유로 진료비 납부가 어려운 환자에 대한 조기 해결 방안을 강구하는 것이다.

넷째, 환자나 보증인이 진료비 납부를 회피하거나 납부 의지가 약하거나, 납부하려고 하더라도 현금 확보가 어려운 상황이라 판단될 경우, 적절한 시기에 채권을 확보하는 것이다.

(4) 주요 업무 내용

재원환자 관리 업무의 주요 내용은 다음과 같이 대별할 수 있다.

첫째, 제공된 진료행위에 대한 진료비 계산(수가 사정 및 전산 입력 포함), 계산서 발행 및 진료비 수납 업무

둘째, 진료비 사정 근거(처방전, 전산 입력 자료)의 보관 및 관리 업무

셋째, 의료보장 유형별 요양급여 사항 및 자격변동 관련 확인 및 적용 업무

넷째, 문제 환자 관리 및 채권 확보 업무

다섯째, 외출 외박 등 민원 사항 처리 업무

여섯째, 환자 요양과 관련된 제반 사항에 대해 보험자 단체 및 유관기관과의 협조 업무 등

(5) 재원환자 면담 대상자 선정

입원약정서에 기록된 상병명, 재입원 여부, 보증인 상황 등 환자에 관한 전반적인 정보를 취합하여 검토하고, 진료 및 간호 계획 등을 감안하여 향후 장기간 입원하거나 고액 진료비가 발생할 가능성이 있는 환자나 요양급여 승인을 중심으로 행정적 어려움이 발생할 우려가 있는 우선 면담 대상을 선정한다. 보호자 면담을 통해 입원 경위, 경제적·행정적 실태와 문제점, 보험 유형별 급여 문제 등을 파악하고, 미비 사항에 대한 확인과 신속한 후속처리를 위한 환자 측 협조를 요청하며, 기타 요양 관리와 관련된 필요 사항을 전달한다. 일주일 간격으로 중간 진료비 고지서를 발부하여 납부를 유도하고, 입원 기간 동안 발생할 수 있는 고충이나 민원 사항에 대해 조치 절차 등을 설명한다.

2) 재원환자 관리

(1) 병동 환자 관리

입원 중인 환자를 중심으로 자격, 진료비, 전실/전과, 외출·외박, 문제 환자 등을 지속적으로 관리함으로써 환자에게는 충분한 의료서비스를 제공하고, 예상되는 문제점을 사전에 예방하여 환자와 신뢰 관계를 형성하며, 나아가 관련 보험자단체와 협조 체계를 유지하도록 한다. 환자의 관리 방식은 병동별 전담제와 수가 유형별 관리 방식이 있다. 병원의 사정에 따라 적용 방법이 다르나 업무의 전문화를 위하여 수가 유형별 혹은 혼합 관리 방식을 사용하는 병원이 많다.

① 병동별 관리

환자가 입원 중인 병동을 중심으로 전담자를 두고 환자를 관리하는 방식으로, 병동 담당자와 병동 간호사의 긴밀한 협조로 병동 환자 파악이 쉬운 장점이 있지만, 수가 형태에 따른 복잡한 업무를 처리하는 데에는 어려움이 있다.

② 보험 유형별 관리

수가의 적용에 따른 보험 유형별로 환자를 관리하는 방법으로, 건강보험, 산재, 자동차보험, 의료급여, 일반 등으로 구분하여 담당자를 두고 관리하는 방식이다. 입원 수속 시부터 수가 유형에 따라 수속 절차를 받도록 하여 업무의 전문성을 높일 수 있으며, 대외적인 신뢰도를 확립할 수 있다. 또한 환자 수에 따라 전담 인원을 조정하거나 다른 업무까지 겸무하여 업무량을 조절할 수 있다. 이 방법은 각 유형별로 자격 관리나 서류 등 복잡한 사무를 전문화할 수 있는 장점이 있어 대부분 대형 병원에서 활용하고 있다. 그러나 입원 수속 당시 수가 유형을 판단하기 어렵거나, 입원 중에 유형이 변경될 경우에는 담당자끼리 상호 정보를 협의하여 조정하고, 진료비 계산이 올바르게 이루어지도록 전산에 반드시 변경 내용을 등록해야 한다.

③ 혼합 관리

병동별 관리와 수가 유형별 관리를 혼합하는 방식이다. 의료급여, 산재, 자동차보험의 담당자를 지정하고, 나머지는 병동별로 관리하는 방식으로 대규모 병원에서 활용되고 있다.

(2) 자격 관리

입원 수속 시 미비한 서류나 수속 절차를 보완하여 담당자별로 필요한 자료를 보완한다. 수가 유형별 관리 담당자는 입원 카드 및 서약서를 환자 유형별로 분류하여 미비한 점이나 보완할 점을 점검하고 기록한 후 계속해서 추적하여 관리한다.

① 건강보험

입원 중 자격 변동이 있는지 확인하고, 제3자 가해 행위에 의한 상병인 경우 국민건강보험공단에 "급여 제한 여부 조회서"를 통보하여 그 결과에 따라 조치한다. 이때 보증인의 미비나 문제점이 있을 경우 공단과 협의하여 문제가 되지 않도록 예방한다.

② 의료급여 환자

장기 입원의 경우 급여 유효 기간과 자격 변동 여부를 확인하고, 제3자 가해행위에 의한 상병인 경우 해당 시·군·구청에 "급여제한여부조회서"를 통보하여 그 결과에 따라 조치한다. 또한, 2종 환자인 경우 진료비 본인 부담 납부가 어려운 경우 대지급금 제도에 대해 환자 또는 보호자와 상담한다.

③ 산업재해보상보험

입원 시 미비한 수속 서류를 보완하고, 진료 중 사고와 관련 없는 질환(기왕증 등)의 확인을 하고 조치한다. 또한, 산재 요양급여 신청 등 다음과 같은 사항을 확인하고 조치한다.

산재 요양급여 신청 등
• 최초 요양 신청서(3부) 접수 및 담당 의사 확인 발급 및 통보
• 요양비 청구서 및 신청서 필요 시 발급(예: 이송료, 보조기, 교통비, 식대 등)
• 개호료 필요 시 청구: 환자 상태가 위중하여 개호를 필요로 할 경우
• 추가 상병 신청서: 최초 요양 신청서상의 상병 외에 추가로 상병이 발견될 때
• 재요양 신청서: 요양 종료 후 증상 악화로 추가 요양이 필요한 경우
• 전원 신청서: 요양 중 타 요양기관으로 이송할 때

④ 자동차보험

입원 시 미비한 사항을 보완하며, 자동차보험 적용과 관련된 사항(사고 일시, 장소, 차량번호, 운전자, 보험회사, 책임보험 및 종합 여부 등)을 확인하여 관리한다. 아울러 보험회사의 지급보증서를 서면으로 받도록 하고, 곤란한 경우에는 팩스를 이용한다. 또한 진료 중 지병이나 사고와 관련이 없는 질환을 확인하여 조치하고, 보험 회사 및 경찰서 제출용 진단서 발급을 확인한다.

(3) 전실·전과 관리

전실은 입원(재원) 환자가 병실을 옮기는 것을 의미하고, 전과는 치료 진료과를 옮기는 것을 의미한다.

따라서 환자의 증상이나 상태에 따라 진료과가 변경되거나 병실을 이동해야 하는 경우가 있다. 병실 이동은 진료과가 바뀌는 경우와 환자 및 보호자의 희망에 따라 병실이 변경되는 경우로, 어떠한 경우든 병실 담당자에게 통보되고 관리되어야 한다.

진료과 변경은 입원 중인 진료과보다 타과 진료가 더욱 필요하다고 판단될 때 전과를 하게 되며, 이때에는 대부분 병실 이동을 동반하게 된다. 전실이나 전과 사유 발생 시 전실·전과 신청서를 작성하여 병실 관리 담당자에게 확인을 받도록 한다.

전실 · 전과 신청서

등록번호: 환자성명: (남, 여)

Dept

Date	From	To
	Dept	Dept

Room

Date	From	To
	호	호

Nr.

(4) 협의 진찰료(Consultation) 관리

협의 진찰료는 입원 중인 환자의 특별한 문제에 대한 평가 및 관리를 위하여 그 환자의 주치의가 아닌 다른 진료과목(또는 세부 전문 과목)의 의사의 견해나 조언을 얻는 경우에 산정하며, 협의 진료를 요청하는 특별한 문제 및 협의 진료의사의 견해 등을 의무기록에 명시하여야 한다.

진료 과목당 산정 횟수

- **상급종합병원, 상급종합병원에 설치된 치과대학부속치과병원:** 입원 기간 중 30일에 5회 이내(단, 중환자실 입원 환자의 경우 환자 상태 변화 등으로 인해 협진이 필요한 경우 추가 산정 가능)
- **종합병원, 상급종합병원에 설치된 경우를 제외한 치과대학부속치과병원:** 입원 기간 중 30일에 3회 이내
- **병원, 한방병원, 치과병원:** 입원 기간 중 30일에 2회 이내
- **요양병원, 의원, 한의원, 치과의원, 보건의료원:** 입원 기간 중 30일에 1회

(5) 외출·외박 관리

외출·외박은 원칙적으로 제한되며, 외박이 가능할 정도로 상병 상태가 완화되어 외박을 신청하는 경우에는 퇴원 후 재입원시키도록 한다. 따라서 입원 환자가 사정에 의해 외출·외박을 원할 경우에는 담당 의사와 간호사의 허락을 받아 원무부서의 협조 하에 외출·외박을 할 수 있도록 한다. 특히 장기 재원환자의 외출에 따른 관련 보험회사와의 마찰이나 건강보험 환자의 입원료 체감제 적용에 따른 손실, 요양기관의 현지 조사 등에도 영향을 미치므로 외출·외박은 특별한 사유가 없는 한 통제되어야 한다.

외출 · 외박신청서			
등록번호		환자성명	
진료과		병실	호실
외출시간	월 일 시 부터 ~	월 일	시 까지
행선지		사유	
확인/ 주치의: (인)	간호사: (인)	원무협조: (인)	
00병원장 귀하			

(6) 재원 진료비 심사 제도

병원에 입원한 환자의 진료비는 입원 기간 동안 진료 내역을 수가 항목별로 적정하게 산정하여 퇴원 시 계산을 완료하고, 보험자 부담액은 보험자에게 청구하며, 본인 부담액은 환자에게 고지하여 수납한다. 대부분의 병원들은 퇴원 후에 보험자에게 일정률의 보험자 부담액을 청구하기 위해 진료비를 자체 심사하는 데, 많은 종합병원은 입원 기간 중에 당일 진료비를 자체 심사하는 제도를 도입하여 시행하고 있다. 환자가 재원 기간 동안 진료비를 자체 심사해야 하는 필요성을 요약하면 다음과 같다.

첫째, 진료를 담당하는 의사 및 간호사, 기타 직원에게 건강보험 인정 기준 및 진료비 산정 정보를 사전에 제공하여, 처방 발생 시 적정하게 기할 수 있도록 할 수 있다.

둘째, 건강보험 급여 기준에 의한 적정한 진료비를 퇴원 전에 산정할 수 있어서 병원 신뢰도를 확보하고 환자 민원을 사전에 방지할 수 있다.

셋째, 담당 의료진에게 행위별, 수가 항목별, 진료 정보와 통계 자료를 제공하여 임상 연구 교육 자료로 활용하고, 의료의 질 향상을 도모할 수 있다.

넷째, 입원 환자가 퇴원하기 전에 진료비 자체 심사가 종결되어, 보험자에게 청구하는 진료비를 조기에 청구할 수 있어서 자금 운용에 도움을 주고 수익 증가에 기여할 수 있다.

다섯째, 퇴원일에 진료비 계산이 아침 시간(09:00~10:00 사이) 내에 종결되어, 퇴원 예정 환자는 오전 중에 퇴원 수속을 마치고 귀가할 수 있다.

3) 재원일수 관리

(1) 재원일수

재원일수란 한 환자가 입원하여 퇴원하기까지의 전체 입원 기간을 말한다. 재원일수의 단축은 병상이 부족한 병원일 경우 수익 증대의 효과가 있으나, 병상이 비어 있을 경우에는 오히려 수익이 감소할 수 있다. 또한, 한 환자당 재원일수가 길어지면 1인당 평균 진료비는 낮아지고, 1인당 총 진료비는 높아진다. 따라서 병원의 병상 회전율이 높은 병원은 1일당 평균 진료비가 높아야 더 많은 진료수익을 창출할 수 있다.

상급종합병원을 비롯한 대부분의 병원은 입원의료 수요 증가로 인한 병상 부족에 어려움을 겪고 있으며, 동시에 경영수지 악화를 호소하고 있다. 이에 병원의 경영수지를 향상시키기 위해서는 수익은 늘리고, 비용은 줄여야만 가능하다. 하지만 의료비의 대부분은 고정비로, 경영수지는 전적으로 의료수익의 증대에 의해 개선될 수 있을 것이다.

의료수익(입원 수익 + 외래 수익) 중에서 전체 수익의 60~70%를 차지하는 입원진료수익의 증가는 병원의 경영수지에 큰 영향을 미친다. 따라서 입원 환자 진료수익의 증대를 위해서는 일평균 진료수익을 증대시키는 방안을 검토할 수 있다. 일평균 진료수익은 의료 수가와 진료량, 그리고 재원 기간에 의해 영향을 받는다. 이 중 의료 수가와 진료량은 정부의 엄격한 규제 아래 있어 병원의 자의적인 결정이 배제되므로, 현실적으로 적용 가능한 방안은 재원 기간을 단축하는 것이다. 입원 환자의 재원 기간을 단축하여 병상 회전율을 높임으로써 일평균 진료수익 증가가 가능하고, 또한 재원일수의 단축은 입원 환자의 진료비 부담을 경감시켜 주며, 자원 이용의 효율성을 제고하여 국민 의료비 절감에도 기여할 수 있다.

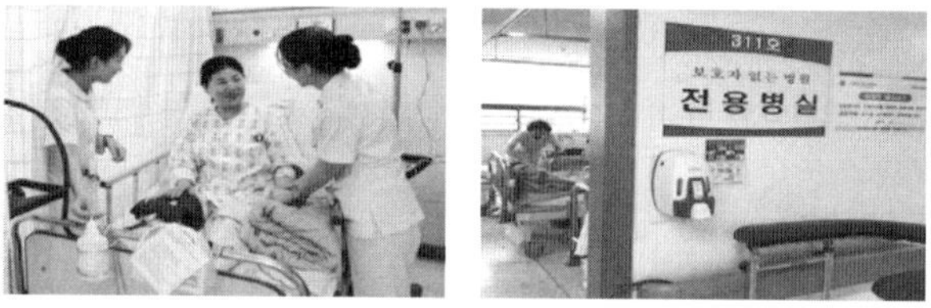

그림 7-10 재원환자의 간호

(2) 장기 재원의 원인

① 병원 측 요인

각종 특수검사 지연, 입원 후 검사 및 수술 예약(수술 지연), 타과 협의 진단, 환자 편의 제공, 진료 및 진료비 문제, 의료분쟁 등이 있다.

② 환자 측 요인

보상 심리(산재, 자보, 상해보험), 개인 보험 가입(실손보험 등), 만성 질환(노인성 질환), 보험회사와의 합의 문제, 환자 간호 문제, 경제적 사정, 진료상의 문제 등이 있다.

(3) 병상 수입과 재원 기간의 관계

입원 환자의 진료비는 질병의 특성, 재원 기간, 병원의 특성, 환자의 개인적 특성 등 여러 가지 요인에 의해 영향을 받는다. 그중에서 동일 질병의 경우, 특히 재원 기간에 의해 큰 영향을 받으며, 재원 기간은 환자의 건강 상태, 특성, 접근도, 병원의 특성, 진료 형태, 서비스 정도 등에 영향을 받는다. 진료비는 재원일수에 따라 다른 양상을 보인다. 일반적으로 재원일별 진료비는 재원 초기에 많고, 재원 기간이 길어질수록 1일 진료비는 일정하다고 보고되었다.

환자가 병동에 입원했을 때, 입원 초기에는 진료비 발생액이 크지만, 재원 기간이 경과함에 따라 재원 일당 진료비는 점차 낮아지는 것이 일반적인 현상이다. 대부분의 질환은 입원 초기에는 집중적인 의료서비스가 필요하고, 재원 기간이 경과하여 증상이 호전됨에 따라 의료서비스에 대한 요구량이 감소하기 때문이다.

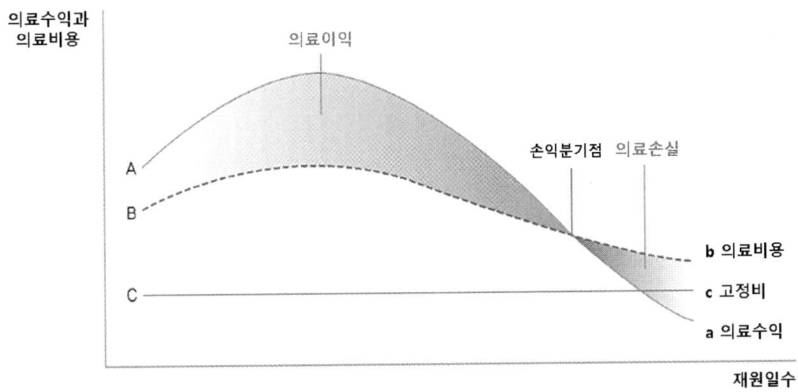

그림 7-11 재원 기간별 의료수익과 의료비용 모형

[그림 7-11]에서 A-a 곡선은 입원 환자의 의료수익으로, 재원 기간이 경과함에 따라 점차 감소하게 된다. B-b 곡선은 의료비용을 의미하며, 의료수익 곡선과 마찬가지로 입원 초기에는 높다가 재원 기간이 경과함에 따라 감소하나, 의료수익에 비해서는 상대적으로 감소폭이 적다. 이는 의료비용의 상당 부분이 고정비(C-c 곡선)로 구성되어 있어, 의료수익의 감소에 따라 비례적으로 감소하는 변동비가 크지 않기 때문이다.

입원 초기에는 대부분의 의료서비스가 집중적으로 이루어지므로 의료수익 곡선이 의료비용 곡선의 상위에 형성되지만, 재원 기간이 길어지면 반대로 의료수익 곡선이 의료비용 곡선보다 낮은 위치에 형성된다. 이때 의료수익 곡선과 의료비용 곡선이 교차하는 점에서 손익분기점이 형성되며, 재원 기간이 손익분기점보다 짧을 경우에는 이익이 발생하지만, 재원 기간이 손익분기점보다 길어지면 손실이 발생하게 된다.

(4) 재원 기간 단축과 병상 수익 증대 효과

앞서 언급한 바와 같이, 입원 환자의 진료비는 입원 초기에는 많이 발생하고 재원 기간이 경과함에 따라 감소하므로, 재원 일수를 단축함으로써 병상 회전율을 높여 의료수익을 증대시킬 수 있다.

아래 [그림 7-12]에서 보는 바와 같이, 입원 환자의 재원 일수가 15일이라면 1개의 병상을 월간(30일 기준) 2회 회전시킬 수 있으나, 재원 일수를 10일로 단축하면 병상 회전율이 월간 3회로 증가하게 된다. 이때 재원 일수 단축으로 인해 B 부분만큼의 의료수익이 감소하는 반면, A 부분과 C 부분의 수익은 증가하여, 결과적으로 월간 의료수익이 "(A + C - B)" 만큼 증가하는 효과를 가져오게 된다.

따라서, 효율적인 재원 일수 관리를 통해 병상 수익 증대 효과를 기대할 수 있다.

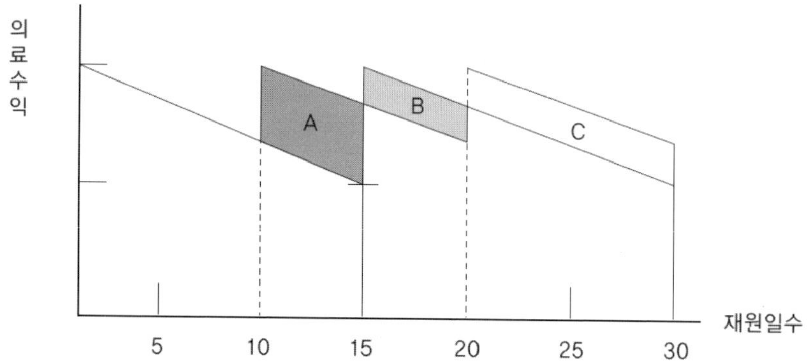

그림 7-12 재원 일수와 의료수익과의 관계

(5) 재원 일수의 단축 시 기대 효과

재원 일수는 병원의 진료수익과 밀접한 관계가 있으며, 병원별, 질환별 특성에 따라 차이가 있을 수 있다. 대체로 재원 일수의 효율적 관리가 이루어지는 병원은 재원 일수가 짧게 나타나고, 그렇지 않은 경우에는 길게 나타나는 경향이 있다. 재원 일수의 단축 시 기대되는 효과는 다음과 같다.

재원 일수의 단축 시 기대되는 효과
① 병원의 의료수익 증대, ② 의료 자원의 효율적 활용, ③ 환자의 본인부담금 및 사회 간접 비용 감소, ④ 병상 회전율 향상, ⑤ 장기 입원 대기로 인한 환자 불만 해소

(6) 재원 일수 단축 방법

재원 일수 단축 방법에는 앞에서 명시한 바와 같이, ① 입원 전 검사실 운영, ② 장기 재원의 원인 분석, ③ 퇴원 예고제 실시, ④ 수술 전 외래 검사 및 수술 예약 후 입원, ⑤ 협력 병원 회송 또는 후송, ⑥ 문제 환자 신속한 처리 등이 있다.

4) 입원(재원) 환자 식사 관리

(1) 식대 산정지침

① 입원 환자 식대는 요양기관에 입원한 환자에게 의사의 처방에 따라 식사를 제공한 경우에 산정한다.

② 입원 환자 식대는 의료법 및 식품위생법에서 정한 인력 및 시설 기준을 갖춘 요양기관에서 환자에게 식사를 제공한 경우에 산정한다.

③ 입원 환자 식대는 1식당 산정하되, 1일 최대 3식까지만 산정한다. 다만, 산모식은 1일 최대 4식까지 산정하며, 분유 및 치료식 영양관리료는 1일 단위로 산정한다.

(2) 식대 가산

식사는 기본 식대(식대)에 영양사 가산, 조리사 가산, 직영 가산이 포함될 수 있다.

(3) 식사 종류

입원 환자에게 제공되는 식사의 종류는 다음과 같다.

① 일반식(일반 유동식 및 연식 포함)

② 치료식(당뇨식, 신장질환식 등)

③ 멸균식

④ 분유

⑤ 산모식

⑥ 경관 영양 유동식

(4) 식대 본인 부담

① 모든 입원 환자의 식대(기본 식대 및 가산 식대)에 대한 본인 부담률은 50%이다(건강보험 환자).

② 본인 부담 면제 대상인 신생아(조산아 및 저체중 출생아 포함)를 제외한 6세 미만 입원 아동의 본인 부담률은 10%이다.

③ 자연분만(본인 부담 면제 대상) 및 제왕절개술 분만(본인 부담 5%)의 경우에도 식대 본인 부담률은 50%가 적용된다.

(5) 병원의 식대 수가 산출 계산식 및 예시

입원 환자 식대는 매년 소비자물가지수 변동률을 적용하여 다음과 같이 항목별 식대를 산출한다.

① 식대 항목별 수가(금액) 산출 계산식

> 해당 연도 식대 항목별 수가(금액) = 전년도 식대 항목별 수가(금액) × (1 + 소비자물가지수 변동률)

② 소비자물가지수 변동률은 「통계법」 제3조에 따라 통계청장이 매년 고시하는 전전년도 소비자물가지수 변동률을 의미한다.

③ 소비자물가지수 변동률이 5%를 초과하는 경우, 최대 5%까지만 적용한다.

④ 10원 미만은 반올림한다.

표 7-2 병원의 일반식 식대 산정 실례

(2024년 기준)

구분	종별	기본식(A)	식사 가산			식대
			영양사(B)	조리사(C)	직영가산(D)	(A+B+C+D)
일반식	상급종합병원	5,340원	620원	570원	200원	6,730원
	종합병원	5,110원	620원	570원	200원	6,500원
	병원	4,860원	620원	570원	200원	6,250원
	의원	4,440원	620원	570원	200원	5,830원

주) 의료급여환자의 식대는 식사가산이 되지 않으며, 고시한 기본식대만 산정한다.

5) 문제 환자 관리

(1) 문제 환자

문제 환자 관리는 문제의 소지를 조기에 발견하여 철저히 관리함으로써 악성미수 발생을 방지하고, 병원의 안정적인 수익 확보에 기여하기 위한 업무이다.

문제 환자의 유형에는 다음과 같은 사례가 포함된다.

① 행려 및 신원 미상 환자

② 고액 진료비 장기 체납자

③ 수개월 이상 장기 입원 환자

④ 도주 또는 탈원 등의 사유로 진료비 납부 및 행정 업무 수행에 문제가 발생한 환자

⑤ 만성 중증 질환으로 장기 입원하거나, 수차례 재입원하여 고액 진료비가 장기 체납된 환자

⑥ 진료 결과에 대한 불만으로 병원과 경제적·행정적·법률적 갈등을 일으킬 가능성이 높은 환자 등

이러한 문제 환자로 판단되는 경우, 일반적으로 수행되는 업무 추진 과정을 유형별로 구분하여 관리한다.

(2) 문제 환자 관리

① 중점 관리 대상

고액의 진료비 발생이 예상되나 보호자 또는 보증인의 경제적 능력이 부족하여 진료비 납부가 어려울 것으로 판단되는 경우, 혹은 중간 진료비 납부가 2~3회 이상 지연되는 경우, 해당 환자를 중점 관리 대상으로 선별한다. 이를 통해 적극적인 진료비 회수 노력을 기울여 문제 환자로 진행되지 않도록 관리해야 한다.

② 행려 및 신원 미상 환자

환자의 거주지 및 보호자를 찾기 위해 최초 발견된 장소의 관할 파출소에 연고지 및 연고자 소재 파악 여부를 재차 확인 및 의뢰한다. 다양한 방법을 동원하여 신원 파악

및 보호자 확인이 불가능한 경우, 관할 동사무소 또는 구청 사회복지과에서 행려관리 번호를 부여받아 '의료급여'로 진료비를 청구할 수 있도록 한다.

③ 의료분쟁 주장 환자

의료분쟁을 제기하는 환자의 경우, 사전에 대응책을 마련해야 한다. 의료진에게 진료 경과를 확인하고 과실 여부를 판단한 후, 진료상 문제점이 있을 경우 병원 고문 변호사의 자문을 받아 면담을 통해 적절한 합의를 유도한다.

④ 불만 또는 민원 제기 환자

진료 환경, 행정 절차, 의료서비스 제공자의 태도 등에 대해 환자나 보호자가 불만을 제기하는 경우, 이를 적극적으로 수용하고 해결하려는 자세가 필요하다.

진료 과정이나 결과에 대한 불만이 있는 경우, 주치의를 포함한 QI 부서, 간호부, 경영자 등이 함께 검토하여 객관적이고 합리적인 해결 방안을 마련해야 한다. 체계적인 위기관리 시스템을 확립하여 신속하고 적절하게 대응할 필요가 있다.

⑤ 상해·자해 및 약물 중독 환자 관리

입원 환자 중 상해, 자해, 약물 중독 등의 이유로 건강보험 적용을 요청하는 경우, 환자 및 보호자와 상담을 통해 "급여 제한 여부 조회서"를 작성하고, 퇴원 후 진료비 환수(건강보험공단 구상권 청구) 등의 사전 대비책을 마련해야 한다.

⑥ 장기 입원 또는 수시 재입원 환자

장기 입원 또는 반복 재입원하는 환자의 경우, 진료비가 급격히 증가할 가능성이 높다. 따라서 모든 재원환자에게 정기적으로 중간 진료비 계산서를 발부하고, 적절한 시기에 회수하여 미수금이 과다하게 누적되지 않도록 관리해야 한다.

또한, 만성 질환자의 경우, 적절한 수준의 타 병원으로 전원을 유도하거나 가정 간호 서비스를 이용하도록 안내하여 환자의 경제적 부담을 줄이고, 병원 자원의 효율적인 운영을 도모해야 한다.

⑦ 고액 진료비 체납 환자

고액 진료비가 발생한 환자는 지속적으로 보호자와 면담하여 중간 진료비 청구서를 전달하고, 약속된 날짜에 진료비를 납부하도록 관리해야 한다.

환자, 보호자 또는 보증인의 경제적 여력이 부족하여 진료비 납부나 채권 확보가 어려운 경우, 주치의와 상의하여 환자 상태 및 향후 진료 계획을 검토한다. 이후, 문제 환자 보고서를 작성하여 병원 경영진의 최종 결정에 따라 퇴원, 통원치료, 이송 조치 등의 적절한 조치를 신속하게 시행한다.

⑧ 불법 체류 외국인 노동자 관리

불법 체류 외국인 노동자의 의료 이용 및 고액 진료비 발생에 대한 철저한 관리가 필요하다. 특히, 사업주 및 연대보증인을 확보하여 경제적 책임을 명확히 해야 한다.

⑨ 탈원(도주) 환자 관리

입원 중인 환자가 탈원(도주)한 경우, 담당 병동 간호사는 탈원 보고서(병원 양식)를 작성하여 간호 부서장에게 보고한 후, 원무팀에 통보하여 적절한 후속 조치를 시행해야 한다.

6) 의료비 지원 사업

의료비 지원 사업이란 중점관리 대상자나 문제 환자로 분류된 입원 환자 중 경제적 어려움에 처한 환자에게 의료비 지원을 안내하고 알선함으로써 환자의 건강을 회복하고 생명을 보호하며, 가정의 정서적·경제적 안정에 도움을 주는 것이 원무 담당자의 중요한 역할 중 하나이다.

의료비 지원 사업은 다양한 방식으로 운영되므로, 사회복지사와 긴밀히 협조하여 중점관리 대상자나 문제 환자의 질병 및 상황에 따라 적합한 단체를 선정하고, 의료비 지원을 요청하거나 계약이 체결된 병원으로 환자를 안내할 필요가 있다.

(1) 국가에 의한 의료비 지원

국가는 국민의 의료보장 혜택을 강화하는 정책의 일환으로, 과도한 진료비로 인해 경제적 어려움을 겪는 사람들을 돕기 위해 다양한 의료비 지원 사업을 보건복지부 주관 하에 시행하고 있다.

① 희귀 질환 및 중증 난치성 질환자 의료비 지원 사업

이 사업은 진단과 치료가 어려울 뿐만 아니라 지속적인 의료서비스가 필요한 희귀 질환 및 중증 난치성 질환자의 경제적 부담을 경감하여 대상자와 가족의 사회·경제적·심리적 안정을 도모하고, 국민 건강 및 복지 수준을 향상시키는 것을 목표로 한다.

지원 대상자는 의료보장 유형과 질환의 종류에 따라 지원 범위가 달라진다.

표 7-3 희귀 질환 및 중증난치성 질환자 의료비 지원 사업범위

구분		의료급여 수급자	건강보험 가입자		
			저소득 건강보험 가입자	필요한 혈우병 환자	중증 근육병 환자
지원 범위	요양급여 본인부담금		○	○	
	만성신장병 요양비 대상질환		○		
	보조기기 구입비		○		
	인공호흡기 및 기침유발기 대여료		○		○
	간병비	○	○		
	특수식이 구입비	○	○		

▣ 지원 절차

의료비 지원은 대상자가 보건소에서 발급한 의료비 지원 등록증을 요양기관에 제시하면서 시작된다.

병원의 담당 직원은 의료비 지원 등록증의 등록일, 만료일, 보건소 직인 등의 기재 사항을 확인해야 하며, 등록증에는 개인정보 보호를 위해 주민등록번호나 질환명이 기재되지 않으므로 신분증을 통해 지원 대상자의 자격을 확인해야 한다.

지원금 지급 여부는 국민건강보험공단의 요양기관 정보마당(https://medicare.nhic.or.kr)에서 확인할 수 있다.

② 미숙아 및 선천성 이상아 의료비 지원

이 사업은 과도한 의료비로 인해 미숙아나 선천성 장애아의 치료를 포기하는 사회적 문제를 예방하고, 저출산 문제 해결을 목적으로 2000년부터 보건복지부 출생정책과에서 건강 증진기금을 활용하여 시행하고 있다.

▣ 지원대상

- 입원 치료가 필요한 미숙아 및 선천성이상아(*'24년부터 가구 소득과 관계없이 지원)
- (미숙아) 출생 후 24시간 이내에 신생아집중치료실(NICU)에 입원 치료한 경우
- (선천성이상아) 출생 후 2년 이내에 "선천성이상질환" 진단 및 이를 치료하기 위해 입원·수술한 경우

단, 출생 후 2년 이내에 진단을 받았으나 2년 이내에 입원·수술을 할 수 없다는 의사소견이 있을 시, 2년을 경과하더라도 예외적으로 인정 가능

③ 긴급의료비 지원사업

긴급의료비 지원사업은 경제적 어려움을 겪고 있는 중산층 및 저소득층 국민이 갑작스러운 질병이나 사고로 인해 의료비 부담으로 생계가 위협받는 상황을 방지하고, 적시에 적절한 의료서비스를 받을 수 있도록 국가 또는 지방자치단체에서 의료비를 지원하는 복지정책이다.

▣ 지원 대상 및 신청 절차

- 지원 시기: 퇴원 3일 전까지 시/군/구청장에게 긴급의료비 지원 신청
- 소득 요건: 기준 중위소득 75% 이내
- 재산 요건:
  - 거주 지역별 재산 기준 충족 (대도시 2억 4,100만 원, 중소도시 1억 5,200만 원, 농어촌지역 1억 3,000만 원 이하)
  - 금융 재산: 가구원수별 생활 준비금에 600만 원을 합산한 금액 이하
  - 지원 내용: 각종 검사, 치료 등 의료서비스 지원 (입원 시 300만 원 이내, 본인부담금 및 비급여 항목 지원)

④ 외국인 근로자 무료 진료 사업

보건복지부에서 주관하는 이 사업은 국내에 거주하는 외국인 근로자 중 의료 혜택을 받지 못하는 사각지대에 있는 사람들에게 복지기금을 통해 무료 진료 서비스를 제공함으로써, 인간으로서 최소한 누려야 할 건강한 삶의 질을 유지할 수 있도록 지원하는 것을 목표로 한다.

▣ 지원 대상

노숙인, 외국인 근로자 및 그 자녀, 국적 취득 전 여성 결혼이민자 및 그 자녀 중 건강보험, 의료급여, 산재보험 등 의료보장제도로부터 의료 혜택을 받을 수 없는 사람

※ 외국인의 경우, 국내 체류 기간이 90일을 초과했거나, 90일을 초과하지 않았더라도 국내에서 질병이 발병했다는 의사의 판단이 있는 경우 지원 대상이 될 수 있다.

▣ 지원 내용

- 입원 및 수술 진료비 지원
- 연간 지원 횟수 제한 없음
- 일반 질병의 경우 최대 500만 원까지 지원

단, 500만 원을 초과하는 경우 의료기관에서 의사 2인 이상이 참여하는 자체 심의를 거쳐 초과 사유서를 작성·제출하면, 예산 범위 내에서 초과 진료비를 지원받을 수 있다.

입원부터 퇴원까지 발생한 총 진료비의 90%를 지원하며, 나머지 10%는 본인 부담한다.

(2) 한국심장재단(www.heart.or.kr)

한국심장재단은 경제적인 어려움으로 인해 치료를 받지 못하고 질병으로 고통받는 심장병 환자들에게 진료비를 지원하는 사업 등을 통해, 우리나라 국민이 건강하고 행복한 삶을 살 수 있도록 돕는 단체이다.

지원 대상 질환은 선천성 심장병과 장기 이식을 포함한 모든 질병의 수술 환자(단, 질병의 완치를 목적으로 하는 경우), 후천성 심장병 수술 및 시술 환자, 그리고 장기 이식(심장 및 기타 장기 포함) 환자 등을 지원하고 있다. 지원 여부는 가구원 수에 따른 소득 및 재산 기준에 따라 결정된다.

▣ 지원 자격

- 선천성 심장병 환자: 만 70세 이하로 경제적으로 어려운 환자
  (소득 기준: 가구원 소득 합산이 가구원 수에 따른 중위소득의 120% 이하, 재산 기준: 순 재산액 2억 7천만 원 이하)
- 장기 이식을 포함한 모든 질병의 수술 환자: 만 18세 이하로 경제적으로 어려운 환자
  (소득 기준: 가구원 소득 합산이 가구원 수에 따른 중위소득의 80% 이하, 재산 기준: 순재산액 1억 원 이하)

- 후천성 심장병 수술 및 시술 환자: 만 19세 ~ 70세 이하이며, 경제적으로 어려운 환자 (소득 기준: 가구원 소득 합산이 가구원 수에 따른 중위소득의 80% 이하, 재산 기준: 순재산액 1억 원 이하)
- 장기 이식(심장 및 기타 장기 포함) 환자: 만 19세 ~ 70세 이하이며, 자격 요건: 기초생활수급자 중 의료급여(1, 2종 무관) 혜택을 받는 자 또는 차상위 본인부담 경감 대상자

(3) 한국혈액암협회(www.bloodcancer.or.kr)

한국혈액암협회는 백혈병, 재생불량성 빈혈 등 혈액질환 환자 중 소득 수준에 비해 본인 부담금이 과도하게 발생하는 가정을 대상으로 일정 금액의 치료비를 지원하여 용기와 희망을 주고 있다.

지원 대상은 기초생활보장 수급권자 등 소득 및 재산 기준이 극빈하다고 인정되는 혈액 질환자로, 연령 제한은 없다.

▣ 지원 절차

지원 대상자는 해당 의료기관의 사회사업실(과)을 통해 지원 신청을 하면, 협회 사무처에서 이를 접수하여 서류 심사를 진행한다. 심사 후 환자 1인당 치료비 100만 원과 진료 보조금 월 5만 원(1년간 지급, 총 60만 원)을 지원한다.

치료비는 병원 계좌로, 진료 보조금은 개인 계좌로 매월 말일에 송금하는 방식으로 진행된다.

(4) 사회복지공동모금회(www.chest.or.kr)

사회복지공동모금회는 '사랑의 열매'를 나눔의 상징으로 삼고 있으며, 공동 모금을 통해 아동, 청소년, 장애인, 노인, 여성, 가족, 지역사회 등 도움이 필요한 곳을 지원하는 전문 모금 및 배분 기관이다.

TV와 라디오 방송사, 여러 사보 및 일간지를 통해 어려운 사람들의 사연을 소개하고 모금 활동을 진행하며, 이렇게 모인 성금을 지원한다. 특히, 난치병이나 희귀 질환을 앓고 있는 환자, 장애 가정, 소년소녀가장, 교통사고 유자녀 등 생계비와 의료비 지원이 필요한 사람들을 대상으로 방송을 통해 모금된 성금을 제공한다.

지원 신청은 개인이 직접 할 수 없으며, 읍·면·동사무소의 사회복지 담당 공무원이나 사회복지기관, 병원의 사회복지사가 신청을 대행해야 한다. 신청서에는 진단명, 대상자가 직면한 가장 중요한 문제, 타 기관에서 지원받은 경험 및 현재 지원받고 있는 지원금 현황 등을 포함해야 하며, 사회복지사의 추천 사유를 기재해야 한다. 또한, 추천자의 소속 부서장 이상의 책임자가 확인 서명한 후 접수할 수 있다.

(5) 하트-하트재단(www.chest.or.kr)

사회복지법인 하트-하트재단은 가난, 장애, 질병 등으로 소외되고 고통받는 아동과 가족을 지원하여 삶의 질을 향상시키기 위해 다양한 사업을 추진하는 단체이다.

특히 저소득 가정의 아동을 대상으로 최대 500만 원의 의료비를 지원하며, 병원, 사회복지기관, 시설 및 공공기관 등을 통해 신청서를 제출할 수 있다. 접수된 사례는 재단의 판정회의를 거쳐 최종 결정되며, 해당 협력 병원의 의료사회복지사에게 결과가 통보된다. 치료가 완료되면 재단에서 의료비를 지원한다.

(6) 사회복지법인 다정한 사람들: 사랑의 징검다리

사회복지법인 '다정한 사람들'은 무의탁 결핵 환자, 생계가 어려운 질병 환자, 희귀병을 앓는 아동 등을 지원하는 사업을 운영하고 있다. 전국 보건소, 의료기관, 공공기관 등을 통해 지원이 의뢰된 대상자에게 필요한 도움을 제공한다.

(7) 다솜이 작은 숨결 살리기(www.babydasom.org)

'다솜이 작은 숨결 살리기'는 저소득 가정에서 태어난 이른둥이(미숙아)가 건강하게 성장할 수 있도록 돕고, 이른둥이에 대한 사회적 인식 변화와 제도 개선을 이끌기 위해 설립된 사업이다.

이 사업은 교보생명 컨설턴트(financial planner)들이 매월 일정 금액을 후원하고, 교보생명 회사가 동일한 금액을 추가로 후원하여 조성한 '다솜이 기금'과 일반 시민의 기부금으로 운영된다. 이를 통해 이른둥이 치료비 중 본인부담금을 지원한다.

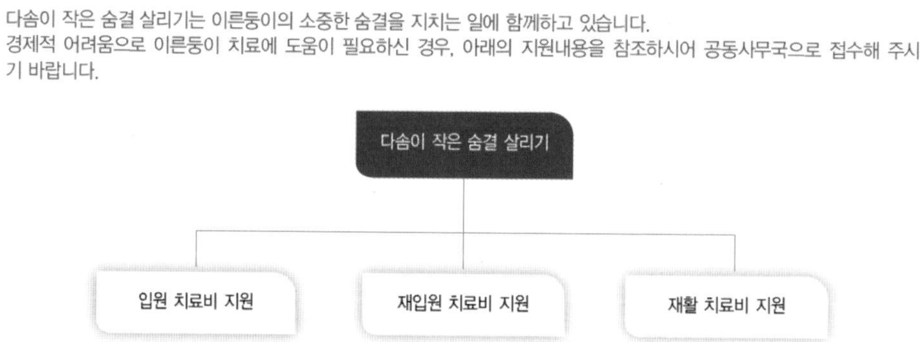

그림 7-13 다솜이 작은 숨결 살리기 의료지원사업

(9) 병원의 무료 진료비 지원 사업

아산사회복지재단 등 일부 병원에서는 불우이웃 환자, 저소득층 환자, 소년소녀가장, 독거노인 등을 대상으로 무료 진료비 지원 사업을 운영하고 있다. 관련 기관의 추천을 받아 심의를 거친 후 지원이 결정된다.

7-4 | 퇴원수속 및 진료비 수납

학습목표	1. 입원환자의 퇴원 수속과 진료비를 수납할 수 있다. 2. 정산된 퇴원 진료비 내역을 설명할 수 있다. 3. 입원환자의 요청에 따라 퇴원수속 확인서를 발급할 수 있다.

1. 퇴원 수속

1) 퇴원 결정

입원 환자의 퇴원은 담당 의사의 의학적 판단에 따라 결정된다. 담당 의사가 퇴원을 결정하면, 미비한 병명이나 진료기록을 정리하고 퇴원과 관련된 처방(투약 등)을 동시에 진행한 후, 진료비 계산 부서로 진료기록을 이송한다.

대부분의 병원에서는 진료기록부와 퇴원 결정서가 동시에 원무부서로 송부되지만, 일부 병원에서는 처방전만으로 진료비를 계산한 후, 정리된 진료기록부를 의무기록실로 보내는 경우도 있다.

퇴원 예고제 시행에 따라 원무부서는 퇴원 진료비를 신속히 계산하여 원활한 퇴원이 이루어질 수 있도록 해야 한다. 특히, 건강보험 환자의 증가와 복잡한 진료비 계산으로 인해 퇴원이 지연되는 경우가 많으므로, 매일 발생하는 처방전을 신속히 입력하여 퇴원 통보와 동시에 진료비 계산이 이루어질 수 있도록 해야 한다.

2) 퇴원 수속 절차

(1) 정상 퇴원 절차

① 퇴원 결정→ ② 사전 심사→ ③ 계산서 출력→ ④ 계산서 병동 송부→ ⑤ 진료비 수납 → ⑥ 재진 예약 및 검사 예약→ ⑦ 귀가

(2) 비정상 퇴원 절차

공휴일이나 야간에 환자의 상태 변화 또는 본인의 희망에 따른 비정규 퇴원이 발생하는 경우, 근무하는 당직 인원이 제한적이므로 처방 확인 및 정확한 진료비 산정이 어렵다. 따라서, 전일까지의 진료비 총액에 당일 발행된 처방 비용을 우선 계산하여 수납한 후, 다음 날 정산할 수 있도록 안내한다.

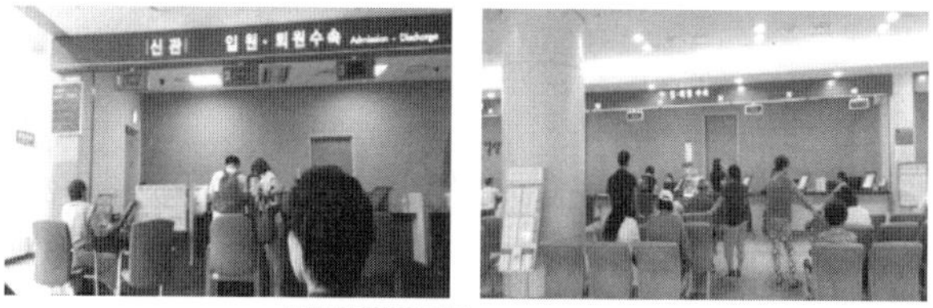

그림 7-14 퇴원 수속

3) 퇴원예고제

(1) 정의

퇴원예고제란 퇴원 환자의 퇴원 시간을 조정하여 퇴원 대기 시간을 단축함으로써 평균 재원일수를 줄이고, 추가 인력 투입을 억제하고자 하는 제도이다. 이를 통해 입·퇴원 환자의 대기 시간 단축으로 서비스 개선, 진료 계획의 원활한 수행, 평균 재원일수 단축과 수익 증대, 인력의 효율적 관리 등의 효과를 기대할 수 있다.

따라서 퇴원예고제는 퇴원일 하루 전에 환자, 간호사 등 관련 부서에 사전 통보하여 퇴원 절차를 간소화하고, 진료 계획에 따른 진료를 진행함으로써 병상 운영의 효율성을 높이고 평균 재원일수를 줄이며 인력 절감 효과를 가져올 수 있는 제도이다. 또한, 입원 환자의 편의를 도모하고 대기 시간을 단축하여 고객 만족도를 향상시킬 수 있다.

(2) 시행 방법

퇴원예고제가 효과적으로 시행되기 위해 부서별로 담당해야 할 업무와 절차는 다음과 같다.

① 임상 진료과

㉮ 퇴원 예정 환자의 모든 진료 처방은 퇴원 전일 12:00까지 퇴원 결정서와 진료기록부에 마감 기록한다.

㉯ 모든 진료행위는 시행 즉시 처방전을 발행하거나 OCS(처방전달시스템)를 이용하는 병원에서는 즉시 입력한다. 특히, 수술, 마취, 특수 검사 등 고액 진료비 항목이 누락되지 않도록 주의한다.

㉰ 월요일이나 공휴일 다음 날 퇴원이 가능한 환자는 가급적 토요일이나 공휴일 전날 오전 중에 퇴원 여부를 결정한다.

㉱ 당일 퇴원이 불가피한 경우에는 10:00 이전에 모든 절차를 완료한다.

㉲ 임상과별 병상 배분제에 따라 입원 예정자의 우선순위를 결정하는 경우, 그 명단을 입원 전일 12:00까지 원무과로 통보한다.

㉳ 수술 예약 환자의 모든 검사는 외래에서 시행하고, 입원 당일에 수술을 진행한다.

② 진료지원 부서

㉮ 간호부는 혈액 반환, 퇴원 당일 검사, 방사선 검사, 퇴원까지 투여될 약품 및 퇴원약 등 진료비 산정과 관련된 사항을 확인하여 퇴원 전일 15:00까지 퇴원 결정서와 함께 원무과로 송부하거나 입력을 완료한다.

㉯ 퇴원 결정 후 추가 발생한 처방전은 '퇴원 결정 후 처방'으로 명기하여 당일 09:00까지 원무과에 신속하게 송부하거나, OCS 환경에서는 추가 퇴원 진료비 계산을 의뢰하고 추가로 입력한다.

㉰ 약제과에서는 퇴원약을 조제하여 퇴원 당일 10:00까지 병동으로 배송한다. 환자가 퇴원하는 즉시 병실의 청소 및 소독을 완료한다.

③ 원무부서

㉮ 퇴원 결정서가 도착하는 대로 진료비를 계산하여 퇴원 당일 10:00까지 진료비를 수납할 수 있도록 계산서를 발부한다.

㉯ 통보된 입원 예정자가 익일 오전 중에 입원할 수 있도록 신속히 개별 통보한다.

㉰ 입원 예정자가 결정되면 입원일 오전 중에 의무기록이 신속히 대출될 수 있도록 의무기록과에 명단을 통보한다.

(3) 퇴원예고제의 필요성

① 병원 관리의 효율화를 통한 환자 서비스 개선

퇴원 및 입원 시간이 준수되면 환자의 대기 시간이 단축되어 병원의 이미지와 서비스 수준이 향상된다.

② 입·퇴원 환자의 불편 및 불만 해소

입원 예약을 한 환자도 입원 수속을 위해 장시간 대기해야 하는 불편이 있으며, 늦은 입원으로 인해 검사, 처방 등이 지연되어 수술이나 투약이 하루 이상 늦어지는 경우가 발생한다. 퇴원예고제는 이러한 문제를 해결하는 데 기여할 수 있다.

③ 병상 회전율 증가 및 의료수익 증대

입원 수속이 늦어지면 입원 당일에는 검사 및 진료가 어렵고, 이로 인해 평균 재원일수가 증가하는 요인이 된다. 퇴원예고제를 통해 병상 회전율을 높이면 의료수익 증가 효과도 기대할 수 있다.

④ 의료인력의 효율적 관리

입원 환자가 오후에 입원하면 담당 의사가 야간에 진료를 진행해야 하므로 수면 부족으로 인해 다음 날 진료에 영향을 미친다. 또한, 주간 근무 간호사가 수행해야 할 입원 관련 업무가 야간 근무자에게 전가되어 간호 인력 관리에도 문제가 발생할 수 있다.

⑤ 퇴원 미수금의 조기 회수

퇴원일을 미리 보호자에게 알리면 사전에 진료비를 준비할 수 있어 미납 및 지연을 방지할 수 있다.

⑥ 진료비 민원 억제 및 의료보험 진료비 삭감률 감소

장기 입원 환자의 경우 진료비 청구 과정이 복잡하여 오류가 발생할 가능성이 있다. 퇴원예고제를 통해 사전 심사를 거치면 진료비 누락이나 과잉청구를 방지하고, 환자의 본인부담 비용 증가 문제도 해결할 수 있다.

(4) 기대 효과

퇴원예고제를 도입함으로써 병원이 얻을 수 있는 기대 효과는 다음과 같다.

첫째, 입원 대기 환자의 일정을 조정하여 불안감을 줄이고, 퇴원 환자는 재원일수 감축에 따른 본인부담 진료비 감소 및 퇴원 준비를 원활하게 할 수 있다.

둘째, 퇴원 및 입원 수속 절차가 간소화되어 업무 효율성이 증가한다.

셋째, 입원 대기 시간이 줄어들어 실입원 환자 수가 증가하는 효과가 있다.

넷째, 환자 1인당 1일 평균 진료수입이 증가한다.

다섯째, 입원 진료와 관련된 인적자원을 효율적으로 관리할 수 있다.

결론적으로, 퇴원예고제는 병원의 경영 효율성을 증대시키기 위한 제도로, 병원의 모든 구성원이 제도의 필요성을 이해하고 적극적으로 참여할 때 성공적으로 정착될 수 있다.

3) 퇴원 전 진료비 심사

퇴원 진료비 심사란 입원 진료 중 발행된 처방전에 따라 입력된 진료비가 정확하게 산정되었는지를 진료기록부와 대조하여 확인하는 과정이다. 따라서 진료기록부의 상병명, 보험유형별 진료수가 및 급여 범위, 처치 및 수술료, 마취료, 특정 재료비, 주사약제 등을 OCS 화면에서 점검하고, 잘못 입력된 부분이 있으면 수정한다. 즉, 퇴원 심사는 입원 환자가 퇴원하기 전 최종 진료비 계산 전에 진료비가 적절하게 산정되었는지를 검토하는 절차를 의미한다.

▣ 퇴원 전 진료비 심사 유의사항

① 보험 유형별 자격 관리 사항과 주민등록번호 누락 여부를 확인한다.

② 본인부담 산정특례 대상자(중증 질환, 암 환자, 희귀 질환 · 중증 난치성 환자 등)인지 확인한다.

③ 처치 및 수술료, 마취료, 특정 재료비, 야간 가산율 적용 여부를 확인한다.

④ 고가약제 및 단백아미노산제, 특수촬영(MRI, PET 등)의 보험 인정 기준에 따른 급여 여부를 확인한다.

⑤ 상해 외인 특정 기호 부여 여부를 확인한다.
⑥ 진료내역과 진료기록부(약제 및 치료재료 오더, 상병명 및 검사내역 등)가 일치하는지 확인한다.
⑦ 산재보험 및 자동차보험 환자의 경우 승인상병과 기왕증 진료 여부를 확인한다.
⑧ 비급여 대상 여부 및 전액 본인부담 항목 등을 검토한 후 퇴원 심사를 완료한다.

4) 퇴원 진료비 계산

병원에서 진료를 받은 환자와 보호자는 진료 결과 다음으로 가장 많은 관심을 가지는 문제가 진료비 계산이라고 할 수 있다. 퇴원 진료비 계산은 입원한 환자에게 제공된 의료서비스에 대한 대가를 의료수익으로 전환하는 마지막 과정이므로, 착오나 누락 또는 과잉계산이 발생하지 않도록 정확하면서도 신속하게 진행되어야 한다. 이를 위해 다음과 같은 중요한 확인 절차가 필요하다.

첫째, 퇴원결정서에 기록된 최종진단명이 건강보험급여 적용 대상인지 확인한다.

둘째, 퇴원결정서 기록이나 의무기록을 검토하여, 고액 진료비가 발생하는 수술이나 특수검사, 비급여 항목이 누락되지 않았는지, 사용량 및 횟수가 정확하게 계산되었는지 대조한다.

셋째, 퇴원결정서에 기록된 퇴원 당일의 진료 내역, 미반환된 항목, 미입력된 사항이 정확히 처리되었는지 확인한다.

넷째, 입원일부터 퇴원일까지의 기간 및 병실 이동내역을 검토하여 병실 차액을 산정하고, 급식내용을 확인하여 식대를 정산한다.

다섯째, 중간 진료비 납입내역을 집계하여 총 진료비에서 차감한 후 최종 정산한다.

여섯째, 계산서를 발행한 후, 환자나 보호자 및 병동 간호사에게 진료비 정산 완료 사실을 통보한다.

일곱째, 퇴원 진료비 수납 시 건강보험증 등 수급자격 확인서류를 제출받아, 입원 중 의료보장 종류나 보험 자격사항의 변경 여부를 확인한 후 영수증을 발행한다.

열덟째, 퇴원증을 발급하거나 유선 등을 통해 병동 간호사에게 퇴원 계산이 완료되었음을 알리고, 병동에서 퇴원약 수령, 퇴원 후 요양 시 필요한 주의사항 및 외래 진료 예약사항을 확인하도록 안내한다.

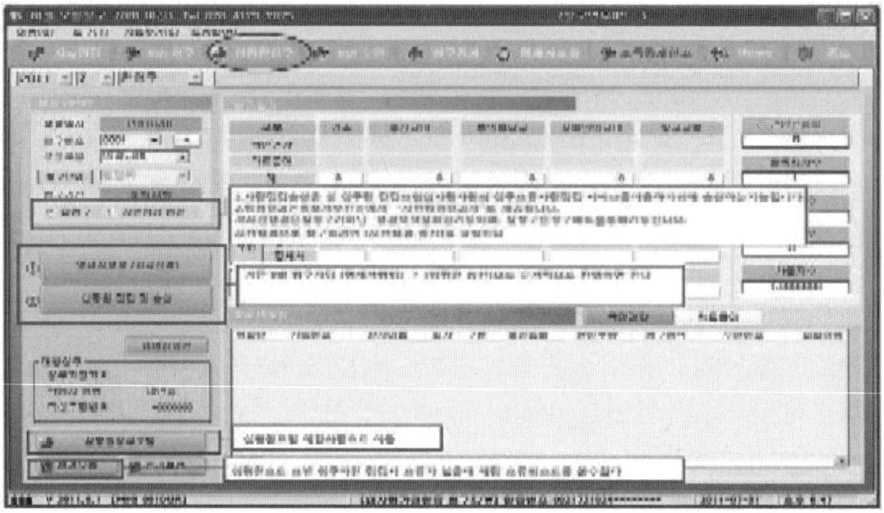

그림 7-16 퇴원진료비 수납 화면

5) 퇴원 수속

(1) 퇴원 수속

퇴원 진료비 계산이 완료되면 해당 병동이나 환자에게 연락하여 퇴원 진료비를 청구한다. 이후 환자는 은행 또는 수납계에서 진료비를 납부한 후, 퇴원 수속 완료증을 발급받는다. 진료비 영수증은 중간 진료비 청구서와 함께 사용하며, 퇴원증은 퇴원 수속이 완료된 경우에만 발급하도록 한다.

퇴원 수속이 완료된 환자는 약국이나 병동에서 퇴원약을 받은 후, 퇴원 후 주의사항 및 다음 진료 일정에 대한 자세한 설명을 듣고, 다음 내원일을 예약한 후 귀가하도록 한다.

퇴원하는 환자 중 증상이 호전되었으나 지속적인 진료가 필요한 경우, 1차 진료기관으로 회송할 수 있다. 이때, 진료 회송서를 작성하여 의뢰 병원이나 거주지 인근 병·의원으로 회송하도록 한다. 회송 소견서에는 환자의 상태, 현재 증상, 경과 기록(수술 및 처치 내역), 실시한 검사 내역 및 결과, 예후 등을 구체적으로 기록해야 하며, 필요 시 검사 결과지나 관련 자료를 함께 이송하도록 한다.

(2) 입금 등록

환자가 납부한 진료비는 병원 내에 은행이 있는 경우 직접 은행에 납부하도록 한다. 은행이 없는 경우에는 경리과에서 수납을 진행한다. 또한, 업무 시간 외에 이루어지는 입금은 응급실 원무 당직자가 수납을 담당한다.

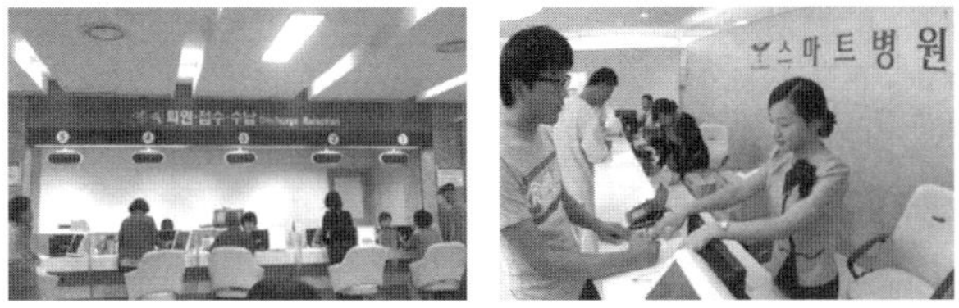

그림 7-17 퇴원 수속

(3) 퇴원 등록

퇴원 수속이 완료되면 퇴원 등록을 진행하고, 당일 입원 환자 등록을 위한 준비를 한다.

퇴원 수속 시 퇴원 시간을 등록하는 이유는 입·퇴원 당일 6시간 미만 병원에 입원한 경우 입원료를 산정할 수 없기 때문이다. 또한, 퇴원 사유를 입력하는 것은 진료비 청구서 작성 시 진료 결과를 명확히 표시하기 위함이다.

퇴원 등록은 전산으로 진행하여 진료비 입금 등록과 함께 마감 후 동시에 출력될 수 있도록 하는 경우가 많다. 그리고 입원 당일 0시~6시 사이에 입원한 경우 및 퇴원 당일 18시~24시 사이에 퇴원한 경우에는 건강보험 요양급여 기준에 따라 입원료의 50%를 별도로 산정할 수 있다.

또한, 진료비 청구 명세서 작성 시 필요한 진료 결과를 다음과 같이 입력해야 한다.

1. 계속, 2. 이송, 3. 회송, 4. 사망, 5. 퇴원

6) 가퇴원 제도

가퇴원(假退院)이란 공휴일이나 야간에 환자의 상태가 급격히 악화되거나, 환자 측의 불가피한 사정으로 인해 퇴원을 희망하는 경우 적용되는 절차를 의미한다. 이를 "시간 외 퇴원" 또는 "가퇴원"이라 한다.

따라서 가퇴원 제도는 근무시간 이외에 환자가 퇴원을 희망하거나, 환자의 상태 악화로 인해 사망 전 퇴원(Hopeless Discharge) 등이 필요한 경우 본인이나 보호자의 요청에 따라 적용된다. 이때, 진료비가 정확히 계산되기 전에 퇴원이 이루어지므로 환자는 진료비 보증금을 우선 예치한 후, 정산 절차를 따르게 된다.

즉, 가퇴원 제도는 사망 직전의 환자 또는 기타 부득이한 사유로 인해 병원이 정한 정규 퇴원 절차를 거치지 못하고 가퇴원하는 경우를 의미한다. 원칙적으로 입원 환자는 담당 의사의 퇴원 결정이나 본인의 퇴원 요청에 따라 병원이 정한 절차를 거쳐 퇴원할 수 있어야 한다. 그러나 진료비 계산을 위한 처방 사항이 각 진료 부서에서 발급되지 못했거나, 일과 후에는 진료비 정산이 불가능한 경우가 많다. 따라서 병원에서는 정규 퇴원 수속을 위한 일정 시간을(평일 09:00~12:00) 정해두고 정상적인 퇴원 절차(정규 퇴원)를 진행하고 있다.

(1) 정상 퇴원 절차와 가퇴원

① 정상 퇴원 절차

> ① 의사 퇴원 지시 → ② 병동 차트 정리 → ③ 심사과 → ④ 원무팀 → ⑤ 병실 퇴원 통보 → ⑥ 퇴원비 수납 및 외래 예약

(2) 가퇴원 절차

가퇴원 수속은 심사과에서 정확한 진료비 정산이 완료되지 않은 상태에서 전산상 입력된 금액을 우선 납부하고 퇴원하는 절차를 의미한다.

정산 과정에서 납부한 금액과 실제 금액의 차이가 발생할 수 있으며, 이 경우 환자는 추가 납부하거나 초과 금액을 환불받아야 한다. 따라서 가퇴원을 한 환자는 가퇴원 영수증(진료비 계산서)을 지참하여 퇴원 후 13일 내에 평일(월금) 근무시간 중 퇴원계에서 정산 절차를 완료해야 한다.

(3) 가퇴원의 문제점

① 환자의 진료비 부담 증가

퇴원 전일까지 발생한 진료비에 일정 금액을 추가로 가산하여 우선 수납하므로, 환자의 경제적 부담이 가중되고 병원의 진료비 신뢰도가 저하될 수 있다.

② 불편한 정산 절차

정상적인 진료비로 다시 정산하기 위해 환자나 보호자가 다시 병원을 방문해야 하는 번거로움이 있다.

③ 병원의 재정적 손실 가능성

환자가 부족한 금액을 납부한 상태에서 가퇴원한 경우, 병원은 미수금 발생으로 인해 재정적 손실을 감수해야 할 수 있다.

또한, 가퇴원 예수금 및 미수금 증가로 인해 병원의 업무 부담이 가중될 수 있다.

이러한 문제점을 해결하기 위해 병동 전산화가 정착되는 시점에서 가퇴원을 최소화하고, 정규 퇴원 시간을 확대하여 운영해야 한다.

(4) 가퇴원 환자의 관리

가퇴원의 경우, 정확한 진료비 예측이 어려울 뿐만 아니라 환자의 상태 악화로 인해 긴급 퇴원이 많아 진료비 정산 문제가 빈번히 발생한다. 이를 방지하기 위해 당직 근무자는 항상 재원 미수금을 파악해야 하며, 다음과 같은 관리 절차를 준수해야 한다.

① 최신 진료비 잔액 확인

가퇴원 전까지 발생한 진료비 잔액을 확인하고, 아직 발행(입력)되지 않은 수술비, 특수검사비, 비급여 항목 등을 파악하여 예상 퇴원 진료비를 추정한다.

② 보호자 대상 설명 강화

보호자에게 추후 진료비 정산이 필요함을 충분히 설명하고, 최종 확정된 진료비는 변동될 가능성이 있음을 안내한다.

③ 예치금 예치 및 영수증 발행

추정 금액보다 약간 높은 금액을 예치하도록 하고, 영수증을 발행한 후 퇴원 절차를 진행한다.

④ 정상 근무시간 내 정산 절차 완료

퇴원 후 정규 근무시간에 내원하여 입원 진료비를 정산하고, 차액이 발생할 경우 추가 수납 또는 환불을 진행한다.

이때, 예치금 영수증을 회수하고, 정산된 최종 진료비에 대한 영수증을 발행한다.

결과적으로 가퇴원 제도는 불가피한 경우에 한해 시행되지만, 환자와 병원 모두에게 불편과 부담을 초래할 수 있다. 따라서 이를 최소화하기 위해 병원은 정규 퇴원 시간을 확대하고, 병동 전산화를 적극적으로 도입하여 실시간 진료비 정산이 가능하도록 개선해야 한다.

(5) 입원 중 사망자가 발생할 경우 병원의 처리 과정

입원 진료 중 의학적으로 치유가 불가능하여 사망에 이르게 되면, 영안실로 안치한 후 진료기록부 및 간호기록부 등을 정리하여 원무팀으로 이송한다. 또한, 사망진단서를 발행하고, 병동 간호사는 사체 발생 보고서를 작성하여 원무팀에 통보한다.

7) 퇴원 시간을 단축하기 위한 개선 방안

퇴원 시간을 단축하기 위해서는 진료 계획의 원활한 수행, 처방 입력 오류 방지, 진료 및 지원 부서 간의 협조 체계 강화, 퇴원 예고제 도입, 평균 재원일수 단축 방안 등이 필요하다.

7-5 | 진료비정산

학습목표
1. 입원환자의 유형별로 진료비를 계산할 수 있다.
2. 보험급여 유형변경에 따라 진료비를 정산할 수 있다.
3. 재원환자의 진료비를 중간정산 할 수 있다.

1. 진료비 관리

1) 진료비의 개념

(1) 진료비 관리의 의의

진료비 관리 업무는 외래, 응급실 및 입원 시설을 이용하는 모든 환자에게 제공된 진료행위나 재료(의료 소모품) 등 모든 의료서비스를 의료보장 유형별 수가 기준을 적용하여 진료수익으로 전환하고 회수하는 것을 말한다. 진료비는 수입, 수익, 비용, 지출로 나눌 수 있다.

① 수입(Income): 지출의 반대 개념으로, 실제로 현금이 들어온 금액을 의미한다. 따라서 지출은 현금이 나가는 금액을 의미한다.

② 수익(Revenue): 비용에 대응되는 개념으로, 일정 기간 동안 고객에게 제공된 재화나 용역의 판매 가격을 의미한다. 즉, 환자에게 제공한 의료서비스에 대한 대가로 받을 권리가 발생한 진료비 전체를 말한다. 수익은 현금수입이나 미수와 상관없이 고객에게 제공된 재화나 용역으로 인해 발생한 현금, 의료 미수금 및 미수금의 합계액을 나타낸다.

③ 비용(Cost): 수익을 위해 사용된 재화나 용역의 원가를 말한다.

▣ 수익과 수입의 차이

① 수익: 환자에게 제공한 의료서비스의 대가로 받을 권리가 발생한 진료비 전체를 의미한다.

② 수입: 발생한 수익 중에서 실제로 현금으로 입금된 금액을 말한다.

③ 비용: 병원 실체의 주요 영업 활동의 결과로 발생했거나 발생할 현금 유출액으로, 주요 영업 활동의 종류와 비용이 인식되는 방법에 따라 의료비용인 인건비, 재료비와 의료외 비용인 관리운영비, 지급 수수료, 이자 비용 및 지급 임대료 등 다양한 형태를 취한다. 기업 회계 기준에서는 매출원가, 판매비와 관리비, 특별 손실로 구분하고 있다.

(2) 의료수익

의료수익은 발생주의에 따라 계상하며, 환자 수 산정에 대응하여 수진 형태별, 진료과별, 진료비 지급 방법별로 구분하여 기록한다. 병원의 수익은 의료수익, 의료외 수익, 기타 수익

(부대사업 수익 등)으로 구분된다.

① 의료수익의 계산 방법

의료수익을 계산하는 방법에는 발생주의, 현금주의, 절충주의 등이 있다.

㉮ 발생주의

발생주의는 의료서비스를 제공한 시점에서 의료수익이 발생한 것으로 인식하는 방법이다. 즉, 입원 환자의 경우 하루 동안 진행된 진료행위를 모두 의료수익으로 간주하며, 환자가 퇴원할 때 진료비를 최종 정산하기 때문에 퇴원 전까지 발생한 진료비를 전액 의료미수금으로 인식한다.

발생주의의 장점은 의료미수금과 현금납입액을 포함한 총 의료수익을 관리함으로써 착오나 부정의 발생 가능성을 최소화할 수 있다는 점이다. 또한, 의료수익은 의료미수금과 현금의 합계이므로 이를 종합적으로 관리하면 기간손익을 보다 정확하게 계산할 수 있다.

㉯ 현금주의

현금주의는 실제 입금된 현금만을 수익으로 계산하는 방법으로, 주로 의원급 의료기관에서 많이 사용된다. 현금주의는 업무 처리가 단순하고 편리하다는 장점이 있지만, 당일 의료수익이 얼마나 발생했는지 정확히 파악하기 어렵다. 또한, 의료미수금이 입금될 때 조정된 금액이나 할인된 금액이 반영되지 않으므로, 의료수입 관리뿐만 아니라 의료미수금 및 현금 관리 측면에서도 착오나 부정이 발생할 가능성이 높다. 이에 따라 진료비 계산상의 오류가 발생할 수 있다.

④ 절충주의

절충주의는 외래 진료수익은 발생주의로 처리하고, 입원 진료수익은 환자가 퇴원한 시점을 기준으로 계산하는 방법이다. 이 방법은 현금주의와 마찬가지로 업무 처리가 단순하다는 장점이 있으나, 입원 중인 환자의 의료미수금을 계산할 수 없어 퇴원 전까지 의료수익과 의료미수금이 얼마나 발생했는지 알기 어렵다는 단점이 있다. 또한, 실제 발생한 입원 진료비 중 재원미수금으로 계산된 금액과 진료비 청구 기준으로 산정된 퇴원미수금 간의 차이가 발생할 수 있다.

이러한 이유로 대부분의 병원은 의료수익 발생이 실제 서비스 제공과 일치하기 때문에, 기업회계기준, 의료기관회계기준준칙, 법인세법 등 모든 회계 기준에서 발생주의를 채택하고 있다.

(3) 입원 진료비 흐름도

입원 환자의 진료비 흐름도는 다음과 같다.

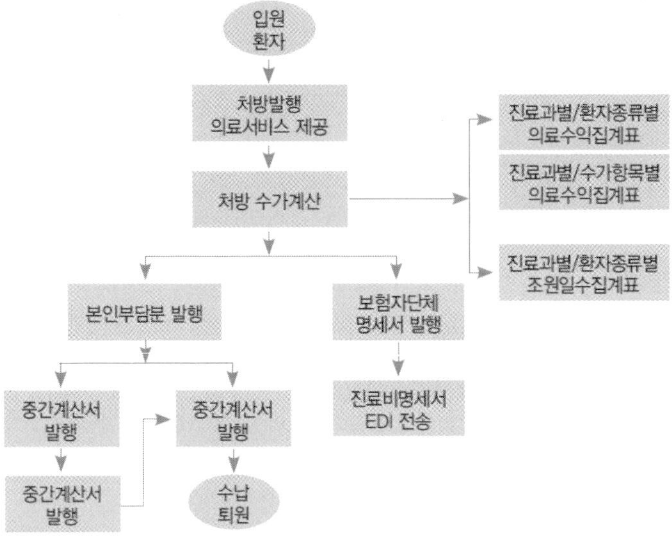

그림 7-18 입원 환자의 진료비 흐름도

(4) 의료수익 통계

진료수익 통계는 크게 외래 의료수익과 입원 의료수익으로 구분되며, 다시 환자 종류별, 진료과별, 수가항목별(진료행위별)로 나누어 집계할 수 있다. 의료수익 통계는 일별, 월별, 연간 통계로 집계된다.

기타 수익 통계에는 검진수익 통계와 부대사업수익 통계(장례식장, 편의점, 커피숍, 식당 수익 등)가 포함된다. (진료수익 통계에 대한 자세한 내용은 학습 15: 원무통계 및 진료실적 관리하기에서 상세히 서술하였다.)

2) 진료비 관리

진료비 관리란 단순히 진료비에 대한 계수 관리뿐만 아니라, 그 금액이 결정되는 기준을 설정하고, 환자에게 제공된 진료행위 또는 의료 자원의 제공 시점부터 전체 금액의 수납까지 지속적으로 연계하여 수행하는 것을 의미한다.

(1) 의료수익 관리

진료비 관리는 서비스 또는 의료 자원의 제공부터 현금회수 시점까지 연속적으로 이루어져야 하며, 수가기준의 인식, 계산, 산정, 청구 및 수납, 의료미수금 관리 등의 단계로 구분할 수 있다.

① 수가 기준 인식

병원이 환자에게 특정 의료행위 또는 의료 자원을 제공하는 경우, 해당 행위에 적용할 제도를 판단하고, 이에 따라 진료비가 얼마가 되는지 결정하는 원칙과 근거가 필요하다. 현재 의료보장제도에서는 요양급여 기준과 진료수가 기준이 주요한 내용을 이루며, 단순한 수가 산정이 아니라 다양한 인식 기준과 폭넓은 범위를 포함한다.

수가기준을 인식해야 하는 대상자는 의료행위자(의사, 간호사, 약사, 의료기사 등)뿐만 아니라, 행정 업무를 담당하는 사무요원(수가계산, 청구서 작성, 수납담당자 등)도 포함된다.

② 수가 산정체계

입원 환자의 진료비는 현행 행위별 수가체계에 따라 진료 기준 수가를 기반으로 개별 행위별로 산정된다. 비급여 항목 등 병원 자체 수가를 적용하는 경우를 제외하면, 보건복지부가 고시한 진료수가기준액표에 따라 항목별 상대가치점수와 환산지수를 곱한 후, 요양기관의 가산율을 적용하여 최종 금액을 산정한다.

③ 수가기준

진료수가는 크게 진료행위료와 재료대로 구분된다.

㉮ 진료행위료는 검사료, 영상의학진단 및 방사선치료료, 처치 및 수술료, 마취료, 이학요법료 등 일정한 자격과 기술을 갖춘 의료진이 수행한 진료행위에 대한 대가를 의미하며, 요양기관 종별 가산율을 적용할 수 있는 항목이다.

㉯ 재료대는 진료행위료에 가산율을 적용할 수 없는 항목으로, 약제 및 치료재료가 포함된다. 의료기관은 실구입가 또는 상한가를 기준으로 재료대를 산정하고 청구해야 한다.

다만, 진찰료, 입원료, 수혈료 등의 경우 병원마다 수익을 인식하는 기준이 다소 차이를 보일 수 있다.

표 7-4 의료보장별 진료비 산정기준 및 근거

<table>
<tr><th>구분</th><th>건강보험</th><th>의료급여</th><th>산재보험</th><th>자동차보험</th></tr>
<tr><td>산정
근거</td><td colspan="2">보건복지부
고시</td><td>고용노동부
고시</td><td>국토교통부
고시</td></tr>
<tr><td rowspan="2">종별
가산율</td><td>상급종합병원: 15%
종합병원: 10%,
병원: 5%,</td><td>3차의료급여기관: 8%,
종합병원: 5%,
병원: 2%</td><td colspan="2">상급종합병원: 30%
종합병원: 22%
병원: 6%</td></tr>
<tr><td colspan="4">의원, 치과의원, 한의원, 보건의료원 등: 종별 가산율을 적용하지 않음</td></tr>
<tr><td>약가</td><td colspan="4">실 구입가격 또는 상한가</td></tr>
<tr><td>특정
재료대</td><td colspan="4">실 구입가격</td></tr>
</table>

(2) 입원 진료비 계산

진료비 계산은 진료수가 기준에 따라 환자에게 제공된 진료행위 또는 물적 자원을 진료비로 전환하는 업무이다.

① 처방전 발행

환자에게 제공된 각종 진료 내용을 진료비 계산을 담당하는 원무부서로 전달하는 과정이다. 가장 중요한 것은 제공된 진료행위 또는 재료비의 누락이 수익 감소로 이어질 수 있으므로, 정확한 정보가 전달되도록 처방전이 발급됨과 동시에 진료비로 산정되거나 정보 전달 체계를 통해 진료비 계산 부서로 직접 전달되어야 한다.

처방 전달 시스템(OCS, Order Communication System)을 이용하는 병원의 경우, 의료진이 수행한 의료행위나 진료용 재료에 대해 별도의 처방전을 발급하지 않고, 해당 병동이나 부서에서 전산 시스템에 직접 입력하는 방식을 사용한다. 입력된 정보는 해당 부서나 진료지원부서로 즉시 전달되며, 동시에 진료비도 자동으로 계산된다. 이러한 시스템은 대부분의 병원에서 시행되고 있다.

특히, 진료 부서 및 지원 부서에서 처방전을 발행할 때 진료행위에 대한 오류가 발생하지 않도록 신속하고 정확한 입력이 요구된다.

처방전 발급 시 진료수가 기준 적용 착오 및 진료행위 누락 방지

① 처치 및 수술 행위에 대한 진료비 산정을 정확히 하고, 처방 누락이 발생하지 않도록 하며, 비급여 대상 관리를 철저히 한다.
② 처방전 발행 누락, 입력 오류, 약제료 누락, 치료재료 누락이 발생하지 않도록 한다.
③ 진료행위에 대한 가산율 적용이 누락되지 않도록 철저히 관리한다.

② 입원 중 자격유형 변경 시

보험의 유형에 따라 적용되는 수가가 다르므로, 입원 진료 중 환자의 자격 유형이 변경되는 경우 이를 확인하여 적절히 수정해야 한다.

③ 헌혈증서 관리

「혈액관리법 시행규칙」에 따라, 병원에서 진료 중 수혈받은 환자가 헌혈증서를 제출하면, 수혈비용 중 본인부담 진료비에서 적십자사에 청구할 금액을 공제해야 한다.

(3) 재원환자 진료비 관리

재원환자가 진료에 불만이 있거나 경제적 능력이 부족한 경우, 또는 장기체납자인 경우에는 다음과 같이 관리한다.

① 진료 불만

환자가 진료에 불만을 제기하는 경우, 조기에 문제를 파악하여 진료비 청구 및 수납과 관련된 사항을 조정하도록 한다. 환자가 입금을 거부할 경우, 담당 의사와 협의하여 적절한 조치를 취한다.

② 경제적 능력 부족

환자가 경제적 능력이 부족하여 진료비를 지불하지 못할 경우, 연대 지불 보증인을 확보해야 한다. 보증인의 능력이 미흡하거나 보증인이 부녀자 또는 미성년자인 경우에는 경제적 능력이 있는 자를 추가로 보증인으로 지정해야 한다.

그러나 입원 수속 시 보증인이 미비하여 고액 진료비가 체납된 이후에는 보증인을 확보하는 것이 어렵기 때문에, 보증인을 추가로 확보하지 못할 경우 담당 의사와 상의하여 최소한의 진료를 제공하면서 조기 퇴원을 유도하도록 한다.

③ 장기 체납자

장기 고액 체납자에 대해서는 1차적으로 진료비 납부 책임이 있는 보호자와, 2차적으로 입원 서약서상의 연대 지불 보증인을 면담하여 진료비 납부를 촉구하고, 납부 능력을 확인한다.

두 차례에 걸친 독려에도 불구하고 진료비를 납부하지 않을 경우, 환자 및 연대 보증인의 주소지를 방문하여 납부 능력을 점검하고 가정환경을 확인하도록 한다.

납부 능력이 있음에도 불구하고 중간 납부를 하지 않는 경우, 환자 및 연대 지불 보증인의 재산에 대해 가압류 조치를 검토하고 시행해야 한다. 또한, 해당 진료과장, 담당 의사 및 수간호사에게 협조를 요청해야 한다.

(4) 퇴원 전 심사

퇴원이 결정되면, 자체 심사 직원이 환자가 퇴원하기 전에 진료기록부, 처방전 및 진료비 계산서를 검토·확인하는 과정이 진행된다. 이 과정의 목적은 다음과 같다.

① 퇴원 계산서와 청구 명세서 간의 금액 차이를 줄여 사후 발생할 수 있는 민원을 최소화한다.

② 수가 유형에 따른 급여 제한 사항을 사전에 검토하여, 청구 불가능으로 인한 "악성 미수" 발생을 방지한다.

③ 진료과에서 발생할 수 있는 처방전 누락, 삭제 또는 착오를 중재하여 병원 경영에 기여한다.

㉮ 사전 심사 내용

퇴원 전 심사의 주요 업무 내용은 다음과 같다.

㉠ 진료기록부 검토 및 진료비 반영

- 진료기록부의 중증도에 따라 상병(질병코드)을 순서대로 입력한다.
- 제공된 진료행위가 보험 기준에 부합하는지 확인하고, 조정한다.

- 수술 적용 및 비급여 진료 여부를 점검하여 입원 진료비 명세서 출력 시 정확히 반영되도록 한다.

ⓛ 수가 유형별 급여 제한 여부 검토

- 진료기록을 바탕으로 보험 급여의 적정 여부를 판단하고, 퇴원 계산서 발행 전에 급여 유형을 변경하여 청구할 수 있도록 한다.
- 건강보험 환자의 경우, 급여 제한 사항을 미리 파악하여 일반수가나 보험수가 전액 부담으로 처리한다.
- 산업재해, 자동차보험, 공상 등의 경우, 해당 사고나 질병과 관련이 없는 기왕증 등의 진료비를 건강보험 급여로 청구할 수 있도록 조치한다.

㉯ 처방전 발행과 수가 산정

처방전 발행은 진료행위가 발생할 때마다 수작업으로 진행될 수도 있으나, 대부분의 병원에서는 OCS(처방전산화시스템)를 이용하여 발급하고 있다.

따라서, 진료행위료 산정지침 및 보험 인정 기준에 따라 신속하고 정확하게 수가를 산정하여, 제공된 행위가 누락되지 않도록 철저히 관리해야 한다.

처방전 관리의 주요 사항은 다음과 같다.

㉠ 진료 과정에서 각종 검사, 투약 및 입·퇴원 등에 관한 진료행위 내용을 전달하고 지시하는 역할을 한다.

ⓛ 지시된 진료행위에 따라 시행된 각종 검사, 투약 및 식이 처방 등의 결과를 의료진에게 전달·보고하는 기능을 한다.

㉢ 의료법에 따라 진료 내용이 기록된 의무기록을 보관하는 기능을 수행한다.

㉣ 제공된 의료서비스를 화폐 단위로 정확하게 환산하여 수납의 근거로 활용한다.

㉤ 업무 진행 절차에 따라 필수적으로 선행되어야 할 업무가 이행되었는지 확인하고, 관련 부서 간 의사소통을 원활하게 한다.

㉥ 병원의 경영 성과를 측정하는 기초 자료로 활용되며, 의학 및 진료 연구에 필요한 각종 통계 및 측정 자료로도 사용된다.

이렇게 퇴원 전 심사를 철저히 수행함으로써 병원 경영을 효율화하고, 환자 및 보험 청구와 관련된 민원을 최소화할 수 있다.

7-6 | 진료비 지불보증 및 진료비내역 상담

학습목표	1. 보험급여 유형에 따라 진료비 지불보증 여부를 확인할 수 있다. 2. 진료비내역을 상담할 수 있으며, 비급여 내역을 설명할 수 있다. 3. 건강보험급여 제한여부 등에 관한 사실을 의뢰 및 확인할 수 있다.

1. 진료비 지불 보증

1) 지불 보증

지불 보증은 채무자가 채무를 이행하지 않을 경우, 보증인이 대신하여 채무자의 채무를 부담하는 것을 의미한다. 병원의 진료비는 보험 유형에 따라 본인부담금(율)이 상이하다. 따라서 진료비 지불 보증은 본인부담금을 제외한 금액을 보험 유형별로 제3자 단체가 보증하게 된다.

2) 보험급여 유형별 진료비 지불 보증 기관 및 청구 절차

국민건강보험법, 의료급여법, 산업재해보상보험법, 공무원연금법, 사립학교교직원연금법, 자동차손해배상보장법에 따라 진료비 지불 보증 기관은 다음과 같다.

(1) 건강보험

심사는 건강보험심사평가원이 담당하며, 진료비 지급은 국민건강보험공단에서 이루어진다.

(2) 의료급여

심사는 건강보험심사평가원이 담당하며, 진료비 지급은 국민건강보험공단(시·군·구청의 예탁금)에서 이루어진다.

(1) 건강보험, 의료급여(1, 2종) 진료비 지불 보증

① 입원 시 진료비 보증에는 환자 본인 보증과 일반인 보증이 있다.
② 계약기관을 통한 진료비 지불 보증에는 검사의뢰기관, 사회복지기관, 신용카드회사 및 기타 계약기관이 포함된다.
③ 본인부담금을 제외한 건강보험공단의 진료비 지급(청구액)은 건강보험심사평가원의 진료비 심사 결과를 통보받은 후, 공제내역(환자부담금 과오납, 요양기관 미환수금, 소득세 등)을 정산하여 지급된다.

(3) 산업재해보상보험

심사 및 진료비 지급 모두 고용노동부 산하 근로복지공단에서 담당한다.

(2) 산업재해보상보험 진료비 지불 보증

① 산재 환자의 비급여 진료 및 산재 미승인 등에 대비하여 환자 또는 보호자로부터 진료비 보증(입원 서약서)을 받는다.
② 산업재해로 인한 입원의 경우, 산재 승인 신청 여부를 확인한다.
③ 산업재해 환자의 '요양급여 결정 통지서'에서 외래 또는 입원 치료 요양 승인 기간을 확인한다.
④ 환자의 진단 및 상태를 확인한 후, '요양급여 결정 통지서'에서 승인된 상병 여부를 확인한다.
⑤ 산재 미승인 상병(기왕증 등)에 대한 진료는 건강보험 또는 의료급여를 적용하여 본인부담금을 수납하며, 보험자부담금(또는 의료급여기관 부담금)에 대한 미수금이 발생할 수 있다.
⑥ 진단 기간을 확인하고, 퇴원 예정일 전에 퇴원을 통보한다.
⑦ 퇴원 및 통원치료에 대한 진료비를 근로복지공단(의료기관 관할 지사)에 심사청구한다.
⑧ 청구가 완료되면 산재보험 관리대장에 환자의 인적사항과 지급받은 금액을 기재하여 관리한다.
⑨ 근로복지공단으로부터 진료비 심사지급내역서가 통보되면 미수금을 정산한다.

(4) 공무상 요양보험(공상)

진료비 심사는 건강보험심사평가원이 담당하며, 공무원연금법과 사립학교교직원연금법에 따라 공무 수행 중 사망, 부상, 질병, 폐질 등이 발생한 경우 요양급여를 지급한다.

(5) 자동차보험

심사는 건강보험심사평가원이 담당하며, 진료비 지급은 각 보험사에서 이루어진다.

(3) 자동차보험 진료비 지불 보증

① 자동차보험 환자의 비급여 진료 및 지급보증 지연 등에 대비하여 환자 또는 보호자로부터 진료비 보증(입원 서약서)을 받는다.
② 자동차 사고 발생 시 보험 접수가 이루어졌는지 확인하고, 해당 보험회사에 연락하여 진료비 지급보증서를 발급받은 후, 해당 보험이 자손보험, 책임보험, 대인보험인지 확인한다.
(단, 보험회사의 진료비 지급보증이 이루어지지 않는 경우, 환자로부터 자동차보험 수가 100%를 선납받고, 이후 지급보증이 확인되면 병원에서 환자에게 환불한 후 건강보험심사평가원에 청구하여 진료비를 지급받는다.)
③ 환자의 진단 및 상태를 확인하여 입원 치료 대상인지, 통원치료 대상인지 판별한다.
④ 입원 환자의 경우 해당 진료과에서 진단받은 치료 기간(급수)을 확인한다.
⑤ 진단된 치료 기간에 따라 입원 여부를 결정하고, 퇴원 예정일 전에 퇴원을 통보한다.
(단, 추가 진단이 필요한 경우 퇴원 통보 전에 환자에게 추가 진단 내용을 알린다.)
⑥ 자동차보험 미승인 상병(기왕증 등)에 대한 진료는 건강보험 또는 의료급여를 적용하여 본인부담금을 수납하며, 공단부담금에 대한 미수금이 발생할 수 있다.
⑦ 퇴원 후 병원 자체 심사를 거쳐 자동차보험 치료비를 건강보험심사평가원에 청구한다.
⑧ 청구가 완료되면 자동차보험 관리대장에 보험사별 환자의 인적 사항과 보험회사에서 지급받은 금액을 기록하여 관리한다.
⑨ 건강보험심사평가원에서 진료비 지급내역서가 통보되면 분석 후 미수금을 정리하고, 부당 삭감된 금액은 자료를 보완하여 이의신청한다.
⑩ 보험회사와 분쟁이 발생한 경우, 자동차보험진료수가분쟁심의회에 심사를 청구한다.

3) 개인 지불 보증

입원 서약서 또는 지불보증 각서 등을 통해 본인부담금은 환자 본인 또는 보증인이 부담한다.

4) 계약기관을 통한 진료비 지불 보증

병원과 계약을 체결한 기관(검사의뢰기관, 사회복지기관, 신용카드회사 등)에서 진료비를 부담한다.

5) 진료비 지원 기관

환자가 경제적 사유로 인해 진료비 지급이 어려운 경우, 지원 기관의 심사 및 승인을 거쳐 해당 기관이 진료비를 부담한다.

2. 진료비 내역 상담 및 청구

1) 중간 진료비 청구

처방전에 의해 입력된 진료비는 매일 입원 환자 개인별로 계산되어 누계가 산출되며, 개인별 총 진료비와 본인부담 미수금 및 병원의 1일 재원수입을 집계할 수 있다. 따라서 중간 진료비 청구는 병원이 운영 자금을 조기에 회수할 수 있도록 하며, 경제적 부담 능력이 어려운 환자를 조기에 파악하여 대응할 수 있도록 한다. 이를 위해 중간납부 청구서를 출력하여 환자 또는 보호자에게 주 1~2회 발부하고, 본인부담금의 입금을 독촉해야 한다.

건강보험 적용 환자의 경우, 입원 보증금은 받을 수 없지만 본인부담금은 입원 후 징수할 수 있다. 재원환자의 중간 진료비 청구 절차는 다음과 같다.

(1) 병원 실정에 맞게 정해진 금액을 초과한 환자를 대상으로 중간 진료비 계산서를 출력한다.
(2) 중간 진료비 계산서를 병동별로 분류하고, 병실을 방문하여 교부한다.
중간 진료비 납부기한과 현재까지의 진료 내역을 확인한다.
(3) 납부 기한까지 진료비를 납부하지 않은 환자의 병실을 개별 방문하여 면담하고, 그 내용을 기록한다.

2) 체납자 관리

재원환자의 본인 부담 중간 진료비를 청구했으나, 기한 내에 납부하지 않거나 미수금이 일정금액을 초과한 경우, 해당 환자를 체납자로 분류하여 별도로 관리해야 한다.

(1) 체납자 중점 관리 대상자 등록

① 환자나 보호자와의 면담 내용을 종합적으로 분석하여 진료비 납부 능력이 부족하다고 판단될 경우, 해당 환자를 체납자로 간주하고 중점 관리 대상자로 등록하여 관리한다.

② 체납자로 등록된 환자는 보호자나 보증인의 진료비 지불능력을 조사하고, 채권을 확보하여 지불 절차 및 계획을 수립한다.

(2) 장기 체납자 관리

환자가 여러 차례 진료비 납부를 독촉받았음에도 불구하고 납부하지 않는 경우, 다음과 같은 절차를 진행한다.

① 환자의 주소지를 방문하여 생활환경을 조사하고, 환자·보호자·보증인의 부동산 보유 여부 및 추가 소유 부동산이 있는지 확인한다.

② 병원장 명의로 진료비 납부 독촉장을 발송한다(내용: 납부 기한 및 압류 조치 사항 등).

③ 환자 또는 보호자의 소유 부동산에 대한 등기부등본을 발급받아 근저당 설정 여부 및 최고 설정 금액을 조사한다.

④ 환자, 보호자, 보증인의 경제력이 부족한 경우 담당 의료진과 협의하여 퇴원, 통원치료, 또는 타 기관 이송 조치를 검토한다.

⑤ 당분간 현금 납부가 어려운 경우, 경제력이 있는 보증인을 추가로 설정하고 보증 내용을 공증받거나, 환자 및 보호인의 부동산에 근저당 설정을 유도한다.

체납 문제 해결에 소극적인 경우, 해당 부동산에 대한 가압류 절차를 진행한다.

(3) 재원 기간 중 유형(자격) 변경

① 재원 기간 중 환자의 자격이 변경될 경우, 변경된 일자를 기준으로 자격을 변경하여 등록한다.

② 산재보험 또는 자동차보험 환자가 재원 중 사고와 관련이 없는 기저 질환(기왕증)이 발생한 경우, 의료보장 자격에 따라 본인부담금을 수납(계산)할 수 있도록 한다.

③ 자동차보험 환자 중 책임보험 가입자 또는 자손보험 가입자가 지불 보증 한도를 초과하여 진료비가 발생한 경우, 급여 제한 여부 조회서(또는 의료급여 제한여부조회서)를 해당 기관에 의뢰한 후, 보험자의 결정에 따라 자격을 관리한다.

3. 건강보험 비급여 대상 환자 관리

보험 유형별 자격을 등록한 후 입원하였더라도, 재원 기간 중 발생한 질병이나 진료행위가 비급여 대상으로 확인될 경우, 환자와 상담을 거쳐 진료비 관리를 별도로 진행해야 한다.(비급여 대상 및 관리 방법은 학습 3: 의료수가관리하기를 참조).

4. 급여제한여부 조회제도

건강보험 가입자가 교통사고, 폭행 사고, 음독 사고, 자해 등으로 부상을 입고 요양기관(병원)에서 진료를 받을 경우, 해당 요양기관은 국민건강보험공단에 그 수진자의 건강보험 적용 여부를 조회해야 한다. 국민건강보험공단은 수진자의 상병(부상) 발생 원인을 조사하여 급여제한 사유에 해당하는지 여부를 확인한 후, 건강보험 적용 여부를 결정하여 요양기관 및 가입자에게 회신한다. 이때 요양기관은 국민건강보험공단의 결정에 따라야 하는 법적 제도이다.

1) 급여제한사유 및 급여제한여부 조회대상

급여제한 사유는 고의 또는 중대한 과실로 인한 범죄 행위에서 원인이 발생하거나, 고의로 사고를 일으킨 경우 보험급여를 받을 수 없다. 또한, 건강보험 가입자가 제3자에 의한 교통사고, 폭행 사고, 음독 사고, 자해 등으로 부상을 입고 요양기관에서 진료를 받을 경우, 국민건강보험공단에 수진자의 건강보험 급여 적용 여부를 조회해야 한다.

(1) 다음과 같은 경우에는 환자 또는 보호자를 방문하여 면담을 실시한다.

① 교통사고, 폭행 사고, 음독 사고, 자해 등으로 진료를 받을 때

② 고의 또는 과실로 제3자의 행위로 부상을 당하여 진료를 받을 때

③ 업무상 또는 공무상 질병·부상·재해로 진료를 받을 때 등

(2) 국민건강보험공단의 의료기관 관할 지사에 해당 사항을 기재하여 "급여제한여부조회서"를 발송한다.

① 급여제한여부 조회서는 요양기관이 3부를 작성하여 1부는 보관하고, 2부는 공단에 제출한다.

② 국민건강보험공단은 급여제한여부결정통보서를 작성하여 1부는 보관하고, 1부는 요양기관에 회신한다. (공단은 7일 이내에 급여의 제한 여부를 결정하여 당해 요양기관에 "급여제한여부 결정 통보서"로 회신해야 하며, 사본 1부를 가입자에게 통보해야 한다.)

③ 회신을 받은 요양기관은 요양급여를 개시한 날부터 소급하여 공단의 결정에 따라야 한다. (단, 회신이 있기 전에 요양급여가 종료되거나 회신 없이 7일이 경과된 경우, 공단은 당해 요양기관에 대해 요양급여를 인정한 것으로 본다. 다만, 공단이 7일이 경

과된 후 급여제한을 결정하여 회신한 경우, 요양기관은 회신을 받은 날로부터 공단의 결정에 따라야 한다.)

2) 건강보험 급여의 제한여부 조회

요양기관은 가입자 등이 법 제53조(급여의 제한) 제1항 제2항 또는 법 제58조(구상권) 제2항에 해당된다고 판단되는 경우에도 요양급여를 실시하되, 지체 없이 "급여제한여부조회서"에 의하여 국민건강보험공단에 급여제한 여부를 조회해야 하며, 국민건강보험공단의 결정에 따라야 한다.

3) 보험급여 또는 급여제한 사항을 보험자로부터 통보받으면 관리 사항

(1) 급여 또는 급여제한

① 급여 적용: 보험급여 또는 의료급여로 적용한다.

② 조건부 급여 적용: 선요양급여 적용 후 국민건강보험공단에서 사후 관리한다(구상권 대상).

③ 급여 제한: 일반수가 또는 보험수가 100%를 적용한다.

(2) 급여 제한 결정에 따른 처리 절차

① 환자 및 보호자와 면담을 실시하고, 결정 사항에 대해 안내한다.

② 급여제한여부 조회 결정 사항에 따라 보험유형을 변경한다.
(급여제한여부 조회 양식은 제2장 국민건강보험 <별지2 서식>을 참조)

5. 진료비 확인 요청제도

건강보험 가입자 또는 피부양자가 진료 후 요양기관에 지불한 본인일부부담금 외에 비급여(또는 전액본인부담) 비용이 요양(의료)급여의 대상에 해당되는지 여부를 건강보험심사평가원에 확인 요청하면, 요양기관에서 제출한 진료기록부 등을 분석하여 관련 법령 및 기준에 맞게 징수되었는지를 확인한다. 과다 납부된 진료비는 요양기관을 통해 확인 요청자에게 환불되도록 하는 국민권익보호제도(본인부담금환급제도)이다.

7-7 | 미수금관리 및 청구

학습목표	1. 보험급여유형에 따른 청구 및 미수 진료비를 관리할 수 있다.

1. 의료미수금 관리

1) 미수금의 개념

(1) 미수금 관리의 의의

의료기관에서 미수금은 제공하는 서비스 및 관련 제도의 특성상 전혀 발생하지 않도록 관리하기 어렵고, 총 수익에서 미수금이 차지하는 비율이 다른 업종에 비해 매우 높다. 또한, 거의 회수가 불가능한 악성채권이 많으며, 특히 채무자(지불자)가 미수금을 일방적으로 삭감하거나 조정하는 제도 때문에 미수금 관리자는 전문적인 지식과 복잡한 절차를 수행할 수 있는 숙련도가 요구된다.

(2) 의료 미수금의 정의

의료미수금은 병원이 환자에게 제공한 의료서비스 항목에 해당하는 수가를 적용하여 계산한 진료비 총액 중, 진료행위가 종료된 시점에 병원 수입으로 현금화되지 못한 일부 진료비를 말한다.

(3) 의료 미수금의 구분

① 미수금(未收金)은 여러 기준에 따라 구분되며, 의료보장 제도에 의해 진료가 종결된 후 청구해야 하는 보험자(공단) 부담금과 환자 본인이 납부해야 할 부담금 중 개인 사유로 미납된 개인미수금으로 대별할 수 있다.

② 미수금은 회계처리를 위한 계정과목을 기준으로, 입원환자에게 제공된 의료서비스 결과로 발생한 퇴원미수금과 재원미수금, 외래환자와 관련된 외래미수금으로 구분될 수 있다. 진료 형태에 따라 외래미수금과 입원미수금으로 구분되며, 의료보장 여부 및 형태에 따라 건강보험미수금, 의료급여미수금, 산재보험미수금, 자동차보험미수금, 일반환자미수금, 기타미수금로 구분되기도 한다.

③ 지불처를 기준으로 계약기관미수금, 개인미수금, 기타미수금 등으로 구분될 수 있으며, 원무부서에서는 효율적인 업무 수행을 위해 의료미수금을 다음과 같이 분류하고 관리하는 것이 일반적이다.

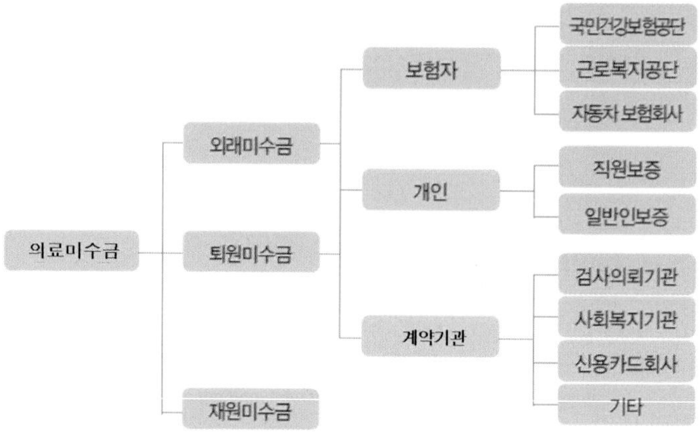

그림 7-19 의료 미수금의 분류

(4) 의료 미수금의 특성

의료미수금은 일반 기업의 미수금과 매우 다른 다음과 같은 특성을 지니고 있다.

첫째, 일반 기업은 거래처의 지불능력과 신용도 등을 면밀히 검토하여 외상매출 여부를 결정하지만, 의료법에 따라 의료서비스를 공급하는 병원은 의료미수금 발생 요인을 통제할 수 있는 신용판매 결정권을 행사할 수 없다.

둘째, 병원의 미수금 총액은 운영자금 확보에 영향을 줄 정도로 많지만, 건당 금액은 비교적 소액인 경우가 많으며, 거래처는 다수인 경우가 많아 미수금 관리에 어려움이 크고, 보조부서 작성이나 회계처리에 과도한 행정비용이 소요된다.

셋째, 사회보장 확대와 신용사회를 지향하는 제도가 다양하게 도입되면서 병원 진료비도 현금 거래보다는 후불 거래가 늘어나고 있다. 따라서 미수금의 증감을 기준으로 병원의 업무 능력을 파악하는 것보다는 경영 효율성을 확보하는 데 필요한 운영자금의 확보 여부가 더욱 중요한 의미를 지니게 되었다.

(5) 의료미수금의 관리 과정의 주안점

병원의 운영자금을 안정적으로 조달해야 하는 재무관리 측면에서 병원 경영의 안정성을 확보하기 위해 미수금 관리 업무를 수행할 때 주안점은 다음과 같다.

첫째, 정당하게 확보되어야 할 의료미수금이 누락되거나 환수되지 않도록 업무 절차를 효과적으로 구축해야 한다. 보험자 미수금의 청구 누락을 방지하기 위해 발생 건수와 청구 건수를 비교하고, 발생액과 청구액 및 조정액의 차이가 발생하는 원인을 확인한 후, 처방 누락 사례를 중심으로 의료진을 교육하고 정보시스템을 정비해야 한다. 또한 삭감 요인을 상세하게 분석하여 재발 방지를 위해 필요한 조치를 취하며, 필요한 경우 재청구나 이의신청을 통해 법률에 의해 보장된 권리를 최대한 활용하고 행사하는 관리 능력을 배양하는 것이 필요하다.

둘째, 모든 미수금은 지속적으로 비용을 발생시키는 경영 악화 요인이라는 사실을 염두에 두어야 한다. 미수금의 크기와 회수 여부도 중요하지만, 병원에 미수금이 존재한다는 사실 자체가 미수 기간의 장단에 따라 기회이익(opportunity profit)은 상실되고 상당한 기회비용(opportunity cost)을 발생시킨다는 점을 간과해서는 안 된다.

셋째, 개인미수금을 중심으로 악성채권이 발생하지 않도록 사전에 관리하고, 가능하면 모든 종류의 미수금을 조기 회수하기 위해 채권 확보와 보전과 관련하여 법률에 의해 규정된 범위 내에서 조직이 보유한 모든 역량을 투입하는 적극적인 노력이 필요하다.

넷째, 정기적으로 원무부서의 미수잔액과 경리부서의 미수금을 대조하는 관리 방식을 통해 청구액과 입금액 및 삭감 내역을 확인·조정하고, 특히 감액 처리나 회수한 미수금의 입금 과정에서 현금 사고가 발생하지 않도록 점검하는 기능을 활성화해야 한다.

2) 의료미수금의 관리비용

미수금은 발생 시점부터 전액 회수될 때까지 다음과 같은 관리비용을 유발한다.

(1) 기회비용(Opportunity Cost)

기회비용(機會費用)이란 어떤 재화를 한 용도에 사용함으로써 다른 용도에 사용하지 못해 상실한 편익을 말한다. 즉, 어떤 활동을 함으로써 포기해야 하는 다른 활동의 가치를 의미한다. 또한 기회비용은 여러 가능성 중 하나를 선택했을 때 그 선택으로 인해 포기해야 하는 가치를 표시한 비용을 의미한다. 일반적으로 일정량의 생산 요소로 동시에 A와 B 두 가지 재화를 생산하는 경우, A 재화를 추가로 몇 단위 생산하려면 B 재화의 생산 단위를 어느 정도 희생해야 하며, 이 한계점에서 대체되는 비용을 기회비용이라 한다. 즉, 대체비용(代置費用)이나 이전비용(移轉費用)이라고도 한다. 따라서 병원의 의료 미수금에 대해 발생할 수 있는 기회비용은 다음 두 가지 경우로 생각할 수 있다.

첫째, 발생한 의료 미수금에 해당하는 금액을 회수하여 은행에 예금하거나, 수익성 있는 분야에 투자하면 적어도 예금 이자율에 해당하는 추가 수익을 확보할 수 있을 것이다.

둘째, 병원이 의료 미수금을 회수하지 못해 부족한 운영자본을 조달하기 위해 은행으로부터 자금을 차입한다면, 그 차입에 따른 대출 이자율에 해당하는 지급이자가 추가 비용으로 발생한다.

(2) 수금비용

수금비용은 미수금을 회수하기 위한 비용으로, 신용조사비용과 미수금 회수비용으로 나눌 수 있다.

① 신용조사비용은 개인이나 기관의 신용 상태를 조사하고 거래 계약의 체결 여부를 결정하는 부서나 담당자를 운영하기 위해 투입되는 비용을 말한다. 그러나 우리나라는 의료법에 따라 진료 거부를 할 수 없도록 규정하고 있기 때문에 병원이 신용조사 부서를 운영할 필요가 없으며, 실제로 이 비용은 발생하지 않는다.

② 미수금 회수비용은 병원에 따라 그 비용의 크기가 상당히 차이를 보인다. 특히 개인 미수금은 악성 채권인 경우가 대부분이기 때문에 회수 과정에서 지출되는 현금비용뿐만 아니라, 상당한 행정비용도 발생할 수 있다.

(3) 대손비용

대손비용은 미수금을 받지 못하고 비용으로 처리하는 경우를 말하며, 상당 기간 동안 의료 미수금을 회수하기 위해 노력해도 회수가 불가능한 상태로 남게 되는 미수금은 회계처리를 통해 대손상각을 한다. 대손상각(bad debts)은 채권자가 보유한 채권 중에서 채무자의 상환 능력이 없거나 사실상 회수가 불가능한 채권을 회계 기준에 따라 대손충당금과 상계하여 자산을 손비로 처리하는 것을 말한다.

3) 의료 미수금 관리업무의 흐름 및 발생과정

(1) 미수금 관리업무의 흐름

미수금의 발생, 회수 및 회계처리의 개괄적인 절차는 외래 원무부서와 입원 원무부서의 담당자가 미수금을 발생시켜 미수담당자에게 이관하면, 미수담당자는 미수채권을 거래처 또는 청구처별로 분류하여 미수금 관리대장에 등재한 후, 해당 기관이나 채무자에게 청구하는 방식으로 진행된다.

미수금이 회수되면, 미수금 관리대장의 해당 계정에 정확한 내역을 정리하고, 회계기준에 따라 작성된 수입일보 또는 대체일보(전표)를 경리부서로 통보하여 회계처리 절차를 진행하게 된다. 진료비 미수금 관리업무 절차 및 흐름도는 다음과 같다.

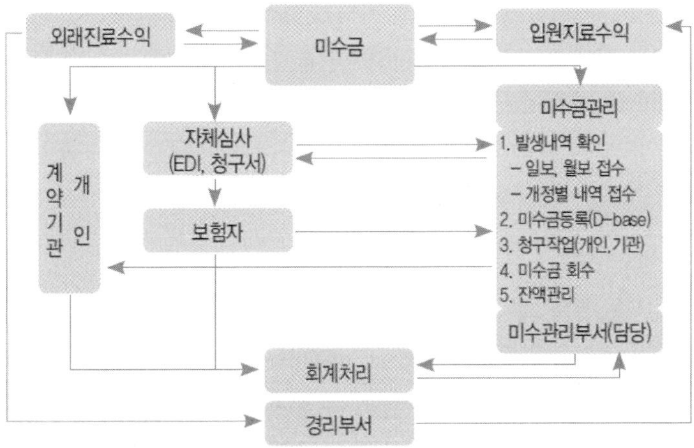

㈜ ① 미수금을 회수하면 미수금 관리대장의 해당 계정에 내역을 정리한다.
② 회계기준에 따라 작성된 수입일보 또는 대체일보(전표)를 경리부서에 통보한다.

그림 7-20 의료 미수금 관리 업무 흐름도

(2) 진료비 미수금 발생과정 및 발생원인

진료비 청구 미수금은 진료수입이 계상되는 시점에서 발생하며, 입원 환자는 퇴원 시 입원수익일보상에 기장되어 확정된다. 진료비 미수금 발생과정 및 처리 절차는 다음과 같다.

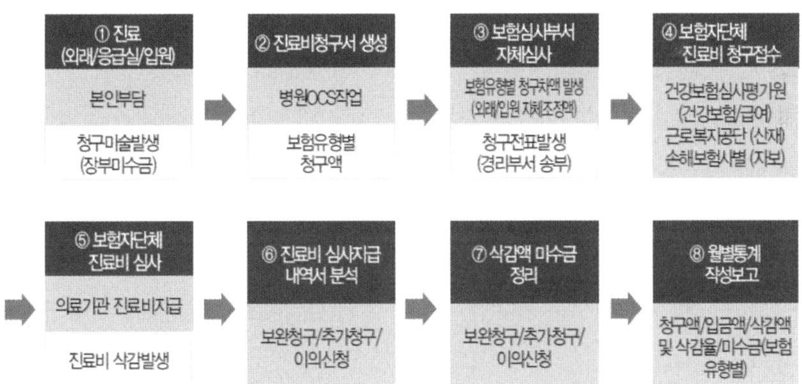

그림 7-21 진료비 청구 미수금 발생 과정 및 처리 절차

4) 의료 미수금 발생 및 회수 정리

(1) 의료 미수금 발생(건강보험)

외래 및 입원 원무과에서는 정해진 마감 시간에 수익을 마감하여 일보를 작성함으로써 미수금이 확정되며, 경리부서에서는 이 수익일보를 바탕으로 미수금을 확정하게 된다. 그러나 보험자 미수금의 경우, 일정 기간 동안의 진료 내역을 취합하여 보험자 부담 진료비를 청구하기 위해 자체 심사 과정을 거치게 되므로, 일보에 취합된 발생액과 실제 청구하는 금액 사이에 차이가 발생할 수밖에 없다. 따라서 발생액과 청구액, 조정액 간의 차이가 발생하는 원인을 규명하고, 발생된 차액에 대한 적절한 회계처리를 수행하는 것이 필요하다. 특히, 해당 기간 동안 보험자 미수금이 발생한 건수와 실제 청구한 건수를 비교하여 누락된 진료비가 없도록 철저히 관리해야 한다.

(2) 의료 미수금 회수 정리

① 의료 미수금 중 개인, 계약기관, 산재보험, 의료급여, 자동차보험의 미수금은 개인별로 발생 및 회수 내역을 장부에 기록하고 관리하는 것이 정확한 미수금 관리를 위해 필수적인 작업이다. 그러나 병원을 이용하는 환자의 대부분을 차지하는 건강보험의 경우, 환자 개인별로 미수금의 발생과 회수 사항을 정리하려면 많은 시간이 소요되며 해당 금액도 소액인 경우가 많아, 업무 수행에 따른 기대 효과와 투입되는 행정비용을 비교할 때 비효율적일 수 있다. 따라서 보험자 부담 미수금의 발생과 회수와 관련된 회계처리는 청구 단위별로 관리하고, 지급불능(반송)이나 삭감 또는 지급보류에 해당하는 대상만을 개인별로 관리하면서 해당 월별 발생액 부분에서 정리하는 것이 효율적이다.

② 청구된 보험자 부담 진료비에 대한 진료비 심사 결과 통지서가 통보되면, 반송된 부분은 그 사유에 대한 조치를 거쳐 재청구(보완 청구)하고, 삭감된 내용은 면밀히 검토한 후 발생액에서 조정하거나 이의신청을 한다.

③ 이미 삭감액으로 조정한 뒤 이의신청이나 재청구를 거쳐 지급이 되면, 입금 시점에서 삭감액과 상계처리한다. 반대로 환자 측의 이의신청이나 민원 제기로 인해 보험자가 의료기관에 지급할 진료비 중에서 환수하는 경우에는 정산 시점의 삭감액에 포함시켜 조정한다.

④ 최종적으로 지급이 확정된 진료비는 국민건강보험공단에 신고된 병원의 입금계좌로 송금되며, 경리부서에서는 가수금 계정으로 입금 처리하고, 원무부서에 입금액을 통보한다.

⑤ 미수담당자는 당일 및 익월 미정리 미수금 잔액 현황과 미수 잔액 현황을 대사하면서 오류를 수정하고, 최종 확정된 결과에 따라 미수금 관리 대장을 정리한 후, 미수 발생 총액·회수·잔액 현황, 총수입 대비 미수금 발생 현황, 청구일 및 금액 현황 등이 반영된 미수금 총계표를 작성하여 경리부서로 송부한다.

표 7-5 진료비 미수금의 분류

구 분	내 용
진료형태에 따른 분류	외래미수금, 입원미수금
회계원칙에 의한 분류	외래미수금, 재원미수금, 퇴원미수금
환자유형에 의한 분류	건강보험미수금, 의료급여환자미수금, 산재보험미수금, 자동차보험미수금, 일반미수금, 기타미수금
지불처에 의한 분류	건강보험공단, 의료급여기관, 산재보험기관, 자동차보험 손보사, 신용카드 회사, 계약기관, 개인, 기타미수금

2. 미수금 관리 실무

1) 보험자 의료 미수금

의료 미수금은 거래처에 따라 여러 가지로 구분되며, 청구와 지급 및 관리 과정에서 적용되는 기준도 다양하므로, 특성에 대한 이해와 업무 능력을 갖추는 것이 중요하다. 의료보장 유형별로 건강보험, 의료급여, 산재보험, 자동차보험으로 구분하여 보험자 미수금을 관리하며, 이러한 의료보장 유형은 관련 법에 따라 급여 및 비급여 범위가 규정되어 있다. 환자의 본인부담금과 보험자 부담금의 비율이 별도로 구분되어 있어 진료가 종료된 후에 보험자에게 진료 내역을 송부하고 그 대가를 청구하여 지급받게 된다. 보험자부담 진료비로 확정된 미수채권은 특별한 경우를 제외하고는 악성 채권이 되는 경우가 드물지만, 일방적인 삭감이나 지급 지연사례가 발생할 수 있으므로 이에 대한 적절한 대책을 강구하는 것이 필요하다.

(1) 건강보험 의료 미수금

건강보험 의료 미수금을 효율적으로 관리하기 위해서는 자체 심사 업무, 청구, 미수금 회수 및 회계처리 과정을 효율적으로 수행할 수 있는 전산 시스템을 구축하여 미수금 관리 능력을 제고하는 것이 필요하다. 또한, 건강보험심사평가원에 공단 부담금 청구가 늦어지면 심사와 회수가 늦어질 수밖에 없으므로, 가능하면 신속하게 자체 심사를 완료하고, 청구 기간을 단축하는 방안을 강구해야 한다. 아울러 진료비 심사 보완 자료 요청이나 심사 보류로 인해 심사가 지연되는 사례를 사전에 예방하는 것이 중요하다. 환자의 인적 사항이나 보험 관련 사항에 대한 정보의 정확성을 유지하기 위해 응급실 및 외래의 신환 접수 담당자는 주민등록번호 검증 프로그램을 이용하여 정확한 내역을 입력하고 관리하는 노력이 중요하며, 심사청구 전 자격 관리를 재확인하는 것이 필요하다. 건강보험 미수금 관리 업무의 진행 절차와 핵심 점검 사항을 요약하면 다음과 같다.

첫째, 외래 및 입원 진료 실적과 미수금 발생 결과를 대사하고 오류가 발견되면 관련 부서와 확인을 거쳐 수정한다.

둘째, 자체 심사가 완료되면 전산부서의 협조를 받아 청구서를 작성하거나 EDI청구 파일을 전송하고, 심사평가원으로부터 접수번호를 부여 받는다.

셋째, 접수 번호별로 심사 결과 통보서를 접수하면 그 내용을 세밀하게 확인하고 지급 지연 사항에 대해서는 보완자료를 준비하며, 주민번호 반송건(91 코드)과 같은 반송 사유는 건수 및 금액을 확인하고 필요한 정보를 보완하여 청구한다.

넷째, 지급 통보서를 접수하면 이를 근거로 미수금을 정리하는데, 지급불능(49 코드) 건은 해당 부서로 통보하고, 공단 서식에 의거하여 보완 청구(재청구)한다.

다섯째, 경리부서로부터 입금 내역이 통보되면, 접수번호별로 입금액을 확인하고 지연 및 반송 건수 및 금액을 확인한다.

여섯째, 해당 접수번호별로 미수액과 입금액을 대사하고 정리한다.

일곱째, 월별 미수 현황 및 잔액 현황, 가수금 대장 및 미수금 대장을 작성하여 보고한다.

(2) 의료급여 미수금

의료급여 기관 부담금(시·군·구청)도 건강보험과 같이 심사평가원에서 진료비 내역을 심사하고, 국민건강보험공단에서 지급하는 과정을 거치게 되므로, 효율적으로 의료급여 미수금을 관리하기 위한 방법은 건강보험의 경우와 동일하다. 의료급여 수급자의 자격은 주소지 관할 관청이 연 1회 확정하고 있어, 종별 상이자나 자격 변동에 따른 미자격자에게 진료를 제공하게 되면 기관 부담금을 회수할 수 없으므로 의료급여 환자는 초진 및 재진 환자의 구분 없이 담당자의 자격 확인을 거친 후 진료를 받도록 업무 절차를 구축하는 것이 필요하다.

▣ 의료급여 미수금 관리의 절차 및 주요 사항을 요약하면 다음과 같다.

첫째, 의료급여 미수금은 시·군·구별로 구분하여 관리하는 것이 효율적이다.
둘째, 반송된 진료비는 보완 자료를 첨부하여 보완 청구한다.
셋째, 관련 법규가 개정되거나 변경되면 원내 관련 부서에 공지한다.
넷째, 청구된 진료비 중 환수 통보된 건은 의무기록 등 관련 자료를 첨부하여 이의를 신청한다.

(3) 산업재해보상보험 미수금

산재보험 환자는 대부분 장기 입원하게 되므로 본인부담금이 악성 미수로 발생되지 않도록 조기 회수에 노력하는 것이 중요하며, 기관 부담금 회수에는 큰 어려움이 없다. 건강보험과 달리 MRI 촬영의 보험급여 인정 범위가 높고, 초음파검사(Endo sonography 제외)는 특정한 신체 부위를 대상으로 시행할 때만 요양급여에 해당되므로, 이에 대한 착오청구 또는 중복청구가 발생되지 않도록 철저하게 확인하는 것이 필요하다.

(4) 자동차보험 미수금

자동차보험 환자의 의료 미수금 관리 업무 수행 과정에서 가장 큰 어려움은 환자의 증상과 관계없이 상급 병실료에 대한 지급보증이 제외되기 때문에 환자와 병원 또는 관계 기관 간의 다툼이 발생할 수 있으므로 사전 관리가 필요하다. 또한, 보험회사 담당자의 잦은 교체로 인한 업무 인계가 잘 되지 않아 업무 처리에 상당한 어려움이 발생하기도 한다. 그리고 승인상병과 관계없는 기왕증에 대한 진료 및 외래환자의 소액미수금 관리에도 문제가 없도록 관리가 필요하다.

2) 보험 유형별 미수금 관리

(1) 보험 유형별 미수금 관리대장

표 7-6 보험 유형별 청구 미수금 현황

(단위: 원, %)

구분		전월 잔고 (A)	금월 청구 (B)	계 (A+B) =C	입금 및 기타(D)			금월 잔고 (C-D) =E	삭감율	비고
					금월 입금	삭감 및 기타	계			
건강보험	외래									
	입원									
	계									
의료급여	외래									
	입원									
	계									
산재	외래									
	입원									
	계									
자보	외래									
	입원									
	계									
계										

(2) 효율적인 의료미수금 관리 방법

의료기관의 효율적인 미수금 관리는 수익 증대와 경영 안정에 매우 중요한 역할을 한다. 다음은 효과적인 의료미수금 관리 방법에 대한 구체적인 내용이다.

① 일일 미수금 관리: 매일 일보를 통해 수익 및 미수금 현황을 점검하고 확인한다.

② 월별 미수금 분석 및 보고: 매월 말 보험 유형별 미수금을 분석하고 보고한다.

③ 보험 유형별 미수금 관리: 보험 유형별 미수금을 기간별로 분석하여 장기미수금이 발생하지 않도록 관리한다.

④ 개인 미수금 관리: 외래 및 입원 개인 미수금은 지속적으로 입금을 독촉하고, 필요한 경우 출장 업무 등을 통해 조기 입금되도록 유도한다.
⑤ 악성 미수금 관리: 악성 미수금에 대해서는 보험 유형 및 미수 발생 기간별 목록을 작성하고, 원인 분석 후 처리 방안을 보고한다.
⑥ 예수금 관리: 예약금 및 가퇴원 예수금이 장기간 적체되지 않도록 관리한다.
⑦ 미수금 일치 확인: 매달 마감 후 해당 부서의 미수금과 경리장부(회계)의 미수금 내역을 일치시킨다.
⑧ 미수금관리 시스템 구축: 효율적인 미수금 관리를 위해 전산시스템을 구축하고 활용한다.
⑨ 미수금관리 담당자 교육: 미수금 관리 담당자에 대한 교육을 정기적으로 실시하여 전문성을 향상시킨다.
⑩ 미수금 관리 규정 마련: 체계적인 미수금 관리를 위해 관련 규정을 마련하고 준수한다.
⑪ 환자 협력 강화: 환자에게 진료비 납부 의무를 명확히 안내하고, 협조를 구한다.
⑫ 지속적인 개선 노력: 미수금 관리 현황을 지속적으로 모니터링하고 분석하여 문제점을 파악하고 개선한다.

3) 계약기관 미수금

의료기관이 환자를 대신하여 진료비를 부담하는 기관과 우선적으로 진료서비스를 제공하고, 진료비를 후불로 납부하기로 약정한 계약을 체결함으로써 발생하는 의료미수금을 계약기관 미수금이라 한다.

(1) 계약기관

병원과 협약을 체결한 대표적인 계약기관으로는 입양아 보호기관인 홀트 및 동방아동복지회를 비롯하여 한국심장재단, 사회복지협의회, 어린이보호회 등과 같은 사회복지단체들이 있다. 이들 기관은 불우 환자에 대한 진료비 지원사업을 확대하면서 여러 병원과 진료비 협약을 체결하고 있다. 또한, 경제 성장과 함께 대기업을 중심으로 직원 복지를 위해 본인부담 진료비를 지원하는 계약을 체결하거나, 외국 기업이나 대사관이 진료계약을 체결하는 경우도 있다. 한편, 다른 의료기관에서 의뢰한 일부 검사업무를 대행하는 후불계약이 체결되면 수탁검사 미수금이 발생하며, 이는 계약기관 미수금으로 분류된다.

(2) 신용카드 결제 비용

신용카드 결제비용에 대한 소득공제 제도가 도입되면서, 신용카드를 이용한 환자의 진료비 납부비율이 급격히 증가한다. 이에 따라 신용카드 결제비용을 관리하는 절차 및 주요 내용을 다음과 같이 정리할 수 있다.

첫째, 전일 승인된 미수금의 발생 및 승인 현황을 대조하고 수정·정리한다.

둘째, 외래 및 입원 수익일보와 신용카드 미수액을 비교·확인한다.

셋째, 신용카드사가 통보한 승인 내역을 확인하고 각 카드사 담당자와 승인액 및 입금액을 확정한다.

넷째, 승인 건수 및 금액 차이가 발생할 경우 원인을 분석하고 확인한다.

다섯째, 경리부서에 미수금이 입금되면 가수금 처리된 내역과 미수액을 대조하며, 매월 회수 현황 및 잔액 현황을 파악하여 보고한다.

4) 개인 의료미수금

(1) 개인 미수금

개인 의료미수금이란 환자가 경제적 사유 등으로 인해 진료가 종결된 시점에서 미납한 진료비를 의미하며, 일반 미수금이라고도 한다. 개인 미수금은 악성채권으로 변질될 가능성이 높아, 신속한 대처와 적극적인 관리가 필요하다.

개인 미수금은 입원 중인 환자의 상황을 면밀히 파악하여, 문제 발생을 사전에 방지하고 미수금 발생을 최소화하는 노력이 필요하다.

의료분쟁으로 인해 발생한 의료미수금은 병원 이미지에 악영향을 미칠 수 있으므로, 경영진과의 긴밀한 논의를 거쳐 신속히 해결하는 것이 바람직하다.

악성 미수금의 경우 민간 신용평가회사의 도움을 받거나, 회수가 불가능하다고 판단될 경우 대손 처리하여 행정력 낭비를 최소화하고 기회비용을 확보하는 방안을 강구해야 한다.

표 7-7 개인(일반) 미수금 현황

(단위: 원, 건)

구분		발생기간별			계(건수)
		6개월 미만	7~12개월	1년 이상	
건강보험					
의료급여					
산재					
자동차보험					
일반					
합 계	외래				
	입원				
	소계				

(2) 미수금 채권 확보 및 회수

① 미수금 채권 확보

진료비를 전액 납부하기 어려운 환자의 경우, 후불 조치가 불가피하다. 이때, 환자의 경제적 상황을 고려하여 안전한 채권을 확보하는 것이 중요하다. 미수금 회수를 위한 채권 확보 방법은 다음과 같다.

㉮ 약속어음 또는 지불 각서 작성
㉯ 재력이 있는 추가 보증인 설정 및 연대 지불 보증
㉰ 부동산에 대한 근저당권 설정
㉱ 손해배상 소송을 수임한 변호사의 지불 보증

② 미수금 회수 노력

후납 승인이 이루어지면, 지불 보증서 등 관련 서류와 함께 진료비 계산서, 입원서약서를 정리하여 개별 관리 파일을 작성한다. 이후, 후불 약속이 이행되지 않으면 다음과 같은 절차를 따른다.

㉮ 우선 전화로 사유를 파악하고 재차 독촉한다.
㉯ 채무자의 상황을 고려하여 납부 기한이나 분납 금액을 조정한다.
㉰ 추가 각서 제출이나 보증을 요구할 수 있다.
㉱ 지속적인 미납 시, 내용증명을 통해 독촉장을 발송한다.
㉲ 독촉장이 반송될 경우, 주거지를 방문하거나 이전 주소지를 추적하여 회수를 시도한다.
㉳ 채무자의 연락이 두절될 경우, 가정 방문을 통해 생활 상태 변화를 조사하고 채권 회수 가능성을 평가한다.

지불각서

환자성명 :　　　　주민등록번호:
주　소:　　　　전화번호: (자택:　　　　HP:　　　　)
금　액: 금　　　　원정(　　　　)
지급기일:　　년　　월　　일　　　　지급구분: ◻ 외래 ◻입원 ◻응급실

본인은 위 환자가 0000병원에서 진료를 받는 동안 발생한 비용 중 지불하지 못한 위 금액과 관련하여 아래와 같이 준수할 것을 서약합니다.

1. 위 금액을 지급기일까지 납부한다.
2. 지급기일까지 납부하지 못하였을 경우 그 익일부터 완납일까지 미납액에 대한 연체이자(연 2할 5푼)를 추가로 납부한다.
3. 금액이 미납되었을 경우 공공기관의 개인정보 보호에 관한 법률 제16조 및 주민등록법시행령 제45조의 규정에 따라 본인의 각종 세금관련 과세증명서 및 주민등록등. 초본을 귀 병원에서 발급 및 열람하는 것을 동의하며, 이를 위임한다.
4. 지급기일 전이라도 귀 병원에서 채권확보가 필요한 경우 본인의 재산을 가압류하는데 동의한다.
5. 만약 지급기일까지 납부하지 않을 경우 귀 병원의 여하한 의법조치에도 이의를 제기하지 않는다.

년　　월　　일

서약인 :　　　　(인)

그림 7-22 진료비 지불 각서

(3) 악성 미수금 관리 방법

입원 환자 중 경제적 어려움으로 인해 진료비를 장기간 체납하는 환자는 병동 간호사와 협력하여 사전에 파악하고, 도주 가능성이 있는 경우 보증인을 확보하여 집중 관리해야 한다. 만약 환자가 도주한 경우에는 다음과 같은 조치를 취해야 한다.

① 환자 및 연대보증인에게 진료비 납부 독촉장을 발송한다.
② 주소지 가정 방문을 통해 납부를 독촉한다.
③ 거주지 및 본적을 조회하여 소재를 파악한다.
④ 현지 출장 등을 통해 생활 상태를 조사하고 납부를 독려한다.
⑤ 퇴원 미수금에 대해 분할 납부 또는 납부 기한 연장을 검토한다.
⑥ 퇴원 미수금의 징수 및 수납 현황을 파악하여 보고한다.

위와 같은 절차를 통해 악성 미수금을 관리하고, 병원의 재정 건전성을 확보할 수 있도록 지속적인 노력이 필요하다.

5) 의료 미수금과 법률

(1) 채무명의

채무명의란 일정한 사법상 급여청구권의 존재 및 범위를 표시함과 동시에 법률이 강제집행에 의하여 그 청구권을 실현할 수 있는 집행력을 인정한 공정증서를 의미한다. 채무명의는 강제집행의 불가결한 기초이며, 민사소송법 및 기타 법률에 그 종류가 규정되어 있다.

의료 미수금과 관련이 깊은 채무명의의 종류로는 공정증서, 판결문, 가압류명령, 가처분명령, 지급명령, 화해조서 등이 있다. 이러한 채무명의가 있어야 동산은 집달관에게 의뢰하고, 부동산은 법원의 판결에 따라 경매를 거쳐 채권을 회수할 수 있다.

강제경매나 강제집행을 진행하기 위해서는 채무명의가 필수적이지만, 임의경매의 경우에는 채무명의가 필요하지 않다. 예를 들어, 근저당권이 설정된 채권에 대한 경매를 진행하려면 근저당 계약서, 근저당권에 의해 담보된 채권증서, 근저당권이 등기된 등기부등본, 담보물에 부과된 재산세 과세증명 등을 첨부하여 경매를 신청할 수 있다.

약속 어음과 공증

- 약속어음은 채무자(발행인)가 장래에 정해진 날짜 또는 채권자가 요구하는 날짜에 일정 금액을 지급할 것을 약속하는 단기 신용증서이다.
- 약속어음이 채권으로서 효력을 가지려면, 약속어음에 표시해야 할 자의 명칭, 발행일과 발행지, 발행인의 기명날인 또는 서명 등 일곱 가지 사항이 기재되어야 한다.

(2) 채권양도 약정

채권양도란 채권자가 보유하고 있는 채권을 다른 사람에게 양도할 것을 목적으로 체결하는 계약을 말한다. 진료비를 완납하지 못한 환자나 보증인이 가지고 있는 보상금이나 전세보증금 등과 같은 채권의 계약이 해지되거나 종료될 때, 미수금에 해당하는 금액을 병원이 직접 회수할 수 있는 권리를 보장하는 약정서를 작성하고 그 사실을 제3채무자에게 통보함으로써 병원은 채권을 확보하게 된다.

환자나 보증인이 병원에 양도하는 동일한 채권에 대하여 또 다른 채권자가 가압류 등의 법적 조치를 취할 수도 있으므로, 채권양도 통지문을 작성하여 내용증명으로 통보함으로써 채권확보의 우선순위를 확정하는 것이 필요하다.

채권양도 약정서

채권자 : 000법인00병원
(주소):
채무자 : 000 (주민등록번호:)
(주소):
제3채무자:
(주소):
채무자와 채권자는 다음과 같이 채권양도 약정을 한다.

– 다음 –

1. 채무자와 채권자는 진료계약에 따른 금 원의 진료비 채무가 있다.
2. 채무자는 위와 같은 진료비채무에 대하여 현재 이를 변제할 여력이 되지 않기에 채무자가 제3채무자에게 가지고 있는 임대차계약상 임차보증금 반환 채권 금 원 중 위 진료비 채무금 상당액을 채권자에게 양도한다.

202x 년 월 일
채권자 : 000법인00병원장 (인)
채무자 : 0 0 0(인)

그림 7-23 채권 양도 약정서

(3) 진료비 채권 소멸시효

의료기관의 진료비 채권은 민법 제163조 제2호의 규정에 따라 3년의 단기소멸시효를 가진다. 따라서 3년 이내에 채권을 행사하지 못하면 소멸시효가 완성되어 채무자가 소멸시효의 이익을 포기하지 않는 한 해당 채권은 자동 상실하게 된다. 진료비 채권 청구 소멸시효의 기산점은 통상적으로 진료가 만료된 날이라고 할 수 있다.

(4) 채권 확보를 위한 법적 절차

채권을 확보하기 위한 법률 행위는 다음과 같으며, 미수금이 발생하면 채무자의 변제 의사, 재산보유 상황 및 지급 능력 등을 고려하여 가장 적합한 방법을 신속하게 선택하여 채권을 확보하는 것이 중요하다.

① 근저당

근저당(根抵當)이란 계속적인 거래 관계에서 발생하는 다수의 채권을 담보하기 위해 담보물이 부담해야 할 최고액을 설정하고, 장래 결산기에 확정되는 채권을 그 범위 내에서 담보하는 저당권(抵當權)이다(민법 제357조). 따라서 근저당은 부동산 등의 물권에 대한 소유권을 일정 한도액으로 정하고, 그 범위 내에서 장래의 결산기에 확정되는 채권을 보장하는 방법으로, 채권 회수를 위한 순위를 확보하는 대표적인 수단이다.

절차는 채권자와 채무자(부동산 소유자) 간에 인감증명서를 첨부하고 인감도장을 날인한 설정계약서를 작성하여 법원에 신청하는 것이다. 설정할 수 있는 채권 최고액은 원금과 이자를 합산한 금액이며, 이는 채무명의와 같은 효력을 가지므로 채무자가 약속을 이행하지 않으면 법원에 임의경매를 신청할 수 있다.

② 가압류

가압류(假押留)란 금전 채권이나 금전으로 환산할 수 있는 채권에 대해 장래에 실시할 강제집행이 불가능해지거나 현저히 곤란해질 염려가 있는 경우, 미리 채무자의 현재 재산을 압류하여 확보함으로써 강제집행을 보전하는 절차를 의미한다. 가압류는 원래 장래의 강제집행을 보전하기 위한 조치이지만, 현실에서는 채무자에게 압박을 가하여 채무 변제를 촉진하는 수단으로 활용되기도 한다.

가압류를 하려면 약속어음, 지불각서, 지불 보증 등과 같은 채권 증서가 필요하며, 가압류 대상 물권은 부동산을 비롯하여 상품, 자동차, 기계와 같은 동산 및 은행잔고, 전세권, 주식 등의 유체동산이 포함된다. 가압류 절차는 토지나 가옥대장, 차량 등록원부 등 해당 서류를 구비하여 가압류 신청서를 작성하고, 소정의 공탁금을 납부한 후 관할 법원 민사과에 제출한다. 법원의 가압류 결정이 내려지면, 집달관 사무실을 통해 가압류 물권에 대한 처분 신청을 하게 된다.

또한, 가압류는 수차례의 미수금 납부독촉에도 불구하고 진료비를 납부하지 않는 환자 중 재산에 대한 강제집행이 가능한 경우에 적용된다. 이 경우 환자 및 보증인을 상대로 법원에 채권 보전을 위한 재산 가압류를 신청할 수 있다. 부동산의 경우 소재지 관할 법원이 원칙이나, 예외적으로 채무자나 채권자의 주소지 관할 법원에 신청할 수도 있다.

가압류 신청 서류
① 부동산 가압류 신청서(입원 서약서 사본 1부, 부동산 등기부등본 1부 포함)
② 부동산 목록 첨부 서류(법인의 경우 법인 등기부등본 1부)
③ 송달료 납부서(입원 진료비 계산서 1부)
④ 신청 원인서(위임 시 업무 대리인 위임장 1부 포함) 등.

③ 공증

공증(公證)이란 특정한 사실 또는 법률 관계의 존재 여부나 내용을 공적으로 증명하는 법률 행위를 의미한다. 일반적으로 채무 금액과 변제 시한을 기록한 약속어음이나 합의서를 공증사무소에서 확인받는 절차가 이에 해당한다.

공증 절차는 채권자와 채무자가 작성한 합의서 또는 약속어음을 가지고 공증사무소를 방문하여 신청하는 방식으로 진행된다. 단, 모든 변호사가 공증사무소를 개설할 수 있는 것은 아니며, 법원으로부터 해당 업무를 위임받은 변호사만 가능하다. 공증된 채권에 대해 채무자가 약속을 이행하지 않을 경우, 별도의 본안소송 없이 강제집행 절차를 진행할 수 있다.

④ 지급명령

지급명령(支給命令)이란 금전, 기타 대체물(代替物) 또는 유가증권의 일정 수량 지급을 목적으로 하는 청구에 대해 채권자의 일방적 신청이 있으면, 법원이 채무자를 심문하지 않고 그 지급을 명하는 재판 절차를 의미한다(민사소송법 제462~474조). 즉, 지급명령은 일반적으로 채무에 대한 다툼이 없는 경우 신청인의 주장과 증거만으로 채무명의를 구하는 소송 절차이다. 본소송을 진행하기 전에 금전, 기타 대체물, 유가증권의 지급을 목적으로 법원에 청구하면, 법원은 채무자에게 즉시 지급명령을 내리게 된다.

채무자가 지급명령을 받은 후 14일 이내에 이의를 제기하지 않으면 해당 명령에 집행력이 부여되며, 채무자가 이의를 제기하면 본안소송으로 전환된다.

지급명령의 성립 요건은 채무자(환자 또는 보증인)가 존재하고, 우편물을 송달할 수 있는 채무자의 주소를 알아야 하며, 약속어음, 지불각서, 지불 보증, 진료비 계산서, 입원 서약서 등 지불 청구 요건이 충족되어야 한다. 지급명령은 변론과 심문 없이 진행되므로 증거 서류가 매우 중요하며, 채무자에게 지급명령이 송달되지 않으면 신청이 각하되므로 송달 가능한 주소지를 정확히 파악하는 것이 중요하다.

진행 절차는 채권자의 신청에 따라 지급명령이 결정되면, 법원이 채무자에게 결정문을 송달하고, 채무자가 14일 이내에 이의를 제기하지 않으면 지급명령이 확정되며, 이의를 제기하면 본안 소송으로 진행된다.

⑤ 소송

소송(訴訟)이란 진료비 미수금에 대한 납부 독촉과 가압류에도 불구하고 진료비를 납부하지 않는 대상자 중, 재산에 대한 강제집행이 가능한 환자 및 연대보증인을 상대로 법원에 소송을 제기하는 것을 말한다. 소송의 관할법원은 원칙적으로 피고의 주소지 관할법원이지만, 예외적으로 원고의 주소지 관할법원에도 소송을 신청할 수 있다. 따라서 소송이 필요한 경우에는 병원의 소재지 관할법원에 소송을 제기하면 된다.

병원장을 대신하여 원무팀에서 소송을 진행할 경우에는 소송대리인의 허가를 받아야 한다.

소송 신청서류
① 소장 (소장 원본 1부)
② 정부 인지 및 송달료 납부서 (입원 서약서 사본 1부)
③ 입증 방법 서류 (송달료 납부 영수증 1부)
④ 소장 청구 원인 (진료비 계산서 1부)
⑤ 소송 대리인 허가 신청서 (소장 위임장 1부)

▣ 본안소송

본안소송(本案訴訟)이란 당사자 간에 법률적인 다툼이 있는 경우, 특히 채무자가 채무를 이행하지 않을 때 이를 법적으로 강제하기 위해 제기하는 소송을 말한다.

본안소송은 지급명령과 달리, 일반적으로 양측의 주장이 서로 상반되어 다툼이 있는 경우에 채무명의를 판단하기 위해 진행되는 일반적인 소송 절차이다. 이 과정에서 양 당사자는 각자의 주장을 펼칠 기회를 갖게 된다.

⑥ 강제집행

강제집행(强制執行)이란 사법상 또는 행정법상의 의무를 이행하지 않는 자에 대해 국가의 강제력을 통해 그 의무 이행을 실현하는 절차를 의미한다.

즉, 강제집행은 지급명령 또는 본안소송을 통해 법원의 결정이나 판결이 확정된 후, 채무자의 재산을 대상으로 강제적인 채권 회수 절차를 취하는 법적 조치이다. 이때, 법원의 결정이나 판결이 확정되었더라도 채권자가 직접 채무자의 재산을 강제집행할 수는 없으며, 집행관을 통한 동산의 압류, 강제경매 신청, 채권압류 및 추심 등의 절차를 따라야 한다.

따라서 강제집행을 성사시키기 위해서는 다음과 같은 요건을 충족해야 한다.

㉮ 집행청구권의 전제가 되는 채무명의가 있어야 한다.
㉯ 집행청구권을 행사하기 위한 정본이 필요하다.
㉰ 집행 개시 조건인 채무명의, 집행문 및 증명서 등의 송달이 이루어져야 한다.
㉱ 이행기일이 도래해야 한다.
㉲ 담보(공탁금) 제공 증명서를 제출하고 그 등본을 송달해야 한다.
㉳ 반대급부(급여)의 제공이 이루어져야 한다.

⑦ 임의경매

임의경매(任意競賣)란 채무자가 채무를 이행하지 않을 경우, 채권자가 담보로 제공받은 부동산에 설정된 저당권, 근저당권, 전세권, 담보가등기 등의 담보권을 실행하여 자신의 채권을 회수하는 법적 절차를 말한다.

강제경매와 달리, 별도의 재판을 거치지 않고 곧바로 법원에 경매 신청을 할 수 있다.

임의경매를 집행할 수 있는 대상은 근저당 설정계약이 체결된 부동산이며, 근저당 설정 계약서상의 채권최고금액 범위 내에서 순위에 따라 변제를 받을 수 있다. 또한, 순위보존의 효력이 있어 후순위 채권자보다 우선하여 변제받을 권리를 갖는다.

3. 감액 및 대손처리

여러 가지 사유로 인해 진료비의 일부 또는 전액을 회수하지 못하는 경우는 보통 세 가지로 구분할 수 있다. 첫째, 요양기간 중 감액, 둘째, 보험자 부담금에 대한 심사 결과에 따른 삭감, 셋째, 미수금으로 상당 기간 관리하였으나 회수가 불가능한 경우로서 손실로 처리하는 경우이다.

1) 감액

감액(減額)이란 환자의 경제적 형편이나 의학적 필요에 따라 진료비의 일부 또는 전부를 탕감해 주는 것을 의미한다. 감액 제도를 효과적으로 운영하기 위해서는 감액 대상, 해당 사유, 감액 수준을 객관적으로 규정하고, 감액 절차 및 전결권한의 범위를 명확하게 설정하는 것이 중요하다.

뿐만 아니라, 감액 처리와 관련된 모든 사항은 관련 법규 및 일반적인 회계원칙에 부합해야 한다. 따라서 병원이 실제로 운영하는 감액 제도는 극빈자를 위한 자선 진료, 의학 발전을 위한 학술 진료, 지역사회에 대한 의료시혜 등으로 국한하고 있으며, 관리자나 경영자가 임의로 집행하는 것을 제도적으로 방지하고 있다.

2) 대손처리

대손처리란 대손상각(貸損償却)이라고도 하며, 채권자가 보유한 채권 중 채무자의 상환능력이 없거나 사실상 회수가 불가능한 채권을 기업회계기준에 따라 대손충당금과 상계하여 손실로 처리하는 것을 의미한다.

의료미수금 전액을 조속히 회수하기 위해 최대한의 노력을 기울였음에도 불구하고, 채무자의 파산, 행방불명, 사망 등의 사유로 인해 불가피하게 회수할 수 없는 경우가 발생할 수 있다. 이처럼 회수가 불가능한 미수채권을 대손(Bad Debts)이라 하며, 이를 손실로 회계 처리하는 것을 대손상각이라 한다.

미수금을 대손상각할 수 있는 객관적인 근거는 법인세법 시행령 제21조에 규정된 대손금의 법률적 기준(대손처리 요건)에 따른다. 해당 기준은 다음과 같다.

(1) 채무자의 파산, 강제집행, 형의 집행, 사업 폐지 등으로 인해 회수가 불가능한 채권
(2) 채무자의 사망, 실종, 행방불명으로 인해 회수가 불가능한 채권
(3) 미수금 발생 후 3년이 경과하여 소멸시효가 완성된 채권(상법 제64조 및 민법 제163조)

또한, 경제적 효과성을 고려한 기준으로 채권 회수를 위한 비용이 채권 금액보다 과다하게 지출되거나, 기타 이유로 인해 채권을 포기할 수밖에 없는 경우도 포함된다.

따라서 대손처리를 위한 근거 자료로는 악성 미수금 관리 카드, 출장 보고서, 독촉장 발송 등 미수금 발생 시부터 시효가 완성될 때까지의 진행 사항에 대한 기록이 필요하다. 또한, 사망·실종·이민·행방불명을 증명할 수 있는 공문서, 해당 관서의 재해증명서, 환송된 내용증명과 같은 객관적인 소재불명 증빙 자료 및 어음이나 수표와 같은 부도물건 등이 포함된다.

3) 미수금 회수와 관련한 소멸시효 규정

(1) 민법 제162조: 채권에 대한 권리를 10년간 행사하지 않으면 소멸시효가 완성되며, 채권 및 소유권 이외의 재산권은 20년간 행사하지 않으면 소멸시효가 완성됨.
(2) 민법 제163조 2항: 의사, 조산원, 간호사 및 약사의 치료, 근로 및 조제에 관한 채권은 3년간의 단기소멸시효 적용.
(3) 민법 제165조: 판결 등에 의해 확정된 채권의 소멸시효(판결에 의해 확정된 채권은 단기 소멸시효에 해당하더라도 10년으로 연장됨).
(4) 상법 제64조: 상행위로 인한 채권은 특별한 규정이 없는 한 5년간 행사하지 않으면 소멸시효가 완성됨.

4) 병원의 미수금 대손처리 심의 및 확정 절차

(1) 미수담당자가 선정한 대손 대상에 대한 대손처리안을 작성한다.
(2) 감사, 경리, 예산, 원무부서장 또는 차상위 관리자로 구성된 심의위원회를 개최하여 대손 대상을 구체적으로 검토한다.
(3) 검토 결과를 바탕으로 최종 대손 대상을 확정하고, 회의록을 작성한 후 병원장이나 이사장의 최종 결재를 받는다.
(4) 대손금액이 과다하거나 특별한 검토가 필요한 경우에는 상급 관리자의 재검토 과정을 거친다.
(5) 최종 결정된 대손처리안은 미수금대장의 잔액에서 차감하고 종결한다.
(6) 대손처리안을 경리부서에 통보하고, 결산이사회의 최종 결의를 거쳐 확정한다.

위의 절차를 준수함으로써 병원은 미수금 대손처리를 체계적이고 투명하게 운영할 수 있으며, 불필요한 재무적 손실을 최소화할 수 있다.

실전대비 요약정리 사항 및 예상문제

제7장. 입·퇴원 및 진료비관리

1. 입원료 산정기준 및 지침. 산정방법
2. 입원등록 시 주요사항 및 확인사항. 입원서약서 주요내용
3. 입원예약제도 및 기대효과와 입원의 우선수위
4. 입원 전 검사실(정의 및 기대효과)과 낮병동
5. 허가병상과 가동병상/ 일반병상과 상급병상/전과. 전실/음압병상
6. 병상운영방식 및 병상배정 시 고려사항
7. 재원환자 및 재원일수 관리(단축방안 및 기대효과)
8. 의료비지원사업 정의 및 유형(종류)
9. 퇴원예고제 및 기대효과/가퇴원제도 및 문제점
10. 재원환자의 진료비 관리
11. 보험 유형별 진료비 지불보증기관 및 내용
12. 미수금의 분류 및 계약기간별 미수금관리. 대손처리요건
13. 채무명의, 채권양도, 소멸시효, 근저당, 가압류, 공증, 지급명령, 소송

제 8 장 진료비심사청구

8-1 | 심사청구 명세서 작성

학습목표	1. 심사청구서 및 명세서 작성요령에 의거 요양급여명세서를 작성할 수 있다. 2. 상병명 및 상병분류기호는 「한국표준질병·사인분류」에 의거 주상병, 부상병, 배제(추정) 상병 순으로 기재할 수 있다. 3. 진료비 명세서 작성 시 (Ⅰ)란과 (Ⅱ)란의 기재내용을 구분 작성할 수 있다.

1. 진료비 심사의 개요

진료비 심사제도는 의료기관이 환자를 진료한 후, 보험자단체에 진료비를 청구하면 보험자 단체에서 의료기관의 부당한 진료비 청구나 착오 여부 등을 심사하는 제도이다. 이는 진료 질서를 확립하고 보험 재정을 보호하며, 각 의료기관의 진료 서비스가 적정하게 이루어지도록 하는 것을 목적으로 한다.

따라서, 요양급여 심사제도는 의료기관이 제공한 요양급여 중 본인 부담 진료비를 제외한 보험자 부담 진료비를 건강보험심사평가원에 청구했을 때, 해당 진료비가 적정하게 산정되었는지를 심사하는 제도이다.

1) 진료비 청구 전 심사

진료비를 수납하고 환자가 퇴원한 후에 이루어지는 심사를 청구 전 심사라고 한다. 이는 퇴원 후 진료비 명세서를 출력하여 의료기관 자체적으로 심사하는 과정이다. 심사 방법에는 진료비 명세서를 이용한 심사, 전산화 화면을 통한 심사, 그리고 두 가지 방식을 혼합한 심사가 있다.

2) 진료비 심사청구

진료비는 환자의 유형에 따라 청구 절차가 다르게 진행된다. 환자는 건강보험 환자, 의료급여 환자, 산재보험 환자, 자동차보험 환자 등으로 분류된다. 청구 방법에는 진료비 명세서를 이용한 서면 청구, 전자매체를 통한 청구, 그리고 전자문서교환방식(정보통신망)을 이용한 청구가 있다.

3) 진료비 조정 및 삭감 분석

보험자 단체(예: 건강보험심사평가원, 근로복지공단 등)가 심사를 통해 진료비를 삭감하는 경우, 의료기관에서는 삭감된 원인과 유형을 분석해야 한다. 진료비 삭감에 대해 불복하거나 이의가 있는 경우, 의료기관은 삭감된 진료비에 대해 이의신청을 할 수 있으며, 이의신청이 받아들여지지 않을 경우 재심청구를 할 수 있다.

2. 요양급여비용 청구방법

1) 청구 개요

요양급여비용 청구방법, 심사청구서·명세서 서식 및 작성 요령은 보건복지부 고시에 따라 다음과 같다.

(1) 청구인

요양급여비용 청구인 또는 검체검사 공급 내역 통보인은 해당 요양기관의 대표자(개설자)이다.

(2) 작성 방법

요양급여비용을 정보통신망을 통해 청구하거나 검체검사 공급 내역을 통보하는 경우에는 "전자문서 작성 요령"을, 전산매체(디스켓 또는 CD 등)로 청구하는 경우에는 "전산매체 작성 요령"을, 서면으로 청구하는 경우에는 "서면서식 작성 요령"을 따른다.

이 요령에서 정하지 않은 세부 작성 요령은 건강보험심사평가원장이 정할 수 있다.

2) 요양급여비용 청구방법

(1) 요양급여비용 청구 및 자료 제출 매체의 선택

요양기관은 정보통신망, 전산매체 또는 서면 중 한 가지 방법을 선택하여 요양급여비용을 청구할 수 있다.

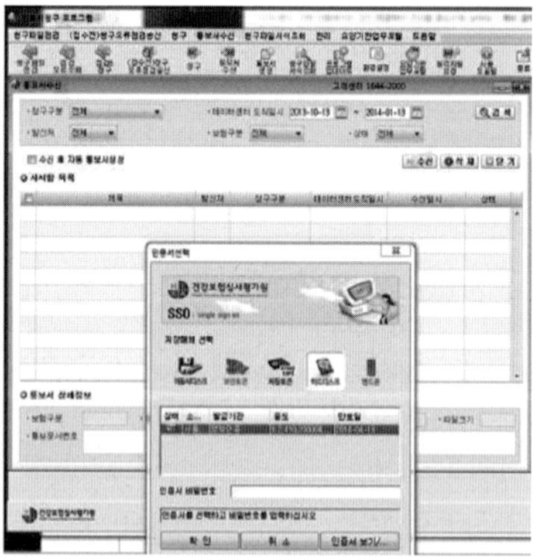

그림 8-1 진료비 청구 프로그램 화면

(2) 요양급여비용 심사청구서 등의 제출

① 상급종합병원, 치과대학 부속 치과병원, 한방병원은 심사평가원의 본원에 제출한다.

② 종합병원, 병원, 치과병원, 요양병원, 의원, 치과의원, 한의원, 보건의료원, 보건소, 보건지소, 보건진료소, 조산원, 약국, 한국희귀필수의약품센터 등은 요양기관 소재지별로 해당 심사평가원의 지원에 제출한다.

(3) 요양급여비용 청구 시기

① 입원진료: 퇴원일이 속한 주의 다음 주 월요일부터 청구할 수 있다.
단, 월의 말일과 초일이 모두 포함된 주의 요양급여비용을 청구할 경우, 이를 월별로 구분하여 청구해야 한다. (월 단위: 0, 주 단위: 1~6)

② 외래진료: 내원일이 속한 달의 다음 달 초일부터 월별로 청구하거나, 내원일이 속한 주의 다음 주 월요일부터 주 단위로 청구할 수 있다.
단, 월의 말일과 초일이 모두 포함된 주의 진료수가를 청구하는 경우, 이를 월별로 구분하여 청구해야 한다.

③ 30일을 초과하여 입원진료를 하는 경우
- 연계 심사가 가능하도록 월 단위로 분할 청구할 수 있다.
- 단, 의약품 관리료는 일괄 청구한다.

(4) 약제 및 재료 구입 목록 제출

의료기관이 진료 수가를 최초로 청구할 때에는, 실제 구입 가격을 확인할 수 있는 구입 증빙 자료를 첨부한 목록표를 심사평가원에 제출해야 한다.

- 원료약 구입 목록표
- 치료재료 및 비급여 약제 구입 목록표
- 자체 조제(제제)약 목록표
- 비용 산정 목록표

이 경우, 목록표 등은 진료 수가 청구 전에 심사평가원에 도달할 수 있도록 제출해야 한다.

(5) 의료기관의 신고

① 의료기관은 진료 수가를 최초로 청구할 때 「국민건강보험법」 제43조 제1항에 따라 시설·장비 및 인력 등의 현황을 심사평가원에 신고해야 한다.

② 의료기관은 제1항에 따라 신고한 내용이 변경된 경우, 「국민건강보험법」 제43조 제2항에 따라 변경사항을 발생일로부터 15일 이내에 심사평가원에 신고해야 한다.

(6) 심사청구서와 명세서의 구분

심사청구서와 명세서는 진료 분야(의·치과, 한방 등), 입원과 외래, 처방 조제와 직접 조제로 각각 구분하여 작성한다.

표 8-1 상급종합병원, 종합병원, 치과대학부속치과병원 및 한방병원의 진료분야 구분

진료분야	진료과
내과분야	내과, 정신건강의학과, 신경과, 결핵과, 영상의학과, 방사선종양의학과, 가정의학과, 직업환경의학과, 병리과, 진단검사의학과, 핵의학과, 예방의학과
외과분야	외과, 흉부외과, 신경외과, 정형외과, 성형외과, 재활의학과, 마취통증의학과, 응급의학과
산.소아청소년과분야	산부인과, 소아청소년과
안.이비인후과분야	안과, 이비인후과
피부.비뇨기과분야	피부과, 비뇨의학과
치과	치과
한의과	한의과

(7) 심사청구서와 명세서의 보관

청구인은 심사청구서와 명세서의 사본을 「국민건강보험법 시행규칙」에서 정한 바에 따라 보관해야 하며, 국민건강보험공단 및 심사평가원은 심사청구서와 명세서를 5년간 보관한다.

3) 심사청구서 및 명세서 서식

요양기관과 심사평가원이 요양급여비용 청구와 관련하여 사용할 수 있는 문서의 종류는 다음과 같다.

(1) 요양급여비용 심사청구서

(2) 요양급여비용 명세서(별지 서식)

① 의·치과용 명세서

② 한방용 명세서

③ 보건기관용 명세서

④ 약국용 명세서

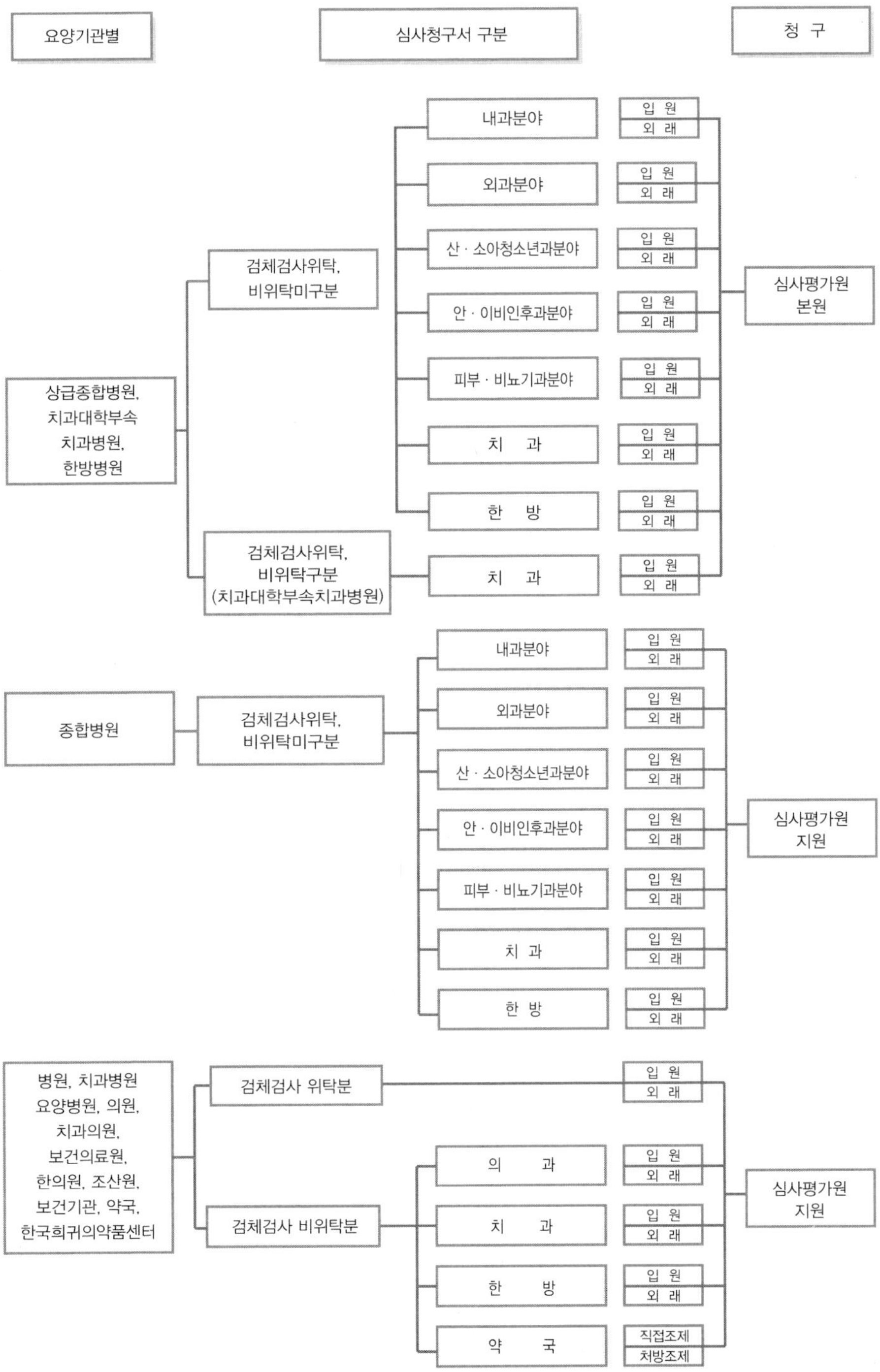

주) 1. 정보통신망, 전산매체로 요양급여비용을 청구하는 요양기관은 검체검사 위탁여부에 관계없이 진료분야별로 입원, 외래로 구분하여 청구함

2. 요양병원의 의과 입원은 장기환자와 제외환자의 요양급여비용으로 구분하여 청구함

그림 8-2 요양급여비용의 청구 체계

[별지]

■ 요양급여비용 청구방법, 심사청구서 · 명세서서식 및 작성요령 [별지 제9호서식] <개정 2024.7.11.>

서식번호	G	I	0	1	(년 월분) **요양급여비용심사청구서**	보험자 종별 구분		※접수번호	

요양기관	①기 호		②명칭		③전화번호		④청구단위 구분	
	⑤소재지				⑥우편번호			
	작성자	⑦성명	(서명 또는 날인)		대행청구 단체	⑨기호		
		⑧생년월일				⑩명칭		

구 분			⑪건수	⑫요양급여 비용총액 1	⑬본인 일부 부담금	⑲지원금	⑳장애인 의료비	⑭청구액	⑮차등 수가 청구액	⑯본인 부담상한 액초과금 총액	⑰요양급여 비용총액 2, 진료비총액	⑱보훈 청구액	㉑건강보험 100분의100 본인부담금 총액	㉒보훈 본인일부 부담금	㉓100분의 100미만 총액	㉔100분의 100미만 본인일부 부담금	㉕100분의 100미만 청구액	㉖100분의 100미만 보훈 청구액
의과	입원	1																
	외래	2																
치과	입원	3																
	외래	4																
한방	입원	5																
	외래	6																
조산		7																
DRG		10																

상급종합병원 종합병원 치과대학부속치과병원 한방병원 진료분야구분	1	2	3	4	5	6	9
	내과 분야	외과 분야	산·소아청소년과 분야	안·이비인후과 분야	피부·비뇨의학과 분야	치과	한방

차등수가 적용기준	차등지수								진료일수					
		.										.		

□ 「국민건강보험법 시행규칙」 제19조제1항에 따라 요양급여비용의 심사를 청구합니다.
□ 「한국보훈복지의료공단법 시행령」 제17조의2에 따라 진료비용의 심사를 청구합니다.

청구일자: 년 월 일

청 구 인: (서명 또는 날인)

□ 건강보험심사평가원장 귀하
□ 국민건강보험공단이사장 귀하
□ 한국보훈복지의료공단이사장 귀하

※ 첨 부: 요양급여비용명세서 매
전산매체 ( ) 매
처 방 전 매

주: 1. ※란은 건강보험심사평가원이 기재합니다.
2. 상급종합병원, 종합병원, 치과대학부속치과병원 및 한방병원 요양급여비용명세서의 진료분야별 분리 청구시 해당 진료분야 구분란에 표시(◎)하여야 합니다.
3. 보험자 종별 구분: 건강보험 진료분은 기재하지 않으며, 보훈위탁진료 요양기관의 "보훈 국비환자(상이처, 무자격자)" 입원·외래진료분인 경우에만 "7"을 기재합니다.
4. '진료비총액', '보훈청구액', '보훈 본인일부부담금' 및 '100분의100미만 보훈청구액'은 보훈병원 또는 보훈위탁진료 요양기관의 '보훈국비(감면)환자' 진료분인 경우에 한하여 기재합니다.

(190㎜ x 268㎜ 신문용지 50g/㎡(재활용품))

[별지 제10호서식]

(의과 입원)

요양급여비용명세서

서식번호	G	I	O	2	요양기관	
사업장 기호					기호	
사업장 명칭		증번호				
가입자성명		공상 등 구분			명칭	
수진자성명			-			

상병명	분류기호	수술	진료과목	상해외인	특정기호	당월요양개시일 / 최초입원개시일	당월요양급여일수 (투약일수포함)	진료결과
	.						일	
	.						일	
	.						일	

입원일수	일	기본진료 약제,특정 재료(I)	진료행위 (II)	처방전 교부번호		처방일수	
구분				점검번호			

구분			기본진료 약제,특정 재료(I)	진료행위 (II)
1. 진찰료 (외래관리료 포함)	①초 진	회	원	야간,공휴 회
	②재 진	회	원	야간,공휴회
	③의약품관리료		원	
	④응급 및 회송료		원	
2. 입원료	①일 반	일	원	
	②내과, 정신과 만8세미만의 소아	일	원	
	③집중치료실	일	원	
	④격리병실	일	원	
	⑤신생아	일	원	
	⑥기 타	일	원	
	⑦기본식대		원	
	⑧가산식대		원	
3. 투약료 및 처방전	①내 복	일분	원	원
	②외 용	일분	원	원
	③처방전	회	원	
4. 주사료	①피하 또는 근육내	일	원	원
	②정맥내	일	원	원
	③수액제	회	원	원
	④기 타	회	원	원
	⑤특정 재료		원	
	⑥수 혈	회	원	원
5. 마취료	①	회	원	원
6. 이학요법료	①	종	원	원
7. 정신요법료	①	종	원	원
8. 처치 및 수술료	①처치 및 수술	종	원	원
	③캐스트	회	원	원
9. 검사료	①자체검사	종	원	원
	②위탁검사관리		원	
	③위탁검사	종	원	
10.영상진단 및 방사선 치료료	①진 단	종	원	원
	②치 료	종	원	원
S. 특수장비	①CT	회	원	원
	②MRI	회	원	원
	③PET	회	원	원
V. 100분의100 본인부담	①의약품		원	원
	②치료재료		원	원
	③진료행위		원	원
W. 비급여	①의약품		원	원
	②치료재료		원	원
	③진료행위		원	원
특수장비총액				원
100분의100본인부담총액				원
비급여총액				원
11. 소계			원	원
12. 가산율			%	원
13. 요양급여비용총액				원
14. 본인일부부담금				원
15. 청구액				원
16. 본인부담상한액초과금				원
17. 진료비총액				원
18. 보훈청구액				원
일련번호			※심사조정	

약품코드 (일반명 또는 제품명 코드)	약품명 (일반명 또는 제품명)		1회투약량	1일투여횟수	총투약일수	
코드	분류 (예외구분코드)	단가	1회투약량 (3,4항 해당)	1일투여량 또는 실시횟수	총투여일수 또는 실시횟수	금액

특정내역	

수술 코드			

※심사내역

구분	코드	조정	I.II	구분	코드	조정	I.II
			감I				감I
			감II				감II
			증I				증I
			증II				증II
계				계			

190mm×320mm(타자용지)

다중 바코드

[별지 제11호서식]

(의과 외래)

요양급여비용명세서

서식번호	G	I	O	3	요양기관	
사업장 기호					기호	
사업장 명칭				증번호		
가입자성명				공상 등 구분	명칭	
수진자성명				-		

상병명	분류기호	수술	진료과목	상해외인	특정기호	내원일자	요양급여일수 (원내투약일수포함)	진료결과
	.						일	
	.						일	
	.						일	

구분		기본진료 약제,특정 재료(I)	진료행위 (II)
1. 진찰료 (외래관리료 포함)	①초 진 회	원	야간,공휴 회
	②재 진 회	원	야간,공휴 회
	③의약품관리료 ④응급 및 회송료 ⑤가정간호기본방문료	원 원 원	
	⑥만성질환관리료 회	원	
3. 투약료 및 처방전	①내 복 일분	원	원
	②외 용 일분	원	원
	③처방전 회	원	
4. 주사료	①피하 또는 근육내 일 ②정맥내 일 ③수액제 회 ④기 타 회 ⑤특정재료 ⑥수 혈 회	원 원 원 원 원 원	원 원 원 원 원
5. 마취료	① 회	원	원
6. 이학요법료	① 종	원	원
7. 정신요법료	① 종	원	원
8. 처치 및 수술료	①처치 및 수술 종 ③캐스트 회	원 원	원 원
9. 검사료	①자체검사 종 ②위탁검사관리 ③위탁검사 종	원 원 원	원
10. 영상진단 및 방사선 치료료	①진 단 종 ②치 료 종	원 원	원 원
S. 특수장비	①CT 회	원	원
	②MRI 회	원	원
	③PET 회	원	원
V. 100분의100 본인부담	①의약품 ②치료재료 ③진료행위	원 원 원	원 원 원
W. 비급여	①의약품 ②치료재료 ③진료행위	원 원 원	원 원 원
투약료총액			원
특수장비총액			원
100분의100본인부담총액			원
비급여총액			원
11. 소 계		원	원
12. 가 산 율		%	원
13. 요양급여비용총액			원
14. 본인일부부담금			원
15. 청구액			원
16. 진료비총액			원
17. 보훈청구액			원
일련번호		※심사조정	
수진자 일련번호	-		

처방전 교부번호			처방일수	
점검번호				

약품코드 (일반명 또는 제품명 코드)	약품명 (일반명 또는 제품명)		1회투약량	1일투여횟수	총투약일수	
코드	분류 (예외구분코드)	단가	1회투약량 (3,4항 해당)	1일투여량 또는 실시횟수	총투여일수 또는 실시횟수	금액

특정내역	
수술 코드	

※ 심사내역

구분	코드	조정	I·II	구분	코드	조정	I·II
			감I				감I
			감II				감II
			증I				증I
			증II				증II
계				계			

190mm×320mm(타자용지)

[일자별]

다중 바코드

3. 심사청구서 명세서 작성 요령

1) 요양급여비용 명세서 작성 요령

(1) 요양 개시일 및 요양급여일수 등

① "상병명 및 상병 분류 기호"란에는 통계청 고시에 따른 「한국표준질병·사인분류」의 상병명 및 분류 기호를 주상병, 부상병, 배제된 상병 순으로 기재한다. 이때 영문자는 반드시 대문자로 작성하며, '·', '*', '†' 등의 특수기호는 생략한다.

② "당월 요양 개시일"란에는 해당 요양기관에서 해당 상병의 요양급여를 위해 해당 월에 최초 입원한 연·월·일을 기재한다. 다만, 30일을 초과한 입원 요양급여 비용을 분리 청구할 경우 "최초 입원 개시일"란에 해당 상병의 요양급여를 위해 처음 입원한 연·월·일을 기재한다.

③ "내원일자"란에는 해당 요양기관에서 해당 상병의 요양급여를 위해 외래로 내원한 날짜를 기재한다. 동일한 환자가 초진 및 재진을 하루에 2회 이상 받고, 초·재진 진찰료를 2회 이상 산정하는 경우에는 명세서의 "특정 내역"란에 그 사유를 기재해야 한다.

④ "당월 요양급여일수"(외래 명세서의 경우 "요양급여일수")란에는 해당 상병으로 인해 해당 월(또는 당일)에 요양급여를 받은 실제 일수를 기재한다. 입원 또는 내원일수에 투약일수(의료기관의 경우 원내 투약일수)를 포함하여 산정하며, 이때 입원 또는 내원일수와 투약일수가 중복될 경우 1일로 계산한다.

⑤ "입원일수"는 상대가치점수표 제2부 제1장 2. 입원료 등 산정지침에도 불구하고, 수진자가 입원한 날부터 퇴원일까지의 일수를 기재한다.

⑥ 동일한 환자에 대해 정률제 명세서, 정액제 명세서 등을 각각 작성할 경우 "당월 요양 개시일"에는 각 명세서상의 최초 진료일자를 기재한다. 또한, "당월 요양급여일수(요양급여일수)"란에는 해당 명세서상의 투약일수를 포함한 요양급여 기간만을 기재하고, "총 내원일수"란에도 해당 명세서상의 내원일수만을 기재한다.

⑦ "총 내원일수"란에는 수진자가 내원하여 진료를 받은 실제 일수를 기재한다. 동일한 환자가 초진 및 재진을 하루에 2회 이상 받고, 초·재진 진찰료를 2회 이상 산정하는 경우 "특정 내역"란에 그 사유를 기재하고, 내원일수는 1일로 기재한다.

⑧ "진찰 횟수"란에는 차상위(장애인), 만성질환자, 18세 미만 본인 부담 경감 대상자가 외래 진료 시 동일한 상병으로 하루에 2회 이상 진찰받은 경우, 실제 진찰 횟수를 기재한다.

(2) 소계, 가산율 및 금액, 요양급여비용 총액 1, 본인 일부 부담금, 청구액 등

① "소계"란에는 "1"란부터 "T"란까지의 (Ⅰ)란 합계 금액과 (Ⅱ)란 합계 금액을 각각 기재한다.

② "가산율"란에는 요양기관 종별 가산율을 기재하며, "가산금액"란에는 (Ⅱ)란의 소계 금액에 요양기관 종별 가산율을 곱한 금액을 기재하되, "원"미만은 반올림(4사5입)하여 계산한다.

③ "요양급여비용 총액 1"란에는 (Ⅰ)란과 (Ⅱ)란의 소계 및 가산 금액을 합한 총액을 기재하며, 10원 미만은 절사하여 작성한다.

④ "본인 일부 부담금"란에는 100원 미만을 절사하여 기재하되, 입원 진료의 경우에는 10원 미만을 절사하여 작성한다.

⑤ "청구액"란에는 "본인일부부담금"을 공제한 금액을 기재한다.

2) 작성 요령

(1) 끝수 계산

심사청구서와 명세서에 기재하는 금액 중 요양급여비용 총액, 본인 일부 부담금, 청구액 및 건강보험 100% 본인부담금 총액에 10원 미만의 끝수가 있을 경우, 그 끝수는 계산하지 않는다. 단, 금액 이외의 항목에서는 원미만을 사사오입한다.

(2) 증번호

공단에서 발행한 증서에 기재된 증번호를 기재한다.

(3) 수진자 성명 및 주민등록번호

건강보험증과 주민등록증에 기재된 주민등록번호가 다를 경우, 건강보험증에 기재된 주민등록번호를 기재한다. 이때, "특정내역기재란"에 그 사실을 명시한다.

(4) 상병명 및 상병분류기호

요양급여비용 청구 시 사용하는 상병명 및 상병분류기호는 「한국표준질병·사인분류」에 따라 기재한다. 분류기호가 6단위로 분류된 경우 6단위까지 기재하며, 3단위, 4단위 또는 5단위까지만 분류된 경우에는 해당 단위까지 기재한다. 분류기호는 앞자리부터 순서대로 작성한다.

(5) 특정내역 기재

상해외인, 특정기호, 의약분업 예외 구분코드 등 특정 진료(조제)내역 및 청구 내역과 관련한 추가적인 사항이 있을 경우, "특정내역기재란"에 기재한다.

① 상해외인: 「한국표준질병·사인분류」에 따라 상병의 원인에 해당하는 분류기호 중 영문 첫 글자(V, W, X 또는 Y)만 기재한다.

② 특정기호: 만성 신부전증 환자, 암 환자, 조혈모세포 이식 대상 질환자, 혈우병 환자, 장기(간장, 심장, 췌장) 이식 환자 등 "특정기호 코드"에 해당하는 기호를 기재한다.

(6) 진료 결과

명세서상 최종 진료일의 환자 상태를 구분하여, 진료 결과에 따라 해당 코드를 아래와 같이 기재한다.

진료 결과	구분코드
최종진료일 당시 입원 중이거나 계속내원이 예정된 경우(계속진료)	1
타 요양기관으로 환자의 진료를 의뢰한 경우(이송)	2
당초 의뢰한 요양기관 또는 1단계 요양기관으로 보낸 경우(회송)	3
요양기관 내에서 사망이 확인된 경우(사망)	4
이송, 회송, 사망에 해당되지 않은 퇴원인 경우이거나 계속 내원이 필요치 않아 외래진료가 종결된 경우	9

(7) 명세서 작성 순서

명세서 중단 우측란에는 "요양급여의 내역과 처방 내역"을 다음 순서로 기재한다.

① 처방전 발급번호 및 점검번호, 처방일수

② 처방 내역

③ 요양급여의 내역

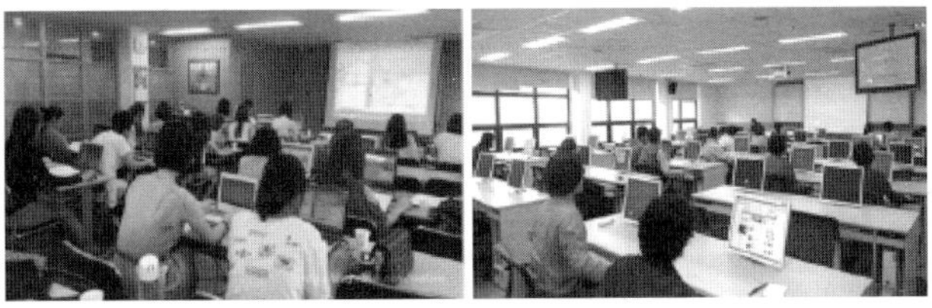

그림 8-3 건강보험 요양급여비용 명세서 작성 실습

(8) 진료비 청구

① I항: 기본 진료료(진찰료, 입원료, 의약품 관리료), 약제(투약 및 주사), 치료재료 및 혈액, 식대 등에는 종별 가산율을 적용하지 않는다.

② II항: 요양기관 종별 가산율이 적용되는 주사 행위료, 조제료, 검사료, 영상의학 진단료, 마취료, 정신 요법료, 이학 요법료, 처치 및 수술료, 캐스트료 등의 비용을 기재한다.

③ 종별 가산 금액(가산율): II항의 총계 금액에 요양기관 종별 가산율을 곱한 금액을 기재하며, 원 단위 미만은 사사오입한다.

④ 요양급여비용 총액(진료비 총액): I항 + II항 + 종별 가산금액의 합계 금액을 기재하며, 10원 미만 단위는 절사한다.

⑤ 처방일수: 처방전에 기재된 처방약품별 처방일수 중 가장 긴 처방일수를 기재한다. 다만, 처방된 의약품이 일자별로 다르고 각각 다른 의약품을 조제하도록 처방된 경우에는 각각의 처방일수를 합산하여 기재한다.

⑥ 검체검사 위탁의 경우: 의뢰기관은 "검사료" 항목의 I항에 위탁검사 관리료와 위탁 검사료를 구분하여 각각 총합을 기재해야 한다. 위탁 검사료에는 해당 항목의 소정 검사료와 별도 산정 가능한 재료비를 합산하여 기재한다.

(9) 요양급여비용 명세서 작성 시 필수 기재사항

요양급여비용을 청구할 때 필수적으로 기재해야 하는 사항은 다음과 같다.

① 가입자의 성명 및 건강보험증 번호
② 요양급여를 받은 사람의 성명 및 주민등록번호
③ 상병명 또는 부상명
④ 요양 개시 연월일 및 요양 일수
⑤ 진료 결과
⑥ 요양급여비용의 세부 내용
⑦ 본인부담금 및 비용 청구액
⑧ 처방전 내용

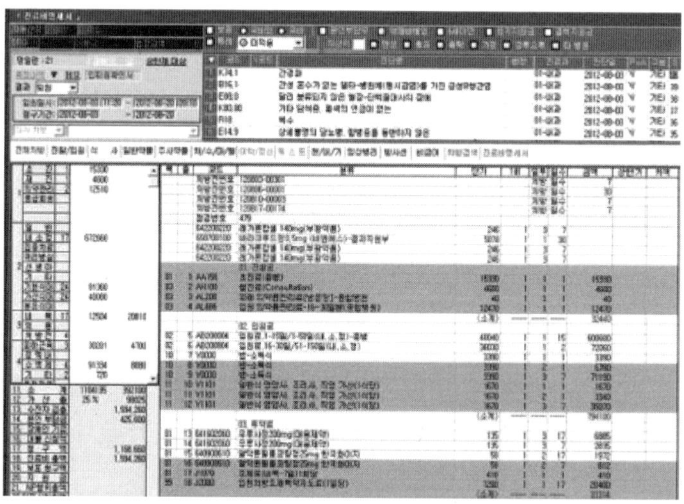

그림 8-4 진료비 청구 명세서 작성 심사 화면

8-2 | 진료비심사 및 청구

학습목표	1. 심사기준에 의한 재원심사와 퇴원 후 병원 자체심사를 할 수 있다. 2. 급여유형에 따라 진료비가 올바르게 산정되었는지 검토할 수 있다. 3. 진료비계산과정에서 산정착오나 누락이 없었는지 검토할 수 있다. 4. 진료기록부에 의한 상병명을 확인하고 의무기록지와 비교하여 심사청구할 수 있다.

1. 요양급여비용 심사

1) 심사의 개요 및 기준

(1) 심사의 필요성과 의의

요양급여비용 심사는 관계 법령에서 정한 기준과 원칙에 근거하여, 의학적으로 보편타당하고 경제적으로 비용 효과적인 방법으로 요양급여가 이루어졌는지 여부를 공정하고 타당하게 심사하는 과정이다. 이를 통해 불필요한 과다 비용을 억제하고 부당한 진료비 지급을 방지하며, 의료 자원의 과소 이용 및 부적절한 이용을 예방하는 데 목적이 있다.

또한, 사회보험제도하에서 의료보장의 취지에 부합하는 적정 진료를 보장함으로써, 요양급여에 대한 사회적 책임을 실현하고 국민의 건강을 보호하는 기능을 수행한다. 따라서 요양급여비용 심사는 요양기관이 행위별로 산정하여 청구한 비용이 요양급여 기준 등에 적합한지를 검토하고, 청구 오류나 위반 사항을 조정함으로써 요양급여비용 청구 질서를 확립하고 적정 진료를 유도하는 데 그 목적이 있다.

(2) 심사의 법적 근거

요양기관이 요양급여비용을 청구하면, 건강보험심사평가원이 이를 심사하고, 보건복지부령에 따라 보험자(국민건강보험공단)가 진료비를 지급한다. 요양급여비용 심사의 법적 근거는 다음과 같다.

심사의 법적 근거
▣ 요양급여비용 심사의 법적 근거는 다음과 같다. ①「국민건강보험법」 제43조 (요양급여비용의 청구와 지급 등) ②「국민건강보험법」 제56조 (건강보험심사평가원의 업무 등) ③「국민건강보험법 시행규칙」 제13조 (요양급여비용의 심사·지급) ④「국민건강보험 요양급여의 기준에 관한 규칙」 제5조 (요양급여의 적용 기준 및 방법)

(3) 요양급여비용의 심사

① 건강보험심사평가원은 요양급여비용 심사청구를 접수한 경우, 그 내역이 다음 각 호에 적합한지 심사하여야 한다. 이 중 ㉱에 해당하는 심사 기준은 공개하여야 한다.

㉮ 「요양급여기준에 관한 규칙」에서 정한 기준

㉯ 요양급여비용의 산정 내역

㉰ 보건복지부 장관이 정한 요양급여비용 산정지침

㉱ 기타 건강보험심사평가원 원장이 진료심사평가위원회의 심의를 거쳐 정한 요양급여비용 심사 기준 등

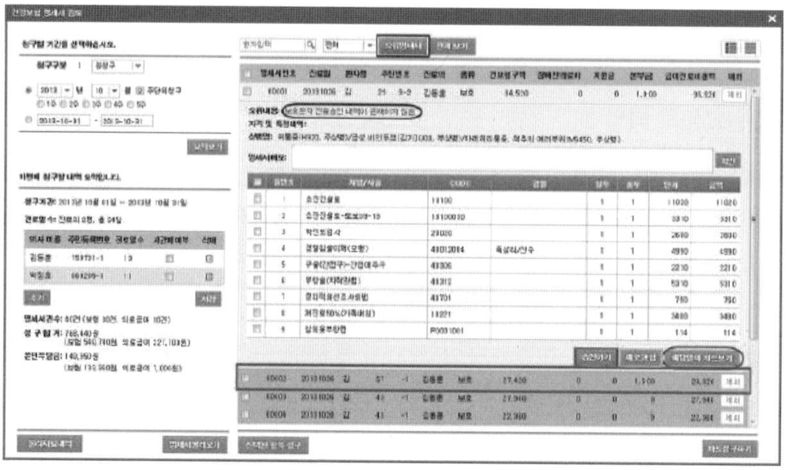

그림 8-5 진료비 청구 심사 프로그램

(4) 심사 기준

심사 기준이란 요양기관이 청구한 요양급여비용의 적합성을 판단하는 기준을 의미한다. 요양급여비용 청구에 대한 심사 기준은 다음과 같다.

심사 기준

■ 요양급여비용 심사의 기준은 다음과 같다.

① 「국민건강보험법」, 「국민건강보험법 시행령」, 「국민건강보험법 시행규칙」

② 「국민건강보험 요양급여의 기준에 관한 규칙」

③ 「요양급여의 적용 기준 및 방법에 관한 세부사항」(고시)

④ 요양급여비용의 내역, 건강보험 요양급여 행위 및 그 상대가치점수, 산정지침(고시)

⑤ 중증 환자에게 처방·투여하는 약제 중 보건복지부 장관이 정하여 고시한 약제에 대해, 중증 질환심의위원회의 심의를 거쳐 건강보험심사평가원장이 공고한 요양급여 기준 및 방법에 관한 세부사항(공고)

⑥ 약가 실거래 상한액표 및 진료용 특정 재료대 실구입가

⑦ 보건복지부의 유권해석 및 행정해석

⑧ 건강보험심사평가원장이 진료심사평가위원회의 심의를 거쳐 정한 요양급여비용의 심사 기준(심사지침)

⑨ 진료비 심사위원회 및 분과위원회 지침 등 기타 심사 기준

2) 심사 내용 및 방법

(1) 병원 자체 심사(청구 전)

환자가 보험 유형별 본인 부담 진료비를 납부하고 퇴원한 후, 보험자가 부담하는 진료비에 대해 청구하기 전에 심사하는 것을 사후 심사 또는 청구 전 심사라고 한다.

① 재원 심사

진료 기록부를 바탕으로 재원 중인 환자의 처방이 적절한지 여부(처방 누락, 과잉 처방, 적용 및 산정 기준, 급여 및 비급여 적용 등)를 확인하고 심사한다. 또한, 퇴원 심사(퇴원 예정 환자)에 대비하여 환자가 신속하고 정확하게 퇴원할 수 있도록 재원 중인 환자의 처방 및 진단을 검토한다.

② 퇴원 심사

㉮ 퇴원 예고 환자의 처방 및 진단이 적정 진료비 및 보험급여 기준에 맞는지 심사한다.

㉯ 사후 삭감을 예방하기 위해 사전에 검토하는 작업을 수행한다.

㉰ 재원 심사와 마찬가지로 급여 여부 조정, 누락된 처방 입력, 동일 처방 삭제 등의 작업을 수행하며, 환자의 보험자격을 확인하고 사후 청구 시 진단이 환자의 상태와 일치하도록 조정한다.

㉱ 기타 부가적인 정보를 제공하기 위해 부분 또는 전체 코멘트(명일련 단위, 줄번호 단위 등)를 입력하고, 환자가 수납 후 퇴원할 수 있도록 심사를 완료한다.

③ 퇴원 후 사후 심사

환자가 퇴원한 후, 병원의 전문 심사요원이 진료행위 산정 기준과 심사 지침에 따라 의무기록과 대조하여 진료 내역 및 상병(질병코드) 일치 여부를 확인한다. 또한, 심사 기준과 유권해석, 분과 심사위원회 지침 등을 참고하여 병원 자체 심사를 수행한 후, 건강보험심사평가원에 정보통신망을 이용하여 청구한다.

생성된 요양급여비용 명세서와 의무기록지 대조를 통한 병원 자체 심사
① 심사 시에는 가능한 한 두 개의 전산 프로그램 화면(청구, 의무기록)을 활용한다.
② 보건복지부에서 고시한 심사청구서 및 명세서 작성 요령을 참고한다.
③ 명세서 상단의 기본사항(인적사항 등)이 정확하게 기재되었는지 확인한다.
④ 명세서에 기재(입력)된 내용과 의무기록지를 대조하여 자체적으로 심사(조정)한다.

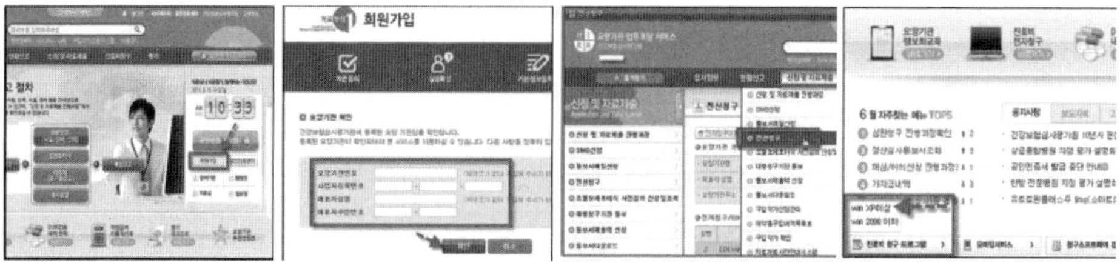

그림 8-6 진료비 청구 포털 서비스 화면

(2) 청구 시기 및 심사 방법

① 청구 시기

진료비는 신속하고 정확하게 청구하여 조기에 미수금을 회수하는 것이 필요하다. 따라서 입원의 경우 가능한 한 주간 단위로 구분하여 청구하고, 장기 입원 환자의 경우에는 월 단위로 분할 청구하는 것이 병원 경영과 미수금 관리에 효율적이다.

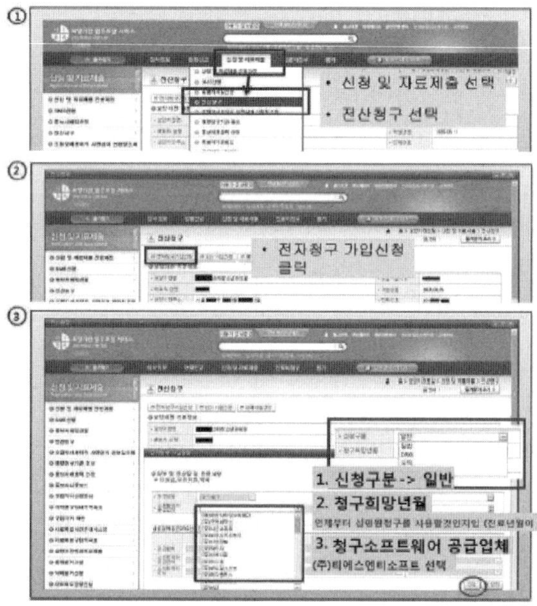

그림 8-7 병원 진료비 심사 화면

② 심사 방법

심사 방법에는 진료비 명세서에 의한 심사, 전산 화면 심사, 그리고 혼합 방식이 있다.

㉮ 진료비 명세서에 의한 심사는 전산으로 출력된 진료비 명세서를 진료기록부 및 심사 기준과 대조·확인하는 방식이다. 이 방법은 진료 내역을 일자별 또는 항목별로 확인할 수 있는 장점이 있으나, 출력에 따른 시간과 비용이 많이 소요된다는 단점이 있다.

㉯ 전산 화면 심사는 진료비 명세서를 출력하지 않고 전산 화면에서 직접 진료 기록부와 대조하여 심사하는 방식으로, 시간과 비용이 절약되는 장점이 있다.

㉰ 혼합 방식 심사는 진료비 명세서 심사와 전산 화면 심사를 혼합하여 사용하는 방식이다. 병원마다 심사 방법은 다르지만, 입원의 경우 수정·보완 사항이 상대적으로 외래 진료보다 많기 때문에 혼합 방식을 많이 사용한다. 반면, 외래진료비 심사는 진료 내역이 단순하고 상병 기재 등이 비교적 간단하므로 전산화면 심사가 많이 활용된다.

(3) 병원의 진료비 명세서 청구 절차

진료비 청구란, 환자가 부담하는 본인부담금을 제외한 보험자 부담 진료비를 보험자단체에 청구하는 과정이다. 일정한 양식에 따라 서면 또는 전자문서를 이용해 청구할 수 있으나, 대부분의 의료기관은 정보통신망을 이용하여 진료비를 청구하고 있다.

진료비 청구 절차
① 환자 진료비 본인 부담 계산 → ② 보험자 미수금 발생 → ③ 진료비 청구 명세서 생성(데이터 정리) → ④ 명세서 출력 또는 전산 화면 심사(진료기록부와 대조) → ⑤ 병원 자체 심사(사전 및 사후) → ⑥ 진료비 명세서 분류 → ⑦ 검사 결과지 및 소견서 첨부 → ⑧ 진료비 명세서 마감 및 청구액 품의 → ⑨ 보험자 단체 EDI 전송

(4) 건강보험심사평가원의 심사

건강보험심사평가원은 요양기관의 청구 내용이 「국민건강보험법」 제39조 제2항 및 제3항의 요양급여 기준과, 제42조의 요양급여 비용 내역에 적합한지를 심사한다(시행규칙 제13조).

심사 방법은 청구된 진료비를 효율적으로 심사하기 위해 지표 심사, 정밀 심사, 전문 심사 등으로 이루어진다.

3) 심사 처리 절차 및 기간

심평원의 심사 처리 절차는 다음과 같이 (1) 전산 점검 → (2) 심사 직원 심사 → (3) 심사 위원 심사 → (4) 전문 심사의 순서로 진행된다.

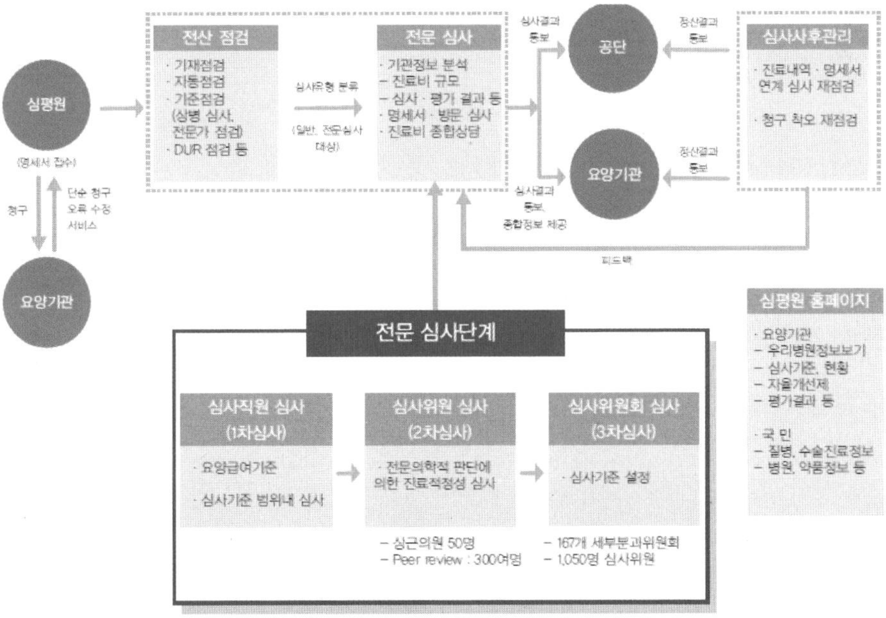

그림 8-8 심사 처리 절차

(1) 전산 점검

요양급여비용 청구 시 내역에 대한 적합성 여부를 심사하기 이전에 일반 사항의 오류, 약가나 수가의 단가 등에 대한 자동 점검, 심사 기준 적용 착오에 대한 전문가 점검 등을 전산으로 점검한다. 급증하는 심사 대상 건에 대해 적시, 적정한 심사 처리를 위한 방안으로 의원 외래의 비교적 단순한 상병이면서 다빈도 질환인 급성호흡기감염증을 대상으로 전산 점검 시스템이 개발되어 전산으로 점검하고 있다.

(2) 전문 심사

① 심사 직원 심사

심사 업무를 담당하는 직원은 수진자의 인적 사항, 상병명, 진료 기간 등 일반 사항의 확인과 요양기관의 요양급여비용 청구 경향을 분석하여 심사 기준의 범위 안에서 청구 내역의 적합성 여부를 점검한다.

② 심사위원 심사

심사 위원은 의뢰된 전문 심사 대상 기관에 대한 기관별 심사와 청구 사례를 심사하며, 심사 직원이 작성한 심사 소견 등을 참조하여 해당 기관 또는 해당 명세서에 대한 진료 경향 분석을 통해 전문 의학적 판단에 의한 진료의 적정성 여부를 심사한다.

③ 심사위원회 심사

요양급여비용에 대한 심사 결정을 위해 고도의 의학적 판단을 요하는 경우, 합의에 의한 결정을 위해 진료심사평가위원회에서 심의하여 결정한다.

(3) 선별 집중 심사 항목

심사 관리가 필요한 진료 항목을 사전에 파악하여 선별한 후 집중 심사함으로써 부적절한 진료비 지출을 방지하고, 진료 행태 개선을 통해 의료의 질 향상을 추구한다.

4) 심사 관련 보완자료의 요청

(1) 심사평가원은 제2조의 규정에 의하여 요양기관으로부터 제출받은 자료만으로 요양급여비용의 심사가 곤란하다고 인정되는 경우, 진료기록부, 수진자에게 발행된 진료비 계산서 사본, 별지 제1~2호 서식에 의한 의료의 질 향상을 위한 점검표 등 요양급여비용 심사에 필요한 보완자료의 제출을 요청할 수 있다.

(2) 제1항의 규정에 의하여 보완자료의 제출을 요청하는 경우, 심사평가원은 10일의 기간을 정하여 요청하여야 하며, 해당 기간 내에 보완자료를 제출하지 아니하는 경우에는 다시 7일의 기간을 정하여 보완자료의 제출을 요청하여야 한다.

5) 요양급여비용 심사·지급

(1) 국민건강보험공단은 심사평가원의 요양급여비용 심사 결과를 통보받은 때, 지체 없이 지급 전 사전점검 후 요양기관의 금융기관 계좌번호로 요양급여비용을 송금하고, 그 내역을 요양급여비용 지급통보서에 의해 요양기관에 통보하여야 한다.

(2) 국민건강보험공단은 제1항의 규정에 의한 지급 전 사전점검 결과 지급불능 사항이 있을 경우, 해당 요양기관이 납득할 수 있도록 항목별 사유 내역을 요양기관에 통보하여야 한다.

(3) 심사 기간은 서면 청구 및 전산기록장치에 의한 자기매체(diskette) 청구는 40일 이내, 정보통신망에 의한 청구는 15일 이내에 심사하여 그 내용이 기재된 요양급여비용 심사결과통보서를 공단 및 해당 요양기관에 각각 송부하여야 하며, 요양급여비용 심사결과통보서를 받은 공단은 지체 없이 요양급여비용 지급명세서에 기재된 요양급여비용을 해당 요양기관에 지급하여야 한다.

요양급여비용 진료비 지급 방법

① 요양급여비용 지급 기관은 의료보장의 유형에 따라 상이하며, 건강보험은 국민건강보험공단, 의료급여는 시·군·구청, 자동차보험은 각 자동차보험 손해보험사, 산재는 근로복지공단으로 나누어져 있다. 의료급여 진료비는 건강보험과 동일하게 시·군·구청에서 국민건강보험공단에 예탁된 진료비에서 지급하고 있으며, 산재보험의 경우에는 요양기관을 관할하는 근로복지공단 지역본부나 지사에서 심사하고 요양기관에 지급하고 있다. 자동차보험의 경우는 심평원의 심사 결과에 따라 각 보험사별로 진료비를 요양기관에 지급하고 있다.

② 건강보험의 경우, 요양기관에서 진료비를 청구하였을 때, 건강보험심사평가원 진료비청구명세서 접수일로부터 15일 이내(EDI 청구기관은 10일 이내)에 진료비의 90%를 개산불로 지급하고, 나머지는 심사 후 지급하는 것을 원칙으로 하고 있다.

6) 진단의 기재 원칙 및 상병명 기재

(1) 진단의 정의

① 주진단(Principal Diagnosis)

환자가 병원에 입원하게 된 주원인에 대해 입원 기간 중에 이루어진 모든 검사 또는 수술 등을 통해 확립된 최종 진단이다. 단, 진료 개시 후 의료시설을 방문하게 만든 병태와는 관련이 없는 새로운 병태가 발견되었고, 이로 인한 자원 소모가 더 클 경우, 새로운 병태를 주진단으로 선정한다.

② 기타 진단(Other Diagnosis)

입원 기간 중 발생했거나 입원 당시부터 주진단과 함께 있었던 병태로서, 다음과 같은 측면에서 환자 진료에 영향을 준 주진단 이외의 추가 진단을 말한다.

(2) 상병명 및 상병분류기호

① 통계청 고시에 의한 "한국표준질병·사인분류"의 분류 기호를 주상병-부상병-배제 진단 순으로 기재하되, 주상병은 반드시 첫 번째 자리(제1단)에만 기재하며, 부상병과 배제 진단은 각각 2개 이상일 경우 중요도 순으로 기재한다.

② 질병코드는 알파벳과 숫자를 사용하여 표현하며, 한국표준질병·사인분류 8차 개정판(KCD-8) 분류체계를 따른다.

③ 요양급여비용 청구 시 특수 기호는 표기하지 않고, 질병코드만 표기한다.

④ 청구된 질병코드는 의무기록 내용과 일치해야 한다.

⑤ 요양급여비용 청구 시 분류 코드(V01-Y98)의 영문 첫 자리(V, W, X, Y)는 "특정내역 기재란"(서면의 경우 상해외인란)에 기재한다.

⑥ 병원 치료 또는 의료기관 방문을 하게 만든 가장 중요한 병태를 주진단으로 기재한다.

⑦ 상병분류 구분은 주상병(치료나 검사에 대한 환자의 요구가 가장 컸던 상병)과 부상병(진료 기간 중 주상병과 함께 있었거나 발생한 병태로, 환자 진료에 영향을 준 상병), 배제 진단(최종 상병명이 확진된 경우, 이전에 고려했던 R/O 상병 등)이 있는 경우 순으로 기재한다.

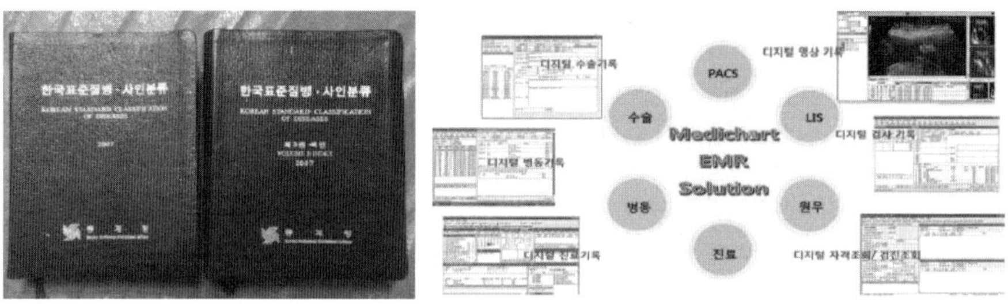

그림 8-9 한국표준질병·사인분류 및 전자의무기록

7) 진료비 심사 및 청구용 의무기록 서식

요양급여비용 심사청구용으로 활용되는 의무기록 서식 및 내용은 다음과 같다.

(1) 입퇴원기록지(Admission Discharge Record)

입원하여 진단, 치료, 퇴원까지 행하여진 진료 과정에 대한 요약을 담은 문서로, 의무기록의 맨 앞에 작성된다. 또 다른 이름으로는 "Face Sheet" 또는 "Summary Sheet"라고도 한다.

① 입원진단명(Admitting Diagnosis): 환자가 입원, 검사, 진료 혹은 치료를 필요로 하는 질병 상태를 의사가 임시 판단한 내용이다.

② 퇴원진단명(Discharge Diagnosis Information): 최종 진단명, 주진단명, 기본 진단명, 주처치명, 수술, 처치, 검사명, 퇴원과명, 날짜, 시간, 치료 결과, 퇴원 형태, 이후 진료 계획, 전공의 및 주치의 서명이 포함된다.

(2) 퇴원요약지(Discharge Summary Sheet)

입원 기간 동안 환자의 질병 경과, 검사, 치료 및 결과를 한눈에 볼 수 있도록 요약한 기록 문서로, 주치의 및 담당 전문의가 환자 퇴원 직후에 기록한다. 주요 기록 내용은 다음과 같다.

① 병원 입원 동기: 주소(CC), 현병력(PI)

② 신체 조사, 임상 검사, 방사선 검사, 특수 검사

③ 최종 진단명

④ 앞으로의 치료 계획 및 퇴원약 처방

(3) 병력기록지(Medical History)

환자의 병력은 의사가 임시진단명(Diagnostic Impression)을 내기 위해 필요한 정보를 활용해 기록하는 문서이다. 입원 후 24시간 이내에 작성하는 것이 원칙이며, 수술이 예정된 환자는 수술 전에 작성해야 한다. 또한, 병력기록지는 환자의 병력을 자세히 기록하여 진찰과 치료의 방향을 계획하는 데 도움을 준다. 일반적으로 환자를 처음 접한 인턴이 기록한다. 주요 기록 내용은 다음과 같다.

① 주소 (C.C: Chief Complaint): 병원을 찾게 된 증상, 기간, 상태 기록

② 현재 질병 상태 (P.I: Present Illness): 초기 증상부터 진행 양상과 상태, 중증도, 특징 등 기록

③ 과거 병력 (P.HX: Past History): 과거에 앓았던 질병, 치료, 투약 등 기록

④ 개인력 (P.H: Personal History): 결혼 상태, 식습관, 수면 습관, 종교, 술, 담배, 약물 복용 등

⑤ 가족력 (F.H: Family History): 환자의 가족 관계, 유전적 질환, 체질, 선천적 질병 등

⑥ 신체 각 계통 조사 (ROS: Review of Systems): 환자의 진술이 아닌 체계적인 검사를 통한 진단 상태이다.

(4) 경과기록지(Progress Notes)

질병 경과에 대한 의사 및 그 외 치료자들이 직접 기록하고 서명하는 서식으로, 진료 과정에서 진료팀 간의 대화 및 협의를 위한 도구이다. 환자 진료를 수행한 질병의 경과를 기록하고, 날짜, 서명, 전문직명(MD, RN)을 기록한다. 주요 내용은 다음과 같다.

① 입원 기록 (Admission Note)

② 경과 기록 (Progress Note)

③ 교대 근무 기록 (Service-in, Service-out Note)

④ 전과 기록 (Transfer-In, Transfer-Out Note)

⑤ 최종 경과 기록지(Final Progress Note)

(5) 수술기록지(Operation Record)

수술을 담당한 의사가 수술 직후에 기록하며, 수술 집도의사와 보조 의사의 서명이 반드시 필요하다. 기록 내용에는 수술 집도의 성명, 수술 보조자 성명, 수술 전 및 후의 진단명, 수술 과정, 수술명, 수술일자가 포함된다.

(6) 의사기록지(Doctors Order Sheet)

주치의는 환자 진단이나 치료에 필요한 지시(검사, 처방, 처치 등)를 간호사나 house staff에게 문서나 구두로 전달하는 기록지이다.

(7) 간호기록지(Nurses Notes)

환자가 입원부터 퇴원까지의 모든 상황, 간호 내용, 환자의 반응 및 상태 변화를 지속적으로 관찰하여 담당 간호사들이 기록하는 문서이다. 주요 내용은 다음과 같다.

① Admission Note: 입원 일시, 입원 방법, 입원 시 환자 상태, 주증상 등 기록

② Nursing Progress Note: 시행된 치료 및 처치명, 검사명, 검사물 채취, 전과, 협진 등 기록

③ Discharge Note: 퇴원 일시, 퇴원 시 환자 상태, 퇴원 후 지시 내용 등 기록

(8) 투약기록지(Medication Sheet)

주치의의 약물(투약) 처방에 따라 간호사가 수행한 내용을 기록한 문서이다. 약물 투입 방법은 경구, 주사, 흡입 등으로 처방된 약물이 투입된 후 약명, 투입방법, 일시, 양 등을 기록한다.

(9) 외래기록지(OPD Record)

① **응급실 기록지**: 응급실에서 진료를 받은 환자 모두에게 작성되는 서식으로 법적 문제와 관련하여 상세히 작성해야 한다.

② **외래 진료 기록지**: 환자가 외래 진료를 받을 때마다 날짜, 주요 호소, 검사명, 진료 의사의 서명이 기록되어야 한다.

③ **가정 간호 기록지**: 간호사가 환자를 방문하여 간호 서비스를 제공할 때마다 그 내용을 기록한다.

④ **재활 치료 기록지**: 매일 또는 정기적으로 외래를 방문하여 재활 치료를 받는 경우 작성된다.

(10) 기타 의무기록 서식

협의 진단 기록(Consultation Report), 임상병리검사 보고서(Laboratory Report), 조직병리검사 보고서(Pathology Report), 방사선 기록지(Radiology Report), 그래프 기록지(Graphic Record), 심전도검사 보고서(Electrocardiographic Report), 마취 기록지(Anesthetic Record),

회복실 기록지(RecoveryRoom Record), 핵의학 검사지(Nuclear Medicine), 수혈 기록지(TransfusionRecord), 산과 기록지(Obstetric Record) 등이 있다.

8-3 | 심사지급 분석 및 이의신청·재심청구

학습목표	1. 보험자의 심사지급에 대한 진료비 조정내역을 분석할 수 있다. 2. 진료비심사 결정사항에 대한 이의신청이나 재심청구, 심사청구를 요청할 수 있다. 3. 보건복지부의 급여회신, 심사사례를 관리하고 의료진 및 직원들에게 교육할 수 있다.

1. 심사 관리 및 이의신청

1) 심사 관리

(1) 심사 사후 관리

심사 사후 관리란 요양급여비용 심사청구에 대해 심사가 종결되고, 그 결과를 건강보험공단 및 요양기관에 통보한 후, 심사가 심사 기준에 따라 정확하게 이루어졌는지 재점검하여 부당 청구 및 지급된 금액이 확인된 경우 이를 환수하고 점검 결과를 이후 심사 과정에 반영하는 것을 말한다. 세부 업무로는 고액 진료 건 청구 착오 점검, 중복 청구 건 점검, 소멸시효 완료 건 점검, 요양기관 현황(변경) 신고에 대한 점검 등이 있다.

(2) 이의신청 및 권리구제

이의신청이란 심사평가원의 처분에 대한 권리구제 절차로서 요양급여비용 심사 및 요양급여의 적정성에 대한 평가 등에 관한 심사평가원의 처분에 불복하여 법령에서 정한 서식에 따라 처분의 취소나 변경을 신청하는 것이다. 이의신청은 일종의 행정심판으로, 행정기관이 행하는 행정법상의 분쟁 해결 절차이다.

① 이의신청은 요양기관 또는 공단이 심사평가원의 요양급여비용 심사 결과에 이의가 있을 경우, 법 제76조 제3항의 규정에 따라 처분이 있음을 안 날로부터 90일 이내에 문서로 이의신청을 해야 하며, 처분이 있은 날로부터 180일이 경과하면 이를 제기할 수 없다. 다만, 정당한 사유로 그 기간 내에 이의신청을 할 수 없었음을 소명한 경우에는 예외가 적용된다. 또한, 제8조 제2항의 규정에 의한 새로운 조정 사유에 대한 이의신청일 경우, 조정 사유를 통보받은 날로부터 기산된다.

② 이의신청 후 결과 통보는 심사평가원이 제1항에 의한 이의신청을 받은 때, 영 제51조의 규정에 따라 60일 이내에 이의신청 결과를 통보해야 하며, 부득이한 사정이 있을 경우 30일 이내로 그 기간을 연장할 수 있다. 기간을 연장한 경우, 결정 기간 만료 7일 전까지 이의신청인에게 이를 통지해야 한다.

③ 이의신청 및 이의신청의 결정 서식은 규칙 제43조의 규정에 의한 서식(별지 제34호 및 제35호)에 따른다.

(3) 재심청구

재심 청구란 요양급여비용 심사 결과에 이의가 있을 경우, 요양급여비용 심사 결과 통보서를 받은 날로부터 90일 이내에 재심사 조정 청구를 할 수 있으며, 신청 방법은 서면 또는 웹(Web)으로 가능하다. 심사평가원은 30일 이내에 재심사조정 결과를 통보해야 하며, 부득이한 경우에는 30일 이내로 그 기간을 연장할 수 있다. 또한, 재심사조정청구에 대한 심사평가원의 결정에 불복하는 경우 심사평가원에 이의신청을 할 수 있다.

(4) 심판청구

심판청구는 이의신청에 대한 결정에 불복하는 자가 보건복지부 건강보험분쟁조정위원회에 심사청구를 할 수 있는 절차이다. 심사청구는 처분이 있는 날로부터 90일 이내에 해야 하며, 건강보험분쟁조정위원회는 심사청구를 받은 날로부터 60일 이내에 그 결정을 해야 한다. 부득이한 사정이 있을 경우 30일 이내로 연장 가능하다.

(5) 행정소송

행정소송은 국민건강보험공단 또는 건강보험심사평가원의 처분에 이의가 있는 자와 제87조에 따른 이의신청 또는 제88조에 따른 심판청구에 대한 결정에 불복하는 자가 "행정소송법"에서 정하는 바에 따라 행정소송을 제기할 수 있는 절차이다. 권리구제 방법은 다음과 같다.

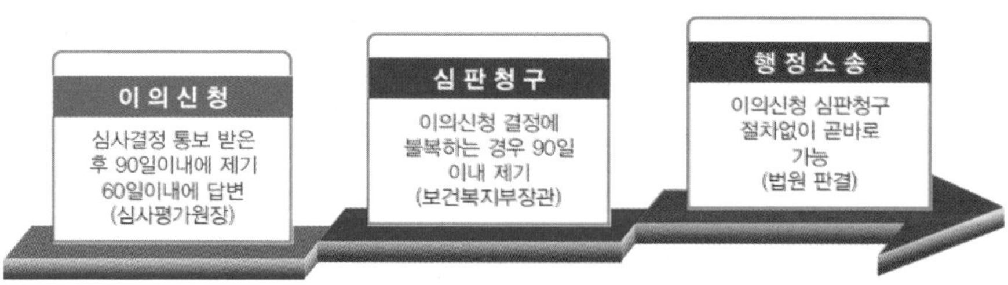

그림 8-10 권리구제 방법

2) 요양급여비용 심사결과 통보 및 요양급여비용 지급

(1) 요양급여비용 심사결과 통보

건강보험심사평가원은 요양급여비용을 심사한 경우, 지체 없이 심사 내역을 요양급여비용 심사결과통보서에 기재하여 요양기관 및 국민건강보험공단에 통보하여야 한다.

(2) 요양급여비용 지급

국민건강보험공단은 건강보험심사평가원의 요양급여비용 심사결과를 통보받은 때에는 지체 없이 지급 전 사전점검을 한 후 요양기관의 금융기관 계좌번호로 요양급여비용을 송금하고, 그 내역을 요양급여비용 지급통보서를 통해 요양기관에 통보하여야 한다.

3) 요양급여비용 심사결과통보서 및 정산심사내역서

(1) 요양급여비용 심사결과통보서

요양기관이 청구한 요양급여비용을 심사한 후, 건강보험심사평가원은 그 내용을 기재한 요양급여비용 심사결과통보서를 국민건강보험공단 및 해당 요양기관에 각각 송부한다.

(2) 요양급여비용 정산심사내역서

요양급여비용의 심사·지급 후, 요양기관이 심사결과에 대해 이의를 제기(이의신청 또는 재심사조정청구)하거나, 정산(환급)이 발생하는 경우, 또는 건강보험심사평가원이 사후 점검 후 정산(환수)을 하는 경우에는, 정산결과에 대한 정산심사내역서를 국민건강보험공단 및 해당 요양기관에 각각 송부한다.

(3) 심사결과통보서 및 정산심사내역서 송부방법

정보통신망을 이용한 전자문서교환방식에 의한 청구기관은 EDI로 송부하고, 서면 청구기관은 서면으로 출력하여 우편으로 송부한다.

(4) 진료비 심사조정코드 및 상세설명 내역

요양기관에서 건강보험심사평가원에 요양급여비용을 청구한 후, 진료비 심사결과에 대한 통보 시 심사조정코드 및 상세 내역은 다음과 같다.

코 드	내 역
A	행위, 약제, 치료재료의 금액 산정착오
B	요양급여비용 산정기준 적용착오
C	요양급여기준 범위 초과 진료, 처방내역 미확인 조제
D	계산착오
E	비급여대상, 요양급여비용의 100분의100 본인부담항목 청구
F	증빙자료 미제출
G	중복청구
H	소멸시효기간이 경과된 요양급여비용 청구

4) 의료기관의 심평원 진료비 조정(삭감) 분석

건강보험심사평가원에서 청구된 진료비에 대해 심사가 이루어지는 과정에서 보건복지부 고시나 심사기준, 약가신고, 재료대 신고, 청구 경향에 의해 삭감 처리된 진료비 내역을 확인하는 과정이다. 삭감된 진료 내역을 분석하여 진료비 관리기준을 세우고 이의신청을 하기 위한 작업이다.

(1) 분석 방법

① 요양급여비용 심사결정금액의 정산내역서 – 삭감 금액, 줄번호별 심사조정코드 확인
② 요양급여비용 삭감금액 - Ⅰ항, Ⅱ항 확인

표 8-2 보험유형별 청구현황 및 심사조정률

(단위: 건, 원, %)

구분		전월			당월		
		건수	총진료비	조정율	건수	총진료비	조정율
전체	외래						
	입원						
	계						

5) 보완청구 및 추가청구 요령

(1) 보완청구

요양기관에서 요양급여비용을 청구하였으나, 심사평가원에서 심사불능 처리된 건(반송건)에 대해서는 해당 사유를 보완하여 명세서를 재작성하고, 심사청구서에 첨부하여 다시 청구한다.

(2) 추가청구

요양기관이 요양급여비용을 지급받은 명세서 중 진료 내역의 일부가 당초 청구 시 누락되어 누락된 진료 내역만을 추가로 청구하는 경우에는 심사청구서 및 명세서의 청구 구분란에 추가청구 구분 코드(“2”)를 기재하고, 명세서의 청구 구분란에 이미 통보된 원청구서의 접수번호와 명세서 일련번호를 기재해야 한다. 이 경우 반드시 진료기록부 사본을 첨부해야 한다.

(3) 정산진료비 환수 및 재청구

정산진료비란 건강보험심사평가원이 요양기관에서 청구한 요양급여비용 명세서에 따라 1차 진료비 심사 결과 지불한 금액에 대해 보험자단체나 요양기관의 이의신청에 의하여 진료비를 추가로 지급하거나 환수하는 것을 의미한다. 진료비정산에 따른 환수의 대부분은 진료비 명세서 기재 착오(보장기관 기호, 보험증 번호, 주민번호 착오), 수진자의 수급자격 확인 소홀(자격 상실자 진료, 미등재자 진료, 자격 취득 전 진료), 진료비용의 이중청구, 진찰료 중복청구 등으로 발생한다. 자격 관리를 보다 철저히 하면 정산진료비 환수를 사전에 예방할 수 있다.

(4) 분리청구 및 추가청구 건의 심사불능 시 청구 방법

① 당초 분리청구 명세서가 심사불능된 경우, "분리청구" 건으로 청구한다. 당초 청구 명세서의 접수번호 및 명세서 일련번호는 이전 진료분의 접수번호 및 일련번호를 기재하고, 해당 심사불능 사유를 보완한다.

② 당초 추가청구 명세서가 심사불능된 경우, "추가청구" 건으로 청구한다. 당초 청구 명세서의 접수번호 및 명세서 일련번호는 원청구분의 접수번호 및 일련번호를 기재하고, 해당 심사불능 사유를 보완한다.

6) 재원 진료비 심사제도 운영안

재원환자의 진료비 사전 심사제도를 운영함으로써 기대할 수 있는 효과는 다음과 같다.

(1) 진료 담당의사 및 간호사 등 의료진에게 건강보험 인정 기준 및 진료비 산정정보를 사전에 제공할 수 있다.

(2) 급여 기준에 따른 적정 진료비를 퇴원 전에 산정하여 신뢰도를 확보하고 민원을 사전에 방지할 수 있다.

(3) 행위별, 수가 항목별 진료정보 및 통계자료를 활용하여 임상 연구 자료 및 질향상(DRG 등)에 기여할 수 있다.

(4) 퇴원 전 진료비 자체 심사를 완료함으로써 진료비를 조기에 청구할 수 있어 자료 운용 및 수익 증가에 도움이 된다.

(5) 퇴원 당일 오전 10시 이전에 진료비 계산을 완료함으로써 환자가 오전 중 퇴원 후 귀가할 수 있도록 한다.

7) 진료비 심사청구의 효율화 방안

진료비 심사청구의 효율성을 높이기 위한 방안은 다음과 같다.

(1) 보험 진료비는 미수 발생 후 최단 시일 내에 청구해야 한다. 외래 진료비는 익월에, 입원 진료비는 퇴원 후 또는 분할 청구하여야 한다.

(2) 심사 단체(예: 건강보험심사평가원)에서 보완 자료 요청이 있을 경우, 기한 내에 자료를 송부하여 삭감을 미연에 방지해야 한다.

(3) 청구 심사 후 반송된 건에 대해서는 즉시 자료를 보완하여 누락 없이 재청구해야 한다.

(4) 약품 및 재료대 구입 증빙 자료는 기한 내(분기별 최초 월 14일 이내)에 건강보험심사평가원에 제출해야 한다.

(5) 진료비 청구 후 누락이 발생하면 즉시 추가 청구해야 한다.

(6) 산재 및 자동차보험 환자의 기왕증 진료(미승인 상병)에 대해서는 본인부담금을 징수하고, 별도로 건강보험 또는 의료급여로 청구하여 진료비 누락을 방지해야 한다.

(7) 한 번의 진찰로 시행된 연속 처방(물리치료 및 주사 등)에 대해서는 향후 실사 대비를 위해 진료기록부에 누락 없이 기록해야 한다.

(8) 청구 심사 시, 진료행위에 대한 행위별 가산율 적용(야간 및 공휴일 가산, 연령에 따른 행위료 가산 등)이 정확히 산정되었는지 확인해야 한다.

(9) 심사 지급통보서의 삭감 내역을 면밀히 분석하여 수가 산정 및 적용 착오가 없도록 해야 한다. 특히 입원 환자의 항생제 삭감 내역을 보험 유형별로 분석하여 약품 관리에 활용해야 한다.

(10) 자동차보험 환자의 경우, 반복적인 삭감이 발생하는 건에 대해서는 해당 진료과와 협의하여 대응 방안을 마련해야 한다.

8) 진료행위에 대한 누락 방지 대책

건강보험 심사청구와 관련하여 진료행위의 청구 누락을 방지하기 위해 기존 사례를 참고하여 사전에 효율적인 관리가 필요하다.

표 8-3 진료행위에 대한 누락 방지책

NO	구 분	내 용
1	의료진의 진료기록(처방입력)	의무기록(경과기록, 수술기록, 상병 포함)
2	진료항목(행위)별 수가산정기준	산정(적용)기준 및 인정기준, 유권해석 등
3	미수발생액(청구대상액)과 청구차액	청구차액 최소화 필요(청구 전 자체조정액)
4	보험교육 및 심사기준(지침) 홍보	의료진 및 간호부서, 진료지원부서 등
5	수술 후 처치료 및 간호처치료	기준 및 인정 범위, 산정방법 등
6	진찰료(초진, 재진) 산정 및 협진료 관리	산정기준과 지침에 의한 산정
7	산재 및 자동차보험 비대상 질환	승인된 상병 외의 진료비는 건강보험으로 청구
8	보험청구심사 기능의 전문화	보험청구심사 전문요원 양성 필요
9	특정진료재료 관리	처치 및 수술재료, 봉합사 인정기준 등
10	가산(율) 적용대상 관리	공휴일, 야간, 나이, 시간, 식사가산 기준 등
11	심사지급내역분석 사후관리	보완 및 추가청구, 부당한 조정 이의신청
12	처방입력누락(착오) 방지	행위, 코드, 수량, 일수, 시간, 재료 등
13	응급의료관리료 산정	응급증상(급여) 및 비해당증상(전액 본인부담)

자료출처: S병원 및 B병원 경영진단분석보고서(김회창)

9) 직원 대상 보험 교육

(1) 건강보험 요양급여 비용은 매년 보건복지부에서 개정·고시되며, 심사 기준 및 지침, 유권해석, 질의회신, 진료분과위원회 지침, 심사 사례 등이 변경될 수 있다. 이에 따라

보험 심사 관리 부서(예: 적정진료팀 또는 보험심사실 등)는 변경된 주요 내용을 해당 직종별로 구분하여 교육할 필요가 있다.

(2) 병원이 건강보험심사평가원에 심사청구한 후 지급내역서를 분석하여 주요 사항을 해당 진료과 의료진 및 간호부서 등에 교육(또는 공지)하거나 협조 요청하는 것이 필요하다. 교육 및 공지 자료는 이해하기 쉽게 요약하여 작성해야 한다.

(3) 신규 약품 및 특정 재료가 입고될 경우, 보험심사 기준을 미리 파악하여 관련 자료를 정리한 후 관련 부서에 전달하여 진료 시 참고할 수 있도록 해야 한다. 이를 통해 사전 심사 조정을 거쳐 삭감을 방지할 수 있다.

(4) 대한병원협회 또는 대한의학협회 등에서 새로운 심사 기준(신설 및 변경)을 병원에 통보하면, 해당 내용을 요약·정리하여 관련 부서에 공유하고 진료에 참고할 수 있도록 한다.

(5) 건강보험심사평가원 홈페이지에서 심사 관련 사항을 수시로 확인하고, 유사 규모 병원의 심사 자료를 수집하여 활용할 수 있도록 한다.

(7) 위 사항을 종합적으로 고려하여 진료행위 누락을 방지하고, 심사의 효율성을 제고할 수 있도록 체계적인 관리가 필요하다.

실전대비 요약정리 사항 및 예상문제

제8장. 진료비심사청구

1. 요양급여비용 청구방법 및 청구서 제출처. 청구시기
2. 요양급여비용 명세서 작성요령 및 작성순서
3. 진료비명세서 작성 청구시 I항(란) 및 II항(란) 항목
4. 진료비 심사기준과 심사내용 및 방법, 절차
5. 진료비심사 및 청구용 의무기록 서식(이해)
6. 심사지급 분석 및 이의신청, 재심청구(대상, 기간). 보완청구 및 추가청구
7. 진료비 심사조정코드 및 상세설명 내역
8. 진료행위에 대한 누락방지책

제 9 장 건강검진관리

9-1 | 국가건강검진

학습목표

1. 국가건강검진의 종류 및 대상과 실시 절차에 대하여 관리할 수 있다.
2. 국가건강검진의 예약·접수·수납업무를 수행할 수 있다.
3. 건강검진실시자의 검진비용을 청구하고, 건강진단 실적을 분석 보고할 수 있다.

1. 건강의 개념

1) 건강의 정의

세계보건기구(WHO)는 1948년 세계보건기구 헌장의 전문(前文)에서 건강을 다음과 같이 정의하였다.

"건강이란 단순히 질병이 없거나 허약하지 않은 상태를 의미하는 것이 아니라, 신체적·정신적·사회적 안녕(well-being)이 완전한 상태를 뜻한다(Health is a complete state of physical, mental, and social well-being and not merely the absence of disease or infirmity)."

2) 건강의 중요성

건강이 중요한 이유는 생명의 존엄성을 유지하는 기본적인 요소이며, 삶의 가치를 실현하는 데 중요한 역할을 하기 때문이다.

19세기까지 인간의 건강 개념은 주로 신체적 건강에 초점이 맞추어졌으나, 19세기 중엽 이후에는 정신 건강과 신체 건강을 불가분의 관계로 이해하는 '심신(心身) 건강' 개념이 정착되었다.

그러나 20세기 중반 이후에는 WHO의 정의처럼 신체적·정신적 건강뿐만 아니라 생활방식과 환경을 고려한 '생활 개념의 건강'이 더욱 강조되었다.

최근에는 건강 개념에 '영적(靈的) 건강'까지 포함해야 한다는 주장도 제기되고 있다.

2. 건강관리와 건강 증진

1) 건강관리

건강관리는 질병의 조기 발견, 건강 상담, 예방접종, 위생 교육, 생활환경 개선 등 예방의학을 실천하는 것으로 인식되어 왔다.

더불어 건강 이상자의 회복과 사회 적응을 돕는 치료 의학적 활동도 건강관리의 중요한 부분이다.

2) 건강 증진

건강 증진은 단순히 질병을 치료하거나 예방하는 것에 그치는 것이 아니라, 사람들이 지닌 건강 잠재력을 충분히 발휘할 수 있도록 개발하고 건강을 보호하는 과정이다.

이를 위해 예방의학적, 행동과학적, 보건교육적 방법을 활용하여 건강을 증진시켜야 한다.

즉, 건강에 해로운 생활 습관을 건강에 유익한 행동으로 개선하고, 적절한 운동, 균형 잡힌 영양 섭취, 충분한 휴식 및 스트레스 관리를 통해 건강 잠재력을 강화해야 한다.

이를 통해 건강을 유지·증진할 뿐만 아니라 건강을 위협하는 요인들에 적극적으로 대응할 수 있는 저항력을 기를 수 있다.

국민건강 증진법에 따르면, 건강 증진이란 보건 교육, 질병 예방, 영양 개선 및 건강 생활 실천 등을 통해 건강을 증진시키는 사업을 의미한다(국민건강 증진법 제2조 1항).

3. 건강진단

1) 건강진단의 개념

건강진단은 개인의 건강 상태 및 질병 여부를 확인하기 위해 의사의 진찰과 검사를 통해 건강을 평가하는 것을 의미한다. 건강진단의 목적은 체계적인 선별검사 를 통해 각종 질병을 조기에 예방, 발견, 치료하고 생활 습관을 개선하여 건강을 증 진하는 예방적 활동에 있다. 또한, 조기 예방과 조기 진단을 통한 건강관리를 통해 삶의 질을 향상시킬 수 있다.

(1) 건진(健診)과 검진(檢診)

건진(健診)은 건강진단(健康診斷)의 약어이며, 검진(檢診)은 검사(檢査)와 진단(診斷)의 약어이다.

(2) 조기 검진

조기 검진이란 특별한 자각 증상이 없어 치료를 받지 않는 상태에서 건강 문제를 가진 사람들을 찾아내는 방법이다. 즉, 무증상자(no symptom)를 대상으로 하는 보건의료서비스(건강진단)를 의미한다.

(3) 정기검진

정기검진이란 일정한 주기로 건강상태를 점검하여 질병을 조기에 발견하고 적절한 대책 및 치료를 수행하는 의학적 조사를 의미한다.

2) 건강진단의 종류(유형)

건강진단은 국가검진과 일반건강진단으로 구분된다.

(1) 국가검진

국가검진에는 다음과 같은 유형이 있다.

① 일반건강검진(1차, 2차), ② 암검진, ③ 의료급여생애전환기검진, ④ 영유아건강검진, ⑤ 학생건강검진

(2) 일반건강진단

일반건강진단에는 다음과 같은 유형이 있다.

① 근로자건강진단, ② 신체검사, ③ 특수건강진단, ④ 일반건강진단, ⑤ 종합건강진단,

① 일반건강검진 및 암검진

㉮ 국민건강보험법 제52조에 따라 국민건강보험공단이 주관하는 건강진단으로, 건강보험 가입자(피보험자 및 피부양자)를 대상으로 시행된다.

㉯ '일반건강검진(1차, 2차)'은 생활 습관병(성인병)의 예방 및 조기 발견을 목적으로 한다.

㉰ 암검진은 국가 차원에서 6대 암(위암, 대장암, 간암, 유방암, 자궁경부암, 폐암)의 예방 및 조기 발견을 위해 시행된다.

㉱ 일반건강검진과 암검진의 목적은 질병 예방과 조기 발견 및 치료를 통해 의료비 절감과 국민 건강 수준을 향상시키는 데 있다.

② 학생건강진단

㉮ 초등학교부터 고등학교 재학 중인 학생을 대상으로 실시하며, 학교와 가정에서 예기치 못한 질병을 조기에 발견하고, 유소견 학생에 대한 철저한 사후 관리를 통해 건강한 학교 생활을 유지하는 데 목적이 있다.

㉯ 학교보건법 제7조 제2항 및 학교 건강검사규칙 제7조에 따라 실시된다.

㉰ 검사항목: 근골격 및 척추, 눈, 귀, 코, 목, 피부, 구강, 기관 능력, 병리 검사(소변, 혈액형, 혈압) 등

③ 근로자건강진단

㉮ 채용건강진단

신규 채용된 근로자가 일반 질병 및 기초 건강 자료를 확보하고, 배치될 업무에 대한 적합성을 평가하기 위해 근무 배치 전에 시행하는 건강진단이다.

㉯ 일반건강진단

일반 질병을 조기에 발견하기 위해 사무직 근로자는 2년마다, 기타 근로자는 1년

마다 정기적으로 받아야 한다.

④ 신체검사

신체검사는 목적과 용도에 따라 여러 유형으로 나뉜다. 예: 일반신체검사, 유학 신검, 비자 신검, 선원 신검, 총포 신검, 보건위생업 종사자 신검 등

⑤ 특수건강진단

㉮ 산업안전보건법에 따라 유해 인자에 노출되는 업무를 수행하는 근로자 또는 직업병 유소견자로 판정된 근로자에 대해 시행된다.

㉯ 직업병 발생 가능성이 있는 근로자의 건강관리를 위해 필요한 건강진단이다.

⑥ 종합건강진단

성인병 예방 및 질병 조기 발견을 위해 다양한 건강진단 프로그램을 운영하며, 의료기관별로 검사 항목이 다를 수 있다.

(3) 건강진단 기관

건강진단 기관은 일반건강진단기관과 특수건강진단기관으로 구분된다.

① 일반건강진단기관

인력, 시설, 장비 등 검진기관 지정 기준 및 절차는 보건복지부령으로 정한다.

- 유형: 일반검진기관, 암검진기관, 영유아검진기관, 구강검진기관 등

② 특수건강진단기관

원칙적으로 각 지방 관서별로 1개 기관을 지정하되, 특수검진 대상 사업체 근로자 수를 고려하여 중복되지 않도록 2개 이상의 의료기관을 지정할 수 있다.

2. 국가 건강검진 제도

1) 국가 건강검진

(1) 의의

"건강검진"이란 건강 상태를 확인하고 질병을 예방하며 조기에 발견하기 위해 건강검진기관을 통해 진찰 및 상담, 이학적 검사, 진단 검사, 병리 검사, 영상의학검사 등 다양한 의학적 검진을 시행하는 것을 의미한다.

(2) 목적

생활 습관성 질환인 고혈압, 당뇨병, 이상지질혈증 등의 심뇌혈관 질환을 예방하고, 5대

암을 조기에 발견하여 치료할 수 있도록 함으로써 국민 건강 수준을 향상시키고 국민 의료비를 절감하는 데 목적이 있다. 또한, 생애 전환기 건강진단 및 영유아 건강검진 등 맞춤형 건강 서비스를 제공하고, 철저한 검진기관 관리를 통해 검진의 질을 향상함으로써 가입자의 검진 만족도를 높인다. 이를 바탕으로, 국민 건강을 책임지는 세계 최고의 건강 보장 기관으로서 국가 건강검진 사업의 확고한 기반을 구축하는 데 중점을 둔다.

(3) 건강검진 근거 법규

① 「국민건강보험법」 제47조 및 동법 시행령 제26조
② 「건강검진기본법」 및 해당 시행령, 시행규칙
③ 「암관리법」 제9조 및 동법 시행령 제9조, 시행규칙 제7조
④ 「건강검진 실시 기준」(보건복지부 고시)

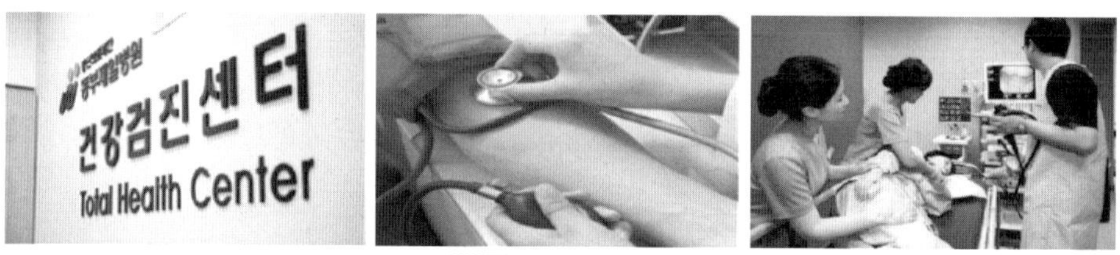

그림 9-1 건강검진

(4) 국가 건강검진기관 현황

표 9-1 국가 검진기관 현황

구분	계	종합병원	병원	의원	보건기관	치과병원	치과의원
지정 기관수	24,943	368	1,133	9,624	138	203	13,477

자료출처: 건강검진통계연보(2023)

(5) 건강검진 수검 현황

국민건강보험공단이 발표한 2023년 건강검진 수검률 추이는 다음과 같다.

① 2023년도 건강검진 수검률은 일반 건강검진 (75.9%, 암 검진 59.8%, 영유아 건강검진 76.7%로 나타났다.

② 최근 5년간 건강검진 종별 수검률을 비교해 보면, 일반 건강검진은 2018년 76.9%에서 2023년 75.9%로 1%p 감소했으며, 암 검진은 5.9%p, 영유아 건강검진은 2.2%p 증가한 것으로 나타났다.

표 9-2 건강검진 종류별 수검률 추이

구분	2018년	2019년	2020년	2021년	2022년	2023년	2018년 대비 2023년 증감율
일반건강검진	76.9	74.1	67.8	74.2	75.4	75.9	-1.0
암검진	53.9	55.8	49.6	56.6	58.2	59.8	5.9
영유아 검강검진	74.5	77.6	83.0	87.1	80.7	76.7	2.2

자료출처: 건강검진통계연보(2023)

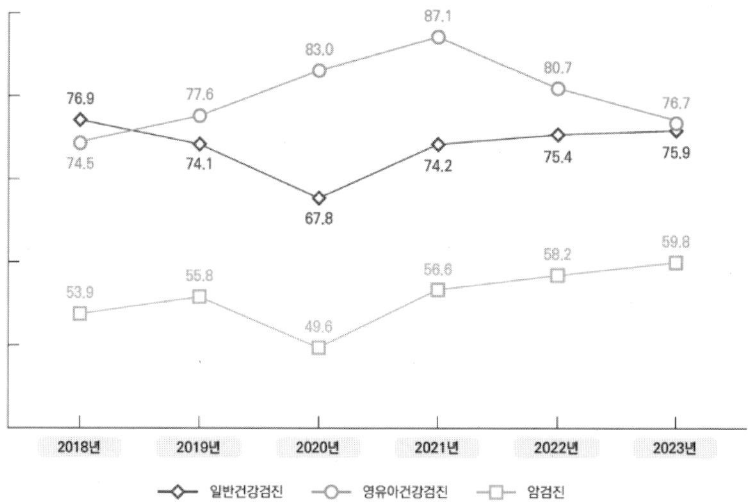

그림 9-2 건강검진종별 수검률 추이

(6) 건강검진 결과 판정 현황 (2023년 기준)

2023년 1차 일반 건강검진의 종합 판정 결과에 따르면, 정상 A(정상) 10.6%, 정상 B(경계) 29.5%, 질환 의심 32.2%, 유질환자 27.6%의 분포를 보였다.

2) 건강검진기관의 구분 및 실시 범위·대상

(1) 건강검진기관의 구분 및 지정 기준 등(시행규칙 제4조)

① 보건복지부 장관은 건강검진기본법 제14조(검진기관의 지정)에 따라 검사항목을 고려하여 다음의 구분에 따라 건강검진기관을 지정한다. 이 경우, 일반검진기관으로 지정받았거나 지정받으려는 검진기관만 위암검진기관, 대장암검진기관, 간암검진기관 및 폐암검진기관으로 지정될 수 있다.

㉮ 일반검진기관

㉯ 암검진기관

㉠ 위암검진기관, ㉡ 대장암검진기관, ㉢ 간암검진기관, ㉣ 유방암검진기관,

㉤ 자궁경부암검진기관, ㉥ 폐암검진기관

㉰ 영유아검진기관

㉱ 구강검진기관

▣ 일반검진기관

■ 건강검진기본법 시행규칙 [별표 1] <개정 2019. 9. 27.>

일반검진기관 지정기준(제4조제2항 관련)			
신청자격	**인력기준**	**시설기준**	**장비기준**
가. 종합병원 나. 병원(요양병원포함) 다. 의원 라. 보건소 (보건의료 포함) 마. 의사를 두어 의과 진료과목을 추가로 설치·운영하는 한방 병원 및 치과병원	가. 의사: 연평균 일일 검진인원 25명당 1명을 두되, 끝수(연평균 일일 검진인원을 25로 나눈 나머지)가 있으면 1명을 추가. 나. 간호사(간호조무사 포함) 1명 이상 다. 임상병리사 1명 이상 ※ 내원검진만 실시하는 의원은 연간 검진인원을 실진료일수로 나눈 검진인원(일일 평균 검진인원)이 15명 미만일 경우 임상병리사를 두지 않을 수 있음 라. 방사선사 1명 이상 ※ 내원검진만 실시하는 의원은 일일 평균 검진인원이 15명 미만일 경우 방사선사를 두지 않을 수 있음	가. 진찰실 나. 탈의실 다. 검진대기실 라. 임상검사(검체검사및 진단의학검사 포함)를 하는 시설 마. 방사선촬영실	가. 신장 및 체중계 나. 혈압계 다. 시력검사표 라. 청력계기 미. 원심분리기 바. 혈액학검사기기 사. 혈액화학분석기 아. 방사선촬영장치: 「진단용 방사선 발생장치의 안전관리에 관한 규칙」에 따른 검사·측정기관으로부터 검사기준에 적합한 것으로 판정된 장비로서 방사선직접촬영장치를 말함.

▣ 암검진기관

■ 건강검진기본법 시행규칙 [별표 2] <개정 2019. 7. 1.>

암검진기관 지정기준(제4조제2항 관련)					
구 분	**신청자격**	**인력기준**	**시설기준**	**장비기준**	**그 밖의 사항**
위암	일반검진기관	가. 의사 1명 나. 간호사 1명 다. 방사선사1명	가. 내시경실 나. 회복실	가. 위내시경 나. 위장조영촬영기기(500㎃ 이상	조영촬영기기는 「진단용 방사선 발생장치의 안전관리에 관한 규칙」에

		(조영검사를 실시하는 기관만 해당)		으로 위장조영검사를 실시하는 기관만 해당)	따라 검사기준에 적합한 것으로 판정된 장비여야 함
대장암				가. 대장내시경 나. 대장조영촬영기기(500㎃ 이상으로 대장조영검사를 실시하는 기관만 해당)	
간암				초음파영상진단기	초음파영상진단기는 식품의약품안전처장이 정하여 고시하는 「의료기기의 안전성시험 기준」에 따른 시험 방법 및 시험기준에 적합한 장비여야 함.
유방암	가. 일반검진기관 나. 종합병원 다. 병원 라. 의원 마. 보건소	가. 의사 1명 나. 간호사 1명 다. 방사선사1명	가. 진찰실 나. 탈의실 다. 검진대기실 라. 방사선촬영실	유방촬영용장치(Mammography unit)	유방촬영기기는 「진단용 방사선 발생장치의 안전관리에 관한 규칙」또는 「특수의료장비의 설치 및 운영에 관한 규칙」에 따라 검사기준에 적합한 것으로 판정된 장비여야 함.
자궁경부암	가. 일반검진기관 나. 산부인과 진료과목이 개설된 병원·의원(산부인과전문의가 개설한 경우만 해당)	가. 의사 1명 나. 간호사 1명	가. 진찰실 나. 탈의실	가. 산부인과용 진료대 나. 질경(speculum)	산부인과용 진료대는 식품의약품안전처장이 정하여 고시하는 의료기기중 A01010 장비여야 한다.
폐암	일반검진기관(종합병원인 경우만 해당한다)	가. 보건복지부장관이 정하는 폐암검진 교육과정을 이수한 의사 2명(영상의학과전문의 1명을 포함한다)	가. 진찰실 나. 탈의실 다. 방사선촬영실	전산화단층촬영장치(CT)	1. 전산화단층촬영장치(CT)는 16열 이상의 장치로서 「진단용 방사선 발생장치의 안전관리에 관한 규칙」 또는 「특수의료장비의 설치 및 운영에 관한 규칙」에

	나. 간호사 1명 다. 방사선사1명			따라 검사기준에 적합한 것으로 판정된 장비여야 한다. 2. 폐암검진기관으로 지정된 기관은 보건복지부의 「금연치료 건강보험 및 저소득층 지원사업」에 따른 금연치료지원 사업에 참여해야 함.

■ 건강검진기본법 시행규칙 [별지 제1호서식] <개정 2019. 9. 27.>

검진기관 지정신청서

※ [ ]에는 해당되는 곳에 √표를 합니다.

(앞 쪽)

접수번호	접수일자	처리기간 10일

신청인	의료기관명	요양기관 기호
	개설자(대표자)	생년월일 면허번호
	주소 (전화번호:) □□□□□ (팩스번호:)	

지정신청 내용	[ ] 일반검진기관 [ ] 영유아검진기관 [ ] 구강검진기관 [ ] 암검진기관 ([ ] 위암 [ ] 대장암 [ ] 간암 [ ] 유방암 [ ] 자궁경부암 [ ] 폐암) [ ] 출장검진기관 ([ ] 일반검진 [ ] 위암 [ ] 대장암 [ ] 간암 [ ] 유방암 [ ] 자궁경부암 [ ] 구강검진)

「건강검진기본법」 제14조 및 같은 법 시행규칙 제5조제1항에 따라 검진기관 지정을 신청합니다.

년 월 일

신청인 의료기관장(인)

국민건강보험공단 이사장 귀하

신청인 제출서류	1. 검진 인력·시설 및 장비 현황 1부 2. 검진인력 자격과 채용관계 증명서류 1부 3. 진단용 방사선 발생장치 검사성적서, 방사선 방어시설 검사성적서, 진단용 방사선 발생장치 신고증명서 사본 각 1부(해당하는 기관만 제출합니다) 4. 유방촬영용장치 또는 전산화단층촬영장치(CT)에 대한 특수의료장비 등록증명서 및 특수의료장비 품질관리 검사성적서 사본 각 1부(해당하는 기관만 제출합니다) 5. 교육수료증(영유아검진기관, 일반검진기관 중 보건복지부장관이 정하여 고시하는 건강검진을 실시하는 기관, 구강검진기관 또는 폐암검진기관의 지정을 신청하는 경우에만 제출합니다) 6. 「여신전문금융업법」에 따른 시설대여업자와 체결한 자동차 시설대여 계약서 사본 및 자동차등록증 사본 각 1부(출장검진기관의 지정을 신청하는 경우로서 자동차를 대여한 경우에만 제출합니다)	수수료 없 음
담당 공무원 확인 사항	자동차등록증(출장검진기관의 지정을 신청하는 경우로서 자동차를 소유한 경우에만 해당합니다)	

행정정보 공동이용 동의서

본인은 이 건 업무처리와 관련하여 담당 공무원이 「전자정부법」 제36조에 따른 행정정보의 공동이용을 통하여 위의 담당 공무원 확인 사항을 확인하는 것에 동의합니다.

※ 동의하지 않는 경우에는 신청인이 직접 관련 서류를 제출해야 합니다.

신청인 (서명 또는 인)

210mm×297mm[일반용지 70g/m²(재활용품)]

(2) 실시 목적 및 범위

① 일반 건강검진

고혈압, 당뇨 등 심뇌혈관질환을 조기 발견하여 치료 및 관리로 연계함으로써 건강증진을 도모하기 위함이다.

▣ 검진 단계: 1차 검진 및 2차 검진

※ 2차 검진 대상: 1차 검진 결과 고혈압 또는 당뇨병이 의심되는 경우, 만 70세 및 만 74세 중 인지기능장애 고위험군으로 판정된 자

② 의료급여 생애전환기 검진

「의료급여법」에 따른 의료급여 수급권자 중 만 66세 이상 세대주 및 세대원을 대상으로, 낙상·치매 등 노인성 질환의 위험이 증가하는 만 66세에 생애전환기 검진을 실시한다.

▣ 검진 항목: 뇌졸중 등 심뇌혈관질환 위험 요인 조기 발견을 위해 고지혈증 검사(중성지방, HDL-콜레스테롤), 노인 신체 기능 검사(근력, 평형성), 일상생활 수행능력 평가, 인지기능장애(치매) 검사, 골밀도 검사(골다공증)를 실시한다.

▣ 검진 단계: 1차 검진 및 2차 검진

※ 2차 검진 대상: 1차 검진 수검자 전체

③ 암 검진

국민들에게 많이 발병하며 조기 진단이 가능하고 치료할 수 있는 6대 암(위암, 대장암, 간암, 유방암, 자궁경부암, 폐암)에 대한 검진을 실시한다.

※ 검진 기관의 사정(예약 집중 등)에 따라 조기에 예약이 마감될 수 있으므로, 반드시 사전 확인 후 예약하여 검진을 받아야 한다.

④ 영유아 건강검진

만 6세 미만의 영유아를 대상으로 각 월령에 특화된 문진(시각·청각 문진 포함), 진찰, 신체계측(신장·체중·머리둘레)을 공통적으로 실시한다. 또한, 부모를 대상으로 3종의 건강 교육(안전사고 예방, 영양 교육, 취학 전 교육 등)과 발달 평가 및 상담을 진행한다.

▣ 검진 횟수: 총 12회 (일반 검진 8회, 구강 검진 4회)

⑤ 기타 위탁사업

㉮ 의료급여수급자에 대한 국가암검진사업

㉯ 생애전환기 건강진단

㉰ 일반건강검진

㉱ 영유아건강검진

(3) 일반건강검진 및 암검진 대상

① 일반건강검진

구 분	대 상	실시 주기
지역가입자	· 세대주 및 만 20세 이상 세대원	· 2년에 1회
직장가입자	· 비사무직 근로자 전체 · 사무직 근로자 중 격년제 실시에 따름	· 비사무직 1년 1회 · 사무직 2년 1회
직장피부양자	·만 20세 이상 직장피부양자	· 2년에 1회

※ 출생연도를 기준으로 짝수 또는 홀수년도에 따라 검진을 실시, 대상자는 직역 또는 자격 변경 등으로 변동 가능.

② 암검진

당해 연도의 건강검진(일반건강검진, 의료급여 생애전환기검진) 대상자로서 다음 기준에 해당하는 자(건강보험 및 의료급여 대상자).

구 분	검진주기	대 상
위암	2년	• 만 40세 이상인 자(증상이 없어도 2년마다 위내시경 검사)
간암	6개월	• 40세 이상 중 간암 발생 고위험군에 해당되는 아래 대상자는 상반기 1회, 하반기 1회로 6개월마다 간 초음파검사와 혈액검사(혈청알파태아단백검사) • 고위험군 기준 가. 해당 년도 이전 2개년도 보험급여 내역 중 간암 발생 고위험군(간경변증, B형 간염, C형 간염, B형 또는 C형 간염 바이러스에 의한 만성 간질환 환자) 나. 과거년도 일반건강검진 결과 B형간염바이러스 표면항원 양성자 또는 C형 간염 바이러스 항체 양성자
대장암	1년	• 만 50세 이상인 자(1년마다 분변잠혈검사(FOBT) 결과 양성 판정자에 한해 2단계 대장내시경 검사)
유방암	2년	• 만 40세 이상인 여성(2년마다 유방 촬영 검사)
자궁경부암	2년	• 만 20세 이상인 여성(2년마다 자궁경부세포검사)
폐암검진	2년	• 54세~74세 이상 남녀 중 폐암 발생 고위험군에 해당되는 아래 대상자는 2년마다 저선량 흉부CT검사와 사후 결과 상담 • 고위험군 기준 가. 해당 연도 전 2년 내 국가건강검진 시 작성하는 문진표로 30갑년 이상 흡연력이 확인되고 현재 흡연 중인 자 나. 건강보험 금연치료 사업 시 작성하는 문진표로 흡연력이 30갑년 이상으로 확인되는 자 다. 국가폐암검진을 받았던 자로 검진 후 금연 15년 이내(74세까지) ※ 갑년이란? 1일 흡연량(1갑: 20개비 기준) × 흡연기간(년)

▣ 비용부담

① 공단 90%, 수검자 10%(단, 대장암 및 자궁경부암은 전액 공단 부담)

② 분변잠혈검사(1단계)를 실시하지 않고 대장내시경을 받은 경우에는 검사비용을 전액 본인이 부담

③ 분변잠혈검사 양성 판정 이후 대장암 2단계 대장내시경 검사 시, 별도의 비용이 추가될 수 있음 (수면 검사, 용종 제거 등)

④ 국가암검진사업 대상자(전년도 11월 건강보험료 기준 하위 50% 해당), 의료급여수급권자는 수검자 부담 없음.

구 분	암검진 실시 과정
위암 검진	40세 이상 대상자 → 위내시경 검사 → 조직 검사 위내시경 검사가 어려운 경우, 위장조영 검사 선택적으로 시행 → 위장조영 검사 → (암 의심자) 위내시경 검사
대장암 검진	50세 이상 대상자 → 분변잠혈 검사(FOBT) → 양성(+) → 대장 내시경 검사 → 조직 검사 대장내시경 검사가 어려운 경우, 대장 이중조영 검사 선택적으로 시행 → 대장 이중조영 검사 → (암 의심자) 대장 내시경 검사 ▶ 분변잠혈 검사(대변검사) 채취방법 채변통에 변을 받아서 하는 검사로, 대변의 3곳 이상을 깊이 찔러서 충분한 양의 분변을 깨끗한 채변통에 담아 서늘한 곳이나 냉장보관 하셨다가 검진기관에 제출하시면 됩니다. ▶ 주의사항 분변잠혈 검사(대변검사)를 실시하지 않고 대장 내시경 또는 대장 이중조영 촬영 검사를 받은 경우에는 검사비용을 전액 본인이 부담하셔야 합니다.
간암 검진	40세 이상 대상자: 간 초음파 검사 + 혈청 아파태아단백 검사 ▶ 고위험군 기준 1. 간경변증 2. B형 간염 바이러스 항원 양성 3. C형 간염 바이러스 항체 양성 4. B형 또는 C형 간염 바이러스에 의한 만성 간질환 환자 ▶ 주의사항 간암은 고위험군에서 주로 발생하므로 본인이 해당되는지 평소 확인하시고 건강관리에 힘써주시기 바랍니다. * 공단검진 외에 별도로 받은 간염 검사 결과 B형 또는 C형 간염보균자는 검사 결과서를 공단에 제출하시면 지속적으로 간암 검사 대상으로 적용받으실 수 있습니다.
유방암 및 자궁경부암 검진	유방암 검진 (40세 이상 여성) 유방 촬영 ▶ 2년마다 유방 촬영 검사 유방 촬영술은 유방질환의 진단에 있어 무증상 조기 유방암을 발견하는 가장 필수적인 방법으로 유방 압박으로 인한 고통이 수반될 수 있습니다. 자궁경부암 검진 (20세 이상 여성) 자궁경부 세포 검사 ▶ 2년마다 자궁경부 세포 검사 자궁적출술을 받았거나 성경험이 없으신 분은 검사 전에 반드시 검진의사와 상담하시기 바랍니다.

자료출처: 국민건강보험공단: 2024 건강검진 실시 안내

3) 건강검진 주요 항목

건강검진의 주요 항목은 다음과 같다.

표 9-3 건강검진 주요 항목

<table>
<tr><th colspan="2">구 분</th><th>검진 항목</th><th>비고</th></tr>
<tr><td colspan="2">일반건강검진</td><td>1. 문진과 진찰
2. 신체계측, 혈압측정, 시력·청력 측정
3. 흉부방사선 촬영, 요검사, 혈액검사
4. 구강검진 5. 심뇌혈관질환 위험평가
6. 인지기능장애 검사 7. B형 간염검사
8. 구강 치면세균막 검사
9. 골밀도 검사, 노인신체기능검사
10. 생활습관평가 11. 정신건강검사</td><td>나이에 따라 검사항목이 다름</td></tr>
<tr><td colspan="2">의료급여생애전환기 검진
(만 66세)</td><td>1. 문진과 진찰
2. 신체계측, 시력·청력 측정
3. 인지기능장애 검사
4. 골밀도 검사, 노인신체기능검사
5. 생활습관평가
6. 정신건강검사(우울증에 대한 선별검사)</td><td></td></tr>
<tr><td rowspan="6">암
검
진</td><td>위암</td><td>• 위장조영검사, 위내시경검사, 조직검사</td><td></td></tr>
<tr><td>유방암</td><td>• 유방촬영(양측)</td><td></td></tr>
<tr><td>대장암</td><td>• 분변잠혈반응검사,대장이중조영검사,대장내시경검사,조직검사</td><td></td></tr>
<tr><td>간암</td><td>• 간초음파검사, 혈청알파태아단백검사</td><td></td></tr>
<tr><td>자궁경부암</td><td>• 자궁경부세포검사</td><td></td></tr>
<tr><td>폐암</td><td>• 흉부 저선량 CT</td><td></td></tr>
<tr><td colspan="2">영유아
건강검진</td><td>1. 문진과 진찰
2. 신체계측
3. 발달평가 및 상담
4. 건강교육
5. 구강검진</td><td>1차에서 6차까지 검사항목이 다름</td></tr>
</table>

(1) 1차 검진과 2차 검진

① 일반건강검진은 1차 검진을 실시한 후, 고혈압·당뇨병 질환 의심자 및 인지기능장애 고위험군에 대해서는 2차 검진을 실시한다.

② 의료급여 생애전환기 검진은 1차 검진을 받은 모든 대상자에게 2차 검진을 실시한다.

(2) 검사 항목

① 일반건강검진에서 실시하는 검사 항목은 다음과 같다.

㉮ 문진 및 진찰

㉯ 신체계측, 혈압 측정, 시력·청력 측정

㉰ 흉부방사선 촬영, 요검사, 혈액 검사

㉱ 구강검진

㉲ 건강위험평가(문진 및 검사 결과를 토대로 건강 상태를 평가)

㉳ 인지기능장애 검사

㉴ 1차 검진 결과 상담

② 암검진은 위암, 간암, 대장암, 유방암, 자궁경부암, 폐암을 발견하기 위한 검사 항목을 포함한다.

③ 생애전환기 건강진단은 일반건강검진 및 암검진에서 실시하는 검사 항목 외에도 다음 항목을 추가로 포함한다.

㉮ B형 간염 검사, 구강치면세균막 검사

㉯ 골밀도 검사, 노인신체기능 검사

㉰ 생활습관 평가(흡연, 음주, 운동, 영양, 비만 등의 건강 위험 요인을 평가하고 결과에 따라 생활습관 개선을 위한 상담 및 처방을 제공)

㉱ 정신건강검사(우울증 선별검사 포함)

④ 영유아 건강검진은 다음과 같은 검사항목을 포함한다.

㉮ 문진 및 진찰

㉯ 신체계측

㉰ 발달 평가 및 상담

㉱ 건강 교육

㉲ 구강검진

4) 건강검진의 실시시기 및 절차

(1) 검진 실시시기

① 건강검진은 해당 연도에 실시한다. 다만, 2차 검진과 단계적으로 진행되는 위암 및 대장암 검진의 경우, 다음 해 1월 말까지 검진을 받을 수 있다.

② 영유아 건강검진은 지정된 시기에 각 1회씩 실시한다.

③ 의료급여 생애전환기 검진은 대상자가 만 66세에 도달하는 해에 실시한다.

④ 의료수급권자의 일반건강검진은 2년마다 1회 이상 실시한다.

(2) 검진 실시 절차

① 국민건강보험공단은 건강검진 대상자에게 건강검진표를 사전에 송부하고, 검진 방법 및 절차를 안내해야 한다. 이때, 지역가입자의 경우 세대별 보험료 고지서에 안내 내용을 포함할 수 있다.

② 시장·군수·구청장은 관할 지역 의료급여 수급권자 중 건강검진 대상자에게 보건복지부장관이 정한 지침에 따라 건강검진 실시를 안내할 수 있다.

③ 대상자는 건강검진표와 신분증을 지참하고 검진기관에서 건강검진을 받는다.

④ 검진기관은 대상자가 제출한 건강검진표 및 신분증을 통해 본인 확인 및 검사항목별 대상 여부를 확인해야 한다.

㉮ 건강검진 공통 문진표(별지 제1호 서식)

㉯ 생애전환기 검진 추가 문진표(별지 제2호 서식)

㉰ 구강검진 문진표(별지 제3호 서식)

㉱ 암검진 문진표(별지 제4호 서식)

㉲ 영유아 건강검진 문진표(별지 제5호 서식)

㉳ 영유아 구강검진 문진표(별지 제6호 서식)

㉴ 영유아 건강검진 시기별 발달평가도구(K-ASQ 또는 DENVER-II)

⑤ 검진기관은 검진 실시 전에 문진표를 구비하고, 대상자는 기관의 안내에 따라 해당 문진표를 작성하여 제출해야 한다.

⑥ 검진기관은 2차 검진 대상자에게 1차 검진일로부터 15일 이내에 2차 검진을 받도록 안내해야 한다. 만약 대상자가 1차 검진일로부터 30일이 지나도록 2차 검진을 받지 않을 경우, 1차 검진일을 건강검진 완료일로 간주한다.

⑦ 출장 검진을 희망하는 검진기관은 출장 검진 3일 전까지 지역보건법 시행규칙 제11조(건강진단 신고)에 따라 건강진단 등 신고서와 필요한 서류를 첨부하여 관할 보건소장에게 신고해야 한다.

▣ 국가검진(공단검진) 실시 절차

㉠ 지역가입자 및 직장 피부양자

- 건강검진 대상자에게 건강검진표 개별 발송(영유아 건강검진 대상자는 보호자에게 발송)
- 공단은 각종 매체를 활용하여 안내 및 홍보
- 대상자는 건강검진표를 지참하여 검진기관에서 검진을 실시(건강검진표를 지참하지 않은 경우, 공단 홈페이지에서 대상 여부 확인 가능)

㉡ 직장가입자

- 사업장별로 해당 연도의 건강검진 대상자 명단을 송부(영유아 건강검진 대상자는 개인별 송부)
- 사업장은 발송된 명부를 바탕으로 건강검진을 실시
  필요한 경우, 사업장은 건강검진 대상자 변경(추가·제외) 신청서를 공단 지사에 제출하여 수정된 명단을 수령한 후 검진을 실시
- 사업장별 단체검진을 진행하는 경우, 대상자 명단(전산 파일)을 검진기관에 제출하고, 개별 검진을 실시하는 경우 사용자가 근로자에게 검진대상자 확인서를 교부하여 개별적으로 검진을 받을 수 있도록 함
- 검진대상자 명단 또는 확인서에 국가암조기검진 대상(본인 부담 없음) 여부를 표기하여 교부

(3) 건강진단 결과 판정 기준

▣ 일반건강검진 및 의료급여 생애전환기 검진

건강진단 결과 판정 기준은 다음과 같다.

표 9-4 건강검진 결과 판정 기준

판정구분	판정 기준
정상A	일반건강검진 및 의료급여생애전환기검진 결과 건강이 양호한 자
정상B(경계)	일반건강검진 및 의료급여생애전환기검진 결과 건강에 이상이 없으나 식생활 습관, 환경개선 등 자가관리 및 예방조치가 필요한 자
일반 질환 의심	일반건강검진 및 의료급여생애전환기검진 결과 질환으로 발전할 가능성이 있어 추적검사나 전문 의료기관을 통한 정확한 진단과 치료가 필요한 자
고혈압·당뇨병 질환의심 (2차 검진 대상자)	일반건강검진 결과 고혈압, 당뇨병이 의심되어 진료와 검사 등이 필요한 자
유질환자	고혈압, 당뇨병, 이상지질혈증, 폐결핵으로 판정받고, 현재 약물 치료를 받고 있는 자

(4) 건강검진 결과 통보

① 검진기관은 건강검진을 완료한 후 결과 통보서를 작성하여 수검자에게 15일 이내에 우편 등으로 건강검진 결과를 통보하여야 한다.

㉮ 일반건강검진 결과 통보서 (별지 제7호~제8호 서식)

㉯ 의료급여 생애전환기 건강진단 결과 통보서 (별지 제9호~제11호 서식)

㉰ 구강검진 결과 통보서 (별지 제12호 서식)

㉱ 암검진 결과 통보서 (별지 제13호 서식)

㉲ 영유아 건강검진 결과 통보서 (별지 제14호 서식)

㉳ 영유아 구강검진 결과 통보서 (별지 제15호 서식)

② 영유아 건강검진 및 구강검진을 실시한 검진기관은 수검자에게 전산 출력물 등을 이용하여 결과 통보서를 직접 교부하여야 한다.

(5) 국가건강검진 사후 관리

① 검진기관은 「건강검진기본법」 제19조 제1항에 따라 건강검진 결과 건강을 위협하는 요인이나 질병이 의심되는 경우, 상담 또는 전문 의료기관 의뢰 등 필요한 조치를 취하여야 한다.

② 검진기관은 일반건강검진 결과에서 고혈압, 당뇨병이 의심되는 수검자에게 확진 검사를 받을 수 있도록 안내하여야 하며, 폐결핵이 의심되는 경우 해당 분야의 진료를 받을 수 있도록 안내하여야 한다.

5) 검진비용 부담 및 청구, 지급

(1) 검진비용 부담

① 건강보험 가입자 및 피부양자의 검진비용 부담은 다음과 같다.

㉮ 일반건강검진, 영유아 건강검진, 암검진 중 자궁경부암 및 대장암 검진은 국민건강보험공단이 전액 부담한다.

㉯ 암검진 중 위암, 유방암, 간암, 폐암 검진은 공단이 검진비용의 90%를 부담하며, 수검자는 10%를 부담한다.

㉰ 「암관리법」에 따른 암검진 사업의 수검자는 본인부담비용을 국가 및 지방자치단체에서 지원한다.

② 의료급여 수급권자의 검진비용은 국가 및 지방자치단체에서 부담한다.

(2) 검진비용의 청구 · 지급

① 검진기관은 건강검진을 완료한 날로부터 30일 이내에 검진비용을 국민건강보험공단에 청구하여야 한다.

㉮ 검진비용 청구서 (별지 제18호 서식)

㉯ 일반건강검진 결과 통보서

㉰ 생애전환기 건강검진 결과 통보서

㉱ 암검진 결과 기록지

㉲ 구강검진 결과 통보서

㉳ 영유아 건강검진 결과 통보서

㉴ 영유아 구강검진 결과 통보서

㉵ 문진표

② 검진비용을 청구할 경우, 공단의 전산시스템(건강검진 포털) 등에 검진 결과 내역을 등록한 후 공단에 청구하여야 한다.

③ 국민건강보험공단은 검진비용 청구서가 접수된 날로부터 15일 이내에 해당 검진기관의 건강보험 요양급여비용 지급 계좌로 검진비용을 지급하여야 한다.

④ 국민건강보험공단은 토요일 및 「관공서의 공휴일에 관한 규정」에 따른 공휴일에 검진을 실시한 기관에 대하여 건강검진 상담료 및 행정비용의 30%를 가산하여 지급할 수 있다.

6) 검진기관 평가

(1) 보건복지부 장관은 국가건강검진의 질 향상을 위해 검진기관이 다음 사항을 갖추었는지 평가를 시행한다.

① 국가건강검진 업무 수행에 적절한 인력, 시설 및 장비 보유 여부

② 국가건강검진의 질 관리 실시 현황에 대해 3년마다 평가

(2) 검진기관의 평가 시기, 범위, 방법, 절차 및 결과 공개 등 기타 필요한 사항은 보건복지부령으로 정하며, 평가 결과를 공개할 수 있다.

7) 건강검진 관련 서식

(1) 건강검진 관련 양식에는 다음과 같은 서식이 포함된다.

① 건강검진 공통 문진표

② 암검진 문진표

③ 일반건강검진 및 생애전환기 검진 판정 기준

④ 건강검진 결과 통보서

⑤ 건강검진 비용 청구서

(2) 일반건강검진의 건강검진 비용 청구서는 별도의 기준에 따라 작성된다.

① 건강검진을 완료한 후, 검진기관은 30일 이내에 관련 서식을 활용하여 국민건강보험공단에 검진비용을 청구하여야 한다.

② 토요일 및 「관공서의 공휴일에 관한 규정」에 따른 공휴일에 검진을 실시한 기관은 건강검진 상담료 및 행정비용의 30%를 추가하여 청구할 수 있다.

검진비용 청구서

□ 일반건강검진　　□ 의료급여생애전환기검진

	기 관 명	요양기관기호	소 재 지	
청구기관			(☎)	
청구처 (지사, 보건소)		사업장 또는 기관 (학교)	명 칭	관리 번호

청 구 내 역 (총청구액: 원)

검진비용

항목			건강 검진비 (A)	실 시 인 원 (B)	청구 금액 (A×B)	질 환 별			건강 검진비 (A)	실 시 인 원 (B)	청구 금액 (A×B)
검진 상담료						④ 생활습관평가	기본 (상담)				
토요일, 공휴일 검진 가산료							흡연				
구강검진	구강검진						음주				
	토요일, 공휴일 검진 가산료						운동				
	① 치면세균막검사						영양				
흉부방사선검사	직접촬영	14"x14"					비만				
		14"x17"									
	컴퓨터영상처리장치(CR),디지털촬영장치(DR					⑤ B형 간염검사	항원	일반			
	영상저장 및 전송 시스템(Full Pacs)							정밀			
요검사	요단백							정밀 (핵의학적)			
② 혈액검사	혈색소						항체	일반			
	공복혈당										
	총콜레스테롤							정밀			
	HDL콜레스테롤							정밀 (핵의학적)			
	LDL콜레스테롤										
	트리글리세라이드					⑥정신건강검사(PHQ-9)					
	AST(SGOT)										
	ALT(SGPT)					⑦인지기능장애(KDSQ-C)					
	감마지티피										
	혈청크레아티닌					⑧노인신체기능검사					
	신사구체여과율(e-GFR)	MDRD	–		–						
		IDMS-MDRD	–		–						

구분	검사				구분			
③ 골밀도 검사 (여자)	양방사선골밀도검사				장애인 안전 · 편의관리비			
	양방사선말단골밀도검사				계			
	정량적전산화단층골밀도검사							
	말단골정량적전산화단층촬영골밀도검사							
	초음파골밀도검사							

※ 주 ① 만 40세에 한함
② 콜레스테롤 검사는 남자 만 24세 이상, 여자 만 40세 이상에 대하여 4년마다
③ 만 54, 66세 여성에 해당 ④ 만 40세, 50세, 60세, 70세에 해당 ⑤ 만 40세에 해당
⑥ 만 40세, 50세, 60세, 70세에 해당 ⑦ 만 66세 이상 2년마다 ⑧ 만 66세, 70세, 80세에 해당

우리기관에서 20 . . . ~ 20 . . . 까지 실시한 검진비용을 위와 같이 청구합니다.

청구일 : 20 년 월 일

대표자(청구인) : (인)

첨부 1. 건강검진 결과통보서 매
2. 문 진 표 매
3. 구강검진결과통보서(구강검진기관에 한함) 매

※접수번호	※접수일	※처리일

9-2 | 종합건강진단

학습목표

1. 종합건강진단의 예약·접수·수납업무를 수행할 수 있다.
2. 종합건강진단의 프로그램을 관리하고, 건강진단실적을 작성 보고할 수 있다.

1. 종합건강진단

1) 정의

종합건강진단은 개인의 건강 상태 및 질병 여부를 확인하기 위해 의사의 진찰과 각종 검사를 통해 건강을 진단하는 것을 의미한다. 건강진단의 목적은 체계적인 선별검사를 통해 질병을 조기에 예방하고 발견하며, 신속한 치료를 가능하게 하는 데 있다. 또한 생활습관을 개선하여 건강을 증진시키는 예방적 활동이라고 할 수 있다. 조기 예방과 조기 진단을 통한 건강관리는 삶의 질을 향상시키는 데 기여한다.

따라서 생활습관병 예방 및 질병의 조기 발견과 치료를 위해 다양한 검사를 포함한 종합

적인 건강진단이 필요하다. 의료기관별로 다양한 건강진단 프로그램을 운영하고 있으며, 검사항목은 건강진단의 종류에 따라 차이가 있다.

2) 종합건강진단의 목적

종합건강진단의 주요 목적은 자각 증상이 없는 상태에서도 생명과 관련된 질병을 조기에 발견하고 치료하는 데 있다. 또한 현재는 질병으로 진단되지 않더라도, 향후 질병을 유발할 가능성이 있는 위험 요인을 미리 파악하고 교정하는 것 또한 중요한 목적이다.

더불어, 종합건강진단은 이미 발생한 질병을 조기에 발견하여 치료하는 2차 예방과, 건강 위험 요인을 사전에 조절하여 질병 발생 자체를 예방하는 1차 예방의 기능을 수행한다. 이를 통해 질병의 조기 발견과 치료뿐만 아니라 건강을 위협하는 생활습관을 개선함으로써 건강을 증진시키고, 질병으로 인한 이환율과 사망률을 낮추는 것이 목표이다.

3) 종합건강진단 운영 프로그램

종합건강진단의 운영 프로그램과 검사 항목은 의료기관의 설립 목적, 운영 방식 및 환경에 따라 차이가 있다. 상급종합병원, 종합병원, 일반 병원, 전문센터 등 의료기관별로 제공하는 건강진단 프로그램이 다를 수 있으며, 일반적으로 많이 시행되는 건강진단 프로그램은 다음과 같다.

종합건강진단 프로그램 (사례)
• 기본 종합건강진단 • 정밀 종합건강진단 • 숙박 건강진단 • 기업체 임직원 종합건강진단 • 장기별 건강진단 (뇌, 심장, 유방, 폐, 소화기, 척추, 갑상선, 전립선 등) • 특화 건강진단 (여성, 남성, 청소년, 수험생, 소아, 예비부부, 스포츠, 치매, 노인 등) • 주요 암 발견(부위별) 건강진단 • 재진 정밀 건강진단 • 맞춤 건강진단 • 선택 정밀 건강진단 (종합 건강진단 항목 + 추가 검사 항목) 등

※ 성별 및 연령대별 전문 프로그램 운영이 확대되는 추세이며, 병원별 프로그램은 상이할 수 있음.

(1) 기본 종합건강진단 및 정밀 종합건강진단

① 기본 종합건강진단

가장 기본적인 건강진단 프로그램으로, 약 80~90여 가지 검사를 통해 우리나라에서 유병률과 발생률이 높은 질환을 진단하기 위한 프로그램이다.

따라서 20~30대 이상의 성인을 대상으로 내과적 주요 장기의 기능을 진단하고 성인병을 예방하는 것을 목적으로 실시하는 건강진단이다. 수면 내시경과 장검사(직장내시경/대장내시경)는 추가 검사 항목이며, 건강검진 예약 시 신청하면 받을 수 있다.

남성과 여성의 검사 항목이 일부 다르며, 남성의 경우 전립선 특이항원(PSA) 검사를 실시하고, 여성의 경우 유방촬영술, 자궁경부암검사(Pap smear), 난소암검사(CA-125) 등을 실시한다.

표 9-5 검사항목 및 관련 질환

NO	구분	검사 항목	관련 질환 / 비고
1	기본진료	진찰, 신장, 체중, 비만도, 인과	관련질환
2	안과검사	시력, 안저, 안압	근시, 백내장, 녹내장
3	치과검사	치과진찰 및 치아검사	치주질환
4	영양상담	영양문진 및 영양상담	영양 관련 질환
5	폐질환검사	흉부방사선 직접촬영	폐결핵, 폐렴, 기타흉부질환
		폐기능검사	기관지 질환
6	간기능검사	GOT(혈청지오티)	급만성간염, 간경변
		GPT(혈청지피티)	
		γ-GTP(혈청감마지티피)	알콜성간염, 간경변
		Total protein(총단백)	간질환, 영양장애
		Albumin(알부민)	간질환, 영양장애, 신증후군
		ALP(알칼리포스파타제)	간질환, 담도질환
		Total bilirubin	황달, 간질환
		Direct bilirubin	
		LDH(유산탈수효소)	간질환, 심근경색
7	간염검사	HBs Ag(B형간염항원)	B형간염검사
		HBs Ab(B형간염항체)	
		HBe Ag(B형간염e항원)	B형간염 전염성 여부검사
		HBe Ab(B형간염e항체)	
		Anti-HAV(A형간염항체)	A형간염검사
		Anti-HCV(C형간염항체)	C형간염검사
8	순환기계검사	혈압	고혈압/저혈압
		E. K. G	심근경색, 부정맥, 협심증
		C P K	심근경색
		Total cholesterol	동맥경화, 비만증, 심부전증
		Triglyceride	지방간, 지질대사
		HDL-cholesterol	순환기질환

NO	구분	검사 항목	관련 질환 / 비고
9	신장기능	BUN	신기능장애, 신부전증
		Creatinine	만성신장염, 신부전증
		Uric acid	신기능장애, 통풍
		B/C ratio	뇨독증, 신부전, 저단백
		Urine	요로감염 및 신장질환
10	대변검사	Occult blood	분변잠혈검사
		분변충란검사	기생충검사
11	당뇨검사	Glucose	당뇨
12	췌장검사	Amylase	췌장기능장애, 소화기천공
13	혈액학검사	RBC, WBC, Hemoglobin, RDW	각종 빈혈검사
		MCV, MCH, MCHC, Platelet	
		백혈구백분율	염증성질환, 백혈병, 알러지
		Fe(혈청철)	철결핍성 빈혈
		UIBC(불포화철결합능)	
		ABO/Rh	혈액형
14	혈청학적검사	RA factor(류마티즘인자)	류마티스관절염
		CRP(C반응성단백)	급만성 염증
		VDRL(매독)	매독
		HIV(AIDS)	후천성면역결핍증
15	갑상선기능검사	T3	갑상선기능
		T4	
		TSH	
16	종양표지검사	AFP	만성간질환, 간암
		CEA	대장암
		CA19-9	췌장암, 담낭암
		CA-125	자궁내막증, 난소암, 골반염
		P S A	전립선염, 전립선암
17	상부위장관검사	Helicobactor pylori(Ig G)	위궤양유발인자검사
		UGI(위장조영촬영)	식도, 위, 십이지장검사
		위내시경	
18	초음파검사	복부초음파	종양, 담석증
19	유방검사	유방 X-선 촬영	유방암
20	골밀도검사	골밀도검사	골다공증

② 정밀종합건강진단

정밀 종합 건강진단은 주로 40세 이상 중·장년층을 대상으로 성인병 예방과 주요 장기의 조기암 진단 및 예방을 목적으로 실시하는 건강진단이다. 또한, 1일 건강진단으로서 가장 광범위한 건강진단 프로그램으로, 주요 암 및 각 장기별 질환을 조기에 발견할 수 있는 정밀한 프로그램이다. 과중한 업무와 스트레스를 받는 비즈니스 리더를 위한 고품격 건강진단 프로그램이기도 하다.

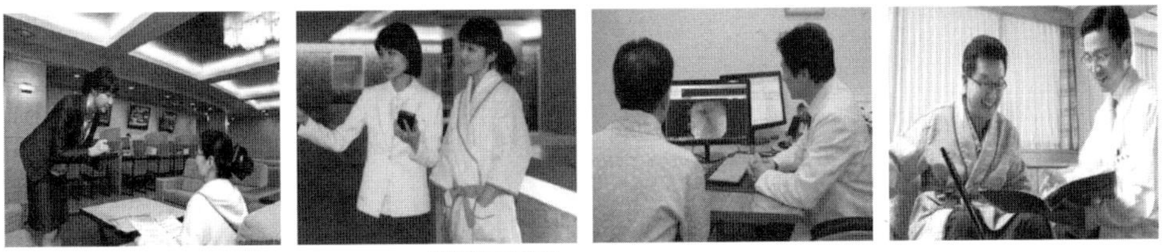

그림 9-3 종합건강진단

③ 기업 건강진단

최근 기업의 경쟁력은 임직원의 건강과 직결되며, 이에 따라 기업 차원의 세심한 관리와 임직원의 질병 예방 및 신체적·정신적 건강관리를 위한 노력이 중요하다. 따라서 각 병원의 건강 증진센터는 법인별 조직 특성과 직원의 업무 특수성을 고려한 맞춤검진 시스템을 운영하고 있으며, 이는 복리후생 측면에서 확대되는 추세이다. 검사 항목은 기본종합건강진단과 유사하지만, 기업체에서 요구하는 검사가 추가될 수 있다.

(2) 분야별 전문 건강진단

① 주요 암 전문 건강진단

주로 대형 병원이나 건강검진전문센터에서 시행하며, 한국인에게 많이 발병하는 암(위암, 대장암, 간암, 췌장암, 폐암, 전립선암 등)의 조기 진단을 위한 프로그램이다.

② 소화기암 전문 건강진단

소화기 질환에 대한 가족력이 있거나 예방 차원에서 검사를 원하는 분들을 대상으로 하는 건강검진 프로그램이다. 한국인에게 가장 많이 발생하는 소화기계암(위암, 대장암, 간암, 췌장암 등)을 조기 진단하고 예방하는 목적을 갖고 있다. 병원에 따라 오전 또는 오후 특화검진으로 진행되기도 한다.

③ 폐암 전문 건강진단

폐암 가족력이 있거나 폐암을 조기에 예방하고자 하는 분들, 혹은 최근 증가하는 폐암 및 폐질환을 조기에 발견하고 진단하려는 분들을 위한 전문 건강검진 프로그램이다. 병원에 따라 폐 CT 또는 저선량CT를 활용한 주기적인 검사를 통해 폐암 및 폐질환을 진단한다.

④ 뇌 전문 건강진단

뇌졸중이나 뇌종양과 같은 뇌질환의 가족력이 있는 경우, 동맥경화도 및 뇌구조와 혈관 상태를 확인할 수 있는 전문 프로그램이다.

⑤ 심장 전문 건강진단

심혈관 질환의 위험 요인을 평가하고 조기진단 및 발병 가능성을 측정하여 전문적인 상담(식습관, 운동요법 등)과 생활 습관 개선 지도를 제공하는 건강검진 프로그램이다. 심혈관계가족력이 있거나 동맥경화의 위험인자가 있는 경우, 심혈관 질환을 조기에 진단하고 예방하는 데 도움을 준다.

⑥ 뇌졸중 전문 건강진단

뇌졸중은 예방이 가능한 질환이라는 전제 하에, 뇌졸중 고위험군을 조기에 진단하고 위험 요인을 교정 및 예방할 수 있도록 교육하는 건강검진 프로그램이다. 이를 통해 궁극적으로 뇌졸중 발생을 예방하는 것이 목적이다.

⑦ 청소년·수험생 건강진단

성장기 청소년(15세~18세)을 대상으로 일반적인 건강 상태, 기초체력, 영양 상태, 스트레스 정도, 신체적·심리적 특성을 종합적으로 평가하는 건강검진 프로그램이다. 조기 진단과 예방을 통해 건강한 학습 환경을 조성하는 데 도움이 된다.

⑧ 알레르기 전문 건강진단

기관지천식, 알레르기비염 등의 알레르기질환이 의심되거나 가족력이 있는 경우, 관련 검사를 통해 알레르기질환을 조기 진단하는 건강검진 프로그램이다.

⑨ 생애주기 100세 건강진단

건강한 노후를 위해 70세 이상을 대상으로 마련된 건강검진 프로그램이다. 노인성 질환, 치매선별검사, 전문의 진찰 등을 포함하여 건강한 삶을 유지하도록 돕는다.

⑩ 예비 부부 건강진단

결혼을 앞둔 예비 부부가 건강한 결혼 생활과 건강한 자녀 출산을 준비할 수 있도록 구성된 건강검진 프로그램이다. 여성의 경우 풍진(Rubella) 검사가 포함되는 것이 특징이다.

(3) 숙박 건강진단 및 프리미엄 멤버십 건강진단

① 숙박 건강진단 (1박 2일 코스)

1박 2일 동안 고급 호텔과 같은 객실(병실)에 투숙하며, 전담 의료진의 1:1 맞춤케어 서비스를 제공받는 고객 중심의 초정밀 맞춤건강진단 프로그램이다.

이 프로그램의 주요 특징은 다양한 검사 항목과 전문화된 검사 과정으로, 검사 시간을 조정하여 편안하게 2일 동안 분산해 진행된다는 점이다. 특히, 둘째 날은 공복 전 검사와 공복 후 검사로 나누어 실시된다. 숙박 건강진단은 주로 대형병원이나 객실을 갖춘 전문검진센터에서 시행되며, 2박 3일 코스 건강진단도 별도로 제공된다.

② 프리미엄 멤버십 건강진단

개인의 건강 이력과 요구도를 고려하여 최적화된 정밀 건강진단을 제공하는 차별화된 멤버십 프로그램이다. 이 프로그램은 최고 교수진들의 체계적인 협진이 원스톱으로 이루어지며, 건강진단 이후에도 전담 의료진에 의한 지속적인 건강관리를 받을 수 있는 것이 특징이다.

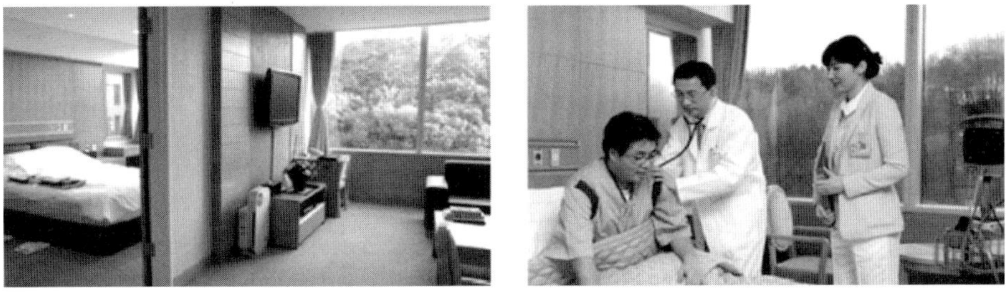

그림 9-4 S병원 숙박 종합건강진단

(4) 맞춤 SET 검사 프로그램

개인별 건강 요구도에 따라 최소 기본건강진단 항목에 추가 검사 항목(SET 검사)을 포함하여 프로그램을 구성할 수 있다. 신청한 검진 프로그램에 당일 추가하여 검사를 시행할 수도 있으며, 결과 상담 후 질환이 발견될 경우 맞춤 SET 검사를 진행하기도 한다.

(건강진단 프로그램 자료 출처: 서울아산병원, 삼성서울병원 및 각 병원 건강검진센터 홈페이지)

(4) 종합건강진단의 중요성

종합건강진단은 다음과 같은 중요한 역할을 한다.

① 고혈압, 당뇨, 각종 암, 퇴행성질환 등 생활습관병을 예방할 수 있다.

② 질병을 조기에 발견하여 적절한 치료 시기를 놓치지 않고 조기치료가 가능하다.

③ 건강관리와 건강의 중요성을 인식하여 전반적인 건강 증진에 기여할 수 있다.

④ 정기적인 건강검진을 통해 건강한 상태를 유지하고, 예방책을 마련하며, 생활습관에서 비롯되는 위험요인을 조기에 발견할 수 있다.

(5) 종합건강진단의 대상

다음과 같은 경우 종합건강진단을 받는 것이 권장된다.

종합건강진단 대상자 증상
• 쉽게 피로를 느끼거나 이유 없이 체중이 감소하는 경우 • 신체의 특정 부위에서 지속적인 통증이 있는 경우 • 뒷목이 뻐근하거나 가슴에 통증을 자주 느끼는 경우 • 계단을 오를 때 숨이 쉽게 차는 경우 • 갈증이 심하고 소변을 자주 보는 경우 • 유방암, 자궁암, 골다공증 등의 위험에 노출되기 쉬운 여성 • 복부 불쾌감이 지속되거나 변비 또는 설사를 자주 하는 경우 • 중년 이후 고혈압, 당뇨병, 동맥경화 등 성인병의 유무를 확인하고 싶은 경우 • 1년 이상 건강검진을 받지 않았으며, 종합적인 건강진단을 받고 싶은 경우

(6) 종합건강진단에서 실시하는 기본 검사

기본 종합건강진단에서는 약 80~90개 항목의 검사를 시행하며, 주요 검사는 다음과 같다.

종합건강진단에서 실시하는 기본 증상
• 내시경 검사: 위내시경, • 영상 검사: 상복부 초음파(간, 담도, 췌장, 신장, 담낭), • 순환기 검사: 혈압 측정, 심전도, • 안과 검사: 시력, 안압, 안저 검사, • 청력 검사, • 소변 검사: 요단백, 잠혈, 적혈구, 백혈구 등, • 대변 검사: 잠혈, 기생충 검사, • 체성분 검사: 체지방률, 체질량지수(BMI), 비만도, 복부 지방률, • 혈액 검사, • 일반혈액 검사(빈혈, 백혈구, 혈소판 등) 혈액형 검사, • 혈당 검사, • 전해질 검사, • 고지혈증 검사, • 신장 기능 검사, • 간 기능 검사, • 갑상선 기능 검사, • 간염(B형, C형) 검사, • 매독 및 에이즈(AIDS) 검사, • 적혈구 침강 속도 검사, • 류머티스 인자 검사, • 통풍 검사, • 혈액 종양 표지자 검사(간암, 대장암, 췌장암, 전립선암, 난소암), • 흉부 X-ray 검사, • 여성 특화 검사(여성 대상), • 부인과 검사(자궁경부암 검사), • 유방 X-ray 촬영(유방촬영술), • 인유두종바이러스(HPV) 검사

이와 같은 종합적인 검사를 통해 질병을 조기에 발견하고 건강을 체계적으로 관리할 수 있다.

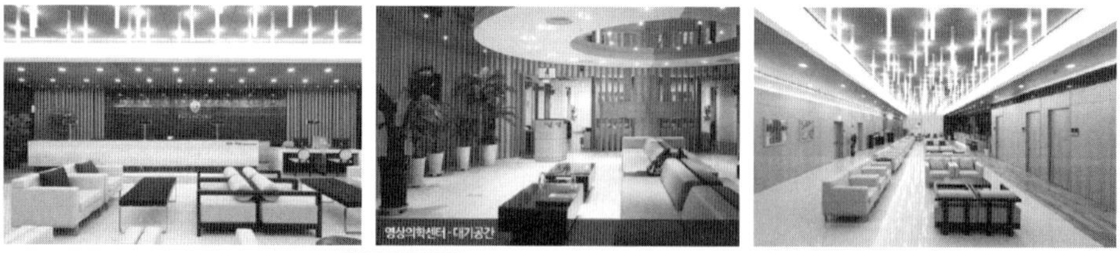

그림 9-5 종합건강진단실 내부 환경

2. 종합건강진단 절차 및 내용

1) 예약

예약은 다음과 같은 방법으로 이루어진다.

① 내원 ② 전화 ③ 인터넷 ④ 문서(주로 단체 검진의 경우) ⑤ FAX

대부분 전화 및 내원 예약이 주를 이루며, 고객 편의를 위해 실무 경험이 풍부한 건강관리전문상담직원을 창구에 배치하는 것이 효율적이다. 또한, 24시간 음성 안내 시스템 및 모바일 서비스를 제공하면 수진서비스 향상에 도움이 된다.

01. 예약방법
예약은 방문 및 전화 인터넷으로 신청

02. 방문시간안내
전화 및 방문시간은 평일 8:00~5:00시

03. 예약시 필수사항
인터넷 및 전화 예약시 성명 · 주민등록번호 · 주소 · 연락처 등이 필요합니다.

04. 예약 후 절차
확인 후 검사일 1주일 전에 준비물(문진표, 변통)등을 택배발송, 검진일전에 문자 및 전화통보

그림 9-6 예약 안내

2) 접수 및 수납

사전 예약 또는 당일 내원하여 신청한 종합건강진단 프로그램에 따라 접수를 진행하며, 검진료를 수납한 후 직원의 안내에 따라 건강진단을 진행한다.

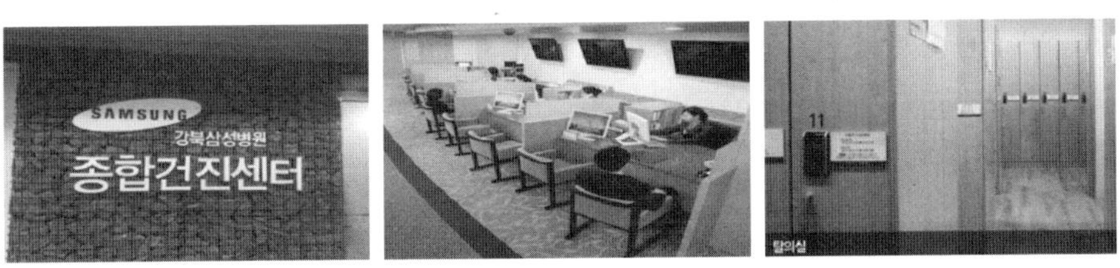

그림 9-7 검진 접수 및 수납/탈의

3) 탈의

접수 및 수납 후 직원의 안내에 따라 탈의실에서 탈의를 진행한다. 이때, 속옷(팬티)만 착용하며, 목걸이 및 귀걸이 등 액세서리는 착용하지 않는다.

※ 핸드폰은 응급 상황을 제외하고 개인보관함에 보관하여야 한다.

4) 일정 관리

각 병원 및 전문센터 간 운영 시스템과 건강진단 실시 종류가 상이하므로, 일일 적정 수진인원(오전, 오후), 건강진단 종류(프로그램), 성별, 초진 및 재진, 개인 및 단체 수진 인원, 일반 및 특수 검사 건수 등을 고려하여 효율적인 일정 관리가 필요하다. 또한, 건강진단 수진자는 쾌적한 공간에서 편안하게 건강진단을 받기를 희망하므로, 적정 수진 인원의 분산 관리가 무엇보다 중요하다.

5) 예약 부도율 관리

건강진단은 대부분 사전 예약제로 운영되므로, 예약수진자의 부도율을 최소화하는 관리가 필수적이다. 이를 위해 건강진단 1~3일 전에 확인 전화를 하거나 모바일 서비스를 활용하여 예약을 확인하는 것이 필요하다.

※ 예약 취소 및 변경이 빈번할 경우, 예약 대기 수진자대기 프로그램을 운영하는 것이 효율적이다.

6) 사전 준비

건강진단 검사 전 다음과 같은 사항을 사전에 준비해야 한다.

- 건강진단 안내문 및 일반적인 주의사항 제공
- 건강위험요인 평가 문진표 및 식습관 관련 문진표(영양) 작성
- 대장검사 및 수면내시경검사 등 추가 검사가 필요한 경우 별도 유의사항 안내

▣ 문진표 작성

문진표는 고객의 건강 상태와 위험 요인을 정확히 파악하고 건강진단 결과를 평가하는 데 중요한 자료이므로, 검진 전 사전작성하여 당일 제출해야 한다.

7) 수진자의 개인정보 관리

건강진단을 신청한 수진자의 개인정보 및 검사 결과 관리는 철저하게 보호되어야 한다.

8) 건강진단 절차 및 소요 시간

(1) 건강진단 절차는 검진 프로그램에 따라 상이하며, 종합건강진단의 절차는 다음과 같다.

종합건강진단 절차
① 상담예약 • ② 건진일 내원 • ③ 접수 및 수납 - ④ 탈의 및 교육 - ⑤ 진찰(문진, 예진) - ⑥ 검사 및 영양상담(일반 및 특수) - ⑦ 검사종료 - ⑧ 결과상담(당일, 내원, 결과발송, 전화, 인터넷 등)

(2) 종합건강진단의 소요 시간은 프로그램에 따라 다르며, 일반적으로 2시간~3시간 30분 정도 소요된다.

※ 특수 검사가 포함될 경우, 추가 시간이 필요할 수 있다.

9) 기본 종합건강진단 순서 및 절차

(1) 건강진단의 일반적인 순서는 다음과 같다.

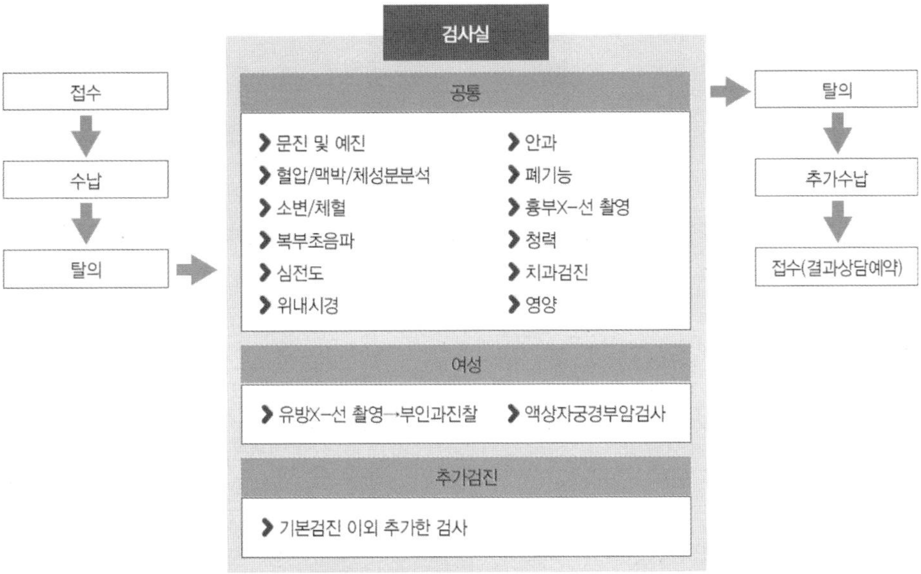

그림 9-8 종합건강진단 순서

(2) 종합건강진단 절차는 다음과 같다.

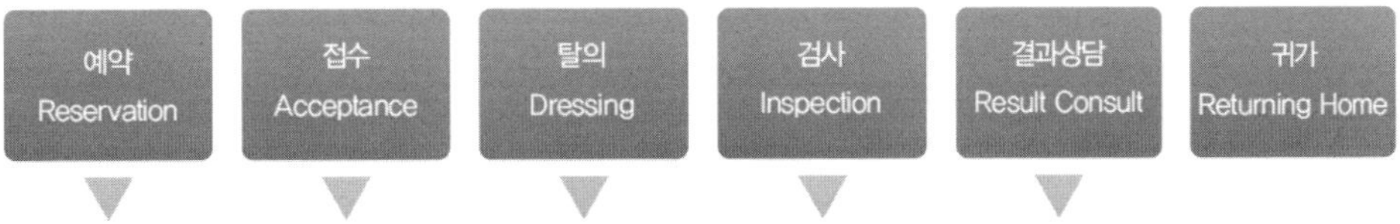

그림 9-9 종합건강진단 절차

10) 검사 및 검사진행 관리

(1) 검사는 직원의 안내에 따라 진행되며, 검사 순서는 검진 프로그램별로 다르다.

- 기본 종합검진: 예진 또는 진찰(담당 전문의) → 혈압 측정 → 신체 계측 및 비만도 측정 → 안저 및 안압 검사 → 흉부 촬영 → 심전도 및 청력 검사 → 폐 기능 검사 → 초음파 검사 순으로 진행된다.

- 내시경 검사 및 특수 검사는 기본 검사가 끝난 후 대부분 진행된다.
- 숙박 검진의 경우, 첫날 기본 검사를 진행하고, 다음 날 공복 상태에서 필요한 검사를 먼저 시행한 후 특수 검사를 실시한다.

(2) 수진자의 검사 대기 시간이 길어지지 않도록 각 검사실에서 병목 현상이 발생하지 않도록 해야 한다. 이를 위해 "검사 대기 프로그램"을 개발 및 활용하여 한 검사가 끝난 후 다음 검사로 신속하게 안내하면, 대기 시간을 최소화할 수 있으며 수진자의 만족도를 향상시킬 수 있다.

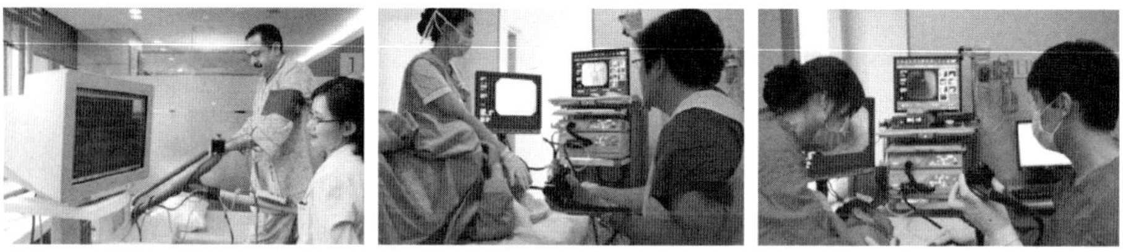

그림 9-10 종합건강진단 검사

11) 결과 정리 및 결과 상담·사후 관리

(1) 검사가 완료되면, 검진센터 내 자체 검사는 담당 직원이 관리하고, 검체 검사(혈액, 소변, 대변 등) 및 방사선 검사 등은 관련 부서에서 결과를 통보받아 종합적으로 정리한 후, 종합건강진단 결과표를 작성한다. 종합결과표 작성이 완료되면, 결과 관리 담당자의 재확인과 점검을 거쳐 최종 종합결과표가 확정된다. 특히, 종합 건강진단 결과에서 악성 종양 등 질환이 발견된 경우, 검사 결과 관리를 신중하게 진행해야 하며 철저한 기록과 관리가 필요하다.

(2) 종합 결과표 작성이 완료되면 결과 상담을 실시하는데, 수진자의 희망에 따라 방문 상담, 전화 상담, 인터넷 상담, 우편 발송 등의 방법을 활용할 수 있다.

(3) 결과 상담 후, 질환이 발견된 수진자에 대해서는 추가 정밀검사 시행 및 관련 진료과 외래 진료 예약 등을 진행해야 한다. 또한, 정기적으로 추적 관리가 필요한 검사는 지속적인 사후 관리를 통해 수진자의 만족도를 향상시킬 수 있다. 대형병원 등 활성화된 검진센터에서는 고객 관리실을 별도로 설치하여 수진자의 사후관리를 효율적으로 수행함으로써 병원의 신뢰도를 높이고, 평생 고객을 확보하는데 중추적인 역할을 수행하고 있다.

12) 건강진단 관련 양식

건강진단에 사용되는 주요 양식은 다음과 같다.

① 예약증, ② 건강진단 안내문, ③ 건강 및 영양 문진표, ④ 검사별 진행 체크리스트, ⑤ 건강진단 결과표(file), ⑥ 예약 일보, ⑦ 수익 및 미수금 일보, ⑧ 영수증, ⑨ 검사별 유의사항 안내문, ⑩ 건강검진 프로그램별 실시자 현황표, ⑪ 홍보 팸플릿(검진 브로슈어) 등

3. 직원 교육 및 고객 관리

1) 직원 교육

건강진단을 담당하는 직원은 기본 예절과 건강 의학 기초 상식 등 소양(지식)함양을 위한 직무 교육이 필요하며, 교육 종류는 다음과 같다.

- 기본 예절 (인사, 표정, 복장, 응대, 상담, 전화, 안내 등)
- 건강진단 일반 관리
- 기초 건강 의학 전문 지식 (질환, 의학 용어, 암 정보 등)
- 일반 및 특수 검사 전문 지식 (장비 용도별)
- 건강진단 결과 관리 (정상 및 비정상 수치 등)

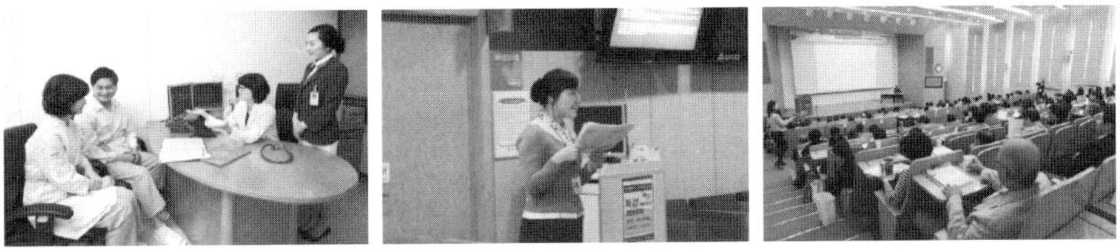

그림 9-11 종합건강진단 교육

2) 고객 관리(CRM)

수진자에 대한 고객 관리는 운영상 매우 중요하며, 고객 의견을 적극적으로 반영하여 건강진단의 질적 향상과 지속적인 서비스 개선이 필요하다. 다음 방법을 활용하면 효과적이다.

고객 관리 사례
• 수진자 만족도 설문조사, • 건강진단 수진 차수별 관리, • 건강 정보 리플릿 발송, • 건강관리 지침서 배부, • 건강진단 후 전화 상담 (불편, 불만, 건의사항 등), • 인터넷 결과 조회 재진 수진자 맞춤형 건강진단, • 암 의심자 추적 관리, • 건강관리 홍보 교육, • 정기 건강진단 대상자 홍보물 발송 및 전문 상담, • 평생 고객 관리, • 가족 건강관리, • 암 의심자 발견 시 신속 조치 및 편의 도모 등

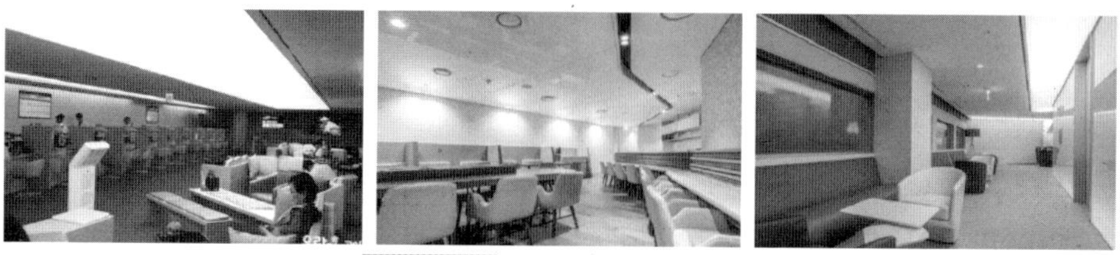

그림 9-12 검사 및 고객 대기실

4. 건강진단 수가관리 및 검진 홍보

1) 건강진단 수가관리

건강진단 수가관리는 병원 운영에 매우 중요하므로, 정부에서 고시하여 시행 중인 건강진단 수가(종류 및 검사 항목)를 제외하고는 기초 의학 지식을 갖춘 담당직원이 관리한다. 지역 및 병원 여건, 특수성을 고려하여 가능한 건강보험수가 조정 시기(매년 1~3월)에 수가를 조정하는 것이 효율적이다. 또한 정부에서 고시한 건강검진 및 특정암 검진 등의 건강진단 수가 외에 종합건강진단 및 정밀건강진단 등의 운영 수가를 산정할 때는 합리적인 산출 근거에 의거하여 수가를 결정하고 운영하는 것이 바람직하다.

2) 건강진단 홍보

건강진단 홍보는 병원 운영에 매우 중요하므로, 홍보 팸플릿을 자체 제작하여 병원 내에 비치하여 활용하고, 단체 섭외 및 고객 배포용으로도 활용한다.

건강진단 브로슈어 제작시에는 일반인 및 수진자가 이해하기 쉽도록 작성하는 것이 효과적이다. 병원 내 건강진단 브로슈어 비치 장소는 다음과 같은 곳을 고려할 수 있다.

• 종합 안내 창구, • 외래 진료 각 과, • 건강진단 예약 접수 창구, • 응급실 보호자 대기실, • 병동 휴게실, • 강당 앞, • 교육실 앞

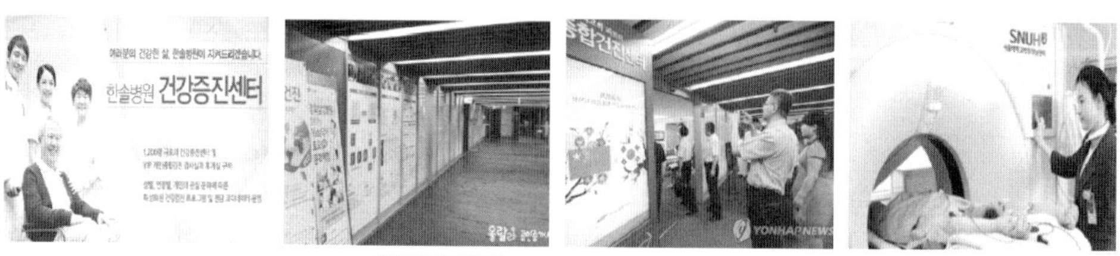

그림 9-13 종합건강진단 홍보

5. 건강진단 주요 검사 장비

건강진단에 사용되는 주요 검사 장비는 다음과 같다.

구분	장비명
일반검사	심전도, 폐기능, 청력, 안압, 안저, 신체계측, 혈압측정, 운동부하, 체력측정기, 자동혈액분석기, 핵의학장비(RIA) 등
내 시 경	내시경(위내시경, S상결장경, 대장내시경). 내시경세척기 등
영상의학 (방사선)	흉부촬영, 위장관투시(UGI), 유방촬영, 골밀도(BMD), 치아촬영, MRI, CT, PET, PET-CT, 초음파 및 Probe(복부, 심장, 갑상선, 전립선, 경동맥, 질, 골반, 유방 등) 등
진찰장비	치과 진찰대, 부인과 진찰대 등
기타	특수 및 진폐건강진단기관을 지정 실시할 경우는 별도 추가 장비 필요

6. 건강진단 발견 주요 질환

건강진단 후 결과 판정에서 발견되는 빈도가 높은 주요 질환은 다음과 같다.

구분	질환명
소화기계	위염 및 위궤양, 대장용종 및 대장질환, 간질환 등 소화기계 질환
호흡기계	폐결핵, 천식, 기관지염, 부비동염, 알레르기성 비염 등
심장 및 혈액질환	고혈압, 협심증, 부정맥, 심근경색, 빈혈, 백혈병 등
신장 및 비뇨기질환	신장염, 신결석, 요로결석, 전립선염, 전립선비대 등
내분비질환	당뇨, 갑상선질환, 골다공증 등
감각계질환	근시, 난시, 원시, 백내장, 녹내장, 망막질환, 중이염 등
부인과 질환	부인과질환(질염, 자궁근종), 요실금 등
각종 암	위암, 대장암, 폐암, 간암, 췌장암, 전립선암, 갑상선암, 자궁경부암, 유방암, 난소암, 식도암, 신장암 등

7. 건강진단 결과 및 사후관리

1) 검사 결과 분석 및 관리

건강진단 후 결과 관리는 마지막 과정으로 매우 중요하며, 진찰(문진/예진)과 검사 결과 비교 분석 등을 통해 종합 결과표를 작성(의사 소견 포함)하게 된다. 또한, 재진 수진자는 전회와 금회 검사 결과를 비교하는 것이 효과적이다. 그리고 진단 결과 유질환 발생 및 암 의심자 등에 대해서는 신속한 조치(임상 각과 진료 의뢰)가 필요하며, 건강진단을 실시한 기관에서는 수진자의 편의 제공이 필요하다. 우리나라의 경우 "전회" 결과 기록은 일부 대형 건강진단센터를 제외하고 1회만 기록하지만, 일본의 경우 건강진단 종합 결과표에 수회의 "전회" 기록을 명시하여 금회와 비교하며 변화 추이를 관리하고 있어 "전회" 검사 결과 기록관리의 확대가 필요하다고 본다.

표 9-6 건강진단 결과표 (A병원 사례)

검사명	참고치	검사 결과			관련 질환
		전전회(년)	전회(년)	금회	

2) 당일 검사 후 당일 결과 (One Stop 검진)

현재 일부 병원에서 종합 검진 시 시행하고 있으나 확대 추세가 될 전망이다. 일본의 경우에는 인간 Dock에서 많은 병원들이 시행하고 있다. 당일 검진 제도는 오전에 검사를 시행하고 오후에 결과 상담을 시행하는 제도이다. 장점으로는 수진자의 편의 도모(시간 활용용이 및 경제적 비용 등)와 만족도가 상승할 수 있으나, 단점으로는 추가 인력 소요와 검사 시약 소모 비용이 증가될 수 있다. 그러나 건강진단 시 내시경 조직 검사를 시행한 경우 등 일부 특수 검사는 당일 결과를 시행하기가 어렵다.

8. 건강진단 보험급여 대상 여부

1) 건강진단 급여 대상 여부

정부 주관(국민건강보험공단)으로 실시하는 건강검진 및 암검진, 의료급여 생애전환기 검진, 영유아 건강검진 등을 제외한 종합건강진단은 비급여 대상으로 개인 또는 기업체(회사)가 전액 부담해야 한다.

2) 건강진단 후 요양급여

건강진단 후 결과에 이상 소견이 발견되어 상급종합병원에서 2단계 요양급여를 받아야 할 경우, 1차 의료기관 경유 없이 국민건강보험 요양급여의 기준에 관한 규칙의 요양급여의 절차 제2조 제4항에 의거 건강진단·건강검진결과서에 따라 보험급여를 받을 수 있다. 따라서 상급종합병원에서 2단계 진료가 필요할 시에는 "건강진단결과표"를 예약 접수 시 제출하면 된다 (요양급여의뢰서로 갈음).

9. 건강진단이 병원 운영에 미치는 영향

건강진단은 질병의 조기 예방과 조기 발견(진단)을 목적으로 실시한다. 병원 운영 측면에서 볼 때 기대 효과는 국민 건강관리와 삶의 질 향상 및 평균 수명 연장에 기여할 뿐만 아니라 병원의 홍보와 신뢰도 향상에 기여하고, 병원의 경영 수익 증대 및 환자 증가(외래 및 입원)에 지대한 역할을 할 수 있다. 따라서 건강진단 관리는 진료진의 협조와 부서 간 상호 지원 체계 구축으로 체계적인 관리 운영이 필요하며, 경영진의 높은 관심과 지원이 필요하다. 또한 고객에게 편안하고 신속, 정확한 건강진단 실시를 위해서는 지속적인 연구와 건강진단의 질적인 향상 및 서비스 개선 활동이 요구된다.

10. 건강검진 행정 사항

건강진단의 관리 업무와 관련된 ① 예약 및 접수·수납 ② 건진 종류 및 일정, 절차 관리 ③ 수익 실적 및 미수금 관리 ④ 검사 및 결과 관리 ⑤ 건강진단 관련 법규 준수 ⑥ 건진 통계 ⑦ 고객 관리 ⑧ 사후 관리 ⑨ 건강진단의 질적 향상 및 서비스 개선 등 건강진단에 필요한 사무 행정을 총괄하는 것을 의미한다.

9-3 | 일반신체검사

학습목표	1. 일반신체검사의 접수, 수납과 관리업무를 수행할 수 있다.

1. 일반신체검사

1) 학생 건강검진

(1) 근거

학교보건법 제7조(건강검사 등), 제7조의2((학생건강 증진 시행계획의 수립·시행 등), 제7조의3(건강검사기록) 및 학교건강검사규칙에 근거한다.

(2) 목적

학생에 대한 정기적인 건강검진을 통해 질병의 치료 및 예방에 필요한 조치를 하고, 질병 또는 건강 문제가 발견된 학생에 대해서는 건강 상담, 치료 및 보호 등 적절한 대책을 강구하는 데 있다.

(3) 실시 대상

학생의 건강 상태 파악과 질병의 사전 예방을 목적으로 초등학교에 취학한 후 매 3년마다 실시하는 신체 건강검사 (초등학교 1, 4학년, 중·고등학교 1학년)

(4) 건강검진 실시 항목

기본 진찰, 신체 측정, 구강검사, 소변검사, 혈액검사, 간염 검사, 흉부 촬영 등

(5) 학생 건강검진 절차

학교의 장은 학교보건법 제7조제2항에 따른 학생의 건강검사를 실시하기 위하여 2개 이상의 검진기관을 선정하여야 한다. 다만, 검진 기관을 2개 이상 선정할 수 없는 경우에는 교육감(장)의 승인을 받아 1개의 검진 기관만 선정할 수 있다.

(6) 검진 결과 통보

검진 기관은 학생 건강검사 결과 통보서 (학교건강검사규칙 별지 제1호의5 서식) 및 학생 구강검사 결과 통보서 (학교건강검사규칙 별지 제1호의6 서식)를 각각 작성하여 검진 완료 후 30일 이내에 학생 또는 학부모와 해당 학교의 장에게 각각 통보해야 한다.

2) 예방접종사업

(1) 국가필수예방접종 지원사업

국가에서는 영유아 접종 비용의 가계 부담 경감과 전염병 예방률 제고를 위해 국가필수예방접종 비용을 지원하고 있다. 이를 위해 국가에서 민간 의료기관을 접종 기관으로 지정하여 지역주민들이 예방접종을 받을 때 예방접종비 전액을 지원하는 사업으로, 검진 기관은 국가필수예방접종 지정 기관으로 등록하여 국가 사업에 적극 동참할 수 있다.

▣ 필수예방접종 지원사업 접종 항목

국가필수예방접종 항목은 결핵(BCG 피내용), B형 간염, DPT(디프테리아/파 상풍/백일해), 소아마비, MMR(홍역/유행성 이하선염/풍진), 일본뇌염(사백신), 수두 등이다.

(2) 개인예방접종

개인 예방접종 사업으로는 독감, 자궁경부암, A형 간염, B형 간염, 파상풍, 풍진, 폐렴구균, 대상포진 예방접종 등을 실시한다.

3) 일반신체검사

(1) 채용신체검사

채용 신체검사는 근로자를 신규 채용할 때 사업주가 실시하는 건강진단이다. 채용 건강진단은 신규 채용 근로자의 건강 기초 자료를 확보하고, 건강상 배치 대상 부서에의 적성 여부

와 동료의 건강에 나쁜 영향을 줄 수 있는지 등을 평가하기 위한 것이므로 작업 부서에 배치하기 전에 실시해야 한다. 근로자를 신규 채용하여 특수 건강진단 대상 업무에 배치하고자 하는 경우에는 채용 시 건강진단과 배치 전 건강진단을 동시에 실시해야 한다.

(2) 기타 검사

기타 검사에는 총포 소지자 신체검사, 보건 분야 종사자 신체검사, 운전면허 적성검사, 비자·이민·유학 신체검사, 자동차 적성검사, 유학생 건강검진 등이 있다.

실전대비 요약정리 사항 및 예상문제

제9장. 건강검진관리

1. 국가건강검진의 종류 및 실시대상, 시기. 절차
2. 국가건강검진 종류별 검진료 부담(수진자, 공단)
3. 건강검진기관의 구분 및 지정기준
4. 건강진단 결과 판정기준(구분)
5. 건강검진결과 통보 및 검진료 청구기간, 검진료 지급일정, 검진료 가산
6. 종합건강진단 종류 및 대상, 절차
7. 종합건강진단 절차, 검사진행, 결과관리, 사후관리
8. 건강검진(건강진단) 보험급여 대상 및 검진 후 요양급여(제출서류)
9. 일반신체검사 종류 및 용도

제 10 장 의료급여관리

10-1 | 의료급여제도

학습목표

1. 의료급여제도의 정의 및 목적과 수급권자의 유형에 대하여 알 수 있다.
2. 의료급여의 의료전달체계에 따라 수급권자의 자격을 관리할 수 있다.

1. 의료급여제도의 개념

1) 의료급여제도의 정의

의료급여제도는 생활 유지 능력이 없거나 생활이 어려운 저소득 국민의 의료문제를 국가가 보장하는 공공 부조 제도이다. 건강보험과 함께 국민 의료 보장의 중요한 수단이 되는 사회보장 제도의 하나이며, 생활 유지 능력이 없거나 생활이 어려운 국민들에게 발생하는 의료 문제, 즉 개인의 질병, 부상, 출산 등에 대해 의료서비스(진찰, 검사, 치료 등)를 제공하는 제도이다.

2) 목적

의료급여법은 생활이 어려운 사람에게 의료급여를 실시함으로써 국민 보건 향상과 사회복지 증진에 이바지함을 목적으로 한다. 국민기초생활 보장법은 생활이 어려운 사람에게 필요한 급여를 실시하여 이들의 최저 생활을 보장하고 자활을 돕 는 것을 목적으로 명시하고 있다.

3) 연혁

의료급여법의 모태는 국민기초생활보장법으로, 1961년 제정된 「생활보호법」에서 그 기원을 찾을 수 있다. 「생활보호법」에 보호 내용의 하나로 의료 보호가 명기되어 있었기 때문다. 실질적인 의료 보호는 1977년 「의료보호법」이 제정되어 의료 보호가 「생활보호법」에서 분리, 독립되면서 시작되었다. 이후 국민건강보험이 실시되고 「국민기초생활보장법」이 시행됨에 따라 「의료보호법」이 「의료급여법」으로 개정되었다. 주요 연혁은 다음과 같다.

표 10-1 의료급여 주요 연혁

연도	내용
1961.12	생활보호법 제정(※ 의료보호에 관한 규정 최초 제정: 시행령 미비로 미실시)
1977.12	의료보호법 제정 생활보호대상자, 사회복지시설 수용자, 이재자, 국가유공자, 중요무형문화재 등을 대상으로 의료보호사업을 독자적으로 실시
1978.05	의료보호법시행령 및 규칙제정, 의료보호법 개정(월남귀순용사에 대하여 의료보호 실시)
1980.01	의료보호법 시행령 및 규칙 개정(1종, 2종, 3종 구분)
1982.07	의료보호법 시행령 개정(3종대상자를 2종대상자에 통합)
2000.10	국민기초생활보장법 시행(10.1.시행)
2001.05	의료보호법 폐지, 의료급여법 전면개정
2005.01	의료급여법 시행령 개정(차상위계층 12세 미만 아동 2종 의료급여 실시)
2010.12	의료급여수가 개정,등록 희귀난치성질환자 5년간 본인일부부담금 면제
2012.06	의료급여법 및 시행령 일부개정(노숙인1종 자격, 노인 틀니)
2014.01	4대 중증 질환 (암, 심장·뇌혈관질환, 희귀난치질환)보장 강화
2016.07	65세 이상 노인틀니 및 치과임플란트 급여 확대 적용
2017.10	6세 이상 15세 이하 2종 수급권자의 입원시 본인부담률 10%에서 3%로 경감
2018.1.1	65세 이상 의료급여수급권자 치과임플란트 본인부담 완화(1종 20%→10%, 2종 30→20%)
2019.1.1	병원과 한방병원, 요양병원의 2인실·3인실 입원료에 대하여 의료급여를 적용(본인부담률: 2인실 40%, 3인실 30%)
2023.1.1	종별 가산율의 비율 변경(기존 22%, 18%, 15% → 8%, 5%, 2%)

4) 용어의 정의

- 수급권자: 의료급여법에 따라 의료급여를 받을 수 있는 자격을 가진 사람
- 의료급여기관: 수급권자에 대한 진료, 조제 또는 투약 등을 담당하는 의료기관 및 약국
- 부양의무자: 수급권자를 부양할 책임이 있는 사람으로서 수급권자의 1촌 직계혈족 및 그 배우자

  1차 의료급여기관: 의원급 의료기관

  2차 의료급여기관: 병원급 의료기관

  3차 의료급여기관: 보건복지부 장관이 지정한 상급종합병원

2. 의료급여 수급권자의 구분 및 운영 체계

1) 수급권자

(1) 이 법에 따른 수급권자는 다음과 같다.

① 「국민기초생활보장법」에 따른 의료급여 수급자

② 「재해구호법」에 따른 이재민으로서 보건복지부장관이 의료급여가 필요하다고 인정한 사람

③ 「의사상자 등 예우 및 지원에 관한 법률」에 따라 의료급여를 받는 사람

④ 「국내입양에 관한 특별법」에 따라 입양된 18세 미만의 아동

⑤ 「독립유공자예우에 관한 법률」, 「국가유공자 등 예우 및 지원에 관한 법률」 및 「보훈보상대상자 지원에 관한 법률」의 적용을 받고 있는 사람과 그 가족으로서 국가보훈부장관이 의료급여가 필요하다고 추천한 사람 중에서 보건복지부장관이 의료급여가 필요하다고 인정한 사람

⑥ 「무형문화재 보전 및 진흥에 관한 법률」에 따라 지정된 국가무형문화재의 보유자(명예보유자 포함)와 그 가족으로서 문화재청장이 의료급여가 필요하다고 추천한 사람 중에서 보건복지부 장관이 의료급여가 필요하다고 인정한 사람

⑦ 「북한이탈주민의 보호 및 정착 지원에 관한 법률」의 적용을 받고 있는 사람과 그 가족으로서 보건복지부 장관이 의료급여가 필요하다고 인정한 사람

⑧ 「5·18민주화운동 관련자 보상 등에 관한 법률」 제8조(보상금 등의 지급 신청) 에 따라 보상금 등을 받은 사람과 그 가족으로서 보건복지부 장관이 의료급여가 필요하다고 인정한 사람

⑨ 「노숙인 등의 복지 및 자립지원에 관한 법률」에 따른 노숙인 등으로서 보건복지부장관이 의료급여가 필요하다고 인정한 사람

⑩ 그 밖에 생활 유지 능력이 없거나 생활이 어려운 사람으로서 대통령령으로 정하는 사람

(2) 수급권자 인정 기준: 위의 수급권자 중 일부 (재해 이재민, 국가유공자 및 가족 등)의 인정 기준은 보건복지부 장관이 정한다.

(3) 의료급여 내용 및 기준: 수급권자에 대한 의료급여의 내용과 기준은 대통령령으로 정하는 바에 따라 구분하여 달리 정할 수 있다.

(4) 의료급여 개시일: 수급권자에 대한 의료급여의 개시일 등 필요한 사항은 대통령령으로 정한다.

2) 수급권자의 구분(영 제3조)

수급권자는 1종 수급권자와 2종 수급권자로 구분된다.

(1) 1종 수급권자(대상자)

1종 수급권자는 다음 각 호의 어느 하나에 해당하는 사람으로 한다.

① 상기 수급권자 중 ① 및 ③부터 ⑧까지에 해당하는 사람 중 다음의 어느 하나에 해당하는 사람
 ㉮ 다음의 어느 하나에 해당하는 사람만으로 구성된 세대의 구성원
  • 18세 미만인 사람
  • 65세 이상인 사람
  • 「장애인고용촉진 및 직업재활법」에 따른 중증장애인
  • 질병, 부상 또는 그 후유증으로 치료나 요양이 필요한 사람 중 근로능력평가를 통해 특별자치시장·특별자치도지사(특별자치도의 행정시장은 제외)·시장·군수·구청장이 근로능력이 없다고 판정한 사람
  • 세대 구성원을 양육하거나 간병하는 사람 등 근로가 곤란하다고 보건복지부장관이 인정하는 사람
  • 임신 중이거나 분만 후 6개월 미만인 여성
  • 「병역법」에 따른 병역의무를 이행 중인 사람
 ㉯ 「국민기초생활 보장법」 제32조(보장시설)에 따른 보장시설에서 급여를 받고 있는 사람
 ㉰ 보건복지부장관이 정하여 고시하는 결핵질환, 희귀·난치성질환 또는 중증 질환을 가진 사람

② 「의료급여법」 제3조 제1항 제2호(이재민) 및 제9호(노숙인 등)에 해당하는 사람

③ 제2조 제1호(일정한 거소가 없는 사람으로서 경찰관서에서 무연고자로 확인된 사람)에 해당하는 수급권자

④ 제2조 제2호(그 밖에 보건복지부령으로 정하는 사람)에 해당하는 사람 중 보건복지부장관이 1종 의료급여가 필요하다고 인정하는 사람

⑤ 질병, 부상 또는 그 후유증으로 치료나 요양이 필요한 사람 중에서 근로능력이 없다고 판정한 사람에 따른 근로능력 평가의 기준, 방법 및 절차 등에 관한 사항은 보건복지부장관이 정하여 고시한다.

(2) 2종 수급권자(대상자)

2종 수급권자는 다음의 어느 하나에 해당하는 사람을 말한다.

① 상기 수급권자 중 ① 및 ③부터 ⑧까지에 해당하는 사람 중 1종 수급권자에 해당하지 않는 사람
② 제2조 제2호(그 밖에 보건복지부령으로 정하는 사람)에 해당하는 사람 중 보건복지부 장관이 2종 의료급여가 필요하다고 인정하는 사람

3) 수급권자 수

2002년도에 142만 명이었던 의료급여 수급권자 수는 건강보험 차상위계층에 대한 의료급여 적용으로 인해 2005년에는 176만 명, 2006년에는 183만 명으로 확대되었다. 2008년부터는 복지재원의 합리적 배분을 위해 차상위계층을 단계적으로 건강보험 가입자로 전환하였다.

2015년 7월에는 맞춤형 복지제도가 시행되었으며, 2017년 11월에는 부양의무자와 수급자 가구 모두에 노인·중증장애인이 포함된 경우 부양의무자 기준 적용에서 제외되었다. 2019년 1월에는 부양의무자 가구에 중증장애인이 포함된 경우, 30세 미만 한부모 가구인 수급권자의 경우, 30세 미만 시설 퇴소(보호 종료) 아동인 수급권자의 경우에도 부양의무자 기준 적용에서 제외되었다.

이후 2022년 1월부터는 부양의무자 가구에 기초연금 수급 노인이 포함된 경우 부양의무자 기준을 적용하지 않았다. 의료급여 수급권자 수는 2023년 말 기준으로 약 152만 명으로, 이는 전국민의 약 3%에 해당한다(보건복지백서 2023).

표 10-2 연도별 의료급여 수급권자 수 추이

(연도말 기준, 단위: 명, %)

구분	2020년		2021년		2022년		2023년	
	수급자	증가율	수급자	증가율	수급자	증가율	수급자	증가율
계	1,526,030	2.4	1,516,525	-0.6	1,522,292	0.4	1,517,041	-0.3
1종	1,136,938	2.9	1,144,397	0.7	1,164,667	1.8	1,169,131	0.4
2종	389,092	1.2	372,128	-4.6	357,625	-3.9	347,910	-2.7

자료출처: 보건복지백서(2023)

4) 수급권자의 유형별 선정 절차

보건복지부 장관이 수급권자의 선정 기준과 시·도별 수급권자 수를 결정하여 시·도지사에게 통보하면, 시·도지사는 지역적 특수성을 고려하여 시·군·구별 수급권자 수를 확정한 후 특별자치시장·특별자치도지사·시장(특별자치도의 행정시장은 제외)·군수·구청장(구청장은 자치구의 구청장을 말하며, 이하 "시장·군수·구청장"이라 함)에게 통보한다. 수급권자의 유형별 선정 절차는 다음과 같다.

(1) 국민기초생활보장 수급권자

- 기초생활보장 신청: 수급권자가 읍·면·동에 신청
- 행복e음 상담 신청 등록: 시·군·구 통합조사관리팀
- 소득·재산 조사: 시·군·구 통합조사관리팀
- 결정: 시·군·구 의료급여사업팀
- 자격 상실 사유 발생 시 자격상실 조치: 시·군·구 의료급여사업팀

(2) 행려환자

- 의료기관이 치료 중인 행려환자의 의료급여 신청: 시·군·구에 신청
- 행복e음 상담 신청 등록: 시·군·구 의료급여사업팀
- 심사 및 결정: 시·군·구 의료급여사업팀
- 자격 상실 사유 발생 시 자격상실 조치: 시·군·구 의료급여사업팀

행려환자 신고 요령

행려환자 발생 → 시·군·구 및 경찰관서(소방관서)에서 응급진료 조치 → 경찰관서의 신원파악 및 무연고자 확인 → 주민등록번호가 없으면 행려환자 관리번호 부여(시·군·구) → 건강이 회복되거나 퇴원 시 의료급여 자격상실 조치(시·군·구)

(3) 타법 의료급여 대상자

이재민, 의상자 및 의사자의 유족, 입양아동(18세 미만), 국가유공자, 국가무형문화재 보유자, 북한이탈주민, 5·18 민주화운동 관련자, 노숙인

▣ 의료급여기관은 수진자의 자격 확인을 통해 내원한 수급권자의 급여 제한 여부를 검토한 후, 해당 사실을 수급권자에게 안내해야 한다. 또한, 의료급여 수급권자로 진료받을 수 없음을 설명해야 한다.

※ 수진자의 자격 조회 화면은 다음과 같다.

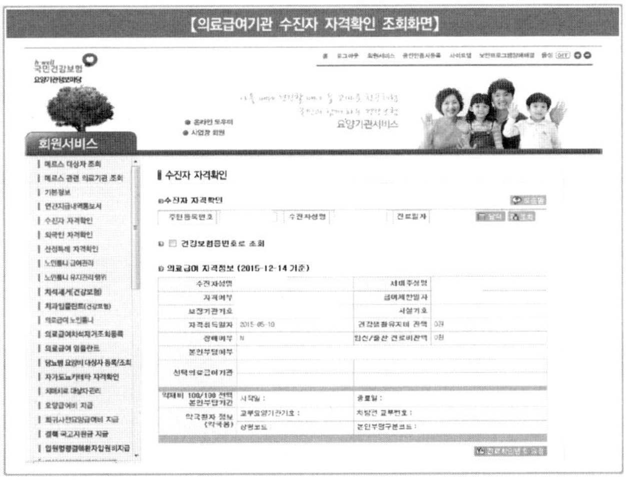

그림 10-1 의료급여기관 수진자 자격확인 조회화면

5) 급여 개시일 및 종별 선정 요령

(1) 의료급여 개시일

① 의료급여 수급권자는 원칙적으로 수급자로 결정된 날부터 의료급여를 받을 수 있다.

② 의료급여 개시일의 적용

의료급여 개시일의 적용
• 국민기초생활수급자(시설 수급자 및 특례자 포함)는 국민기초생활수급자로 책정된 날부터 의료급여가 개시
• 이재민의 경우, 특별재난지역으로 선포된 원인이 된 재해가 발생한 날부터 의료급여가 개시
• 의사상자는 의사상 행위를 한 날부터 의료급여가 개시
• 입양아동 및 입양대상아동은 수급권자로 인정된 날부터 의료급여가 개시
• 북한이탈주민은 하나원 퇴소일(사회 진출일)로부터 10일 이내에 신청하면 퇴소일로 소급하여 의료급여가 개시되며, 그 이후에 신청하는 경우에는 결정일부터 의료급여가 개시
• 행려환자는 진료를 시작한 날부터 의료급여가 개시

6) 의료급여증

(1) 시장·군수·구청장은 수급권자가 신청하는 경우 의료급여증을 발급하여야 한다. 다만, 부득이한 사유가 있는 경우에는 의료급여증 대신 의료급여증명서를 발급하거나, 보건복지부령으로 정하는 바에 따라 의료급여증을 발급하지 않을 수 있다.

(2) 수급권자가 의료급여를 받을 때에는 의료급여증 또는 의료급여증명서를 의료급여기관에 제출하여야 한다.
다만, 천재지변이나 그 밖의 부득이한 사유가 있는 경우에는 제출하지 않을 수있다.

(3) 수급권자는 상기 (2)에도 불구하고 주민등록증(모바일 주민등록증 포함), 운전면허증, 여권 또는 보건복지부령으로 정하는 기타 신분증명서를 제시하여 의료급여기관이 자격을 확인할 수 있는 경우 의료급여증 또는 의료급여증명서를 제출하지 않을 수 있다.

(4) 누구든지 의료급여증, 의료급여증명서 또는 신분증명서를 다른 사람에게 양도하거나 대여하여 의료급여를 받게 해서는 안 된다.

(5) 누구든지 의료급여증, 의료급여증명서를 양도 또는 대여받거나 그 밖에 부정한 방법으로 사용하여 의료급여를 받아서는 안 된다.

(6) 상기 (1)에 따른 의료급여증 및 의료급여증명서의 서식, 신청·발급 및 사용 등에 필요한 사항은 보건복지부령으로 정한다.

7) 의료급여사업의 운영체계

의료급여 업무의 운영체계는 의료급여사업기관인 보건복지부, 지방자치단체, 국민건강보험공단, 건강보험심사평가원으로 구성되며, 의료급여 수급권자가 원활하게 의료급여를 받을 수 있도록 각 기관별 역할이 부여되어 있다.

보건복지부는 의료급여의 주요 정책을 개발·결정하고, 의료급여사업의 총괄적인 조정 및 지도·감독 업무를 수행한다. 시·도는 의료급여기금의 관리·운영과 보장기관에 대한 지도·감독을 담당하며, 보장기관인 시·군·구는 수급권자의 자격 선정 및 관리 업무를 수행한다.

이외에도 건강보험심사평가원은 진료비 심사 및 급여 적정성 평가를 담당하며, 국민건강보험공단은 진료비 지급 업무와 수급권자의 자격 관리, 개인별 급여 내역의 전산관리 등의 업무를 위탁받아 수행하고 있다.

이와 같이 의료급여의 운영체계는 보건복지부, 지방자치단체, 국민건강보험공단, 건강보험심사평가원으로 구성되어 있으며, 각 기관은 의료급여 제도의 효율적인 운영을 위해 협력하고 있다.

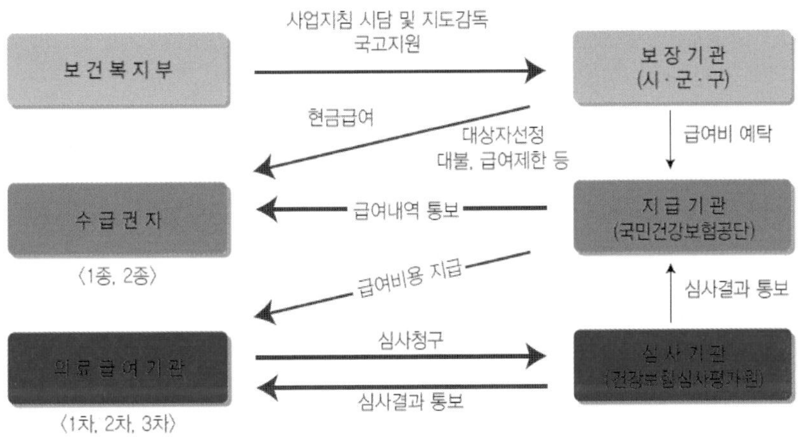

그림 10-2 의료급여관리 운영체계

(1) 보장기관

① 이 법에 따른 의료급여 관련 업무는 수급권자의 거주지를 관할하는 특별시장·광역시장·도지사 및 시장·군수·구청장이 수행한다.

② 다만, 주거가 일정하지 않은 수급권자에 대한 의료급여 업무는 그가 실제로 거주하는 지역을 관할하는 시장·군수·구청장이 담당한다.

③ 특별시장·광역시장·도지사 및 시장·군수·구청장은 수급권자의 건강 유지 및 증진을 위해 필요한 사업을 실시하여야 한다.

(2) 업무의 위탁

① 시장·군수·구청장이 수행하는 의료급여 관련 업무 중 일부는 관계 전문기관에 위탁할 수 있다. 위탁할 수 있는 업무에는 수급권자 관리, 급여비용의 심사·조정, 의료급

여의 적정성 평가, 급여 대상 여부 확인 및 급여비용 지급 등이 포함된다.

② 업무의 위탁

㉮ 건강보험심사평가원

- 급여비용(건강검진 비용 포함)의 심사·조정
- 의료급여(건강검진 포함)의 적정성 평가
- 상기와 관련된 심사 및 평가 기준의 설정

㉯ 국민건강보험공단

- 급여비용 지급 및 급여비용 지급 보류
- 건강검진의 실시 및 그 결과 관리
- 의료급여 제한을 위한 실태조사 및 자료 수집
- 다음 업무에 필요한 정보시스템의 구축 또는 운영
  - 의료급여 한도 관리
  - 기금에서 부담하는 급여비용을 적용받는 수급권자의 관리
  - 수급권자의 자격 및 개인별 진료 내역 관리

3. 의료급여의 지원 범위 및 기준

1) 의료급여

수급권자의 질병·부상·출산 등에 대한 의료급여의 내용은 다음과 같다.

의료급여 개시일의 적용
① 진찰·검사 ② 약제·치료재료 지급 ③ 처치·수술 및 기타 치료 ④ 예방·재활 ⑤ 입원 ⑥ 간호 ⑦ 이송 및 기타 의료 목적 달성을 위한 조치 등

2) 요양비

시장·군수·구청장은 수급권자가 보건복지부령이 정하는 긴급하거나 부득이한 사유로 인해 의료급여기관과 동일한 기능을 수행하는 기관(보건복지부령에서 정한 기관)에서 의료급여를 받거나, 의료급여기관 외의 장소에서 출산한 경우 해당 의료급여에 상당하는 금액을 요양비로 지급한다.

3) 임신·출산 진료비

시장·군수·구청장은 임신 중이거나 출산(유산 또는 사산을 포함)한 수급권자가 보건복지부장관 고시 기준에 해당하는 의료급여기관에서 받는 진료(해당 수급권자의 2세 미만인 자녀에 대한 진료를 포함)에 드는 비용과 약제·치료재료(해당 수급권자의 2세 미만인 자녀

에 대하여 처방된 약제·치료재료를 포함)의 구입에 드는 비용을 지원하되, 그 지급액은 다음의 구분에 따른 금액의 범위에서 임신 중이거나 출산한 수급권자 본인이 부담하는 금액으로 한다. 다만, 보건복지부장관이 필요하다고 인정하여 고시하는 경우에는 다음의 상한을 초과하여 지원할 수 있다.

(1) 하나의 태아를 임신·출산한 경우: 100만원

(2) 둘 이상의 태아를 임신·출산한 경우: 태아당 100만원

4) 장애인에 대한 특례

시장·군수·구청장은 「장애인복지법」에 따라 등록한 장애인인 수급권자에게 보조기기에 대하여 급여를 실시할 수 있다.

5) 건강검진

시장·군수·구청장은 수급권자에 대하여 질병의 조기 발견과 그에 따른 의료급여를 하기 위하여 건강검진을 할 수 있다.

6) 건강생활 유지비 지원

지원 대상은 1종 수급권자로, 1인당 매월 6천 원을 지원한다. 병·의원 이용 시 본인부담금을 차감하고, 잔액은 정산하여 보장기관에서 다음 해 본인의 생계급여 계좌로 지급함.

7) 의료급여의 적용 기준 및 방법

의료급여의 적용 기준 및 방법은 「국민건강보험 요양급여의 기준에 관한 규칙」 제5조 제2항·제3항 및 별표 1을 따른다.

8) 비급여 대상

의료급여 대상에서 제외되는 항목은 「국민건강보험 요양급여의 기준에 관한 규칙」 별표 2에 규정된 비급여 항목으로 정한다. 단, 입원기간 중 영안실 안치료(3일 이내)는 의료급여 대상이다.

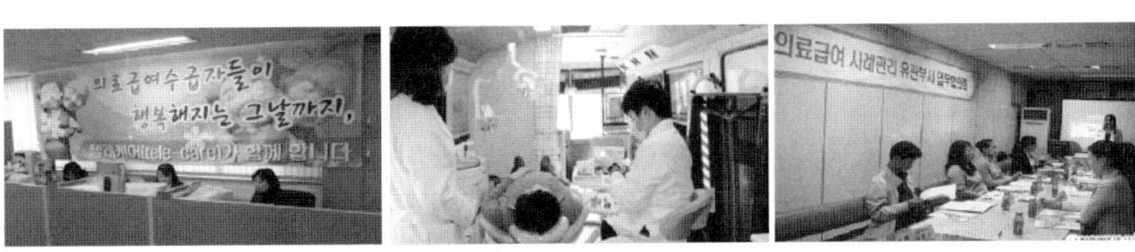

그림 10-3 의료급여 사업

4. 대지급금 제도

1) 의의

대지급금 제도는 2종 의료급여 대상자 중 생계유지가 곤란하여 과중한 진료비 부담으로 인해 어려움을 겪는 수급자를 보호하기 위해 마련된 제도이다. 본인부담비용이 많을 경우, 보장 기관이 이를 대신 지불한 후 나중에 수급권자로부터 회수하는 방식으로 운영된다.

2) 대지급 신청

(1) 수급권자 또는 그 부양의무자가 의료급여기금에서 급여 비용을 대지급 받으려는 경우, 급여비용 대지급 신청서를 의료급여를 제공한 의료급여기관에서 확인받은 후, 시장·군수·구청장에게 제출하여야 한다.

(2) 급여비용 대지급 신청을 받은 시장·군수·구청장은 지체 없이 대지급 여부를 심사·결정하고, 대지급을 승인한 경우에는 급여비용 대지급 승인서를 수급권자 또는 그 부양의무자에게 발급하여야 한다. 수급권자 또는 부양의무자는 급여비용 대지급승인서를 의료급여를 제공한 의료급여기관에 제출하여야 한다.

(3) 급여비용 대지급 승인서를 받은 의료급여기관은 시장·군수·구청장이 결정한 대지급 금액을 의료급여비용 명세서에 기재하여 심사평가원에 심사청구를 하여야 한다.

(4) 대지급을 승인한 시장·군수·구청장은 심사평가원으로부터 심사 결과를 통보받은 후, 지체 없이 해당 급여비용 대지급금을 의료급여기관에 지급하여야 한다.

3) 대지급 상환 방법

(1) 대지급을 받은 수급권자 또는 그 부양의무자는 대지급금 총액을 다음 기준에 따라 3개월마다 동일한 금액으로 분할하여 상환하여야 한다.

① 대지급 금액이 10만 원 미만: 3회 분할 상환

② 대지급 금액이 10만 원 이상 30만 원 미만: 8회 분할 상환

③ 대지급 금액이 30만 원 이상: 12회 분할 상환

(2) 시장·군수·구청장은 대지급금 상환 의무자의 경제적 사정을 고려하여 상환 기간 및 횟수를 조정할 수 있다.

(3) 대지급금을 받은 사람은 보건복지부령에 따라 거주지를 관할하는 시장·군수·구청장에게 상환하여야 한다. 이 경우 대지급금의 상환은 무이자로 이루어진다.

■ 의료급여법 시행규칙[별지 제19호서식] <개정 2013.12.13>

급여비용대지급신청서

접수번호	접수일자	처리기간 즉시

신청인	성명	주민등록번호
	주소	전화번호

세대주성명			주민등록번호
수급권자성명			주민등록번호
주소			
진료기간	년 월 일부터 년 월 일까지(일간)		
의료급여기관명		주소	
급여비용	급여비용총액		
	본인부담금		
	현금납부액		
	대지급신청액		

「의료급여법」 제20조 및 같은 법 시행규칙 제27조제1항의 규정에 따라 대지급을 신청하며 대지급금은 보장기관에서 정하는 바에 따라 상환할 것을 약속합니다.

년 월 일

성 명 : (서명 또는 인)

의료급여기관명 :

대 표 자 : ㊞

특별자치시장 · 특별자치도지사 · 시장 · 군수 · 구청장 귀하

유 의 사 항
이 신청서는 수급권자가 2부를 작성하여 진료를 한 의료급여기관의 확인을 받아 해당 특별자치시장·특별자치도지사·시장·군수·구청장에게 제출하여야 하고, 특별자치시장·특별자치도지사·시장·군수·구청장은 대지급 승인을 할 경우 대지급승인서 1부를 수급권자에게 발급하여야 하며, 수급권자는 대지급승인서를 의료급여기관에게 제출하여야 합니다.

급여비용대지급승인서

「의료급여법 시행규칙」 제27조제2항에 따라 위와 같이 대지급을 승인합니다.

년 월 일

특별자치시장 · 특별자치도지사 · 시장 · 군수 · 구청장 [직인]

의료급여기관 대표자 귀하

210mm×297mm(일반용지 60g/㎡(재활용품))

4) 대지급의 범위

대지급은 2종 수급권자가 의료급여기관에서 입원 진료를 받은 경우, 본인이 부담해야 하는 금액(제1장 의료급여수가의 기준 및 그 계산방법에 의한 급여비용 중 2종 수급권자 본인이 부담하는 금액)이 20만 원을 초과할 때 적용된다. 초과 금액 중 수급권자 본인 또는 부양의무자의 신청에 따라 보장 기관이 승인한 금액이 대지급 대상이 된다.

따라서 의료급여기관에서는 의료급여 수급권자가 퇴원 시 본인 부담 진료비가 부족한 경우, 환자나 보호자가 서명한 대지급금 신청서를 받아 의료보장기관에 대지급금 승인을 신청함으로써 미수진료비 발생을 예방할 수 있다.

5. 의료급여 절차

1) 진료체계

의료자원의 효율적 활용과 대형 병원으로의 환자집중현상을 방지하고, 의료급여 기금의 재정 안정화를 도모하기 위해 의료급여는 1단계, 2단계, 3단계 체계로 운영된다. 따라서 의료급여 수급권자가 의료급여를 받고자 하는 경우에는 「의료급여법 시행규칙」 제3조에 따라 제1차 의료급여기관 → 제2차 의료급여기관 → 제3차 의료급여기관을 단계적으로 이용해야 하며, 반드시 의료급여의뢰서를 발급받아 각 단계별로 제출해야 한다. 의료급여의뢰서는 발행일로부터 7일 이내(공휴일 제외)에 의료급여기관에 제출해야 한다.

제1차 의료급여기관에는 「의료법」에 따라 시장·군수·구청장에게 개설 신고한 의료기관, 보건소·보건의료원 및 보건지소, 약국이 포함된다. 제2차 의료급여기관은 「의료법」에 따라 시·도지사가 개설 허가한 의료기관이며, 제3차 의료급여기관은 「의료법」 제3조의4에 따라 지정된 상급종합병원을 의미한다.

단, 응급환자나 분만의 경우에는 진료 체계와 관계없이 의료기관을 자유롭게 이용할 수 있다. 의료급여 절차를 따르지 않고(즉, 의료급여의뢰서 없이) 의료급여기관을 이용한 경우, 진료비 전액을 본인이 부담해야 한다.

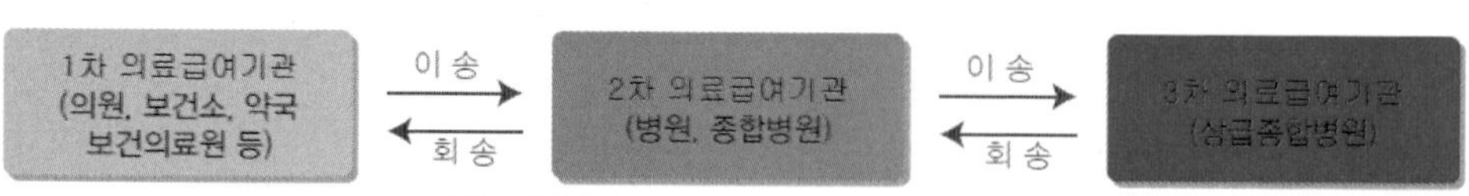

그림 10-4 의료급여 진료절차 체계도

3) 의료급여기관 유형 및 진료 범위·절차

(1) 의료급여기관

① 「의료법」에 따라 개설된 의료기관
② 「지역보건법」에 따라 설치된 보건소·보건의료원 및 보건지소
③ 「농어촌 등 보건의료를 위한 특별조치법」에 따라 설치된 보건진료소
④ 「약사법」에 따라 등록된 약국 및 한국희귀·필수의약품센터

(2) 의료급여기관의 구분

① 제1차 의료급여기관

㉠ 「의료법」에 따라 시장·군수·구청장에게 개설 신고를 한 의료기관(의원급)
㉡ 「지역보건법」에 따라 설치된 보건소·보건의료원 및 보건지소
㉢ 「농어촌 등 보건의료를 위한 특별조치법」에 따라 설치된 보건진료소
㉣ 「약사법」에 따라 등록된 약국 및 한국희귀·필수의약품센터

② 제2차 의료급여기관

「의료법」에 따라 시·도지사가 개설 허가한 의료기관(병원급 이상)

③ 제3차 의료급여기관

제2차 의료급여기관 중에서 보건복지부 장관이 지정하는 상급종합병원

(3) 의료급여기관에서 제외되는 의료기관

① 「의료법」 제35조에 따라 개설된 부속 의료기관
② 「의료법」 제66조 또는 「약사법」 제79조 제2항에 따라 면허자격 정지 처분을 최근 5년 이내에 2회 이상 받은 의료인 또는 약사가 개설·운영하는 의료기관 또는 약국
③ 「의료급여법」 제28조 또는 제29조에 따른 업무정지 또는 과징금 처분을 최근 5년 이내에 2회 이상 받은 의료기관 또는 약국
④ 「의료급여법」 제28조에 따른 업무정지 처분 절차가 진행 중이거나 이미 업무정지 처분을 받은 의료급여기관의 개설자가 개설한 의료기관 또는 약국

■ 의료급여법 시행규칙 [별지 제3호서식] <개정 2024. 7. 18.> [시행일: 2024. 7. 18.] 「사회보장급여의 이용・제공 및 수급권자 발굴에 관한 법률」 제7조의2제1항제1호부터 제3호까지에 따른 전산관리번호와 관련된 부분

의료급여의뢰서

(앞쪽)

사용 구분 (해당 항목 [ ]에 ✔표기)	[ ] 선택의료급여기관 미적용자를 다른 의료급여기관으로 의뢰하는 경우 (「의료급여법 시행규칙」 제3조제3항에 따른 의료급여 진료절차) ※ 노숙인진료시설인 경우 추가 표기 [ ] 노숙인진료시설인 제1차/제2차의료급여기관에서 다른 노숙인진료시설인 제2차의료급여기관으로 의뢰 [ ] 노숙인진료시설인 제2차의료급여기관에서 제3차의료급여기관으로 의뢰
	[ ] 선택의료급여기관에서 다른 의료급여기관으로 의뢰하는 경우 (「의료급여법 시행규칙」 별표 1 제1호다목에 따른 의료급여 진료절차)
	[ ] 선택의료급여기관으로부터 의뢰받은 후 다른 의료급여기관으로 재의뢰하는 경우 (「의료급여법 시행규칙」 별표 1 제1호라목에 따른 의료급여 진료절차)

보장기관기호		보장기관명	
세대주성명		생년월일	
수급권자성명		주민등록번호	
주소		전화번호	
상병명		상병분류기호	
진료기간	. . . ~ . . .	진료구분	입원・외래
환자상태 및 진료의견			

「의료급여법」 제7조제2항과 같은 법 시행규칙 제3조제3항 및 별표 1에 따라 위와 같이 의료급여를 의뢰합니다.

년 월 일

의료급여기관 기호:

소재지:

대표자: (인)

담당의사: (서명 또는 인)

의료급여기관 대표자 귀하

첨부서류	없음	수수료 없음

유의사항

1. 환자상태 및 진료의견란에는 현재 증상, 검사, 투약 등 주요 진료내용을 구체적으로 적고, 여백이 부족하면 뒤쪽을 활용하기 바랍니다.
2. 수급자는 의사의 발급일로부터 7일 이내(공휴일 제외)에 의료급여기관에 제출하여야 합니다.
3. 수급권자가 「위기 임신 및 보호출산 지원과 아동 보호에 관한 특별법」 제2조제3호에 따른 비식별화된 가명 또는 「사회보장급여의 이용・제공 및 수급권자 발굴에 관한 법률」 제7조의2제1항에 따른 전산관리번호를 부여받은 경우에는 세대주성명 대신 수급권자의 성명 또는 가명을 기재할 수 있고, 세대주의 생년월일을 기재하지 않을 수 있으며, 수급권자의 성명 및 주민등록번호 대신 가명 및 전산관리번호를 기재할 수 있고, 수급권자의 주소 및 전화번호를 기재하지 않을 수 있습니다.

210㎜×297㎜[백상지 80g/㎡]

(4) 의료급여기관별 진료 범위(시행규칙 제16조)

의료급여기관별 진료 범위는 다음과 같다.

① 제1차 의료급여기관(약국 제외)에서 수행할 수 있는 진료 범위

㉮ 간단한 외과적 처치 및 기타 통원치료가 가능한 질병의 진료

㉯ 장기 치료가 필요한 만성질환 중 입원이 필요하지 않은 질병의 진료

㉰ 환자의 질병 상태, 이송 거리 및 이송 시간을 고려할 때, 다른 의료급여기관으로의 이송이 환자의 생명에 위험을 초래할 수 있는 경우의 입원 진료

㉱ 제1차 의료급여기관에서의 입원 진료가 수급권자에게 유리하다고 판단되어 보건복지부장관이 정하여 고시한 경우의 입원 진료

㉲ 보건의료원에서의 입원 진료

㉳ 노숙인 등인 수급권자가 의료급여를 신청한 경우의 진료(노숙인 진료시설인 제1차의료급여기관만 해당)

㉴ 제2차 또는 제3차 의료급여기관으로부터 회송된 환자의 진료

② 약국에서 수행할 수 있는 조제 범위

㉮ 처방전에 따른 조제

㉯ 처방전 없이 직접 조제할 수 있는 경우(제23조 제3항 단서)의 조제

③ 제2차 의료급여기관에서 수행할 수 있는 진료 범위

㉮ 제3조(수급권자) 제1항 각 호에 해당하는 경우의 진료

㉯ 제1차 의료급여기관 또는 다른 제2차 의료급여기관으로부터 의뢰받은 환자의 진료

㉰ 해당 의료급여기관에 입원했던 환자로서 퇴원 후 경과 관찰이 필요한 환자의 진료

㉱ 제3차 의료급여기관으로부터 회송된 환자의 진료

④ 제3차 의료급여기관에서 수행할 수 있는 진료 범위

㉮ 제3조(수급권자) 제1항 각 호에 해당하는 경우의 진료

㉯ 제2차 의료급여기관 또는 다른 제3차 의료급여기관으로부터 의뢰받은 환자의 진료

㉰ 해당 의료급여기관에 입원했던 환자로서 퇴원 후 경과 관찰이 필요한 환자의 진료

(5) 의료급여 절차

수급권자가 의료급여를 받고자 하는 경우에는 제1차 의료급여기관에 의료급여를 신청해야 한다. 다만, 다음 중 ①부터 ⑧에 해당하는 경우에는 제2차 의료급여기관 또는 제3차 의료급여기관에 의료급여를 신청할 수 있으며, ⑨부터 제11호까지에 해당하는 경우에는 제2차 의료급여기관에 신청할 수 있다.

① 응급환자인 경우

② 분만의 경우
③ 결핵질환, 희귀·난치성질환 또는 중증 질환을 가진 사람이 의료급여를 받고자 하는 경우
④ 제2차 의료급여기관 또는 제3차 의료급여기관에서 근무하는 수급권자가 본인이 근무하는 의료급여기관에서 의료급여를 받고자 하는 경우
⑤ 등록한 장애인이 보조기기를 지급받으려는 경우
⑥ 등록한 장애인이 장애인구강진료센터에서 의료급여를 받으려는 경우
⑦ 감염병 확산 등 긴급한 사유로 인해 코로나바이러스감염증-19 의료급여 절차 예외 인정기준에 따라 의료급여를 받고자 하는 경우
⑧ 국가건강검진을 받은 사람이 결핵질환의 확진검사에 대하여 의료급여를 받으려는 경우
⑨ 단순 물리치료가 아닌 작업치료·운동치료 등의 재활치료가 필요하다고 인정되는 자가 재활의학과에서 의료급여를 받고자 하는 경우
⑩ 한센병 환자가 의료급여를 받고자 하는 경우
⑪ 등록한 장애인이 의료급여를 받으려는 경우(⑥의 경우는 제외)
⑫ 요양기관까지의 거리가 멀거나 대중교통으로 이동하는 시간이 오래 걸리는 지역의 의료급여 수급권자가 의료급여를 받고자 하는 경우
⑬ 상이등급을 받은 자가 의료급여를 받고자 하는 경우
⑭ 15세 이하의 아동이 의료급여를 받으려는 경우

(6) 제3차 의료급여기관의 지정

① 제3차 의료급여기관은 상급종합병원으로 한다.
② 보건복지부 장관은 제3차 의료급여기관을 지정한 경우, 제3차 의료급여기관 지정서'를 교부하여야 한다.
③ 보건복지부 장관은 제3차 의료급여기관 지정을 취소한 경우, 지정서를 지체 없이 회수하여야 한다.

(7) 선택의료급여기관 제도(시행규칙 제8조의3)

의료급여 상한일수를 초과하여 급여를 받으려는 사람 중 중복 투약으로 인해 건강상의 위해가 발생할 우려가 있는 사람으로서, 보건복지부 장관이 정하여 고시하는 기준에 해당하는 경우에는, 의료급여를 받을 수 있는 기관의 선택 범위를 다음 연도 말일까지 제한하는 조건으로 승인하는 제도이다.

이 제도는 의료기관의 중복 방문이나 약물 오·남용 등으로 인해 건강상의 위해가 발생할 위험이 높은 급여 상한일수 초과자가 특정 의료급여기관을 선정하여 이용하도록 하는 것이다.

▣ 선택의료급여기관별 본인 부담 여부는 다음과 같다.

① 1종 수급권자: 제1·2 선택의료급여기관 이용 시 본인부담이 없으나, 제3·4 선택의료급여기관 이용 시 본인부담이 발생한다.

② 2종 수급권자: 선택의료급여기관 이용 시 본인부담이 발생한다.

③ 선택의료급여기관에서 진료 의뢰를 받아 진료를 받는 경우, 본인부담이 발생하며, 의뢰서 없이 다른 병·의원을 이용할 경우 전액 본인 부담으로 한다.

10-2 | 의료급여 관리 및 수가 적용 기준

학습목표	1. 의료급여의 종별 가산율과 수급권자의 본인부담금을 관리할 수 있다.

1. 의료급여 관리

1) 소멸시효(법 제31조)

(1) 다음 각 호의 권리는 3년간 행사하지 않으면 소멸시효가 완성된다.

① 의료급여를 받을 권리

② 급여 비용을 받을 권리

③ 대지급금을 상환받을 권리

(2) 상기에 따른 시효는 다음의 어느 하나에 해당하는 사유로 중단된다.

① 급여비용의 청구

② 대지급금에 대한 납입의 고지 및 독촉

(3) 소멸시효 및 시효중단에 관하여 이 법에서 정한 사항 외에는 「민법」에 따른다.

2) 의료급여의 개시일(영 제6조)

수급권자에 대한 의료급여는 「국민기초생활 보장법」에 따른 수급자가 되거나 수급권자의 인정 절차 등에 따라 수급권자로 인정된 날부터 개시한다. 다만, 무연고자는 행정기관이 응급진료를 받게 한 날부터, 의상자 또는 의사자의 유족은 의상자 또는 의사자가 다른 사람의 생명·신체 또는 재산을 구하다가 신체의 부상을 입거나 사망한 날부터 개시한다.

3) 의료급여의 제한(법 제15조)

(1) 시장·군수·구청장은 수급권자가 다음의 어느 하나에 해당하는 경우, 이 법에 따른 의료급여를 제공하지 않는다. 다만, 보건복지부 장관이 의료급여가 필요하다고 인정하는 경우에는 예외로 한다.

① 수급권자가 자신의 고의 또는 중대한 과실로 인한 범죄행위에 그 원인이 있거나 고의로 사고를 일으켜 의료급여가 필요하게 된 경우

② 수급권자가 정당한 이유 없이 이 법의 규정이나 의료급여기관의 진료에 관한 지시에 따르지 아니한 경우

(2) 의료급여기관은 수급권자가 상기에 해당하는 경우 대통령령으로 정하는 바에 따라 수급권자의 거주지를 관할하는 시장·군수·구청장에게 알려야 한다.

4) 구상권(법 제19조)

(1) 시장·군수·구청장은 제3자의 행위로 인해 수급권자에게 의료급여를 제공한 경우, 그 급여비용의 범위 안에서 제3자에 대한 손해배상 청구권을 가진다.

(2) 상기에 따라 의료급여를 받은 자가 이미 제3자로부터 손해배상을 받은 경우,시장·군수·구청장은 그 배상액의 범위 내에서 의료급여를 제공하지 않는다.

5) 서류의 보존(법 제11조의2)

(1) 의료급여기관은 의료급여가 종료된 날부터 5년간 급여비용 청구 관련 서류를 보존해야 한다.

(2) 다만, 상기에도 불구하고, 약국 등 의료급여기관은 처방전을 급여 비용 청구일로부터 3년간 보존해야 한다.

6) 의료급여의 본인부담 및 본인부담금 보상 제도

(1) 본인부담금(영 제13조)

의료급여 비용은 전부 또는 일부를 의료급여기금에서 부담하지만, 일부만 부담하는 경우 나머지 비용은 본인이 부담해야 한다. 본인부담금은 의료급여기관의 청구에 따라 수급권자가 의료급여기관에 지급한다. 1종 및 2종 수급권자의 의료급여기관 및 의료급여 내용에 따른 본인부담금은 다음과 같다.

① 1종 수급권자의 본인부담금

㉮ 입원 진료 시 본인부담금: 없음

㉯ 외래진료 시 본인부담금: 의료급여기관 및 의료급여 내용에 따른 본인 부담금 적용

㉠ 1종 수급권자 중 본인 부담금 면제 대상자

- 사유 발생 시 자동 적용: 18세 미만인 자, 행려환자, 등록된 희귀·난치성 질환자, 선택의료급여기관 적용자
- 신청에 의한 적용 (외래진료 본인부담금 면제 신청서 제출 시): 20세 미만 재학자, 임산부, 가정 간호 대상자, 장기이식 환자

※ 1종 수급권자에게 매월 6,000원의 건강생활유지비를 지원하며, 외래진료 시 본인부담금을 납부하도록 한다. 또한, 중복 투약 등으로 건강에 위험이 있는 수급권자를 대상으로 한 의료기관을 지정하여 의료 이용을 할 수 있도록 하는 선택병·의원제도를 도입한다.

② 2종 수급권자의 본인부담금

㉮ 입원 진료 시 본인부담금: 급여비용의 10% 부담 (단, 약제는 구입금액의 10% 부담)

- 자연분만한 산모 및 6세 미만 아동: 본인부담금 면제
- 암 등 중증 질환자의 본인 부담금 경감: 본인 부담금 5% 적용 (단, 약제는 구입금액의 5%)

㉯ 외래 진료 시 본인부담금: 의료급여기관 및 의료급여 내용에 따른 본인 부담금 적용

- 1·2종 수급권자의 보건기관(보건소, 보건지소, 보건진료소) 이용 시: 본인부담금 없음

표 10-3 의료급여 수급권자의 본인부담액 및 부담율

<table>
<tr><th colspan="2" rowspan="2">구 분</th><th colspan="2">1차
(의원급, 보건의료원)</th><th colspan="2">2차
(병원, 종합병원)</th><th colspan="2">3차
(상급종합병원)</th><th rowspan="2">특수장비
(PET,MRI, CT)</th></tr>
<tr><th>진료</th><th>직접조제</th><th>진료</th><th>직접조제</th><th>진료</th><th>직접조제</th></tr>
<tr><td rowspan="2">1종</td><td>입원</td><td colspan="2">없음</td><td colspan="2">없음</td><td colspan="2">없음</td><td>없음</td></tr>
<tr><td>외래</td><td>방문당
1,000원</td><td>방문당
1.500원</td><td>방문당
1,500원</td><td>방문당
2,000원</td><td>방문당
2,000원</td><td>방문당
2,500원</td><td>특수장비총액
5%</td></tr>
<tr><td rowspan="2">2종</td><td>입원</td><td>10%</td><td>구입가
10%</td><td>10%</td><td>구입가
10%</td><td>10%</td><td>구입가
10%</td><td>10%</td></tr>
<tr><td>외래</td><td>방문당
1,000원</td><td>방문당
1,500원</td><td>15%</td><td>1,500원</td><td>15%</td><td>구입가
10%</td><td>특수장비총액
15%</td></tr>
<tr><td colspan="4">보건소, 보건지소, 보건진료소</td><td colspan="5">외래, 입원진료 전부 면제</td></tr>
<tr><td colspan="4" rowspan="4">약국 및 한국희귀필수의약품센터</td><td colspan="4">보건소, 보건지소, 보건진료소의 원외처방전 조제</td><td>면제</td></tr>
<tr><td colspan="4">의료기관 및 의료원의 원외처방전 조제</td><td>1매당 500원</td></tr>
<tr><td colspan="4">처방전에 의하지 아니한 조제</td><td>1매당 900원</td></tr>
<tr><td colspan="4">경증질환으로 종합병원급이상에서 원외처방전 조제</td><td>3%</td></tr>
</table>

(2) 급여비용 전액 부담(100분의 100)하는 경우(시행규칙 제19조)

① 수급권자가 의료급여 절차를 따르지 않고 의료급여기관을 이용한 경우

② 다음의 고시된 기금이 부담하는 급여비용의 상한 금액을 초과하는 비용

㉮ 의학적으로 인정되는 해당 약제·치료재료의 상한 금액이 대체 가능한 약제·치료재료의 상한 금액의 2배 이상인 경우

㉯ 약제·치료재료에 대한 요양급여비용이 연간 200억 원 이상 소요되어 보험재정에 상당한 부담을 줄 우려가 있는 경우

③ 공여 적합성 확인 진단, 왜소증의 원인 감별, 혈액 성분 채집술을 위한 공혈 적합성 여부 검사에서 부적합 판정을 받아 혈액 성분 채집술을 실시하지 않은 경우, 혈액을 폐기한 경우의 혈액 비용 및 미리 채혈한 자기 혈소판을 수혈하지 못한 경우, 통증자가조절법(PCA) 등 보험재정에 상당한 부담을 초래하는 경우, 혈관 내 영상 카테터 등 대체 가능하고 비용 효과적 측면에서 상대적으로 고가인 경우, 알파2 마이크로글로불린 등 대체 가능하나 보편적이지 않은 경우를 위한 검사 비용

④ 수급권자(무연고자 제외)가 입원 시 발생하는 식대 중 보건복지부 장관이 정하는 비용

⑤ 의료급여기관의 구급차를 이용하여 이송된 경우, 이송처치료 및 응급의료관리료가 산정 대상이 아닌 환자의 응급의료관리료

⑥ 경구 투여가 가능함에도 불구하고 진통제·진양제·수렴제·소염제 등 외용제제를 처방·조제받은 경우

⑦ 동일 성분 의약품의 중복 처방·조제 제한에서 정한 기준을 초과하여 처방·조제받은 경우, 급여 제한 기준 및 예외 규정에 따라 발생한 급여비용

⑧ 호스피스 전문기관으로 지정된 의료급여기관에서 호스피스·완화의료 입원진료를 받은 경우, 수급권자가 의료급여 절차를 따르지 않은 경우에 해당하는 비용 및 의료급여기관의 구급차를 이용하여 이송된 경우의 이송처치료

⑨ 장애인 의료재활시설을 제외한 요양병원에서 입원 진료를 받는 수급권자가 의료급여 의뢰서 없이 다른 의료급여기관에서 진료를 받은 경우 발생한 비용의 총액

(2) 본인 부담금 보상금 제도(영 제13조 제5항)

① 수급권자의 급여 대상 본인부담금이 대통령령에서 정하는 금액을 초과한 경우, 그 초과 금액의 50%를 보상한다.

다만, 다음 항목들은 본인 부담금 보상금 지급 대상에서 제외 된다.

- 노인 틀니, 치과 임플란트, 선별급여
- 상급병실료(2~3인실)
- 추나 요법 및 연장 승인 미신청으로 인한 건강보험 부담 적용 금액 등

※ 지급 금액이 2,000원 미만인 경우에는 지급하지 않는다.

② 청구 및 지급 절차

- 수급권자 또는 부양의무자 → 시장·군수·구청장 (지급)
- 수급권자가 사망한 경우, 기존 가구원에게 지급하며, 단독 가구인 경우에는 지급하지 않는다.

③ 내역 통보 절차

- 국민건강보험공단 → 시장·군수·구청장 → 수급권자

④ 지급 금액

- 1종 수급권자: 매 30일간 본인부담금이 2만 원을 초과하는 경우, 초과 금액의 50% 보상
- 2종 수급권자: 매 30일간 본인부담금이 20만 원을 초과하는 경우, 초과 금액의 50% 보상

※ 진료 기간이 30일 미만이라도, 1종 수급권자는 2만 원, 2종 수급권자는 20만 원을 초과한 경우 초과 금액의 50% 보상

- 입원진료비 외에도 외래 진료비 및 약제비 포함

⑤ 산정 개시일

적용 기간의 시작일은 각 수급권자의 진료 개시일을 기준으로 산정한다. 기준 변경에 따른 산정 기준은 본인 부담금 보상금 산정 범위에 속한 최초 진료 개시일이 속한 기준을 적용하여 산정한다.

⑥ 지급 제외 대상

- 타 사업에서 지원되는 경우 (이중 지급 금지, 법 제4조 적용 배제)
- 100% 본인 부담 진료비(시행규칙 별표 1의2)
- 비급여 항목 (법 제7조 적용)
- 의료급여 제한 사유에 해당하는 경우 (법 제15조)
- 부당이득금 징수 대상에 해당하는 경우

(2) 본인 부담금 상한제(영 제13조 제6항)

① 본인부담금 상한제는 수급권자의 급여 대상 본인 부담금이 대통령령에서 정한 금액을 초과할 경우, 그 초과 금액 전액을 보상하는 제도이다.

다만, 다음 항목은 본인부담금 상한제 적용 대상에서 제외된다.

- 노인 틀니, 치과 임플란트, 선별급여
- 상급 병실료(2~3인실)

- 연장 승인 미신청 등으로 인한 건강보험 부담 적용 금액
  ※ 지급 금액이 2,000원 미만인 경우에는 지급하지 않는다.

② 청구 및 지급 절차

- 수급권자 또는 부양의무자 → 시장·군수·구청장 (지급)
- 수급권자가 사망한 경우, 기존 가구원에게 지급하며, 단독 가구인 경우에는 지급하지 않는다.

③ 내역 통보 절차

- 국민건강보험공단 → 시장·군수·구청장 → 수급권자

④ 지급 금액

- 1종 수급권자: 매 30일간 본인 부담금이 5만 원을 초과할 경우, 초과 금액 전액 지급
- 2종 수급권자: 연간 본인 부담금이 80만 원을 초과할 경우, 초과 금액 전액 지급

※ 단, 요양병원에서 연간 240일을 초과하여 입원한 경우, 급여 대상 본인부담금이 연간 120만 원을 초과할 때만 초과 금액 전액 지급

- 본인 부담금 보상제를 우선 적용한 후, 본인부담금이 일정 수준(상한 기준액)을 초과하면 사후에 해당 시·군·구청장이 초과 금액을 수급권자에게 지급한다.

※ 입원 진료비뿐만 아니라 외래 진료비 및 약제비도 포함된다.

⑤ 산정 개시일

- 1종 수급권자: 본인 부담금 산정은 진료 개시일부터 적용
- 2종 수급권자: 매년 1월 1일부터 12월 31일까지의 급여 대상 본인 부담금을 기준으로 산정

⑥ 지급 제외 대상

㉮ 타 사업에서 지원되는 경우 (이중 지급 금지, 법 제4조 적용 배제)
㉯ 100% 본인부담 진료비(시행규칙 별표 1의2)
입원 식대 중 본인 부담금 등
㉰ 비급여 항목 (법 제7조 적용)
㉱ 의료급여 제한 사유에 해당하는 경우 (법 제15조)
㉲ 부당이득금 징수 대상에 해당하는 경우

(3) 의료급여 수급권자 본인부담 산정특례제도 및 본인부담 인허 적용

① 산정특례 대상에 해당하여 등록을 신청하려는 사람은 요양기관에서 확인한 '건강보험 산정특례 등록 신청서'를 국민건강보험공단 또는 요양기관에 제출하여야 한다. 이 경우, 등록 신청일은 건강보험 산정특례 등록신청서가 공단에 제출된 날로 한다.

② 산정특례 대상자 중 극희귀 질환자, 상세불명 희귀 질환자 및 기타 염색체 이상 질환자는 공단 이사장이 사전에 승인한 요양기관을 통해 신청을 하여야 한다. 다만, 상세불명 희귀 질환자 및 기타 염색체 이상 질환자는 질병관리청 희귀 질환 전문위원회로부터 해당 질환군으로 판정받은 후 신청할 수 있다.

③ 산정특례는 진단 확진일로부터 30일 이내에 신청하면 확진일을 기준으로 소급하여 적용하고, 30일이 경과한 후 신청하면 신청일부터 적용한다. 다만, 상세 불명 희귀 질환 및 기타 염색체 이상 질환군의 산정특례는 질병관리청 희귀 질환 전문위원회에서 해당 질환군으로 판정한 날부터 적용한다.

④ 상기 ③에도 불구하고, 암환자로 등록된 자가 산정특례 적용 기간 중 추가로 다른 암종(전이암 제외)에 대해 산정특례를 신청하는 경우, 추가 발생한 암의 진단 확진일을 기준으로 적용한다.

2. 의료급여 수가의 기준 및 일반기준

1) 급여비용 산정(제1조)

(1) 의료급여기관의 급여비용 산정은 「국민건강보험법 시행령」 제21조제2항 및 제3항, 「국민건강보험 요양급여의 기준에 관한 규칙」 제8조제2항 및 제4항의 규정에 의하여 고시한 "건강보험 행위 급여·비급여 목록표 및 급여 상대가치점수"에 국민건강보험법 제45조제4항의 규정에 의하여 고시한 "건강보험요양급여비용의내역"의 단가를 곱한 금액과 국민건강보험법시행령 제22조에 따라 결정된 금액을 합하여 산정한다. 다만, 제2조부터 제14조에서 정하는 급여비용의 산정에 대하여는 그러하지 아니하다.

(2) 「의료급여법 시행규칙」 제20조제2항의 의료급여비용 청구방법 및 심사청구서·명세서 서식 작성요령은 [별표1]에 의한다.

2) 의료급여기관 종별 가산율(제2조)

(1) 상대가치점수 제1편 제1부 행위 급여 일반원칙에 의하여 적용되는 의료급여기관 종별에 따른 가산 비율은 다음과 같이 적용한다. 다만, 의원, 치과의원, 한의원, 보건의료원, 조산원, 보건소, 보건지소, 보건진료소, 약국 및 정신건강의학과 정액 진료비, 혈액투석 정액 수가를 산정하는 경우에는 종별가산율을 적용하지 않는다.

의료급여기관 종별 가산율
①「의료급여법」제9조제2항제3호에 따른 다음 각 목에 해당되는 의료급여기관은 8%
㉮ 제3차 의료급여기관으로 지정된 종합병원
㉯ 제3차 의료급여기관으로 지정된 종합병원에 설치된 치과대학 부속 치과병원
㉰ 제3차 의료급여기관으로 지정된 종합병원에 설치된 한의과대학 부속 한방병원
② 상기 ①에 해당되지 아니하는 종합병원, 치과대학 부속 치과병원, 한의과대학 부속 한방병원 및 국립병원 한방진료부는 5%
③ 상기 ① 또는 ②에 해당되지 아니하는 병원, 치과병원, 한방병원, 요양병원, 정신병원은 2%

(2) 상기 (1)의 규정에도 불구하고 표의 ② 종별가산율을 적용받는 종합병원이 의료법 제3조의3(종합병원)의 기준에 부적합한 경우에는 3월 이내의 범위 내에서 기간을 정하여 시정하도록 하고 동 시정 기간 내에 시정하지 아니한 경우에는 시정 기간 만료 익일부터는 표의 ③의 규정에 의한 종별가산율을 산정한다.

표 10-4 의료급여기관 및 의료기관 종별가산율(비교)

구분	상급종합병원	종합병원	병원	의원
의료급여 가산율	8%	5%	2%	없음
건강보험 가산율	15%	10%	5%	없음

3) 진찰료 등(제3조)

(1) 진찰료(약국의 경우에는 조제료, 약국관리료, 조제기본료, 복약지도료를 말함)의 경우에는 상대가치점수 제1부 일반 원칙 “Ⅲ. 차등수가”는 적용하지 아니한다.

(2) 상대가치점수 제1편 제2부 제1장 기본진료료[산정지침] “5. 의료질평가지원금, 6. 전문병원 관리료 등(전문병원 관리료·전문병원 의료질지원금)”은 의료급여비용의 산정에 적용하지 아니한다.

(3) 규칙 제19조 별표 1의2 제1호마목의 단서 중 보건복지부 장관이 정하여 고시하는 의료취약지란「응급의료분야 의료취약지 지정」제2조의 "의료취약지"와 같다.

4) 입원 진료 범위(제5조)

(1) 제1차 의료급여기관(보건의료원 제외)에서는 입원 진료비용을 산정할 수 없다. 다만, 규칙 제16조제1호라목(제1차의료급여기관에서 입원진료를 받는 것이 수급권자에게 유리하다고 판단)에 의한 다음의 경우는 입원진료비용을 산정할 수 있다.

① 분만 및 수술을 동반하는 경우

② 정신질환, 한센병 환자의 치료, 골절로 인하여 입원 치료가 불가피한 경우

③ 입원진료 중 의료급여수급권자로 자격이 변동된 경우

④ 말기암 환자에 대한 입원 진료가 필요한 경우

(2) 입원은 진료상 필요하다고 인정되는 경우에 적절한 기간에 한하며, 단순한 통원 불편 간병인력 부재 등의 사유로 입원 지시를 하여서는 아니된다.

5) 검체 검사 위탁 기준 중 급여 비용 청구·심사 및 지급 절차(제6조)

「상대가치점수(부록) 검체 검사 위탁에 관한 기준」 중 급여 비용 청구·심사 및 지급 절차는 다음과 같다.

(1) 검체검사를 의뢰한 기관은 검사 의뢰 내역과 수탁검사기관의 의료급여기관기호를 의료급여비용명세서의 "진료 내역"란에 기재하고, 검사 위탁 비용을「별표 1:의료급여비용 청구 방법 및 심사청구서·명세서 서식 작성 요령」의 관련 규정에 따라 건강보험심사평가원에 청구한다.

(2) 심사평가원은 상병명 및 진료 내역과 관련이 없는 검사가 실시된 경우, 해당 검사의 급여 비용을 검사의뢰기관의 청구 비용에서 심사·조정할 수 있다.

(3) 급여비용 지급 기관은 심사평가원의 심사 결과에 따라 해당 급여 비용을 검사의뢰기관에 지급한다.

6) 혈액투석 수가(제7조)

(1) 만성 신부전증 환자가 외래에서 혈액투석을 받을 경우, 다음 표에 명시된 1회당 정액수가(점수)에 점수당 단가를 곱한 금액과, 상대가치점수 처치 및 수술료 등 [투석] 중 혈액투석[1회당](코드 O7020)의 "주"의 1과 2의 금액을 합하여 산정한다. 다만,「처방전을 발행하여 진료한 경우에는 상기 1)의 규정을 따른다.

구분	병원급 이상	의원
1회당 정액수가(점수)	1,315.22	1,168.07

(2) 혈액투석 정액수가는 진찰료, 혈액투석 수기료, 필수 경구 약제 및 Erythropoietin 제제를 포함한 약제, 검사료 등을 포함한다. 다만, 혈액투석을 위한 정맥 내 카테터 삽입술 또는 혈관 중재 시술 등의 비용 및 감염병 확산 등으로 인해 보건복지부 장관이 한시적으로 인정하는 항목에 대한 비용은 상기 1)의규정에 따라 별도로 산정할 수 있다.

(3) 혈액투석을 받는 만성 신부전증 환자가 같은 날 만성 신부전 관련 합병증이 아닌 다른 상병으로 진료를 받는 경우, 이에 대한 급여 비용은 상기 1)의 규정에 따라 별도로 산정한다.

7) 정신질환 수가 기준(제9조)

(1) 정신질환(한국표준질병사인분류 항목 중 정신 및 행동장애(F00-F99)와 뇌전증(G40, G41)에 해당하는 질병)으로 정신건강의학과 전문 의료급여기관(병원 및 종합병원급 정신건강의학과 포함)에서 입원 진료한 경우, 1일당 정액수가로 산정한다. 이때, 환자의 상태에 따라 적절한 진료를 제공하여 치료 기간을 단축하도록 노력하여야 한다.

(2) 정신질환에 대한 정액수가는 환자 진료에 필요한 진찰료, 입원료, 투약료, 주사료, 검사료 등을 포함한다. 다만, 정액 수가에 포함되지 않는 다음 각 호의 항목은 상기 1)의 규정에 따라 별도로 산정할 수 있다.

① 입원 기간 중 약품비, 퇴원 시 투약 비용, 마약류 관리료

② 입원 환자 안전관리료

③ 식대

④ 정신요법료

⑤ 감염병 확산 등의 긴급한 사유로 보건복지부 장관이 한시적으로 인정하는 항목에 대한 비용

(3) 의료인력 등의 확보 수준에 따른 정신건강의학과 입원료 차등제 적용 기준은(제9조제5항 관련) [별표 4]를 참조한다.

8) 정신질환 외래수가 등(제10조)

(1) 정신건강의학과 전문 의료급여기관에서 한국표준질병사인분류 항목 중 정신질환에 대한 외래 진료를 실시할 경우, 급여비용은 상기 1)의 규정에 따라 산정한다. 이 경우, 개인 정신치료 및 가족 치료의 산정 기준은 다음과 같다.

① 개인 정신치료는 같은 날 동시에 산정할 수 없으며, 각각의 개인 정신치료를 합하여 주 2회 이내로만 산정할 수 있다.

② 가족 치료(개인 가족 치료, 집단 가족 치료)는 각각 주 1회만 산정할 수 있다.

③ 개인 정신치료 및 가족 치료를 1일 2회 이상 실시하더라도 1회만 산정할 수 있다.

(2) 정신질환자의 외래 투약 시에는 환자의 상태 및 병력 등을 고려하여 적절한 투약 기간을 처방하여야 한다. 또한, 환자의 치료가 투약만으로 가능하다고 판단되는 경우, 환자의 불편을 최소화할 수 있도록 1회 내원 시 기준 처방일수(15일 이상)를 준수하여야 한다.

9) 정신질환 입원 및 낮병동 수가 등(제11조)

(1) 정신질환에 대한 입원수가는 1일당 정액수가로 정신건강의학과 전문의가 상근하는 경우에 산정하며, [별표 4]에서 정한 정신건강의학과 의사, 정신건강의학과 간호사 및 정신건강전문요원 인력 확보수준에 따른 차등제를 적용하여 산정하되, 제1차 의료급여기관은 기관등급을 최고 G4까지 산정하며, 기관등급 G1은 제3차 의료급여기관에 한하여 산정한다. 다만, 정신의료기관의 시설 및 장비기준을 갖추지 않은 것으로 보건복지부장관이 인정하는 의료급여기관의 경우 [별표 4]에 따라 산정된 기관등급에서 한 등급 조정된 기관등급으로 적용하고, '의료급여 정신건강의학과 입원료 차등제 산정현황 통보서'를 매 분기 마지막 월 20일까지 제출하지 않은 의료급여기관인 경우 기관등급을 G5로 산정하되, 제출기간을 도과하여 적용분기 전일까지 부득이한 사유를 소명하여 제출하는 경우에 한하여 확인된 기관등급을 적용한다.

(2) 정신질환 입원수가는 입원기간에 따라 다음 표의 1일당 정액수가(점수)에 "건강보험 요양급여비용의 내역"의 유형별 분류에 따른 점수당 단가를 곱하여 10원 미만은 4사5입한 금액으로 산정한다. 다만, 퇴원한 환자가 퇴원한 날부터 30일 이내에 재입원하는 경우와 폐업 등으로 인하여 다른 의료급여기관에 입원하였다 하더라도 진료와 관련된 진료기록 일체를 인수한 경우에는 입원기간에 종전 입원기간을 합산하여 수가를 적용한다.

기관등급 \ 입원기간	1일당 정액수가(점수)			
	입원후 1일~90일	입원후 91일~180일	입원후 181일~360일	입원후 361일 이상
G1	567.73	534.91	491.69	464.19
G2	520.46	481.20	442.07	415.85
G3	377.86	347.81	316.47	296.78
G4(병원급 이상)	277.80	252.97	228.14	211.62
G4(의원)	293.27	268.44	243.61	227.10
G5(병원급 이상)	249.39	225.83	203.32	187.96
G5(의원)	264.86	241.30	218.79	203.43

(3) 낮병동 수가는 1일당 정액수가로서, 낮병동을 운영할 수 있는 정신건강의학과 전문의료급여기관에서 정신질환자를 1일 6시간 이상 진료를 실시하고 당일 귀가시킨 경우에 적용하되, (1)에 따른 정신질환 입원수가와 동일한 기관등급을 적용하여 (2)의 산정방법과 동일하게 한다. 다만, 입원실을 운영하지 않는 의료급여기관인 경우 제1차의료급여기관은 기관등급 G4를 산정하고, 그 외 의료급여기관은 기관등급 G3로 산정한다.

기관등급	G1	G2	G3	G4 (병원급이상)	G4 (의원)	G5 (병원급이상)	G5 (의원)
낮병동 1일당 정액수가(점수)	455.31	413.74	316.68	244.16	249.31	231.57	236.72

(4) 상기(1)의 규정에도 불구하고 입원기간 중 정신질환 이외의 다른 상병으로 다른 진료과목에서 수술 등을 실시한 경우에는 그에 소요된 비용은 상기 1)의 규정에 따라 별도 산정한다.

(5) 정신건강의학과 전문 의료급여기관에서 정신질환으로 입원 중인 환자가 진료담당의에 의하여 인정된 외박을 할 경우의 수가는 1일당 정액수가로서 (1)에 따른 정신질환 입원수가와 동일한 기관등급을 적용하여 (2)의 산정 방법과 동일하게 한다. 다만, 그 인정기간은 외박 당일부터 귀원 전일까지의 일수를 외박일수로 산정하되, 외박 1회당 6일 이내로 한다.

기관등급	G1	G2	G3	G4	G5
외박 1일당 정액수가(점수)	126.67	116.87	91.84	74.08	69.16

10) 식대(제12조)

(1) 식대는 다음과 같이 산정한다.

구분	일반식 (일반 유동식, 연식,포함)	치료식 (당뇨식, 신장질환식 등)	멸균식	분유		산모식	경관영양 유동식 (조제식, 완제품)
				일반분유	특수분유		
금액	4,230원 (1식당)	5,880원 (1식당)	15,910원 (1식당)	2,290원 (1일당)	6,450원 (1일당)	5,880원 (1식당)	4,950원 (1식당)

(2) 식대 세부산정기준은 「요양급여의 적용기준 및 방법에 관한 세부사항」 Ⅰ.행위제17장 입원 환자 식대 제2호 가.(1).(2), 나.(1).(2), 다, 라. 및 제4호를 준용한다.

(3) 입원 환자 식대의 영양사·조리사 인력산정 기준은 「요양급여의 적용기준 및 방법에 관한 세부사항」 Ⅰ.행위 제17장 입원환자 식대 인력 산정기준 가, 나.(1), 다.(1)를 준용한다.

11) 안치료(제14조)

영안실 안치료는 1일 3,750원으로 하되, 영안실 안치기간은 3일 이내로 한다. 환자측의 귀책 사유로 안치기간이 3일을 초과하는 경우에는 초과일분의 안치료는 그 보호자가 부담한다.

12) 왕진료(제14조의3)

(1) 제15조제1항제3호에 따라 왕진을 실시한 경우 왕진료는 「요양급여의 적용기준 및 방법에 관한 세부사항」 중 왕진료 진료수가 산정방법 제1호에 따라 산정한다.

(2) 제15조제1항제5호에 따른 계약의사 진료만으로는 적절한 진료가 곤란한 경우에는 제15조제2항에 따라 왕진을 신청할 수 있으며, 이 경우라도 같은 조 제1항에 따른 비용을 산정할 수 있다. 다만, 계약의사와 왕진의 진료과목이 동일한 경우에는 산정할 수 없다.

실전대비 요약정리 사항 및 예상문제

제10장. 의료급여관리

1. 의료급여 수급권자 구분(1종, 2종) 및 신청절차
2. 응급의료기관의 분류와 지정권자 및 지정요건. 평가
3. 의료급여 비급대상 및 항목
4. 대지급금제도(대상, 신청절차 및 방법, 범위, 상환)
5. 의료급여 진료체계 및 1차, 2차, 3차 의료급여기관 이용절차
6. 의료급여기관 종별가산율 및 진료비 본인부담(1종과 2종, 외래 및 입원)
7. 의료급여 비용청구 및 심사지급 분석

제 11 장 산업재해보상보험

11-1 | 산재보험제도

학습목표	1. 산업 재해의 발생 및 인정 기준을 이해하고 적용할 수 있다.

1. 산재보험의 개요

1) 개요

산업재해보상보험은 근로자가 업무 중 입은 신체적 피해와 그로 인한 경제적 손실을 신속하고 공정하게 보상하기 위해, 사업주의 보험 가입을 국가가 책임지는 강제보험이다. 이 보험은 근로기준법에 따라 사용자가 부담해야 하는 형사 및 보상 책임을 담보하는 제도이다.

2) 목적

산업재해보상보험의 목적은 재해를 입은 근로자에게 신속하고 공정한 보상을 제공함으로써 근로자와 그 가족의 생활 안정을 도모하는 데 있다. 또한, 재해가 발생한 사업장의 사업주가 근로자의 치료와 보상에 대한 과도한 부담을 지지 않도록, 보험 기능을 통해 비용을 분산시켜 기업이 안정적으로 운영될 수 있도록 한다. 국 가적으로는 노동력을 확보하고 유지하는 동시에 기업을 보호함으로써 경제 발전과 국민 복지 향상에 기여하는 것을 목표로 한다.

따라서, 산업재해보상보험법은 업무상 재해를 입은 근로자에게 신속하고 공정한 보상을 제공하고, 재해 근로자의 재활 및 사회 복귀를 촉진하기 위해 필요한 보험 시설을 설치·운영하며, 재해 예방 및 근로자의 복지 증진을 위한 사업을 시행함으로써 근로자 보호에 기여하는 것을 목적으로 한다.

3) 산업재해보상보험법상 관련 용어

(1) "업무상의 재해"란 업무상의 사유로 인해 근로자가 부상·질병·장해를 입거나 사망하는 것을 말한다.

(2) "근로자", "임금", "평균임금", "통상임금"이란 각각 「근로기준법」에 따른 "근로자", "임금", "평균임금", "통상임금"을 의미한다. 다만, 「근로기준법」에 따라 "임금" 또는 "평균임금"을 산정하기 어렵다고 인정되는 경우, 고용노동부 장관이 정하여 고시하는 금액을 해당 "임금" 또는 "평균임금"으로 한다.

(3) "유족"이란 사망한 사람의 배우자(사실혼 관계에 있는 사람 포함), 자녀, 부모, 손자녀, 조부모 또는 형제자매를 의미한다.

(4) "치유"란 부상 또는 질병이 완치되었거나 치료 효과를 더 이상 기대할 수 없고, 증상이 고정된 상태에 이른 것을 말한다.

(5) "장해"란 부상 또는 질병이 치유되었으나, 정신적 또는 육체적 훼손으로 인해 노동능력이 상실되거나 감소된 상태를 의미한다.

(6) "중증요양상태"란 업무상 부상 또는 질병으로 인해 정신적 또는 육체적 훼손이 발생하여 노동능력이 상실되거나 감소된 상태로, 해당 부상 또는 질병이 아직 치유되지 않은 상태를 의미한다.

(7) "진폐"(塵肺)란 분진을 흡입함으로써 폐에 발생하는 섬유증식성 변화를 주된 증상으로 하는 질병을 말한다.

(8) "출퇴근"이란 취업과 관련하여 주거지와 취업장소 사이를 이동하거나, 한 취업장소에서 다른 취업장소로 이동하는 것을 의미한다.

4) 연혁 및 적용 사업장 확대

근로자의 재해 보상을 보장하는 제도는 1884년 독일에서 처음 시행된 재해보험법을 시작으로 여러 나라에서 도입되었다. 우리나라에서는 1953년도에 근로기준법을 제정하였고 이후 1963년 11월 5일 「산업재해보상보험법」(법률 제1438호)이 제정되었으며, 1964년부터 시행되었다. 초기에는 상시 근로자 500인 이상을 고용하는 대규모 광업 및 제조업 사업장에만 적용되었으며, 「근로기준법」에 따른 재해 보상이 이루어졌다. 이후 적용 범위가 점진적으로 확대되어, 2000년 7월 1일부터는 근로자 1인 이상을 고용하는 모든 사업장으로 확대되었다.

「산업재해보상보험법」은 근로자의 업무상 재해를 신속하고 공정하게 보상하며, 재해 근로자의 재활과 사회 복귀를 촉진하기 위한 보험 시설을 설치·운영하는 것을 목적으로 한다(「산업재해보상보험법」 제1조). 또한, 재해 예방 및 근로자의 복지 증진을 위한 사업을 시행함으로써 근로자 보호에 기여하고 있다. 이 법은 근로자를 사용하는 모든 사업 또는 사업장에 적용되나, 위험률·규모·장소 등을 고려하여 대통령령으로 정하는 일부 사업은 적용이 제외될 수 있다(동법 제6조).

산업재해보상보험제도는 우리나라 최초의 사회보험 제도로서, 산업재해를 입은 근로자에 대한 치료와 생활 보장의 기능을 수행해왔다. 「근로기준법」의 재해 보상 제도를 기반으로 보험급여를 통한 보상 체계를 꾸준히 발전시켜 왔으며, 그 결과 급여 수가 인상, 장해연금 선급금 제도 신설, 장해연금과 유족연금의 의무화, 간병급여 도입 등 급여의 범위와 수준이 확대되었다.

그러나 이러한 변화는 요양·재활, 보험급여, 사업 관리, 재정, 비정규직 보호 등 「산업재해보상보험법」 시행 과정에서 발생하는 다양한 구조적 문제를 해결하지 못하고, 양적인 보호 확대에만 집중했다는 평가를 받았다. 이에 따라 2007년 12월 14일 「산업재해보상보험법」이 전면 개정(법률 제8694호)되었으며, 이후에도 부분적인 개정을 거쳐 시행되고 있다. 또한, 2005년 1월 1일부터 「고용보험 및 산업재해보상보험의 보험료 징수 등에 관한 법률」이 제정·시행됨에 따라 고용보험과 산업재해보상보험의 보험료가 통합 징수되고 있다.

(1) 연혁

표 11-1 산업재해보상보험 주요 연혁

연도	내용
1963.11.05	산업재해보상보험법 제정, 공포
1964.07.01	산업재해보상보험 실시(상시근로자 500인 이상)
1981.12.01	산업안전보건법 제정
1987.12.01	한국산업안전보건공단 설립
1992.07.01	산재사업장 확대(5인 이상 사업장)
1995.05.01	근로복지 공단 설립(업무이관)
2000.07.01	산재 사업장 확대(1인 이상)
2003.12.01	대통령령이 정하는 사업 제외 모든 사업 또는 사업장에 적용
2005.01.01	산재보험과 고용보험 보험료 통합징수
2009.01.01	공사금액 2천만 원 이상, 연면적 100㎡ 초과 건축 또는 연면적 200㎡ 초과 건축물 수선 공사 당연가입 확대
2010.04.28	근로복지공단, 한국산재의료원 통합
2012.01.22	자영업자 고용보험(실업급여)사업 확대, 택배, 퀴서비스 산재보험 적용
2014.03.25	근로복지공단 본사 울산 이전
2017.01.01	고용보험 피보험자격 관리업무 수행
2018.01.01	통상의 출퇴근재해 보상범위 확대
2019.01.01	특수형태근로종사자(건설기계조종사 27종) 산재보험 적용 확대
2020.01.07	중소기업사업주 산재보험 전면 확대 (직종·구분 없음, 300인 미만)
2021.07.01	노무제공자 고용보험 적용 확대 (보험설계사 등 12개 직종)
2022.07.01	고용보험(5개 직종) 및 산재보험(화물차주) 적용 확대
2023.07.01	노무제공자 산재보험 적용 확대(전속성 폐지 등)
2024.01.01	직업복귀통합지원시스템 운영 도입

(2) 산재보험의 연도별 적용 규모 확대 과정

표 11-2 산재보험의 연도별 적용 규모

(단위: 명)

연도	'64	'65	'66	'67	'68	'72	'73	'76~'78	'82~'91	'92~'98	2000
적용 인원	500	200	150	100	50	30	16	16~5	10~5	5	1

(3) 연도별 산업재해 발생 현황

표 11-3 연도별 산업재해 현황

연도	적용 사업장수 (개소)	대상 근로자수 (명)	재해자수(명)[1]				재해율[4] (%)	신체장해자수(명)			경제적손실추정액 (단위: 백만원)			근로 손실 일수[6] (일)
			재해자[2]	사망자[3]	부상자	업무상 질병 요양자		계	사고 장해자수	업무상 질병 장해자수	계	산재 보상금	간접 손실액[5]	
2022년	2,976,026	20,173,615	130,348	2,223	106,038	21,785	0.65	44,240	31,660	12,580	33,432,430	6,686,486	26,745,944	60,701,773
2023년	2,945,136	20,637,107	136,796	2,016	112,373	22,127	0.66	46,507	32,978	13,529	36,424,705	7,284,941	29,139,764	63,845,877
증감[6]	-30,890	463,492	6,448	-207	6,335	342	0.01	2,267	1,318	949	2,992,275	598,455	2,393,820	3,144,104
(%)	(-1.04%)	(2.30%)	(4.95%)	(-9.31%)	(5.97%)	(1.57%)		(5.12%)	(4.16%)	(7.54%)	(8.95%)	(8.95%)	(8.95%)	(5.18%)

출처: 2023 산업재해현황분석(고용노동부)

※ 참고

1) 재해자수에는 '18.1.1.부터 확대 적용된「산업재해보상보험법」상의 통상 출퇴근 재해는 제외
2) 재해자에는 제외되는 사망자가 포함되어 있어 사망, 부상, 업무상질병요양자를 합한 수치와 일치하지 않음
3) 사망자수는 재해당시의 사망자수에 요양 중 사망자수를 포함한 것임.
   ※ 사망자수에는 사업장외 교통사고, 체육행사, 폭력행위, 사고발생일로부터 1년 경과 사고 사망자. 통상 출퇴근 사망자는 제외(다만, 운수업, 음식·숙박업의 사업장외 교통사고 사망자는 포함)
4) 재해율(%) = (재해자수/근로자수) × 100
5) 간접손실액: 하인리히 방식에 의하여 직접손실액(산재보상금 지급액)의 4배로 계상
6) 근로손실일수: 신체장해자의 등급별 손실일수+사망자 손실일수+부상자·업무상 질병 요양자의 요양일수
7) 증감(%) = (2023년도/2022년도 × 100) - 100
8) 산업재해로 인한 근로손실일수는 2023년도 노사분규로 인한 근로손실일수 355천일의 179.8배

(4) 업종별 산업재해 발생 현황

표 11-4 업종별 산업재해 발생 현황

(단위: 명)

연도	전산업	광업	제조업	건설업	전기 가스 수도업	운수 창고 통신업	임업	어업	농업	금융 및 보험업	기타의 사업
2022년	130,348	3,873	31,554	31,245	129	12,468	968	59	682	666	48,704
2023년	136,796	2,988	32,967	32,353	134	14,937	1,000	37	706	605	51,069
증감	6,448	-885	1,413	1,108	5	2,469	32	-22	24	-61	2,365

출처: 2023 산업재해현황분석(고용노동부)

※ 기타의 사업에는 통상 서비스업으로 지칭되는 도·소매업, 보건 및 사회복지사업, 음식·숙박업 등이 포함되어 있음(상세한 내용은「2023년도 사업종류별 산재보험료율 및 사업종류 예시」참조)

※ 재해자수 = 업무상사고 재해자수 + 업무상질병 재해자수

2. 적용 범위 및 운영 체계

1) 적용 대상 사업

(1) 당연 적용(가입) 사업

사업이 개시되어 적용 요건을 충족하게 되면 사업주의 의사와 관계없이 자동으로 보험 관계가 성립하는 사업을 의미한다. 적용 제외 사업을 제외한, 근로자를 1인 이상 사용하는 모든 사업 또는 사업장은 당연 가입 대상에 해당한다.

(2) 임의 적용(가입) 사업

당연 가입 대상 사업이 아닌 사업으로, 보험 가입 여부가 사업주의 자유의사에 맡겨진 사업을 의미한다. 산재보험 적용 제외 사업의 사업주는 근로복지공단의 승인을 받아 보험에 가입할 수 있다.

(3) 특례 적용 사업

우리나라 사업주가 운영하는 국외 사업장에서 우리나라 근로자가 취업한 경우, 지정 보험 회사가 산재보험법상의 보험 사업을 관장하고 자기계산으로 운영할 수 있다.

2) 적용 제외 사업

다른 법률에 의해 재해 보상이 보장되는 경우, 또는 사업의 위험률·규모 및 장소 등을 고려하여 대통령령으로 정하는 사업으로 산재보험 적용이 제외되는 사업장은 다음과 같다.

(단, 법 적용 제외 사업장이라 하더라도 근로복지공단의 승인을 받아 임의로 가입할 수 있다.)

적용 제외 대상 사업
①「공무원 재해보상법」 또는 「군인 재해보상법」에 따라 재해보상이 되는 사업. 다만, 「공무원 재해보상법」 제60조(공무수행사망자에 대한 특례)에 따라 순직유족급여 또는 위험직무순직유족급여에 관한 규정을 적용받는 경우는 제외한다.
②「선원법」, 「어선원 및 어선 재해보상보험법」 또는 「사립학교교직원 연금법」에 따라 재해보상이 되는 사업
③ 가구 내 고용활동
④ 농업, 임업(벌목업은 제외), 어업 및 수렵업 중 법인이 아닌 자의 사업으로서 상시근로자 수가 5명 미만인 사업

3) 적용 특례자

산업재해보상보험법의 수급권자는 원칙적으로 근로기준법상의 근로자로 한정되며, 산재보험법의 적용은 속지주의 원칙에 따라 국내 사업에만 한정된다. 그러나 산재보험법은 예외적으로 상기 규정이 아닌 경우에도 산업재해보상보험법에서 특별히 정한 경우에는 산재보험의 혜택을 받을 수 있도록 규정하고 있다.

(1) 해외파견자 산재보험

• 산재보험의 보험가입자(당연 및 임의가입자)가 대한민국 밖의 지역에서 하는 사업에 근로시키기 위해 파견하는 자(이하 "해외파견자"라 함)

• 국내에서 채용되고, 임금을 국내 본사에서 지급(일부 지급 포함) 받으면서 대한민국 밖의 지역에서 하는 사업에 파견되어 근로하는 사람

※ 국내 사업장에 근로자가 없고 해외 파견만을 목적으로 근로자를 채용하여 채용과 동시에 해외 현지사업장에 파견하는 경우에는 해외파견자 특례 가입 불가

※ 해외 현지에서 직접 채용하거나, 해외 사업장에서 전액 임금을 지급하는 경우는 제외

(2) 현장실습생 산재보험

• 산재보험 적용사업(장)에서 현장실습을 하고 있는 학생 및 직업훈련생 중 고용노동부장관이 정하는 현장실습생임

※ 현장실습 당시 산재보험 적용 사업장이 아닐 경우 적용(신고)대상 아님

(3) 학생연구자 산재보험

• 과학기술분야1)의 연구개발과제에 참여(신규 연구과제 준비 또는 연구과제 수행 완료 후 후속 조치를 위한 연구활동 포함)하는 재학생뿐만 아니라 휴학생, 수료생 및 상위 학위과정 진학이 확정된 졸업생 포함

1) 공학·자연·의약계열과 일부 교육계열(공학·자연) 포함

(4) 중소기업사업주 산재보험

• 근로자를 사용하는 사업주 또는 명의 사업주의 배우자(법률혼에 한함)인 실제 사업주

※ 산재보험 보험가입자로서 300명 미만의 근로자를 사용하는 사업주

• 근로자를 사용하지 않는 사업주 또는 명의 사업주의 배우자(법률혼에 한함)인 실제 사업주

※ 단, 산재보험법 시행령 제125조에 해당하는 사람은 특수형태근로종사자 입직신고 대상

(5) 가족종사자의 산재보험

- 중·소기업 사업주의 배우자(사실혼 관계 포함) 또는 4촌 이내의 친족1)」으로, 특례가입대상2) 사업장 사업주가 행하는 사업(장)에서 노무 제공을 대가로 보수를 받지 않고3) 해당 사업에 노무를 제공하는 사람
  1) 배우자(사실혼 포함) 또는 4촌 이내의 친족
  2) 특례가입대상 사업장
     - 300인 미만의 근로자를 사용하는 사업주 또는 근로자를 사용하지 않는 사업주
  3) 노무 제공을 대가로 보수를 받지 않을 것
     - 계약의 형식에 관계없이 해당 사업(장)에서 근로자로 인정되지 아니하는 사람

(6) 노무제공자 산재보험

- 前 산재보험법상 특고 전속성 요건을 폐지하고, "특고"와 "플랫폼 종사자"를 → "노무제공자"로 재정의
  * (플랫폼종사자) 온라인 플랫폼을 통해 노무를 제공하는 사람
- 노무제공자란 자신이 아닌 다른 사람의 사업을 위하여 자신이 직접 노무를 제공하는 사람으로서, 업무상 재해로부터의 보호 필요성, 노무제공 형태 등을 고려하여 대통령령으로 정하는 직종에 종사하는 사람

(7) 플랫폼 노무제공자 산재보험

- "노무제공자" 란 자신이 아닌 다른 사람의 사업을 위하여 사업주 또는 온라인 플랫폼을 통해 노무제공 요청을 받아 자신이 직접 노무를 제공하고 그 대가를 지급받는 사람으로서 업무상 재해의 보호 필요성, 노무제공 형태 등을 고려한 적용대상 직종에 종사하는 사람

4) 운영체계 및 근로복지공단의 업무

(1) 운영체계

산재보험사업을 관장하는 관리 주체는 고용노동부 장관이며, 산업재해보상보험 업무를 실제로 수행하는 일선 집행기관은 근로복지공단이다. 또한, 「산재보험법」에 따라 보험료 납부 등의 제반 의무를 이행하는 보험가입자와 보험급여를 받을 권리가 있는 수급권자가 존재하며, 이들의 관계를 도식화하면 다음과 같다.

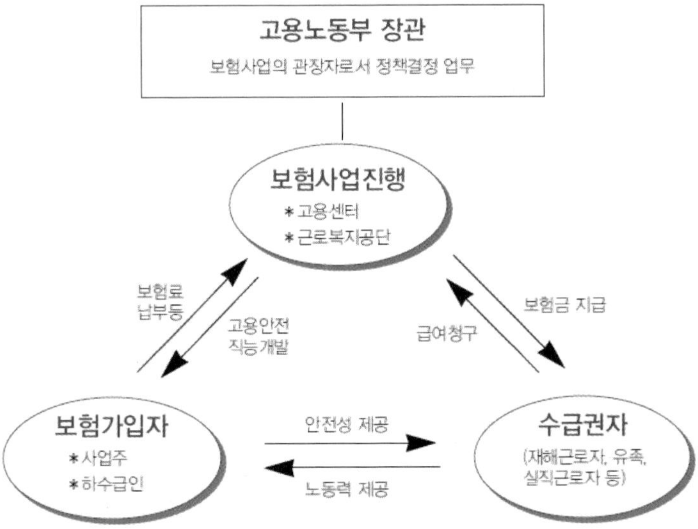

그림 11-1 운영 체계

(2) 근로복지공단의 주요 사업(업무)

근로복지공단은 고용노동부 장관의 위탁을 받아 산재보험 사업을 효율적으로 수행하기 위해 운영되는 기관으로, 1995년 5월 1일 설립되었으며 본부는 울산에 위치(7개 지역본부, 57개 지사, 11개 병원)하고 있다. 주요 사업(업무)은 다음과 같다.

① 보험가입자와 수급권자에 관한 기록의 관리·유지
② 보험료 징수법에 따른 보험료와 그 밖의 징수금의 징수
③ 보험급여의 결정과 지급
④ 보험급여 결정 등에 관한 심사청구의 심리·결정
⑤ 산업재해보상보험 시설의 설치·운영
⑥ 업무상 재해를 입은 근로자 등의 진료·요양 및 재활
⑦ 재활보조기구의 연구개발·검정 및 보급
⑧ 보험급여 결정 및 지급을 위한 업무상 질병 관련 연구
⑨ 근로자 등의 건강을 유지·증진하기 위하여 필요한 건강진단 등 예방 사업
⑩ 근로자의 복지 증진을 위한 사업
⑪ 그 밖에 정부로부터 위탁받은 사업
⑫ 상기 ⑤·⑥부터 ⑨까지·⑩ 및 ⑪에 따른 사업에 딸린 사업

5) 산재보험의 보험료(율)

(1) 산재보험료

산재보험료는 사업주(고용주)만 부담하며, 기업의 산재 예방 노력에 대한 인센티브(incentive)를 부여하기 위해, 산업별 전년도 산재 발생률에 비례하여 산정된다. 보험료는 사업주가 경영하는 사업의 보수 총액에 산재보험료율을 곱한 금액으로 결정된다.

이에 따라 「고용보험 및 산업재해보상보험의 보험료징수 등에 관한 법률」 제14조제3항, 제4항 및 제7항과 같은 법 시행령 제13조 및 같은 법 시행규칙 제12조 및 제12조의2에 따라 "사업종류별 산재보험료율"과 "통상적인 경로와 방법으로 출퇴근하는 중 발생한 재해에 관한 산재보험료율"을 고용노동부 장관이 고시하고 있다.

(2) 업종별 산재보험료율

2025년도 사업종류별 산재보험료율은 아래 표와 같으며, 통상적인 경로와 방법으로 출퇴근하는 중 발생한 재해에 관한 산재보험료율은 사업의 종류를 구분하지 아니하고 0.6/1,000로 한다.

▣ 의료기관에 적용할 산재보험료율은 아래 표 9.기타의 사업(전문·보건·교육·여가관련 서비스업)인 6/1.000이다.

표 11-5 2025년도 사업종류별 산재보험료율

(단위: 천분율(%))

사 업 종 류	요율	사 업 종 류	요율
1. 광업		4. 건 설 업	35
석탄광업 및 채석업	185	5. 운수·창고·통신업	
석회석·금속·비금속·기타광업	57	철도·항공·창고·운수관련서비스업	8
2. 제조업		육상 및 수상운수업	18
식료품 제조업	16	통신업	9
섬유 및 섬유제품 제조업	11	6. 임 업	58
목재 및 종이제품 제조업	20	7. 어 업	27
출판·인쇄·제본업	9	8. 농 업	20
화학 및 고무제품 제조업	13	9. 기타의 사업	
의약품·화장품·연탄·석유제품 제조업	7	시설관리 및 사업지원 서비스업	8
기계기구·금속·비금속광물제품 제조업	13	기타의 각종사업	8
금속제련업	10	전문·보건·교육·여가관련 서비스업	6
전기기계기구·정밀기구·전자제품제조업	6	도소매·음식·숙박업	8
선박건조 및 수리업	24	부동산 및 임대업	7
수제품 및 기타제품 제조업	12	국가 및 지방자치단체의 사업	9
3. 전기·가스·증기·수도사업	7	10. 금융 및 보험업	5
		* 해외파견자: 14/1,000	

2025년도 통상적인 경로와 방법으로 출퇴근하는 중 발생한 재해에 관한 산재보험료율: 전 업종 0.6/1,000 동일

3. 산업재해보상보험의 특징

1) 고용주 부담 보험

보험료는 노동자가 아닌 고용주(사업주)가 전적으로 부담하며, 보험계약에서도 노동자가 아닌 고용주가 보험가입자가 된다.

2) 무과실책임주의

민사배상의 과실책임주의와 달리, 업무상 발생한 모든 재해에 대해 사용자의 고의나 과실 유무와 관계없이 사용자에게 무과실 책임을 인정한다. 따라서 사용자와 근로자의 과실을 비교하여 보상금을 조정하는 과실상계를 적용하지 않는다.

3) 자진신고 및 자진납부 원칙

산재보험 가입 대상 사업주는 보험 가입을 위한 절차를 자발적으로 이행해야 하며, 보험료도 스스로 납부하는 것이 원칙이다.

4) 정률(定率)보상 방식

보험급여는 재해 발생에 따른 전체 손해를 보상하는 것이 아니라, 평균임금을 기준으로 한 정률 보상 방식에 따라 지급되며, 현물 및 현금급여가 모두 제공된다.

5) 가입자와 수혜자의 불일치

보험료 납부자는 고용주이며, 보험의 수혜자는 근로자로, 가입자와 수혜자가 일치하지 않는다.

6) 수지상등(收支相等)의 원칙

민간보험의 기본 원칙인 수지상등의 원칙을 준수하여, 보험료 수입과 급여 지급이 균형을 이루도록 운영된다.

7) 보험료와 산재 발생률의 비례성

보험료는 사업장의 산업재해 발생률에 비례하여 산정된다.

8) 사업장 중심 관리

보험 관리는 개별 근로자가 아닌 사업장을 단위로 이루어지며, 보험료 산정과 자격 관리도 사업장 단위로 집행된다.

9) 강제 사회보험

산업재해보상보험은 법적으로 강제 가입이 요구되는 사회보험이다.

10) 신속·공정·확실성 보장을 위한 독립적 심사기구 운영

산업재해 심사제도(심사 및 재심 청구제도)를 운영하며, 심사를 거친 후에야 법적 분쟁 절차를 진행할 수 있도록 심사전치주의를 채택하고 있다.

4. 산업재해의 발생 및 인정 기준

산업재해(産業災害)의 발생 요인에는 (1) 일반적 요인, (2) 기술적 요인, (3) 교육적 요인, (4) 관리적 요인이 있다.

구분	내용
일반적 요인	단순 반복 작업으로 인한 신경 피로, 숙련공의 자기 과신, 안전 부주의, 능력급제와 같은 자극적 책임제도의 도입, 심신 피로로 인한 판단력(주의력, 반응 속도) 저하, 안전시설 미비, 규율 해이 등이 이에 해당한다.
기술적 요인	건물 및 기계의 불량, 부적합한 재료 사용, 부적절한 생산 방법, 점검 및 정비 불량 등이 포함된다.
교육적 요인	안전의식 부족 또는 오해, 경험과 훈련 부족, 작업 방법 및 유해 요인에 관한 교육 부족 등이 주요 요인이다.
관리적 요인	불충분한 조직 체계, 작업 수칙 미제정, 부족한 인원 배치, 부당한 작업 지시, 불충분한 작업 준비 등이 이에 해당한다

1) 산업재해 및 업무상 재해 인정 기준

산업재해란 주어진 작업 환경에서 근로자가 업무를 수행하는 과정에서 물체, 물질, 타인과 접촉하여 부상을 입거나 질병이 발생한 상태를 의미한다. 산업재해와 관련된 업무상 재해의 인정 기준은 다음과 같다.

(1) 업무상 재해의 기본 원칙 및 인정 기준

임금을 목적으로 근로를 제공하는 근로자가 사용자의 지휘·감독 아래 업무를 수행하는 과정에서 발생한 재해가 업무와 관련이 있는지를 판단하는 기준은 노사 양측에 있어 보상 책임과 보험 적용 여부를 결정하는 중요한 사항이다. 이에 따라 당사자 간 심각한 이해관계를 유발할 수 있는 문제이기도 하다.

최근 들어 업무상 재해의 인정 범위가 확대되는 추세이지만, 불인정된 사례에 대해 불복하여 소송을 제기하는 경우도 급증하고 있는 것이 현실이다.

산업재해보상보험법에서는 업무상 재해의 범위를 업무상 사고와 업무상 질병으로 구분하고 있다.

근로자가 다음의 어느 하나에 해당하는 사유로 부상·질병 또는 장해를 입거나 사망한 경우, 이를 업무상 재해로 본다. 다만, 업무와 재해 사이에 상당한 인과관계가 없는 경우에는 업무상 재해로 인정되지 않는다.

(2) 업무상 재해의 인정 기준

근로자가 다음의 어느 하나에 해당하는 사유로 부상·질병 또는 장해를 입거나 사망한 경우, 이를 업무상 재해로 본다. 다만, 업무와 재해 사이에 상당한 인과관계가 인정되지 않는 경우에는 예외로 한다.

① 업무상 사고

업무상 사고란 근로자가 업무와 관련된 일로 인해 사망하거나 부상을 입는 경우를 말하며, 다음과 같은 경우를 포함한다.

㉮ 근로자가 근로계약에 따른 업무 또는 그에 부수하는 행위를 수행하던 중 발생한 사고

㉯ 사업주가 제공한 시설물 등을 이용하는 과정에서, 해당 시설물의 결함이나 관리 소홀로 인해 발생한 사고

㉰ 사업주가 주관하거나 사업주의 지시에 따라 참여한 행사 또는 행사 준비 중에 발생한 사고

㉱ 휴게시간 중 사업주의 지배·관리하에 있다고 볼 수 있는 행위로 인해 발생한 사고

㉲ 그 밖에 업무와 관련하여 발생한 사고

② 업무상 질병

업무상 질병이란 근로자가 업무 수행 과정에서 유해 요인에 지속적으로 노출되거나 신체적 부담을 겪은 결과, 일정 시간이 경과한 후에 발병한 질병을 말하며, 다음과 같은 경우를 포함한다.

㉮ 업무 수행 과정에서 물리적 인자(因子), 화학물질, 분진, 병원체, 신체에 부담을 주는 작업 등 근로자의 건강에 장해를 일으킬 수 있는 요인을 취급하거나 이에 노출되어 발생한 질병

㉯ 업무상 부상이 원인이 되어 발생한 질병

㉰ 직장 내 괴롭힘, 고객의 폭언 등으로 인한 업무상 정신적 스트레스가 원인이 되어 발생한 질병

㉱ 그 밖에 업무와 관련하여 발생한 질병

▣ 업무상 질병의 기준은 다음과 같다.

㉮ 사고성 질병

업무상 사유로 인해 부상이 발생하고, 그 부상이 원인이 되어 발병한 질병뿐만 아니라, 해당 부상으로 인해 속발적으로 발생하는 질병 또는 최초 부상과 상당한 인과관계가 인정되는 질병을 포함한다.

㉯ 직업성 질병

근로자가 업무 수행 중 장기간에 걸쳐 유해·위험한 물질에 접촉하거나, 건강에 유해한 근로조건 및 작업환경에서 지속적으로 근무함으로써 유해·위험 요인이 점진적으로 축적되어 발생하는 질병을 말한다.

㉰ 과로성 질병

과도한 업무 수행으로 인해 피로가 누적된 결과 발생한 질병으로, 이로 인해 사망에 이를 수도 있다. 대표적인 예로는 뇌질환 및 심혈관계 질환이 있다.

③ 출퇴근 재해

㉮ 사업주가 제공한 교통수단이나 그에 준하는 교통수단을 이용하는 등 사업주의 지배관리하에서 출퇴근하는 중 발생한 사고

㉯ 그 밖에 통상적인 경로와 방법으로 출퇴근하는 중 발생한 사고

2) 업무상 재해의 세부 인정 기준

(1) 업무 수행 중의 사고

① 근로자가 다음의 어느 하나에 해당하는 행위를 하던 중 발생한 사고는 「산업재해보상보험법」 제37조 제1항 제1호 가목에 따른 업무상 사고로 본다.

• 제37조 제1항 제1호 가목: 근로자가 근로계약에 따른 업무나 그에 따르는 행위를 하던 중 발생한 사고

㉮ 근로계약에 따른 업무 수행 행위

㉯ 업무 수행 과정에서 발생한 용변 등 생리적 필요 행위

㉰ 업무를 준비하거나 마무리하는 행위 및 그 밖에 업무에 따르는 필수적인 부수 행위

㉱ 천재지변·화재 등 사업장 내에서 발생한 돌발적인 사고로 인해 긴급히 피난하거나 구조하는 행위 등 사회 통념상 예견되는 행위

② 근로자가 사업주의 지시를 받아 사업장 밖에서 업무를 수행하던 중 발생한 사고는 「산업재해보상보험법」 제37조 제1항 제1호 가목에 따른 업무상 사고로 본다. 다만, 근로자가 사업주의 구체적인 지시를 위반한 행위를 하였거나, 사적 인(私的) 행위를 수행한 경우, 또는 정상적인 출장 경로를 벗어난 경우에 발생한 사고는 업무상 사고로 보지 않는다.

③ 업무의 성질상 특정한 업무 수행 장소가 정해져 있지 않은 근로자가 최초로 업무 수행 장소에 도착하여 업무를 시작한 때부터 최종적으로 업무를 완수한 후 퇴근하기 전까지 업무와 관련하여 발생한 사고는 「산업재해보상보험법」 제37조 제1항 제1호 가목에 따른 업무상 사고로 본다.

(2) 시설물 등의 결함으로 인한 사고

① 사업주가 제공한 시설물, 장비 또는 차량 등의 결함이나 사업주의 관리 소홀로 인해 발생한 사고는 「산업재해보상보험법」 제37조 제1항 제1호 나목에 따른 업무상 사고로 본다.

- 제37조 제1항 제1호 나목: 사업주가 제공한 시설물 등을 이용하던 중 그 시설물 등의 결함이나 관리 소홀로 발생한 사고

② 다만, 근로자가 사업주의 구체적인 지시를 위반하여 해당 시설물을 이용하다가 발생한 사고나, 해당 시설물 등의 관리 또는 이용권이 근로자에게 전속적으로 부여된 경우 그 관리 또는 이용 중 발생한 사고는 업무상 사고로 보지 않는다.

(3) 행사 중의 사고

운동경기·야유회·등산대회 등 각종 행사에 근로자가 참가하는 것이 사회 통념상 노무관리 또는 사업 운영상 필요하다고 인정되는 경우로서, 다음의 어느 하나에 해당하는 경우 근로자가 행사에 참가하여 발생한 사고는 업무상 사고로 본다.

① 사업주가 해당 행사에 참가한 근로자의 행사 참가 시간을 근무 시간으로 인정하는 경우

② 사업주가 근로자에게 행사 참가를 지시한 경우

③ 근로자가 사전에 사업주의 승인을 받아 행사에 참가한 경우

④ 그 밖에 제1호부터 제3호까지의 기준에 준하는 경우로서, 사업주가 근로자의 행사 참가를 통상적·관례적으로 인정한 경우

(4) 특수한 장소에서의 사고

사회통념상 근로자가 사업장 내에서 수행할 수 있다고 인정되는 행위를 하던 중 태풍, 홍수, 지진, 눈사태 등의 천재지변이나 돌발적인 사태로 인해 발생한 사고는, 근로자의 사적 행위, 업무 이탈 등 업무와 무관한 행위를 하던 중 발생한 것이 명백한 경우를 제외하고는 업무상 사고로 본다.

(5) 요양 중의 사고

업무상 부상 또는 질병으로 요양 중인 근로자가 다음의 어느 하나에 해당하는 사고를 당

한 경우, 이를 업무상 사고로 본다.

① 요양급여와 관련하여 발생한 의료사고

② 요양 중인 산재보험 의료기관(산재보험 의료기관이 아닌 의료기관에서 응급진료 등을 받는 경우에는 해당 의료기관) 내에서, 업무상 부상 또는 질병의 치료와 관련하여 발생한 사고

(6) 제3자의 행위로 인한 사고

제3자의 행위로 인해 근로자에게 사고가 발생한 경우, 그 근로자가 담당한 업무가 사회통념상 제3자의 가해 행위를 유발할 가능성이 있는 성질의 업무라고 인정되면 이를 업무상 사고로 본다.

(7) 자해행위로 인한 업무상 재해의 인정 기준

① 업무상의 사유로 발생한 정신질환으로 인해 치료를 받았거나 받고 있는 사람이 정신적 이상 상태에서 자해행위를 한 경우

② 업무상 재해로 요양 중인 사람이 해당 재해로 인한 정신적 이상 상태에서 자해행위를 한 경우

③ 그 밖에 업무상의 사유로 인해 정신적 이상 상태에서 자해행위를 하였다는 사실이 의학적으로 인정되는 경우

3) 업무상 재해의 판단 기준

업무상 재해란 임금을 목적으로 근로를 제공하는 근로자가 업무상의 원인으로 인해 부상, 질병, 신체 장해 또는 사망에 이른 경우를 의미한다. 이는 근로자가 사업주와 근로계약을 체결한 후, 사업주의 지배·관리하에서 업무 수행 중 발생한 재해를 포함한다.

(1) 업무 수행성(遂行性)

업무 수행성이란 근로자가 사업주의 지휘·명령하에서 업무를 수행하는 것을 의미한다. 근로자가 업무에 종사하는 경우뿐만 아니라, 휴식 시간 중이라 하더라도 여전히 사업주의 지휘·감독을 받을 가능성이 있는 범위 내에 있거나 출장 중과 같이 사업주의 직접적인 관리하에 있지 않더라도 업무를 수행하는 경우, 혹은 사업주의 지배를 받는 경우에도 업무수행성이 인정될 수 있다.

(2) 업무기인성(起因性)

업무 기인성이란 업무와 재해로 인한 상병(傷病) 등의 발생 사이에 상당한 인과관계가 인정되는 것을 의미한다. 즉, 업무 수행 과정에서의 행동, 작업 내용 또는 작업 환경과 재해 발생 간에 사회통념상 합리적인 수준에서 인과관계가 성립해야 한다. 업무와 재해 사이에 ① 근로자가 해당 업무에 종사하지 않았다면 발생하지 않았을 것, 또는 ② 해당 업무를 수행

하는 상황에서 동일한 재해가 발생할 가능성이 있었다고 판단되는 경우, 업무기인성이 인정될 수 있다. 따라서 업무기인성 여부를 판단할 때에는 업무와 재해 간의 인과관계를 중점적으로 검토해야 한다.

(3) 업무수행성과 업무기인성과의 관계

일반적으로 업무수행성이 인정되면 업무기인성도 추정된다. 즉, 업무수행성이 인정되는 경우, 특별한 반증이 없는 한 해당 재해는 업무상 재해로 간주된다. 따라서 업무수행성은 업무상 재해를 판단하는 1차적인 기준이 된다. 그러나 업무수행성이 인정된다고 하더라도 사적인 행위 또는 자의적인 자해행위로 인해 발생한 재해는 업무기인성이 부정되므로 업무상 재해로 인정되지 않는다.

4) 출퇴근 재해

(1) 출퇴근 중 발생한 재해의 법적 근거

① 출퇴근 중 발생한 재해에 대한 관련 법이 제정되어 2018년 1월 1일부터 시행되고 있다.

(2) 출퇴근 재해의 정의

① 출퇴근 재해의 범위

㉮ 사업주가 제공한 교통수단이나 그에 준하는 교통수단을 이용하는 등 사업주의 지배·관리하에서 출퇴근하는 중 발생한 사고를 의미한다.

㉯ 그 외에도 근로자가 통상적인 경로와 방법으로 출퇴근하는 중 발생한 사고를 포함한다.

② 출퇴근 재해로 인정되지 않는 경우

근로자의 고의·자해행위 또는 범죄행위로 인해 발생한 부상, 질병, 장해 또는 사망은 업무상의 재해로 인정되지 않는다.

다만, 해당 부상·질병·장해 또는 사망이 정상적인 인식 능력이 현저히 저하된 상태에서 발생한 경우로서 대통령령으로 정하는 사유가 있는 경우에는 업무상의 재해로 인정될 수 있다.

③ 출퇴근 경로의 일탈 또는 중단에 따른 재해 인정 여부

산업재해보상보험법 제37조 제1항 제3호 나목의 사고 중에서 출퇴근 경로에서 일탈(출퇴근길에서 벗어나는 행위) 또는 중단(출퇴근 경로상에서 사적 행위를 위해 출퇴근을 멈춘 경우)이 있는 경우, 해당 일탈·중단 중 발생한 사고 및 그 이후 이동 중 발생한 사고는 출퇴근 재해로 인정되지 않는다.

다만, 일탈 또는 중단이 일상생활에 필요한 행위로서 대통령령에서 정하는 사유에 해당하는 경우에는 예외적으로 출퇴근 재해로 인정될 수 있다.

- 법 제37조제1항제3호 나목: 그 밖에 통상적인 경로와 방법으로 출퇴근하는 중 발생한 사고

④ 출퇴근 경로 및 방법이 일정하지 않은 직종의 경우

출퇴근 경로와 방법이 일정하지 않은 직종에 대해서는 대통령령에서 정하는 바에 따라 출퇴근 재해가 적용되지 않을 수 있다.

⑤ 업무상 재해 인정 기준

업무상 재해의 구체적인 인정 기준은 대통령령에서 정한다.

(3) 출·퇴근 중 발생하는 재해의 산재보험 적용 기준

① 출퇴근 중 발생한 사고여야 한다.

- 출퇴근이란 취업과 관련하여 주거지와 취업 장소 사이를 이동하거나, 한 취업 장소에서 다른 취업 장소로 이동하는 것을 의미한다.
- 출퇴근 재해는 이동 중 경로상에서 발생한 사고를 의미하며, 특정 장소(예: 마트, 유치원 등)에서 머무는 동안 발생한 사고는 출퇴근 재해로 인정되지 않는다.

② 통상적인 경로와 방법으로 출퇴근 중 발생한 사고여야 한다.

- 통상적인 경로란 주거지와 취업 장소 또는 취업 장소 간을 사회 통념상 이용할 수 있는 경로를 의미한다.
- 최단거리나 최소거리가 아니더라도 일반적으로 선택할 수 있는 경로, 도로 공사·시위·집회 등 도로 사정에 따른 우회 경로, 카풀을 위한 우회 경로 등이 포함된다.
- 통상적인 방법이란 대중교통, 자가용, 오토바이, 자전거, 도보 등 사회 통념상 인정되는 합리적인 방법으로 이동하는 것을 의미한다.

③ 출퇴근 경로의 일탈 또는 중단이 없어야 한다.

출퇴근 중 개인적인 사유로 인해 경로를 이탈하거나(일탈), 출퇴근 행위를 멈춘 경우(중단), 원칙적으로 출퇴근 재해로 인정되지 않는다.

그러나 일상생활에 필요한 행위(예: 생필품 구매, 병원 방문, 자녀 등·하원 등)로 인해 발생한 일탈 또는 중단은 예외적으로 인정되며, 해당 행위를 위한 이동 중 발생한 사고는 출퇴근 재해로 인정될 수 있다.

(4) 기타 사항

① 고의·자해행위 또는 범죄행위로 인한 재해의 인정 여부

근로자의 고의·자해행위 또는 범죄행위로 인해 발생한 부상, 질병, 장해 또는 사망은 업무상의 재해로 인정되지 않는다.

다만, 해당 부상·질병·장해 또는 사망이 정상적인 인식 능력이 현저히 저하된 상태에서 발생한 경우로서 대통령령에서 정하는 사유에 해당하는 경우에는 업무상 재해로 인정될 수 있다.

② 업무상 재해의 구체적인 인정 기준

업무상 재해의 인정 기준은 대통령령에서 정한다.

5. 원·하청 산업재해 통합관리제도

원·하청 산업재해 통합관리제도는 외주화의 확대로 인해 산업재해 발생 건수가 하청에게 전가되는 현실을 바로잡고, 원청의 책임을 산업재해 지표에 정확하게 반영하기 위해 도입된 제도이다. 이 제도는 원청 사업장에서 작업하는 하청 근로자의 산업재해를 원청의 산업재해 지표에 포함하여, 사고사망 만인율 등의 지표를 산출하는 방식으로 운영되며, 2018년 1월 1일부터 시행되었다.

2018년에는 통합관리제도 적용 대상이 제조업 및 철도·지하철 업종 중 원청의 상시 근로자 수가 1,000명 이상인 사업장이었으며, 2019년부터는 적용 대상이 500명 이상 사업장으로 확대되었다.

11-2 | 산재보험 급여관리 및 요양급여산정 기준

학습목표	1. 산재보험환자에게 해당 급여신청을 안내하고 관리할 수 있다.

1. 산재보험 급여 관리

1) 보험급여의 종류와 산정 기준

산재보험급여란 산업재해보상보험에 가입한 사업장에 소속된 근로자가 업무로 인해 부상이나 질병을 앓거나, 장해를 입거나, 사망한 경우 근로자에게 진료와 임금을 제공하거나 가족의 생활을 보호하기 위해 지급하는 일체의 급여(현물 또는 현금)를 말한다.

▣ 산재보험급여의 종류는 다음과 같다.

① 요양급여, ② 휴업급여, ③ 장해급여, ④ 간병급여, ⑤ 유족급여, ⑥ 상병 (傷病)보상연금, ⑦ 장례비, ⑧ 직업재활급여

각 급여의 지급 사유 및 급여 기준을 요약하면 다음과 같다.

표 11-6 산재보험 급여별 지급사유 및 급여기준 요약

급여 종류	지급 사유	급여 수준
요양급여 (제40조)	업무상 재해로 인한 부상, 질병	요양비 전액. 요양기간 4일 이상 시 적용
휴업급여 (제52조)	업무상 재해를 요양하기 위해 휴업한 기간	1일당 평균 급여의 100분의70, 3일의 대기 기간 갖고 4일 이상시 적용
장해급여 (제57조)	재해로 인한 부상, 질병 치유 후에도 장해가 있는 경우에 지급	장해등급에 따라 장해보상연금 제1급~제7급, 장해보상일시금 제1급~제14급으로 구분
유족급여 (제62조)	업무상 재해로 사망하여 유족이 청구하는 경우	유족보상연금: 기본금액+가산금액 유족보상일시금: 평균임금의 1,300일
상병보상연금 (제66조)	업무상 재해가 요양시작 후 2년이 경과하여도 치유되지 아니한 상태, 중증요양상태, 취업하지 못한 상태가 계속되면 휴업급여대신 상병보상연금 지급	중증요양상태등급 1~3급 제1급: 평균임금의 329일분 제2급: 평균임금의 291일분 제3급: 평균임금의 257일분
장의비 (제71조)	업무상 사망으로 장제를 실행한 경우	평균임금의 120일분에 상당한 금액
간병급여 (제61조)	상시 또는 수시 간병 필요하여 실제로 간병을 받는 사람	1) 전문간병인 상시간병급여 44,760원, 수시간병급여 29,840원 2) 가족 기타간병인 상시간병급여 41,170원, 수시간병급여 27,450원
직업재활급여 (제72조)	재취업 촉진을 위한 직업훈련 비용 및 직업훈련수당, 직장복귀지원금, 직장적응훈련비 및 재활운동비 등 지급	장해등급 등 제1급부터 제12급까지의 어느 하나에 해당할 것

(1) 요양급여

요양급여(療養給與: Medical Benefit)는 공단이 설치하거나 지정한 의료기관에서 요양을 진행하고, 그 비용을 의료기관에 직접 지급하는 것이 원칙이다. 그러나 부득이한 사유로 인해 근로자가 먼저 진료를 받고 비용을 부담한 경우, 또는 급여의 성격상 근로자에게 직접 지급해야 하는 비용이 발생한 경우에는 예외적으로 근로자에게 직접 지급할 수 있다.

① 요양급여는 근로자가 업무상의 사유로 부상을 당하거나 질병에 걸린 경우 지급한다.
② 원칙적으로 산재보험 의료기관에서 요양을 받도록 한다. 다만, 부득이한 경우에는 요양을 대신하여 요양비를 지급할 수 있다.
③ 부상 또는 질병이 3일 이내의 요양으로 치유될 수 있는 경우에는 요양급여를 지급하지 않는다.
④ 요양급여의 범위는 다음과 같다.
㉮ 진찰 및 검사, ㉯ 약제 또는 진료 재료와 의지(義肢), 기타 보조기의 지급, ㉰ 처치, 수술 등 치료 행위, ㉱ 재활치료, ㉲ 입원, ㉳ 간호 및 간병, ㉴ 이송, ㉵ 기타 고용노동부령으로 정하는 사항
⑤ 요양급여의 범위, 비용 등 요양급여의 산정 기준은 고용노동부령으로 정한다.
⑥ 업무상 재해를 입은 근로자가 요양을 받아야 할 산재보험 의료기관이 상급종합병원인 경우, 다음의 경우를 제외하고는 해당 병원에서의 요양이 필요하다는 의학적 소견이 있어야 한다.
㉮ 응급환자인 경우
㉯ 기타 부득이한 사유가 있는 경우

(2) 휴업급여

휴업급여(休業給與, Sick Leave Benefit)는 업무상 질병에 걸린 근로자가 요양으로 인해 취업하지 못한 기간 동안 피재근로자와 그 가족의 생활을 보호하기 위해 지급되는 보험급여이다. 따라서 휴업급여는 업무상 사유로 부상을 당하거나 질병에 걸린 근로자가 요양으로 인해 취업하지 못한 기간 동안 지급되며, 1일당지급액은 평균임금의 100분의 70에 해당하는 금액으로 한다.

다만, 평균임금의 70%가 최저보상 기준 금액의 80%보다 적거나 같은 경우에는 평균임금의 90%, 평균임금의 90%가 최저보상 기준 금액의 80%를 초과하면 최저보상 기준 금액의 80%, 평균임금의 90%가 최저임금액에 미달하면 최저 임금액을 1일당 휴업급여로 지급한다.

또한 취업하지 못한 기간이 3일 이내일 경우에는 지급하지 않는다.

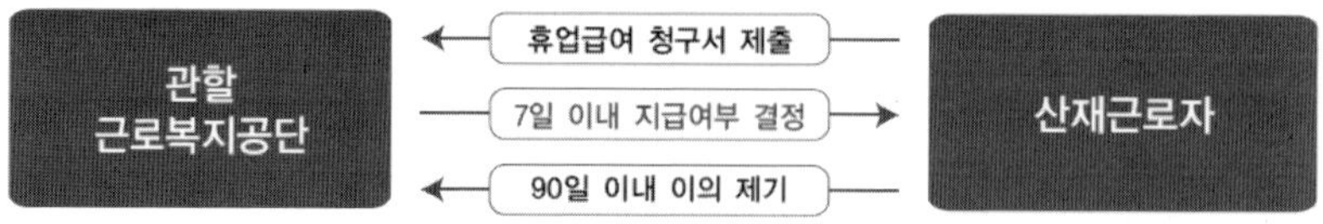

그림 11-2 휴업급여 지급 절차

▣ 평균임금 산정 방법과 통상임금

① 평균임금은 휴업급여, 장해급여, 유족급여, 상병보상연금 및 장례비 등의 산재보험급여 지급 시 그 금액을 계산하기 위해 일급 개념으로 산출하는 임금을 의미한다. 평균임금의 산정 방법은 다음과 같다.

$$\text{평균임금} = \frac{\text{산정사유발생일 이전 3개월 동안 지급된 임금총액}}{\text{산정사유발생일 이전 3개월 동안 총일 수}}$$

※ 3개월간의 총일수: 이전 3개월 동안의 기간은 단순히 90일이 아니라, 실제 근로제공 여부와 관계없이 사유 발생일의 전일부터 소급하여 월력상의 3개월간을 의미한다.(업무상 사고는 사고가 발생한 날, 업무상 질병은 진단을 통해 질병이 발생한 것으로 확정된 날을 기준으로 한다.)

② 평균임금 산정기간 제외기간

평균임금 산정기간 중에 다음의 어느 하나에 해당하는 기간이 있는 경우 그 기간과 그 기간 중에 지급된 임금은 평균임금 산정기간과 임금의 총액에서 각각 공제한다.

- 수습 사용 중인 기간
- 사용자의 귀책사유로 휴업한 기간(근로자의 귀책사유로 인한 휴업기간은 포함)
- 산전후 휴가 기간
- 업무상 부상 또는 질병으로 요양하기 위하여 휴업한 기간
- 육아휴직 기간
- 쟁의행위 기간(불법 쟁의행위 기간은 포함)
- 병역, 예비군, 민방위 훈련을 이행하기 위하여 휴직하거나 근로하지 못한 기간, 다만 그 기간 중 임금을 지급받은 경우는 포함
- 업무 외 부상이나 질병, 그 밖의 사유로 사용자의 승인을 받아 휴업한 기간

다만, 근로자의 귀책사유로 인한 휴업기간이나 감봉기간, 직위해제기간, 대기발령 기간이나 불법 쟁의행위기간은 평균임금 산정기간에 포함된다.

③ 통상임금은 근로자에게 정기적·일률적으로 지급하기로 정해진 시간급, 일급, 주급, 월급 또는 도급금액을 의미한다. 이는 소정 근로 또는 총 근로에 대해 지급되는 임금이다.

(3) 장해급여

장해급여(障害給與, Disability benefit)는 업무상 재해를 당한 근로자가 요양 후 치유되었으나, 신체에 정신적 또는 신체적 장해가 남아 노동력이 상실된 경우 그 손실을 보전하기 위해 지급되는 보험급여이다.

표 11-7 장해등급 결정

장해등급	장해보상연금	장해보상일시금
제1등급	329일분	1,474일분
제2등급	291일분	1,309일분
제3등급	257일분	1,155일분
제4등급	224일분	1,012일분
제5등급	193일분	869일분
제6등급	164일분	737일분
제7등급	138일분	616일분
제8등급		495일분
제9등급		385일분
제10등급		297일분
제11등급		220일분
제12등급		154일분
제13등급		99일분
제14등급		55일분

▣ 장해급여 산정기준

장해등급에 해당되는 지급 일수에 평균임금을 곱하여 지급된다.

① 장해 제1급에서 제3급까지: 연금으로만 지급되며 1년~4년분의 1/2에 해당하는 금액을 선급으로 지급받을 수 있다

② 장해 제4급에서 제7급까지: 일시금과 연금 중에 선택할 수 있으며, 연금으로 선택할 시 그 연금의 2년분의 1/2에 해당하는 금액을 선급 받을 수 있다.

③ 장해 제8급에서 제14급까지: 일시금으로만 지급된다.

(4) 간병급여

간병급여는 요양을 종결한 산재근로자가 치유 후 의학적으로 상시 또는 수시로 간병이 필요하여 실제로 간병을 받는 경우, 해당 근로자에게 그 장해 및 간병 필요성 정도에 따라 보험급여를 지급하는 제도이다.

① 간병급여 지급대상

간병급여 지급 대상	
상시 간병급여	• 신경계통의 기능, 정신기능 또는 흉복부 장기의 기능에 장해 등급 제1급에 해당하는 장해가 남아, 일상생활에 필요한 동작을 수행하기 위해 항상 다른 사람의 간병이 필요한 사람. • 두 눈, 두 팔 또는 두 다리 중 어느 하나의 부위에 장해 등급 제1급에 해당하는 장해가 남고, 다른 부위에 제7급 이상에 해당하는 장해가 남아, 일상생활에 필요한 동작을 수행하기 위해 항상 다른 사람의 간병이 필요한 사람.
수시 간병급여	• 신경계통의 기능, 정신기능 또는 흉복부 장기의 기능에 장해 등급 제2급에 해당하는 장해가 남아, 일상생활에 필요한 동작을 수행하기 위해 수시로 다른 사람의 간병이 필요한 사람. • 장해 등급 제1급(「산업재해보상보험법 시행규칙」 제53조제2항에 따른 조정의 결과 제1급이 되는 경우 포함)에 해당하는 장해가 남아, 일상생활에 필요한 동작을 수행하기 위해 수시로 다른 사람의 간병이 필요한 사람
전문간병인	• 산업재해보상보험법 시행규칙 제12조 제1항 제1호(「의료법」에 따른 간호사 또는 간호조무사) 및 제2호(「노인복지법」 제39조의2에 따른 요양보호사 등 공단이 인정하는 간병교육을 받은 사람)에 따른 사람.

② 간병급여 지급대상자가 무료요양소 등에 입소하여 간병비용을 지출하지 아니하거나 지출한 간병비용이 간병급여액에 미달하는 경우에는 간병급여를 지급하지 아니하거나 실제 지출된 간병비용만 지급한다.

(5) 유족급여

① 유족급여는 근로자가 업무상 사유로 사망하거나 사망한 것으로 추정되는 경우, 그 근로자와 생계를 함께하던 유족의 생활을 보장하기 위해 지급되는 보험급여이며, 장례비는 장례에 소요되는 비용으로 실비의 성격을 가진다.

② 유족급여는 유족보상연금 또는 유족보상일시금으로 지급되며, 유족보상일시금은 근로자가 사망할 당시 유족보상연금을 받을 자격이 있는 사람이 없는 경우에 한하여 지급한다.

③ 유족보상연금을 받을 자격이 있는 사람이 희망할 경우, 유족보상일시금의 50%에 해당하는 금액을 일시금으로 지급하고, 유족보상연금은 50%를 감액하여 지급한다.

④ 유족보상연금을 받던 사람이 그 수급 자격을 상실한 경우, 다른 수급자격자가 없고 이미 지급된 연금액을 지급 당시의 각각의 평균임금으로 나누어 산정한 일수의 합계가 1,300일에 미치지 못하면, 그 부족한 일수에 수급자격 상실 당시의 평균임금을 곱하여 산정한 금액을 수급자격 상실 당시의 유족에게 일시금으로 지급한다.

표 11-7 유족 급여

급여종류	유족급여의 금액
유족보상연금	유족보상연금액은 다음의 기본금액과 가산금액을 합한 금액으로 한다. • 기본금액: 급여기초연액(평균임금에 365를 곱한 금액)의 100분의 47에 해당하는 금액. • 가산금액: 유족보상연금 수급권자 및 근로자가 사망할 당시 그 근로자와 생계를 함께하던 유족보상연금 수급자격자 1인당 급여기초연액의 100분의 5에 해당하는 금액을 합산한 금액. 다만, 해당 합산 금액이 급여기초연액의 100분의 20을 초과할 경우, 급여기초연액의 100분의 20에 해당하는 금액을 한도로 한다.
유족보상일시금	평균임금의 1,300일분

(6) 상병보상연금급여

상병보상연금급여(傷病補償年金給與: injury-disease compensation annuitybenefit)는 요양 개시 후 2년이 경과하였음에도 치유되지 않고 요양이 장기화됨에 따라, 해당 피재 근로자와 그 가족의 생활 안정을 도모하기 위해 휴업급여 대신 보상 수준을 향상시켜 지급하는 보험 급여이다. 따라서 요양급여를 받는 근로자가 요양을 시작한 지 2년이 지난 후에도 다음의 요건을 모두 충족하는 상태가 지속되면, 휴업급여 대신 상병보상연금을 지급한다.

① 그 부상이나 질병이 치유되지 아니한 상태일 것

② 그 부상이나 질병에 따른 중증요양상태의 정도가 대통령령으로 정하는 중증요양상태 등급기준에 해당할 것

③ 요양으로 인하여 취업하지 못하였을 것

▣ 상병보상연금액 산정

평균임금×(중증요양상태 등급일수/365)를 1일당 상병보상연금으로 지급한다.

▣ 상병보상연금은 중증요양상태등급에 따라 지급한다.

중증요양상태등급	상병보상연금
제1급	평균임금의 329일분
제2급	평균임금의 291일분
제3급	평균임금의 257일분

(7) 장례비

장례비는 근로자가 업무상의 사유로 사망한 경우 지급하며, 평균임금의 120일분에 상당하는 금액을 장례를 치른 유족에게 지급한다. 다만, 장례를 치를 유족이 없거나 그 밖에 부득이한 사유로 유족이 아닌 사람이 장례를 치른 경우에는 평균임금의 120일분에 상당하는 금액의 범위에서 실제 발생한 비용을 해당 사람에게 지급한다.

만약, 장례비가 고용노동부장관이 고시하는 최고 금액을 초과하거나 최저 금액에 미달하면 그 최고 금액 또는 최저 금액을 각각 장례비로 한다.

▣ 장례비 최고·최저 금액

장례비 최고금액은 18,685,600원으로 하고, 장례비 최저금액은 13,451,380원으로 한다.

(8) 직업재활급여

직업재활급여(職業再活給與, Vocational Rehabilitation Benefit)는 직업훈련이 필요한 산재근로자에게 직업훈련에 소요되는 비용과 직업훈련수당을 지급하는 직업훈련 지원과, 업무상 재해가 발생한 당시 사업장에 복귀한 산재근로자에 대해 사업주가 고용을 유지하거나 직장 적응 훈련 또는 재활 운동을 실시하는 경우 직장 복귀 지원금, 직장 적응 훈련비 및 재활 운동비를 지원하는 제도를 말한다.

2.요양급여 범위 및 신청 절차

1) 요양급여의 범위

(1) 요양급여의 범위 및 비용 산정

업무상의 재해를 입은 근로자(산재근로자)에 대한 요양급여의 범위는 「국민건강보험법」 제41조제2항(요양급여대상) 및 제3항(요양급여의 방법·절차·범위·상한 등)에 따라 보건복지부령으로 정한 「국민건강보험 요양급여의 기준에 관한 규칙」제5조(요양급여의 적용기준 및 방법) 및 제8조(요양급여대상의 고시), 「국민건강보험법」제49조제1항(요양비 지급)에 따라 보건복지부령이 정한「국민건강보험법시행규칙」제23조제1항(요양비)에 따른다.

다만, 요양급여의 범위나 비용 중에서 건강보험 요양급여 기준에 정해진 사항이 근로자 보호에 적절하지 않다고 인정되거나, 건강보험 요양급여 기준에 해당하는 사항이 없는 경우에는 고용노동부 장관이 「산업재해보상보험법」 제8조에 따른 산업재해보상보험 및 예방심의위원회의 심의를 거쳐 별도의 기준을 정하여 고시할 수 있으며, 이 경우 해당 기준을 따른다.(산업재해보상보험 요양급여 산정기준 제2조)

요양급여의 범위
① 진찰 및 검사, ② 약제, 진료재료, 의지(義肢) 및 기타 보조기 지급, ③ 처치, 수술 및 기타 치료, ④ 재활치료, ⑤ 입원, ⑥ 간호 및 간병, ⑦ 이송, ⑧ 그 밖에 고용노동부령으로 정하는 사항

(2) 요양급여의 신청(법 제41조)

① 요양급여(진폐에 따른 요양급여 제외)를 받으려는 사람은 소속 사업장, 재해 발생 경위, 그 재해에 대한 의학적 소견, 그 밖에 고용노동부령으로 정하는 사항을 적은 서류를 첨부하여 공단에 요양급여의 신청을 하여야 한다. 이 경우 요양급여 신청의 절차와 방법은 고용노동부령으로 정한다.

② 근로자를 진료한 산재보험 의료기관은 그 근로자의 재해가 업무상의 재해로 판단되면 그 근로자의 동의를 받아 요양급여의 신청을 대행할 수 있다.

1. 요양급여신청서 작성

- 재해자의 인적사항, 재해목격자, 사고 경위 등 기재하고 사업주와 신청인(재해자)날인
  - 신청서 제출 위임란에 날인하면 의료기관이 토탈서비스를 통해 접수 가증
  만약, 사업주 날인 거부 시 거부사유를 구체적으로 기재하면 사업주 날인 없이 제출 가능
- 병원에 제출하여 요양급여신청서 뒷면에 의사소견서 작성
- **사업장 소재지 관할 근로복지공단 지사, 병원, 회사에 각 한부씩 제출**
- 또한, 업무상질병(일부상병 제외) 업무상질병판정위원회에서 심의
  - 신청서를 제출 받은 소속기관장은 업무상 질병에 대하여 7일이내에 판정위원회에 심의를 의뢰하고, 판정위원회는 20일이내)1차 10일 이내 연장 가능)에 심의하여 그 결과를 해당 소속기관장에게 통지

2. 업무상 재해여부 확인 및 결과통지

- 업무상 사유에 의한 재해여부가 명확한 경우 7일 이내에 요양승인여부 결정 통지
- 업무내용이나 사고 경위 등에 대한 구체적 사실관계 확인이 필요할 경우 처리기간이 지연될 수 있으며 업무상 질병의 경우 업무와의 인과관계 확인에 오랜 기간이 소요될 수 있음

3. 업무상 재해여부 확인 및 결과통지

요양불승인 처분을 받았을 경우 그 처분에 이의가 있을 때 처분이 있음을 안 날 로부터 90일 이내에 처분지사를 경유하여 공단 산재심사실에 심사청구하거나 관할 행정법원에 행정소송제기. 단, 업무상질병판정위원회의 심의를 거쳐 불승인 결정된 경우에는 처분지사를 경유하여 고용노동부 산재보험재심사위원회에 재심사청구하거나 관할 행정법원에 행정소송 제기

그림 11-3 요양급여 신청 과정

01 응급조치 후 병원 후송 (산재 지장의료기관 여부확인)	→	02 요양급여신청서 작성 후 공단, 병원, 회사에 각각 제출	→	02 업무상 재해여부 확인 후 7일 이내 요양 승인여부 통지

그림 11-4 요양급여 신청 절차

▣ 요양급여비용 청구 절차 및 제출 서류

① 산재보험 의료기관이 요양급여 신청을 대행하는 경우, 소속 사업장, 재해 발생 경위, 그 재해에 대한 의학적 소견, 그 밖에 고용노동부령으로 정하는 사항을 적은 서류 외에 해당 근로자가 요양급여 신청 대행에 동의하였음을 확인할 수 있는 서류를 첨부해야 한다.

② 산재보험 처리를 위해서는 요양신청서 앞면에 재해자의 인적사항, 소속 사업장, 재해 발생 경위 등을 작성하고, 뒷면에 담당 의사의 소견을 받은 후, 사업장이 위치한 근로복지공단 지사(건설업의 경우 공사 현장 관할 지사)에 제출해야 한다.

③ 요양신청서에는 사업주(회사)의 날인을 받아 제출해야 하지만, 회사에서 날인을 거부할 경우, 별도의 용지에 날인을 받지 못한 사유를 간략히 작성하여 요양신청서에 첨부하면 된다.

④ 치료 기간(요양 기간)이 연장될 필요가 있을 경우, 산재보험 의료기관은 요양급여를 받고 있는 근로자의 상병 경과, 치료 예정 기간 및 치료 방법 등을 기재한 진료 계획을 근로복지공단에 제출해야 한다. 진료 계획은 반드시 기존 요양 승인기간이 끝나기 최소 7일 전에 제출해야 한다.

⑤ 요양 중 다른 병원으로 옮기는 것을 '전원(轉院)'이라고 하며, 전원이 필요한 경우에는 옮기려는 의료기관을 지정하여 전원 신청을 해야 한다. 전원은 수술이 필요하거나 생활 근거지에서의 요양 등 타당한 사유가 있어야 하며, 반드시 근로복지공단의 승인을 받은 후 이동해야 한다.

⑥ 요양 기간 중 합병증 등이 발생한 경우, 애초 승인된 상병으로 인해 합병증이 발생했거나 재해로 인한 상병 중 일부가 누락된 경우, 주치의의 소견서를 첨부하여 추가로 상병신청을 하면 된다.

⑦ 요양 승인에는 최초 요양 신청서, 요양연기 신청서, 재요양 신청서, 요양비 청구서, 전원 신청서 등이 있으며, 해당 양식을 사용해야 한다.

표 11-8 요양급여 신청 사유 및 제출 서류

구분	신청 사유	제출 서류
요양신청	산재보험 의료기관에서 요양을 받고자 할 때	• 최초요양급여신청서 3부 작성·제출 (공단 소정양식) • 공단, 회사, 의료기관에 제출
요양비청구	긴급 기타 부득이한 사유로 요양 승인을 받지 아니하고 자비로 치료한 경우	• 요양비청구서 작성, 공단 제출 - 구비서류 - 청구내용에 관한 증빙서류 - 대체지급보험급여금지급청구서 (수급권의 대위 경우)
비고	산재보험 지정 의료기관은 최초 산재 요양급여신청 시 환자(근로자)의 동의를 받아 신청을 대행하고 있음.	

(3) 요양급여의 결정

① 공단은 요양급여의 신청을 받으면 그 신청을 받은 날부터 7일 이내에 요양급여를 지급할지를 결정하여 신청인(산재보험 의료기관이 요양급여의 신청을 대행한 경우에는 산재보험 의료기관을 포함) 및 보험가입자에게 알려야 한다.

② 상기에 따른 처리기간 7일에는 다음의 기간은 산입하지 않는다.

- 판정위원회의 심의에 걸리는 기간
- 사업장 및 산재보험 요양기관 조사에 걸리는 기간
- 진찰에 걸리는 기간
- 요양급여 신청과 관련된 서류의 보완에 걸리는 기간
- 보험가입자에 대한 통지 및 의견 청취에 걸리는 기간
- 업무상 재해의 인정 여부를 판단하기 위한 역학조사나 그 밖에 필요한 조사에 걸리는 기간

[별지 제2호서식] <개정 2019. 8. 12., 2020. 12. 29., 2021.12. 30., 2022. 12. 1., 2023. 7. 5., 2024. 7. 15.>

산업재해보상보험

요양급여신청서

※ 굵은 선 안은 필수 기재사항이므로 반드시 기재해 주시기 바랍니다. (앞 면)

접수번호		접수일자		처리기간	7일

재해자	성 명(외국인은 외국인등록증상 영문명 대문자)	주민등록번호(외국인등록번호) □□□□□□-□□□□□□□	
	주 소	휴대전화: 전화번호:	
	재해발생 일 시 □□□□년□□월□□일□□시□□분	채용일자: 년 월 일	
	출근시간:	퇴근시간:	직 종:
	보험가입자(사업주)와의 관계	사업주여부	[ ] 해당없음 [ ] 실제사업주(동업자포함) [ ] 하수급사업주
		친인척여부	[ ] 해당 없음 [ ] 배우자 [ ] 부모 [ ] 자녀 [ ] 형제자매 [ ] 기타 친인척( )
	근로자유형	[ ] 근로자 [ ] 노무제공자 [ ] 중소기업사업주 [ ] 중소기업사업주 가족종사자 [ ] 학생연구자 [ ] 건강손상자녀 [ ] 특수형태근로종사자('23.6.30. 이전 재해) [ ] 현장실습생	
사업장 및 재해 관련 내용	신청 구분: [ ] 업무상 사고 [ ] 업무상 질병(진폐 · CS2 포함) [ ] 출퇴근 재해		
	사업장명	사업주명	연락처(☎)
	사업장관리번호(이용개시번호, 플랫폼화물차주관리번호) □□□-□□-□□□□□-□ (사업개시번호:)		
	사업장 주소		
	재해 발생 경위(별지사용 가능) ※ 작성방식: 어디에서(구체적 장소), 무엇을 하기 위해(작업내용, 목적), 무엇을 사용하여(작업도구, 취급물질), 어떻게 하다가(경위, 동작, 움직임), 어떤 이유 때문에 어떻게 재해를 당하였는지 작성하여 주시기 바랍니다.		
	① 위 재해와 관련하여 교통사고, 음주, 폭행 등의 사유로 경찰서에 신고(접수)된 사실이 있습니까?	[ ] 예	[ ] 아니오
	② 위 재해와 관련하여 119 또는 소방서에 구조구급 - 재난 신고(접수)된 사실이 있습니까?	[ ] 예	[ ] 아니오
	③ 위 재해와 관련하여 자동차 보험사에 사고를 신고한 사실이 있습니까?	[ ] 예	[ ] 아니오
	목격자가 있는 경우: 성명( ), 연락처( ), 재해자와의 관계( )		
	재해 발생 후 현재 요양 중인 의료기관 전에 진료(치료) 받은 의료기관 의료기관명: 소재지: 의료기관명: 소재지:		

< 요양급여신청 의료기관 대행 제출 위임(동의)장 >

본인은 요양급여 신청서를 아래 의료기관이 대행하여 근로복지공단[고용 · 산재보험토탈서비스(total.comwel.or.kr) 포함]에 제출하는 것을 위임·동의합니다.

위임하는 자(신청인)	위임받는 자(의료기관)
(서명 또는 인)	(서명 또는 인)

※ 첨부서류: : 산업재해보상보험 요양급여신청 소견서(별지 제3호 서식)

위와 같이 업무상재해 인정 및 요양급여를 신청합니다.

년 월 일

신청인 (서명 또는 인)

대 리 인 (서명 또는 인)

(뒷 면)

다른 보상

① 본 재해와 동일한 사유로 민법, 기타 법령에 따라 보상 또는 배상금을 수령한 사실이 있습니까?
1. [ ]예 2. [ ]아니오

② 보상 또는 배상금을 수령한 경우 내역(①에서 "예"라고 체크한 경우에만 작성합니다.)

수령일자	수령금액	지급한 자(기관) 또는 지급처	첨부서류
			①합의서②판결문(또는 결정문)③영수증④기타

안내사항

① 산업재해보상보험법 시행규칙 제20조 제2항에 따라 **요양급여신청서가 접수**되면 **보험가입자(사업주)에게 알리고 보험가입자 의견을 확인**하여 신청서를 **처리합니다.**
② 재해경위 등 주요 사항을 **사실과 달리 기재하여 보험급여를 지급받은 경우**에는 「산업재해보상보험법」 제84조에 따라 **부당이득 징수 등의 불이익 처분**을 받게 되오니 **사실대로 구체적으로 기재**하셔야 합니다.
③ **사업장관리번호는 근로복지공단 홈페이지**(http://www.comwel.or.kr)에서 **사업장명 등으로 검색**할 수 있으며, 확인이 어려운 경우 **가까운 공단 또는 고객센터(1588-0075)에 문의**(전화, 방문)하여 **도움을 받을 수 있습니다.**
④ **요양급여신청서의 진행 상황**은 **고용·산재보험 토탈서비스**(https://total.comwel.or.kr)에서 **회원가입 또는 휴대폰 인증 후 직접 조회**할 수 있습니다.
⑤ 개인정보 수집·이용·조회는 「산업재해보상보험법」 및 같은 법 시행령에 따라 별도의 동의 절차가 필요 없으며, 「산업재해보상보험법」 제36조 및 같은 법 시행령 제21조에 따른 보험급여 결정에 관한 통지는 개인정보 수집·이용 및 제3자 제공 동의와 무관하게 통지됨을 알려드립니다.
⑥ 신청인이 **대리인을 선임한 경우** 대리인은 **「대리인 선임 신고서」**, **가해자가 있는 경우 「제3자의 행위에 따른 재해발생신고서」**를 **제출**하여야 합니다.
⑦ 업무상 재해여부 판단 및 보험급여 지급 결정에 필요한 **공공 마이데이터 본인정보 제공 요구에** 동의할 경우 **「본인정보 제3자 제공요구서」**를 제출하면 직접 관련 서류를 제출하지 않아도 됨을 알려 드립니다.

개인정보 수집·이용 및 제3자 제공 동의

□ 귀하가 요양급여를 신청한 상병의 **업무상 재해 및 보험급여 지급 결정**에 참고하기 위하여 귀하의 소중한 정보를 이용하고자 하니 아래의 내용을 자세히 읽고 동의 여부를 결정하여 주시기 바랍니다.
※ 귀하는 개인정보 이용에 대한 동의를 거부할 권리가 있습니다. 다만, 위 동의에 거부하더라도 공단은 「산업재해보상보험법」에 근거하여 법령이 정하는 범위 내에서 관련 정보 수집이 가능하며 동의하지 않는 경우 직접 관련 서류를 제출해야 됨을 알려드립니다.

[필수] 업무상 재해 결정 등을 위한 민감정보 수집·이용 동의 □ 동의함 □ 동의하지 않음

이용 목적	이용 항목	이용기간
업무상 재해여부 결정 및 보험급여 지급 결정	건강검진기록, 진료내역, 장애인증명서	10년

□ 공단의 **부가서비스 홍보와 고객만족 향상을 위한 안내 및 조사 목적**으로 귀하의 소중한 개인정보를 이용하고자 하니 아래의 내용을 자세히 읽고 동의 여부를 결정하여 주시기 바랍니다.

[선택] 부가서비스 제공을 위한 개인정보 수집.이용 동의 □ 동의함 □ 동의하지 않음

※ 귀하는 개인정보 이용에 대한 동의를 거부할 권리가 있습니다. 다만, 위 동의에 거부하더라도 산재보험 요양급여 신청 및 보험급여 청구에 대한 불이익은 발생하지 않으나, 동의 거부 시 홍보자료 및 홍보물품 수령에 제한을 받으실 수 있습니다.

이용 목적	이용 항목	이용기간
공단서비스 안내 및 홍보 (문자, 전자우편, 감사편지)	성명, 연락처(일반전화, 휴대전화, 전자우편, 주소), 의료기관명	5년

□ 공단 및 공단과 계약된 수탁기관의 **일상복귀지원, 직업재활서비스 제공, 공단 및 공단이 지정한 직장복귀지원 의료기관을 통한 상담, 직업복귀 소견서 제공 등 직장복귀 지원 목적**으로 귀하의 소중한 개인정보를 이용 및 제3자 제공을 위해 아래의 내용을 자세히 읽고 동의 여부를 결정하여 주시기 바랍니다.
※ 귀하는 개인정보 이용에 대한 동의를 거부할 권리가 있습니다. 그러나 동의하지 않을 경우 이용 목적에 해당하는 일상복귀지원 및 직업재활서비스, 직장복귀지원 상담과 직업복귀소견서 제공 등 직장복귀지원서비스가 제한 될 수 있습니다.

[선택] 재활서비스 제공을 위한 개인정보 수집·이용 및 제3자 제공 동의 □ 동의함 □ 동의하지 않음

제공받는 기관	이용 목적	이용 항목	이용기간
계약된 수탁기관	- 일상복귀지원(심리상담, 재활스포츠, 멘토링, 희망찾기사회적응기족화합프로그램) - 직업재활서비스(원직복귀지원, 직업훈련, 재취업)	성명, 연락처(일반전화, 휴대전화, 전자우편, 주소), 의료기관명	3년

[선택] 원직장 복귀를 위한 「사업주 직장복귀계획서 제출제도」참여 및 서비스 이용을 위한 민감정보·개인정보 수집·이용 및 제3자 제공 동의 □ 동의함 □ 동의하지 않음

제공받는 기관	이용 목적	이용 항목	이용기간
직장복귀지원 의료기관, 사업주	- 직장복귀계획서 제출 제도 · 직장복귀 지원 안내·상담 · 직장복귀계획 이행을 위해 사업주에게 산재승인정보 제공	•성명, 연락처(일반전화, 휴대전화) •산재승인정보(의료기관명, 상병명, 요양기간, 장해등급, 수술여부), 직업복귀소견서	3년

성명 (서명 또는 인)

근로복지공단 지역본부(지사)장 귀하

(210mm×297mm, 일반용지 60g/㎡)

[별지 제3호서식] <개정 2019. 8. 12., 2020. 12. 29., 2024. 7. 15.>

※ 해당란에 [✓] 하고 기재하십시오. (앞 면)

산업재해보상보험 요양급여신청 소견서

① 성명(외국인은 영문명)	② 주민등록번호(외국인등록번호)	③ 재해일자
	□□□□□□-□□□□□□□	□□□□년□□월□□일
④ 재해 후 최초 진료개시	년 월 일 (:) [ ]본원 [ ]타 의료기관( )	
⑤ 본원에 최초 도착일시	년 월 일 (:)	
⑥ 내원방법	[ ]도보 [ ]구급차 [ ]구급차외 차량 [ ]기타( )	
⑦ 재해자가 의료기관에 진술한 재해경위		
⑧ 재해로 인한 최초 증상 (환자가 진술하는 대로)	년 월 일 (:) 최초 발생	⑨ 재해 당시 의식소실([ ]유 [ ]무)
	증상의 내용	
⑩ 현재 환자가 호소하는 증상 (환자의 표현대로)		
⑪ 상병상태에 대한 종합소견 (주요 이학적·도수 검사 등) ※ 상세 소견은 별지 사용 가능		

⑫ 주요검사

[ ]X-Ray [ ]CT [ ]MRI [ ]MRA [ ]심장혈관조영술 [ ]Bone scan [ ]PET

[ ]초음파 [ ]내시경 [ ]관절경 [ ]근(신경)전도 [ ]폐기능 [ ]조직 [ ]적외선체열

[ ]정신상태 [ ]심리학적 [ ]기타·특이사항( )

※ 주요소견 기재 또는 결과지 첨부

⑬ 기존(기초)질환

고혈압([ ]유[ ]무) **혈압약**([ ]미복용[ ]부정기복용[ ]정기복용) **고지혈증**([ ]유[ ]무) **상병관련 가족력**([ ]유[ ]무)

당뇨([ ]유[ ]무) **당뇨치료**([ ]미복용[ ]약물복용 [ ]인슐린) **결핵**([ ]유[ ]무) **간염**([ ]유[ ]무)

[ ]기타·특이사항( )

재해 전 본원에서 유사상병으로 치료를 받은 사실 여부	[ ]유 [ ]무
기타·특이사항(일시·시술명·부위·의료기관)	

⑭ 상병명과 상병코드

상해코드	주/부/파생	상병코드(KCD기준)	세부상병명(확정진단 병명)

(상해코드) 두부(뇌/두개골/두피), 눈, 귀(내/외부), 안면부, 목, 팔, 손/손가락, 가슴/등, 허리, 엉덩이, 다리, 발/발가락, 복합부위, 순환기관, 호흡기관, 소화기관, 비뇨/생식기관, 신경계통, 복부, 전신, 기타 중에서 상병코드별 하나씩 기재

(주/부/파생) 주상병은 한국표준질병사인분류 지침서에 따라 주된 병태에 해당하는 하나의 상병코드에 대해서만 가능

(상병코드) 확진(최종) 진단명이 한국표준질병사인분류표상 속하는 최하위 코드로 코딩하여야 하고, 병태의 외인을 설명하는 부연코드(대분류 코드가 V, Y, Z인 것)는 산재보험에서는 사용하지 않으므로 상병의 병태에 해당하는 코드로 코딩

(오류예시) 하나의 상병으로 코딩할 수 없는 여러 상병을 하나로 표시하는 것, 질병 또는 손상에 의한 상병인지를 확인하지 않고 한국표준질병사인분류상 대분류 M코드를 손상으로(또는 S코드를 질병으로) 코딩

(210mm×297mm, 일반용지 60g/㎡)

(뒷 면)

<table>
<tr><td rowspan="2">⑮
입원</td><td>예상기간</td><td colspan="4">년 월 일 ~ 년 월 일 (주)</td></tr>
<tr><td>사 유</td><td colspan="4">[ ]수술 [ ]의식장애 [ ]외・기기고정 [ ]석고붕대고정 [ ]절대안정 [ ]안정 및 보호 [ ]이동불가
[ ]기타</td></tr>
<tr><td rowspan="3">⑯
통원</td><td>예상기간</td><td colspan="4">년 월 일 ~ 년 월 일 (주)</td></tr>
<tr><td>사 유</td><td colspan="4"></td></tr>
<tr><td>취업치료 여부(근무 병행치료)</td><td colspan="4">※ 취업치료(근무 병행치료)는 치료받으면서 근무가 가능한 상태를 말함(의학적 판단)
[ ] 취업치료가능 [ ] 취업치료 불가능 : 향후 ( )개월 후 가능성 재판단</td></tr>
<tr><td rowspan="2">⑰
수술</td><td>수술여부</td><td>[ ]없음 [ ]있음</td><td>수술명</td><td colspan="2"></td></tr>
<tr><td>수술(예정)일</td><td>년 월 일</td><td>수술의료기관</td><td colspan="2">[ ]본원 [ ]타원( )</td></tr>
<tr><td colspan="2">⑱ 계속 동반 치료가 필요한 기존질환명</td><td colspan="4"></td></tr>
<tr><td colspan="2">⑲ 집중재활치료의 필요 구분</td><td colspan="4">(※재활인증의료기관에서 제공하는 전문재활치료로서 발병일 또는 수술일로부터 ㉮6개월 이내의 뇌혈관, ㉯3개월 이내의 척추・견관절・주관절・완관절・수부・고관절・슬관절・족관절・족부질환자, ㉰해당기간 도과했으나 재활치료 효과가 기대되는 사람에게 제공, 단, 염좌, 타박상 등 경미한 상병은 제외)
[ ]일정기간 집중재활치료 곤란 [ ]3개월 이내 치유 또는 13급 이하의 장해 예상
[ ]집중재활치료 필요(또는 예정) [ ]집중재활치료 질환자 아님
[ ]상태 악화 또는 수술 예정 [ ]집중재활치료 불필요( )</td></tr>
<tr><td colspan="2">협진, 병행진료가 필요한 진료과목</td><td colspan="2"></td><td>심리상담 필요
(개인별 심리상담 지원)</td><td>[ ]필요</td></tr>
<tr><td rowspan="2">의료
기관
변경</td><td colspan="5">변경할 의료기관명: 소재지:
의료기관 변경사유:
※의료기관 변경이란 생활근거지 또는 전문적 치료 등을 위해 현재 요양 중인 의료기관에서 다른 의료기관으로 변경하는 것을 말합니다.</td></tr>
<tr><td>의료기관 변경(예정)일자</td><td colspan="4">년 월 일</td></tr>
<tr><td colspan="2"><첨부서류></td><td colspan="4">1. 신청 상병을 확인할 수 있는 각종 검사자료 및 결과지 각1부.
2. 절단, 화상, 좌멸창, 욕창은 환부 칼라사진
3. 정신질환의 경우 진단의 근거를 의학적으로 입증할 수 있는 응급진료 또는 초진기록지 등 의무기록 및 각종 검사 결과지 각1부.(뇌영상 검사, 뇌파 검사, 심전도 검사, 정신상태 검사, 심리학적 검사, 갑상선 기능검사 등)</td></tr>
</table>

위에 기재한 내용이 사실임을 확인합니다.

년 월 일

의료기관 주소:

전화번호: 의사면허번호: 호

팩스번호: 전문과목: (전문의: 호)

의료기관명: (서명 또는 인) 성 명: (서명 또는 인)

근로복지공단 지역본부(지사)장 귀하

자문의사 소견

년 월 일 **자문의사명** (서명 또는 인)

(210mm×297mm, 일반용지 60g/㎡)

(4) 자비(사업주 부담)로 치료받았을 경우 의료비 처리 요령

근로복지공단 병원 또는 산재 지정 의료기관에서 치료를 받을 경우 현물 급여가 원칙이다. 다만, 부득이하게 본인이 먼저 비용을 부담한 경우, 산재 환자에게 진료비를 현금으로 지급 가능하다. 또한, 공단은 해당 의료기관에 진료비를 직접 지급한다.

단, 산재보험 요양급여 산정 기준에서 정하지 않은 비급여 항목 등에 대해서는 일부 본인 부담이 발생할 수 있다.

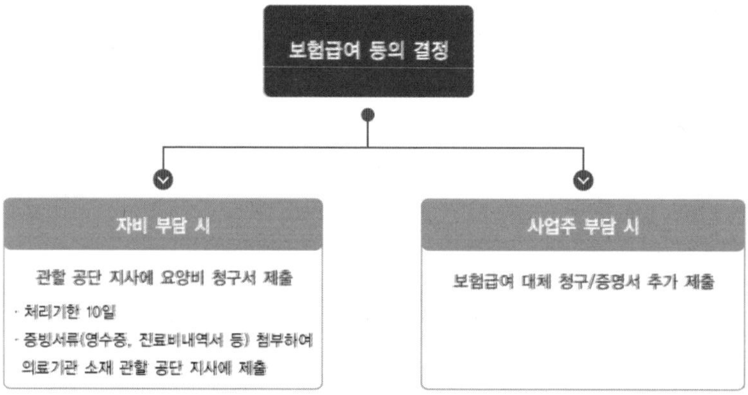

그림 11-5 자비(사업주 부담)로 치료 받았을 경우 (의료비) 처리요령

(5) 건강보험의 우선 적용(법 제42조)

① 요양급여를 신청한 사람은 공단이 이 법에 따른 요양급여에 관한 결정을 하기 전까지 「국민건강보험법」에 따른 요양급여 또는 「의료급여법」에 따른 의료급여를 받을 수 있다.

② 건강보험 요양급여 등을 받은 자가 「국민건강보험법」 또는 「의료급여법」에 따른 본인 일부부담금을 산재보험 의료기관에 납부한 후, 이 법에 따른 요양급여 수급권자로 결정된 경우에는 납부한 본인 일부 부담금 중 요양급여에 해당하는 금액을 공단에 청구할 수 있다.

(6) 의료기관 변경 요양(법 제48조)

① 근로복지공단은 다음의 어느 하나에 해당하는 사유가 있는 경우, 요양 중인 근로자를 다른 산재보험 의료기관으로 옮겨 요양하게 할 수 있다.

㉮ 요양 중인 산재보험 의료기관의 인력·시설 등이 해당 근로자의 전문적인 치료 또는 재활 치료에 적합하지 않아 다른 산재보험 의료기관으로 옮길 필요가 있는 경우

㉯ 근로자가 생활 근거지에서 요양할 필요가 있는 경우

㉰ 상급종합병원에서 전문적인 치료를 받은 후, 다른 산재보험 의료기관으로 옮길 필요가 있는 경우

㉱ 그 밖에 대통령령으로 정하는 절차를 거쳐 부득이한 사유가 있다고 인정되는 경우

② 요양 중인 근로자는 상기 ㉮부터 ㉰까지의 어느 하나에 해당하는 사유가 있으면 공단에 전원(轉院) 요양을 신청할 수 있다.

(7) 추가상병 요양급여의 신청(법 제49조)

업무상의 재해로 요양 중인 근로자는 다음의 어느 하나에 해당하는 경우, 해당 부상 또는 질병에 대한 요양급여를 신청할 수 있다.

① 그 업무상의 재해로 이미 발생한 부상이나 질병이 추가로 발견되어 요양이 필요한 경우
② 업무상의 재해로 발생한 부상이나 질병이 원인이 되어 새로운 질병이 발생하여 요양이 필요한 경우

(8) 재요양(법 제51조)

① 요양급여를 받은 사람이 치유된 후, 요양 대상이었던 업무상의 부상 또는 질병이 재발하거나 치유 당시보다 상태가 악화되어 적극적인 치료가 필요하다는 의학적 소견이 있는 경우, 다시 요양급여를 받을 수 있다.
② 재요양의 요건과 절차 등에 관한 세부 사항은 대통령령으로 정한다.

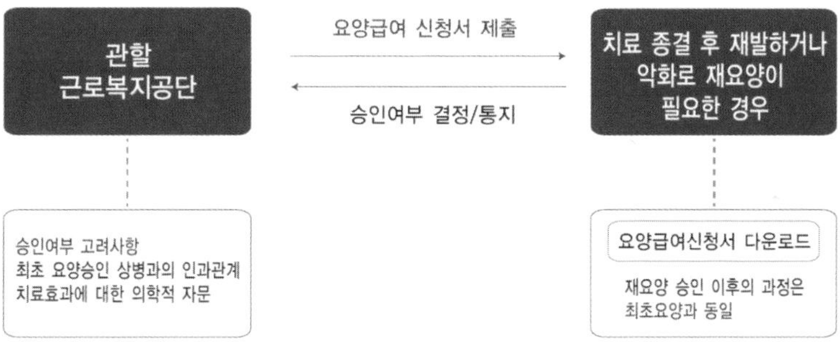

그림 11-6 재요양 절차

(9) 진료계획의 제출

산재보험 의료기관은 요양급여를 받고 있는 근로자의 요양기간을 연장할 필요가 있는 경우, 해당 근로자의 상병 경과, 치료 예정 기간 및 치료 방법 등을 포함한 진료계획을 대통령령에서 정하는 절차에 따라 공단에 제출하여야 한다.

2) 요양급여 신청 절차

(1) 요양급여 신청

산재보험 의료기관이 요양급여 신청을 대행하는 경우, 소속 사업장, 재해 발생 경위, 그 재해에 대한 의학적 소견, 그 밖에 고용노동부령으로 정하는 사항을 적은 서류 외에도 해당 근로자가 요양급여 신청 대행에 동의했음을 확인할 수 있는 서류를 첨부해야 한다.

(2) 요양급여 결정

공단은 요양급여 신청을 접수하면, 신청일로부터 7일 이내에 요양급여 지급 여부를 결정하고 이를 신청인 및 보험가입자에게 통보해야 한다.

(3) 요양비 청구

산재보험 의료기관이 아닌 의료기관에서 응급 진료 등 긴급한 사유로 요양을 받은 경우, 해당 요양비를 청구할 수 있다.

(4) 2종 요양비 청구

2종 요양비는 부득이한 사유로 인해 피재 근로자가 산재 요양급여를 받지 못하고 본인이 직접 부담한 요양 진료비를 근로복지공단에 청구하는 현금급여이다.

▣ 산재 환자가 2종 요양비를 청구할 수 있는 부득이한 사유는 다음과 같다.

① 진료를 받아야 하는 지역 인근에 지정 진료기관이 없거나, 특수의료기술이 필요한 경우
② 응급치료 중 긴급하게 요양이 필요하게 된 경우
③ 피재근로자가 요양급여 신청 절차를 거치지 않은 경우
④ 이송료, 개호료, 의지(義肢), 보철료 등을 본인이 부담한 경우

▣ 이때, 피재근로자가 진료비를 일반수가로 납부한 경우에는 다음 서류를 준비하여 근로복지공단에 요양비를 청구해야 한다.

① 요양비 청구서 3부
② 진료를 받은 병원의 진료소견서 및 진료비 내역서
③ 영수증

▣ 한편, 건강보험을 이용하여 진료를 받은 경우에는 다음 서류를 첨부해야 한다.

① 요양비 청구서 3부
② 병원에서 국민건강보험공단에 제출한 요양급여비용 청구명세서 사본
③ 건강보험공단이 병원에 지급한 부담금을 먼저 건강보험공단에 납부한 영수증
④ 본인부담금 영수증

이러한 서류를 갖춰 근로복지공단에 요양비를 청구하면 된다.

3) 보험급여의 지급 제한 및 구상권

(1) 보험급여 지급의 제한(법 제83조)

공단은 근로자가 다음 중 어느 하나에 해당하는 경우, 보험급여의 전부 또는 일부를 지급하지 않을 수 있다.

① 요양 중인 근로자가 정당한 사유 없이 요양에 관한 지시를 위반하여 부상·질병 또는 장해 상태를 악화시키거나 치유를 방해한 경우

② 장해보상연금 또는 진폐보상연금 수급권자가 장해등급 또는 진폐 장해등급의 재판정 전에 자해(自害) 등의 고의적 행위로 장해 상태를 악화시킨 경우

(2) 부당이득의 징수(법 제84조)

근로복지공단은 보험급여를 받은 자가 다음 중 어느 하나에 해당하는 경우, 해당 급여액(①의 경우에는 급여액의 2배에 해당하는 금액)을 징수하여야 한다. 이 경우, 근로복지공단이 요양급여 비용의 정산에 따라 국민건강보험공단 등에 청구하여 받은 금액은 징수할 금액에서 제외한다.

① 거짓이나 그 밖의 부정한 방법으로 보험급여를 받은 경우

② 수급권자 또는 수급권이 있었던 자가 보험급여 지급에 필요한 사항을 공단에 신고하여야 함에도 신고의무를 이행하지 않아 부당하게 보험급여를 지급받은 경우

③ 그 밖에 잘못 지급된 보험급여가 있는 경우

(3) 제3자에 대한 구상권(법 제87조)

공단은 제3자의 행위로 인해 재해가 발생하여 보험급여를 지급한 경우, 그 급여액의 한도 내에서 급여를 받은 사람에 대한 손해배상청구권을 대위(代位)한다. 다만, 보험가입자인 둘 이상의 사업주가 같은 장소에서 하나의 사업을 분할하여 각각 행하다가 그 중 사업주를 달리하는 근로자의 행위로 재해가 발생하면 그러하지 아니하다.

4) 산재보험 수급권의 보호와 권리구제

(1) 수급권의 보호(법 제88조)

근로자의 보험급여를 받을 권리는 퇴직 후에도 소멸되지 않으며, 보험급여를 받을 권리는 양도하거나 압류당할 수 없고, 담보로 제공할 수도 없다.

(2) 소멸시효

① 다음의 권리는 3년간 행사하지 아니하면 시효로 말미암아 소멸한다. 다만, 보험급여 중 장해급여, 유족급여, 장례비, 진폐보상연금 및 진폐유족연금을 받을 권리는 5년간 행사하지 아니하면 시효의 완성으로 소멸한다.

㉮ 보험급여를 받을 권리

㉯ 진료비의 청구 등에 따른 산재보험 의료기관의 권리

㉰ 약제비의 청구 등에 따른 약국의 권리

㉱ 수급권의 대위에 따른 보험가입자의 권리

㉲ 요양급여 비용의 정산에 따른 국민건강보험공단 등의 권리

② 이 법에 규정된 것 외에는 「민법」에 따른다.

(3) 심사(재심사) 청구 및 행정소송(법 제106조)

근로복지공단의 보험급여 결정에 불복하는 경우, 이에 대한 이의를 제기할 수 있으며 이를「심사청구」라고 한다. 심사청구 결과에 다시 이의를 제기하는 것은「재심사청구」라고 한다.

심청구는 심사청구에 대한 결정이 있음을 안 날부터 90일 이내에 제기하여야 한다. 다만, 심사청구를 거치지 아니하고 재심사청구를 하는 경우에는 보험급여에 관한 결정이 있음을 안 날부터 90일 이내에 제기하여야 한다.

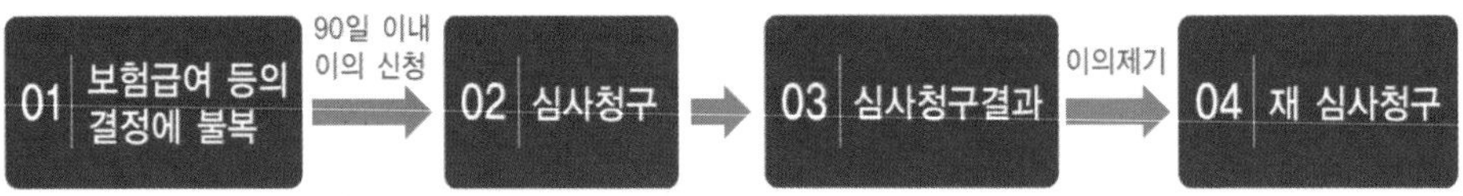

그림 11-7 심사(재심사)청구 및 행정소송 절차

표 11-9 산재보험 심사청구 및 재심사

구분	내용
심사청구	급여결정에 대한 불복은 그 결정이 있음을 안 날로부터 90일 이내에 근로복지공단의 지역본부(지사)에 청구
근로복지공단의 결정	공단은 심사청구서를 받은 날로부터 90일 이내에 산업재해보상보험심사위원회의 심의를 거쳐 결정
재심사청구	공단의 심사청구에 대한 결정의 불복은 산업재해보상보험재심사위원회에 90일 이내에 재심사청구
재심사	산업재해보상보험재심사위원회는 청구 받은 후 90일 이내에 결정
행정소송	재심결정에 불복이 있는 경우 90일 이내에 제기

3. 산업재해보상보험 요양급여 산정기준

1) 요양급여 산정기준

(1) 목적(제1조)

「산업재해보상보험법」에 따른 업무상 재해를 입은 근로자에 대한 요양급여의 범위 및 요양에 소요되는 비용의 산정 기준을 정하는 것을 목적으로 한다.

(2) 요양급여의 범위(제2조)

① 업무상 재해를 입은 근로자(산재근로자)에 대한 요양급여의 범위는 다음과 같다.

㉮「국민건강보험 요양급여의 기준에 관한 규칙」에 따른 요양급여

㉯「국민건강보험법」 및 시행규칙에 따른 요양비

㉰「국민건강보험법」 및 시행규칙 관련 [별표 7]에 따른 장애인 보조기기

㉱「응급의료에 관한 법률」에 따른 응급의료 수가 기준

② 상기 ①항에 따른 요양급여의 경우, 「건강보험 행위 급여·비급여 목록표 및 급여 상대가치점수」(행위 및 상대가치점수)와 「요양급여의 적용기준 및 방법에 관한 세부사항」에서 정한 인정 기준을 초과하는 본인부담금에 대하여, 진료에 필요한 경우 이를 인정할 수 있다.

(3) 요양급여의 비용 산정(제3조)

① 요양급여의 비용은 「국민건강보험법」 및 시행령, 시행규칙, 그리고 건강보험 요양급여 규칙에 따라 보건복지부장관(위임 또는 위탁을 받은 자 포함)이 고시하는 요양급여의 내역 및 기준에 따른다.

② 근로복지공단에 두는 연구기관 또는 산재보험 의료기관에서 일반 환자에게 적용하는 진료비용 기준이 이 고시에 따른 기준보다 낮은 경우에는, 그보다 낮은 수가에 따라 산정한다.

(4) 산업재해보상보험에서 국민건강보험과 달리 정하거나 추가로 인정하는 요양급여의 범위 및 비용 산정 기준 등(제4조)

① 산재보험에서 국민건강보험과 달리 정하는 요양급여의 범위 및 비용 산정 기준은 [별표 1]과 같다.

② 국민건강보험에서 요양급여로 인정하지 않는 사항 중 산재보험에서 추가로 인정하는 요양급여의 범위 및 비용 산정 기준은 [별표 2]와 같다. 이 경우, 요양급여의 비용은 [별표 2]에서 정한 금액의 범위 내에서 산재보험 의료기관이 청구한 금액, 산재근로자가 직접 구입한 가격 또는 실제 소요된 금액으로 한다.

③ [별표 2]에서 정한 요양급여의 범위 및 비용 산정 기준이 국민건강보험 관련 규정의 개정으로 인해 새롭게 국민건강보험의 요양급여 범위 및 비용 산정 기준에 포함되는 경우, 해당 개정 규정이 시행되는 날부터 국민건강보험 관련 규정을 따른다.

④ 공단 이사장은 국민건강보험 및 [별표 1], [별표 2]에서 요양급여로 정하지 않은 진료항목과 비용 중 산재근로자의 진료에 필요하다고 판단되는 항목을 요양급여로 인정할 수 있다. 이 경우, 공단 이사장은 요양급여 승인 결과를 고용노동부장관에게 보고하여야 한다.

▣ [별표1]의 요양기관 종별가산율

① 행위 및 상대가치점수 제1편제1부Ⅱ. 요양기관 종별가산율에 다음의 비율을 가산하여 산정한다.

산재보험 요양기관 종별 가산율	
요양기관 종별가산율:	상급종합병원: 15%, 종합병원: 10%, 병원: 5%
다음의 비율 가산:	+ 상급종합병원: 15%, 종합병원: 12%, 병원: 1%
산재 종별 가산율:	= 상급종합병원: 30%, 종합병원: 22%, 병원: 6%

② 위 ①을 적용함에 있어 공단이 운영하는 의료기관에 대해서는 고용노동부장관의 승인을 받아 조정된 등급을 적용한다.

▣ [별표1]의 입원료

① 「행위 및 상대가치점수」 제1편제2부제1장 [산정지침] 2. 입원료 등 라목(특수 병실 입원료) 및 분류번호 가-2(입원료)에 따른 입원료는 다음에 따라 산정한다.

㉮ 상급종합병원 및 공단이 운영하는 의료기관: 입원기간과 관계없이 소정 점수의 100%에 병원관리료의 100%를 가산하여 산정한다.

㉯ 종합병원: 입원 기간과 관계없이 소정 점수의 100%를 산정한다.

㉰ 병원(요양병원 제외) 및 의원: 입원일부터 50일까지는 소정 점수의 100%, 입원 51일부터 150일까지는 소정 점수의 90%, 입원 151일부터는 소정 점수의 85%를 적용하여 산정한다.

② 위 ①항에 따른 입원료 산정 시, 공단이 운영하는 의료기관에 대해서는 고용노동부장관의 승인을 받아 조정된 등급을 적용한다.

표 11-10 산재보험의 입원료산정

구분	입원 기간		
	1-50일	51-150일	151일 이후
상급종합병원 및 근로복지공단에 두는 의료기관	입원기간에 관계없이 소정점수의 100%에 병원 관리료의 100%를 가산하여 산정		
종합병원	입원기간에 관계없이 소정점수의 100% 산정		
병원(요양병원 제외) 및 의원	소정점수의100% 산정	소정점수의 90% 산정	소정점수의 85% 산정

▣ [별표1]의 의약품관리료

행위 및 상대가치점수 제1편제2부제1장 가-11 나. 입원환자 의약품 관리료의 의료기관 종류별 1일분 의약품관리료에 투약 일수를 곱하여 산정한다.

▣ [별표1]의 초음파 검사

① 일반 또는 그 밖의 특수검사방법으로 진단이 곤란하다고 인정되는 손상 및 질환에 대하여 해당 부위별로 1회 인정한다.

② 상기 ①에도 불구하고 장해 상태 확인을 위한 특진 또는 촬영 시점이 장기간 경과되어 상병 상태의 확인을 위한 검사가 필요하다는 의학적 소견이 있는 경우 추가로 인정할 수 있다.

▣ [별표1]의 자기공명영상진단(Magnetic Resonance Imaging)

업무상 부상 또는 질병 진단을 위해 실시한 경우 1회 인정한다. 다만, 다음에 해당하는 경우에는 추가로 인정할 수 있다.

① 장해상태의 확인을 위한 경우
② 상병상태가 호전되지 않거나 악화되어 진료 방향을 결정하기 위한 촬영의 필요성이 의학적으로 인정되는 경우
③ 수술 후 상병상태 확인을 위한 촬영의 필요성이 의학적으로 인정되는 경우

▣ [별표1]의 기본물리치료, 단순재활치료, 전문재활치료

진료 상 반드시 필요하다는 의사의 소견서가 있는 경우 보건복지부장관이 정한 산정 횟수를 초과하여 인정할 수 있다.

▣ [별표1]의 응급의료관리료

휴일·야간근로 등으로 인하여 발생한 업무상 재해의 진료를 위해 부득이 휴일 또는 야간에 응급의료센터 및 응급의료기관을 이용한 경우에는 응급의료관리료 산정대상 응급 증상에 해당하지 아니하더라도 “응급의료관리료”를 지급한다.

▣ [별표2]의 이송료

① 의료기관 등의 구급차를 이용하여 환자를 이송한 경우 구급차 이용비용을 지급하되, 비용은 「응급의료에 관한 법률 시행규칙」 관련 [별표 3] "이송처치료의 기준"에 따라 산정한다.
② 구급차 이외의 교통비는 순로(정상적 교통수단 및 경로)에 따라 산재근로자 및 그와 동행하는 간호인의 이송에 실제로 드는 금액으로 하되, 다음의 원칙을 고려하여 교통수단별 이용기준 및 등급기준에 따라 지급한다.
   ㉮ 등급의 차이가 있는 교통수단을 이용하는 경우에는 제2등급에 해당하는 등급을 기준으로 산정하되, 산재근로자의 상병상태로 보아 상위등급의 교통수단을 이용하는 것이 필요하다는 의학적 소견이 있는 경우에는 제1등급을 기준으로 지급
   ㉯ 순로에 따른 이송이 아닌 경우에는 교통수단별 이용기준 및 등급기준에 따라 정상적인 교통수단 및 경로에 따른 비용을 지급
   ㉰ 자가용을 이용하는 경우에는 지역별 일반택시 요금의 100분의 50을 지급
③ 숙박비 및 식대는 산재근로자 및 그와 동행하는 간호인 중 숙식이 필요한 경우에만 지급하되, 「공무원여비규정」 제16조제1항 [별표2] 제2호에 따른 숙박비 및 식비에 준하여 지급한다.

※ 추가적으로 국민건강보험과 달리 정하거나 추가로 인정하는 요양급여의 범위 및 비용 산정 기준 등은 산업재해보상보험 요양급여 산정기준 [별표1, [별표2] 참고

(5) 비급여대상(제5조)

요양급여의 범위에서 제외되는 사항은 다음의 어느 하나와 같다.

① 업무상 부상 또는 질병의 치료목적이 아닌 진료 또는 투약

② 요양급여의 범위, 요양급여의 내역 및 기준의 규정에서 정하지 않은 요양급여
③ 상급병실 사용료. 다만, 다음의 어느 하나에 해당하는 경우에는 그러하지 아니하다.
㉮ 종합병원 이상에서 요양하는 경우로서 상병 상태가 응급진료, 수술 등으로 입원요양이 필요하나, 일반병실이 없어 부득이하게 특실을 제외한 상급병실을 사용하는 경우에 7일의 범위에서 인정. 다만, 상급병실 사용 중 그 차급 또는 일반병실이 있음에도 병실을 옮기지 않은 경우에는 불인정한다.
㉯ 증상이 위중하여 절대 안정이 필요하고, 의사 또는 간호사가 상시 감시하면서 수시로 적절한 조치를 해야 할 필요가 있다고 인정되나, 중환자실·격리실 등 집중치료실이 없거나 여유병상이 없어 불가피하게 상급병실을 사용한 경우

(6) 산재보험 의료기관에 대한 지원(제6조)

① 공단 이사장은 산재보험 의료기관 중 산재근로자의 재활치료 또는 화상치료를 전문적으로 담당하는 의료기관을 재활치료전문 산재보험 의료기관(재활인증의료기관") 또는 화상치료전문 산재보험 의료기관(화상인증의료기관)으로 따로 지정하여 운영할 수 있다.
② 공단 이사장은 재활인증의료기관, 화상인증의료기관, 산재근로자를 재활인증의료기관으로 의료기관 변경 요양하게 한 산재보험 의료기관 및 산재보험 의료기관의 평가에 따른 평가점수가 높은 산재보험 의료기관에 대하여 재정적으로 우대할 수 있다. 이 경우, 우대 기준, 방법 및 절차 등에 대해서는 별도로 정한 기준에 따른다.

(7) 권역외상센터에 대한 지원(제8조)

공단 이사장은 산재근로자의 진료와 관련하여 권역외상센터를 대상으로 요양급여의 지원 범위 및 비용 산정 기준을 별도로 정하여 운영할 수 있다.

(8) 그 밖의 사항(제9조)

① 산재보험 의료기관은 이 고시에서 정한 요양급여의 범위 및 비용 산정 기준에 대해서는 산재근로자에게 그 비용을 부담하도록 해서는 안된다.
② 요양급여의 범위 및 비용 산정 기준에 관하여 국민건강보험에서 정하지 않았거나, 이 고시와 달리 정한 사항이 있는 경우에는 이 고시에서 정한 기준에 따른다.

4. 산재보험 의료기관 지정 기준 및 환자 관리

1) 산재보험 의료기관의 지정 및 취소 등(법 제43조)

(1) 지정

업무상 재해를 입은 근로자의 요양을 담당할 의료기관(산재보험 의료기관)은 다음과 같다.

① 근로복지공단에 두는 의료기관
② 상급종합병원,
③ 병원급 의료기관, 의원급의료기관 및 보건소(보건의료원을 포함) 중 고용노동부령으로 정하는 인력·시설 등의 기준을 충족하는 의료기관 또는 보건소로서, 공단이 지정한 기관

▣ 공단은 의료기관이나 보건소를 산재보험 의료기관으로 지정할 때 다음의 요소를 고려하여야 한다.
① 의료기관이나 보건소의 인력, 시설, 장비 및 진료과목
② 산재보험 의료기관의 지역별 분포

(2) 취소

공단은 산재보험 의료기관이 다음의 어느 하나에 해당하는 경우, 그 지정을 취소(상기 (1)-③에 한함)하거나, 12개월의 범위에서 업무상 재해를 입은 근로자를 진료할 수 없도록 하는 진료 제한 등의 조치를 할 수 있다.

① 업무상 재해와 관련된 사항을 거짓 또는 부정한 방법으로 진단하거나 증명한 경우
② 진료비를 거짓 또는 부정한 방법으로 청구한 경우
③ 산재보험 의료기관의 평가 결과에 따라 지정 취소나 진료 제한 등의 조치가 필요한 경우
④ 「의료법」 위반 또는 기타 사유로 의료업을 일시적 또는 영구적으로 수행할 수 없게 되거나, 소속 의사가 의료 행위를 일시적 또는 영구적으로 할 수 없게 된 경우
⑤ 인력·시설 등의 기준을 충족하지 못하게 된 경우
⑥ 진료 제한 등의 조치를 위반한 경우

(3) 조치

① 지정이 취소된 날부터 1년 이내의 범위에서, 고용노동부령으로 정하는 기간 동안 다시 지정받을 수 없다.
② 다음 각 호의 어느 하나에 해당하는 경우, 12개월의 범위에서 진료 제한 등의 조치를 할 수 있다.
㉮ 진료비를 부당하게 청구한 경우
㉯ 공단이 아닌 자에게 진료비를 청구한 경우
㉰ 진료계획을 제출하지 않은 경우
㉱ 의료기관 조사 등에 따른 보고, 제출 요구 또는 조사에 응하지 않은 경우
㉲ 산재보험 의료기관의 지정 조건을 위반한 경우

2) 산재보험 의료기관의 지정 절차(규칙 제24조)

(1) 산재보험 의료기관으로 지정받고자 하는 의료기관 또는 보건소는 다음의 서류를 첨부하여 공단에 신청해야 한다.

① 의료기관 개요서

② 의료기관 개설허가증 또는 신고필증 사본

③ 진료과목 전문의 자격증 사본

④ 사업자등록증 사본

(2) 근로복지공단은 지정 신청을 받은 경우, 신청을 접수한 날부터 15일 이내에 지정 여부를 결정하고, 그 결과를 해당 의료기관 또는 보건소에 통보해야 한다.

3) 요양급여 절차

(1) 산재보험 가입 확인

① 산재로 부상 또는 질병을 진료 받기 위해 처음 방문하는 환자가 산재보험 진료를 요구하는 경우, 다음 사항을 우선 확인한다.

㉮ 업무상의 부상·질병 여부

㉯ 산재 적용 사업장 여부

㉰ 4일 이상의 진료 필요 여부

② 타 의료기관에서 전원된 환자는 전원신청서 사본과 전원 승인 통지 여부를 확인한 후 진료를 받도록 한다.

(2) 진료비 지불 각서 접수

① 근로자가 업무 수행 중 발생한 사고나 질병으로 의료기관에서 진료를 받는 경우, 진료비 지급에 대한 지불보증서를 받아야 한다.

② 부상과 동시에 내원한 경우, 다음과 같은 문제가 발생할 수 있다.

㉮ 근로복지공단의 산재승인 여부가 불확실함.

㉯ 사업주와 환자 간의 분쟁 가능성.

㉰ 산재 승인 후에도 산재 사고(승인 질환)와 관련 없는 기왕증이나 만성 질환의 진료 발생 가능성.

㉱ 산재보험에서 급여가 제공되지 않는 항목(특수검사, 상급병실료, 영양제 투여 등) 발생 가능성.

(3) 초진 소견서 발급

① 산재보험 신청을 위해서는 소속 회사가 작성한 최초 요양신청서(전원의 경우 전원 요

양신청서) 뒷면에 담당 의사가 초진소견서를 작성해야 한다.

② 초진 소견서는 3부를 발급하며, 배부처는 다음과 같다.

㉮ 원본: 병원 보관

㉯ 1부: 근로복지공단 제출

㉰ 1부: 소속 회사 제출

③ 근로복지공단 산하에는 7개의 지역본부와 57개의 지사가 있으며, 관할 지사는 다음 기준에 따라 결정된다.

㉮ 제조업: 소재지별 관할 지사

㉯ 건설업: 현장 중심별 관할 지사

㉰ 타 지역 전입 환자: 의료기관이 위치한 지역본부의 지사가 관장

(4) 요양 연기 신청

입원 또는 통원치료 중인 산재보험 환자가 최초 요양신청 이후 추가 요양기간이 필요한 경우, 다음 절차를 따른다.

① 기존 요양승인 만료일 전에 신청해야 함.

② 담당 의사의 소견서(치료 연기 원인 및 사유 포함) 제출 필요.

③ 추가 요양기간을 명시한 요양연기신청서 작성 후 근로복지공단 승인 필요.

(5) 추가 상병 승인 요청

요양 기간 중 처음 진료 시 발견되지 않았거나 누락된 병명이 있을 경우, 근로복지공단에 추가 승인 신청을 해야 한다.

단, 산재보험과 관련 없는 기왕증 질병의 진료는 건강보험 또는 의료급여로 진행하며, 본인부담금을 납부해야 한다.

(6) 재요양 신청

하나의 상병에 대한 요양이 종결된 후, 해당 상병이 재발하거나 합병증이 발생한 경우, 재요양이 인정된다.

이 경우, 재요양신청서를 작성하여 근로복지공단에 접수해야 한다.

(7) 전원신청

① 요양 중인 근로자의 상병 상태가 해당 의료기관에서 치료하기 어렵거나, 가족 간호 또는 통원치료에 지장이 있는 경우, 전원이 가능하다.

② 전원 시, 다음 절차를 따른다.

㉮ 회사 및 의료기관의 확인 후 전원 진행.

㉯ 의료기관 관할 근로복지공단(지사)의 승인 필요.

(8) 특별 진찰 의뢰

요양 중인 환자가 다음과 같은 사유로 보다 전문적인 의료기관에서 진찰이 필요할 경우, 특별 진찰을 의뢰할 수 있다.

① 해당 병원에서 진료가 어려운 질병 발생.

② 장애판정 필요.

③ 추가상병에 대한 요양급여여부 판단 필요.

5. 재활인증의료기관 인증제도

이 제도는 산재 노동자에게 요양 초기부터 체계적인 집중 재활 치료를 제공하여 노동능력상실률을 최소화하고, 원활한 직업복귀를 촉진하기 위한 것이다. 이를 위해 인력, 시설, 장비, 재활의료서비스 체계 등 전문적인 의료재활 기반을 갖춘 의료기관을 평가하여 인증하는 제도다.

"재활인증의료기관"으로 인증된 기관은 산재근로자에게 전문적인 재활 치료를 제공할 수 있도록 우대받으며, 산재 근로자는 양질의 재활치료를 통해 신체적·정신적·사회적 기능을 향상시키고 조기 회복을 기대할 수 있다.

1) 신청 자격

(1) 산재보험 의료기관으로 인정받은 의료기관

(2) 병원급 이상의 의료기관

(3) 재활의학과 전문의 2명 이상이 상근하는 의료기관
(단, 지역적 분포와 특성을 고려하여 1명이 상근하는 의료기관도 예외적으로 인정)

2) 인증기관 우대조치

(1) 재활수가 별도 인정

(2) 정기 현지조사 면제

(3) 재활인증기관에 대한 홍보 지원

3) 인증 기준

신청 산재보험 의료기관 중에서 재활전문의료기관 인증 평가 기준을 충족하는 경우에 인증을 받을 수 있다.

인증 기준 및 세부항목		
평가 영역	기준	적격 기준
인력부문	재활의학과 전문의(2인), 간호사인력(8인), 물리치료사(4인), 작업치료사(2인), 사회복지사(1인)	필수 충족
시설부문	물리·운동·작업치료실 구비	
장비부문	물리치료(8종이상), 운동치료(13종이상), 작업치료(7종이상)	85점 이상
재활의료서비스 제공부문	팀 회의운영, 기능평가 실시, 퇴원 계획 및 지도	85점 이상
가점항목	재활의학과 전문의 수, 권장 재활치료 장비 등	운영·구비
감정항목	행정처분내역	유·무

6. 산재보험 진료비 청구

1) 진료비 청구

산재보험 의료기관이 요양을 실시하고 그에 따른 비용을 지급받으려면 근로복지공단에 청구해야 한다. 이때, 산재보험 의료기관이 진료비를 청구하는 경우 다음의 서류를 첨부하여야 한다.

(1) 개인별 진료비 명세서

(2) 처방전(고용·산재 정보통신망 또는 정보통신망을 통해 청구하는 경우에는 처방전 내용을 입력하는 것으로 갈음)

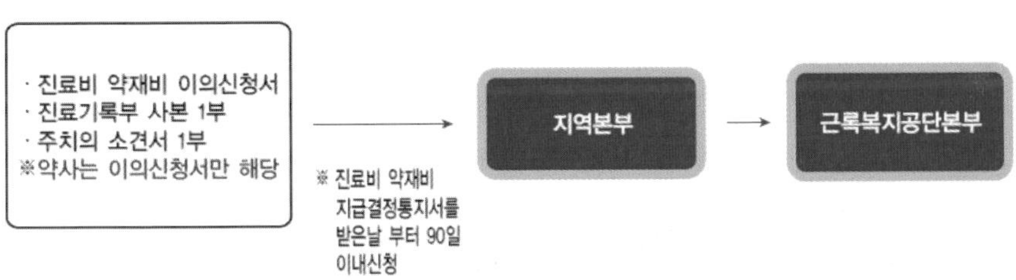

그림 11-8 산재보험 진료비 청구 과정

2) 진료비 심사 및 지급 결정, 진료비 지급 내역 분석

근로복지공단은 지정된 요양기관으로부터 진료비 청구를 받으면 이를 심사하여 지급 여부 및 지급 금액을 결정해야 한다.

3) 미수금 정리 및 권리구제 절차

근로복지공단은 지급한 진료비 내역을 분석하고, 미수금을 정리해야 한다. 또한, 근로복지공단 각 지역본부(지사)에서 산업재해보상보험법에 따른 보험급여 지급 결정을 내린 후, 이에 불복하는 자는 권리구제를 위해 심사 청구를 제기할 수 있다.

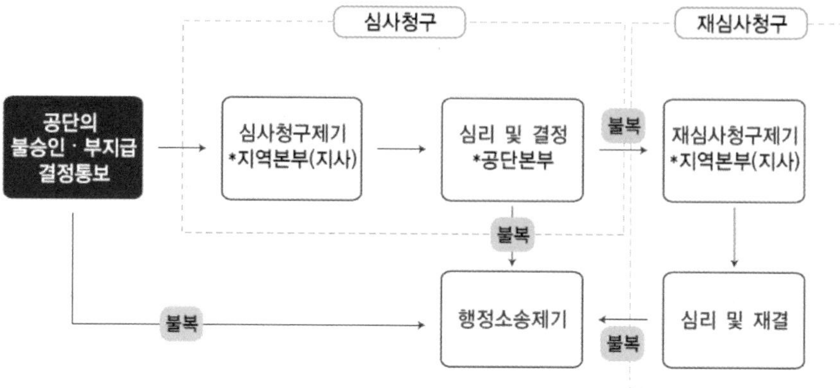

그림 11-9 산재보험 진료비 심사청구 절차

11-3 | 공무상요양제도 및 국가배상제도

학습목표	1. 공무상요양 및 국가배상에 대하여 안내하고 업무를 수행할 수 있다.

1. 공무상 요양제도

1) 공무상 요양제도의 개요

공무상 요양제도는 「공무원연금법」과 「사립학교교직원연금법」에 따라 공무 수행 중 발생한 사망, 부상, 질병, 폐질 등에 대해 요양급여를 지급하는 제도이다. 이에 따라 공무상 질병 또는 부상을 입은 공무원이나 사립학교 교직원이 해당 공단으로부터 공무상 요양(또는 기간 연장) 승인을 받은 후 요양기관에서 치료를 받으면, 그에 소요되는 비용을 정부(국가 또는 지방자치단체)가 지급한다.

2) 공무상 요양에 관한 법률

(1) 공무원 재해보상법

「공무원 재해보상법」은 2018년 3월 20일에 제정되어, 공무원이 공무로 인해 입은 부상·질병·장해·사망에 대해 적절한 보상을 제공하고, 공무상 재해를 입은 공무원의 재활 및 직무 복귀를 지원하며, 재해 예방을 위한 사업을 시행함으로써 공무원이 직무에 전념할 수 있는 여건을 조성하고, 공무원 및 그 유족의 복지 향상에 이바지하는 것을 목적으로 한다. 이 법은 같은 해 9월 21일부터 시행되었다.

(2) 공무원연금법

「공무원연금법」은 1982년 12월 28일 전부 개정되어 공무원연금관리공단이 설립되었으며, 공무원의 퇴직, 장해 또는 사망에 대하여 적절한 급여를 지급하고 후생복지를 지원함으로써 공무원 또는 그 유족의 생활 안정과 복지 향상에 이바지함을 목적으로 한다.

(3) 사립학교교직원연금법

「사립학교교직원연금법」은 1974년 12월에 제정되어, 1975년 1월 사립학교교직원연금관리공단이 설립되었다. 이 법은 사립학교 교원 및 사무직원의 퇴직·사망 및 직무로 인한 질병·부상·장해에 대하여 적절한 급여제도를 확립함으로써 교직원 및 그 유족의 경제적 생활 안정과 복리향상에 이바지함을 목적으로 한다.

3) 공무상 요양의 범위

(1) 요양급여 대상

공무상 요양급여는 공무 수행 중 발생한 질병이나 부상에 대해 관련 공단으로부터 요양 승인을 받은 경우에 지급된다. 공무상 요양 승인 대상자는 공무원연금공단 또는 국방부 군인재해보상과에서 심사를 받으며, 사립학교 교직원의 경우 사립학교교직원연금공단으로부터 직무상 요양 승인을 받아야 한다.

(2) 공무상 요양급여

① 공무원이 공무상 부상 또는 질병으로 인하여 다음의 요양을 하는 경우(재요양 포함)에는 심의회의 심의를 거쳐 요양급여를 지급한다.

> ㉮ 진단, ㉯ 약제·치료재료 및 보철구의 지급, ㉰ 처치·수술이나 그 밖의 치료,
> ㉱ 병원이나 요양소에 수용되어 하는 요양, ㉲ 간호, ㉳이송, ㉴ 재활치료

② 요양급여는 동일한 부상 또는 질병에 대해 실제 요양 기간이 3년을 초과하지 않는 범위에서, 요양에 필요한 금액으로 지급한다. 다만, 실제 요양 기간이 3년 을 초과한 이후에도 계속 치료가 필요하다는 의학적 소견이 있는 경우, 대통령령 이 정하는 바에 따라 1년 이하의 기간 단위로 요양 기간을 연장할 수 있다.

4) 공무상 요양급여 신청 및 지급 절차

(1) 공무상 요양 승인

① 공무원 등이 요양기관에서 공무상 재해로 인해 요양하려는 경우에는, 공무상 요양 승

인 신청서에 재해발생 경위서와 요양기관에서 발행한 요양 기간이 기록된 진단서를 첨부하여 연금취급기관장 또는 공단에 제출해야 한다.

다만, 부상 또는 질병으로 긴급한 처치가 필요하여 미리 승인을 받을 수 없는 경우에는 요양을 시작한 후 지체 없이 승인신청을 해야 한다.

② 공무원 등이 승인 신청서를 연금취급기관장에게 제출한 경우, 연금취급기관장은 부상 또는 질병의 경위를 조사한 후 7일 이내에 신청서에 경위조사서를 첨부 하여 공단에 보내야 한다. 또한, 공단에 직접 제출한 경우, 공단은 연금취급기관장에게 부상 또는 질병의 경위를 조사하도록 한 후 7일 이내에 경위조사서를 공단에 제출하도록 하여야 한다.

③ 공단은 공무상 요양 승인 신청을 받은 경우, 다음 서류를 인사혁신처장에게 제출해야 한다. 다만, 공무상 부상이 공무상 사고로 인해 발생한 것이 명백한 경우에는 심의회의 심의를 생략할 수 있다.

㉮ 사실관계 확인 및 조사 결과서

㉯ 공무상 요양 승인 신청 서류

④ 인사혁신처장은 공무상 요양 승인 신청 서류 등을 받은 경우, 심의회의 심의를 거쳐 공무상 요양 승인 여부와 요양 기간을 결정한 후, 그 결정서를 신청인, 연금취급기관장, 공단 및 요양급여 비용 지급 업무 등을 재위탁받은 기관에 송부하여야 한다.

⑤ 제④항에도 불구하고, 심의회의 심의에서 제외되는 급여(요양급여 한정)에 대한 결정은 공단이 직접 공무상 요양 승인 여부와 요양 기간을 결정한 후, 그 결정서를 신청인, 연금취급기관장 및 요양급여 비용 지급 업무 등을 재위탁받은 기관에 송부하여야 한다.

(2) 공무상 요양급여의 연기

① 공무원 등이 요양기간을 초과하여 요양하거나, 실제 요양기간이 3년을 초과하여 요양기간을 연장하려는 경우에는 공무상 요양기간 연장 승인 신청서에 진단서를 첨부하여 공단에 제출하여야 한다.

이때, 진단서는 요양기관이 발행한 것으로, 필요한 요양 내용, 요양 기간 연장의 필요 여부 및 필요한 요양기간에 관한 의사의 소견이 포함된 경우에 한정한다.

② 공단은 공무상 요양기간 연장 승인 신청을 받은 경우, 요양기간 연장 승인 여부 및 요양기간(요양기간 연장 결정을 한 경우에 한함)을 결정하고, 그 결정서를 신청인과 요양급여비용 지급 업무 등을 재위탁받은 기관에 송부하여야 한다.

(3) 요양급여비용의 청구 및 지급 등

① 요양기관은 공무상 요양 또는 재요양을 실시한 경우, 요양급여비용을 공단에 청구하여야 한다. 공단은 청구 내용을 심사한 후 해당 비용을 요양기관에 지급하여야 한다.

② 다만, 공단은 상기 ①에도 불구하고 다음의 어느 하나에 해당하는 요양급여비용을 본인에게 직접 지급할 수 있다.

㉮ 요양급여비용을 초과하거나 요양 외의 요양에 드는 비용 및 대통령령으로 정하는 요양급여비용에 따른 요양급여비용

㉯ 요양급여비용 중, 본인이 요양기관에 납부한 본인일부부담금

③ 요양급여비용을 지급받으려는 사람은 요양급여비용 청구서에 그 명세서를 첨부하여 공단에 청구하여야 한다.

④ 공단은 공무원이 공무 수행 중 부상을 입은 것이 명백하여 긴급히 요양급여 비용을 지급할 필요가 있다고 인정하는 경우, 공무상 요양 승인을 받기 전이라도 요양기관에 요양급여비용의 지급 의사 및 지급 범위를 통보하는 등 공무상 요양에 필요한 조치를 취할 수 있다.

2. 국가배상제도

1) 국가배상청구

'국가배상청구'란 공무원의 직무상 불법 행위나 도로 · 하천과 같은 영조물의 설치 및 관리의 잘못으로 인해 손해를 입은 국민이 국가 또는 지방자치단체를 상대로 손해배상을 청구하는 것을 말한다.

2) 국가배상

국가 배상이란 공무원 또는 공무를 위탁받은 사인이 직무를 집행하는 과정에서 고의 또는 과실로 법령을 위반하여 타인의 권리를 침해한 경우, 국가 또는 공공단체가 그 배상책임을 지는 것을 말한다.

3) 배상 신청의 방법

배상금을 지급받고자 하는 사람은 자신의 주소지, 소재지 또는 배상 원인이 발생한 지역을 관할하는 지구배상심의회에 배상 신청을 해야 한다. 배상심의회는 본부 배상심의회(법무부)와 전국 14개의 지구배상심의회로 구성되어 있다.

4) 배상 방법

배상금을 지급받고자 하는 사람은 자신의 주소지, 소재지 또는 배상 원인이 발생한 지역을 관할하는 지구배상심의회에 배상 신청을 해야 한다.

국가를 상대로 한 손해배상청구 소송은 일반적인 손해배상청구 소송과 동일한 절차로 진

행된다. 따라서 현행법상 국가배상청구 소송은 일반 민사사건과 마찬가지의 절차로 진행된다.

5) 지급 청구

배상 결정을 받은 신청인은 지체 없이 해당 결정에 대한 동의서를 첨부하여 국가 또는 지방자치단체에 배상금 지급을 청구해야 한다. 배상 결정을 받은 신청인이 배상금 지급을 청구하지 않는 경우, 해당 결정에 동의하지 않은 것으로 간주된다.

6) 소멸시효

국가배상청구권은 피해자 또는 그 법정대리인이 손해 및 가해자를 안 날부터 3년이 경과하거나, 불법행위가 발생한 날부터 5년이 경과하면 시효로 인해 소멸한다.

실전대비 요약정리 사항 및 예상문제

제11장. 산업재해보상보험

1. 산업재해보상보험의 목적 및 관리운영체계와 특성
2. 산업 재해의 발생 및 인정기준
3. 산재보험의 종류와 지급사유 및 급여수준
4. 산재보험의 신청절차 및 사유. 제출서류. 2종요양비청구
5. 산재보험요양기관 지정기준 및 신청절차
6. 산재보험요양기관 종별가산율 및 비급여 대상(항목)
7. 산재환자 병원도착 시 산재보험 급여관리 업무
8. 산재보험진료비 청구절차 및 지급내역 분석
9. 공무상요양제도 및 국가배상제도

제12장

자동차보험

12-1 | 산재보험제도

학습목표	1. 자동차보험의 보험종류와 신청요령에 대하여 안내할 수 있다

1. 자동차보험 개요

1) 의의

자동차보험은 자동차를 소유하거나 사용 및 관리하는 과정에서 발생할 수 있는 예기치 않은 사고로 인해 사람, 시설, 장비 등에 발생한 손해를 보상하기 위한 보험이다.

자동차보험은 건강보험이나 산업재해보상보험과 같은 사회보험과 달리, 자동차 소유자 또는 운전자의 개인적 경제 사정에 따라 가입 여부를 결정할 수 있는 사보험에 해당한다. 그러나 교통사고로 인한 사회적 손실을 방지할 필요성이 크기 때문에, 책임보험은 모든 자동차 소유자가 반드시 가입해야 하는 강제보험으로 운영되며, 이는 공보험적 성격을 지닌다.

자동차보험은 자동차 소유자가 일정한 보험료를 보험회사에 납입하면, 보험회사는 계약기간 내에 발생한 사고로 인한 인적·물적 손해를 보상해 주는 구조를 가진다.

도로교통법에서 정의하는 교통사고란, "차량 운행 등 교통으로 인해 사람을 사망 또는 부상하게 하거나 물건을 손괴하는 것"을 의미한다.

'자동차보험(Automobile Insurance, 自動車保險)'은 자동차를 보험 대상으로 하여, 그 소유·사용·관리 중 발생하는 손해를 보상하는 보험이다. 이는 자동차의 충돌, 화재, 도난 등의 사고로 인한 차량 손해나 운행 중 발생한 사고로 인해 제3자에게 끼친 피해를 보상하는 역할을 한다.

자동차보험의 종류에는 법적으로 가입이 의무화된 '책임보험(責任保險)'과, 운전자의 선택에 따라 추가로 가입할 수 있는 '종합보험(綜合保險)'이 있다.

2) 목적

자동차보험은 도로교통법에서 정한 도로에서 차량 운행으로 인해 발생하는 인적·물적 피해를 보상하는 것을 목적으로 한다. 즉, 자동차를 소유·사용 또는 관리하는 과정에서 발생하는 불의의 교통사고로 인한 손해를 보상함으로써, 피해자 보호와 운전자의 경제적 부담 완화를 도모하는 데 그 목적이 있다.

3) 역사 및 발전 과정

자동차보험은 1896년 미국에서 처음 도입되었으며, 한국에서는 1924년 일본 미쓰이물산(三井物産) 경성지점이 자동차보험 영업을 시작한 것이 효시이다.

이후 1937년 조선화재(현 메리츠화재해상보험㈜)가 최초로 자동차보험 영업인가를 받았다. 1962년에는 한국자동차보험공영사(韓國自動車保險共營社, 현 동부화재해상보험㈜)가 설립되었으며, 1963년에는 자동차손해배상보장법이 제정되어 책임보험이 법적으로 시행되었다.

이러한 과정을 거쳐 자동차보험은 지속적으로 발전하여 현재에 이르고 있다.

표 12-1 자동차보험 주요 연혁

연도	내용
1963.04.04	자동차 손해배상 보장법 제정
1963.06.01	자동차 손해배상 책임보험(강제보험) 시행
1981.12.31	교통사고 처리 특례법 제정 (1982.1.1 시행)
1995.06.12	자동차보험 수가 고시 (1995.8.1 시행)
1999.10.08	자동차보험 수가 가산율 변경 시행
2003.10.08	자동차보험 수가 가산율(산재보험과 동일한 수준) 변경 시행
2013.07.01	진료비청구 심사기관 위탁(건강보험심사평가원)
2014.04.01	책임보험금 인상(사망 1억 5천만 원, 부상 최고 3,000만 원)

4) 자동차보험의 특징

자동차보험은 국민건강보험 및 산업재해보상보험과 비교할 때 다음과 같은 특징을 가진다.

표 12-2 국민건강보험, 산업재해보상보험, 자동차보험 특징 비교

구분	국민건강보험	산업재해보상보험	자동차보험
운영주체	국가(국민건강보험공단)	국가(근로복지공단)	기업(손해보험사,공제조합)
운영목적	사회보장	사회보장	이윤 추구
보험가입	강제가입	사업주 강제가입	임의가입(책임보험:강제가입)
위험분산	전 국민 대상	사업주, 근로자 대상	자동차 운전자 대상
수급권	법적 수급권	법적 수급권	계약적 수급권

(1) 국민건강보험 및 산재보험이 사회보험인 반면, 자동차보험은 개인의 선택에 따라 가입할 수 있는 사보험의 성격을 가진다.

(2) 자동차 소유자는 책임보험 가입이 법적으로 의무화되어 있으며, 추가적인 보장을 원할 경우 종합보험을 선택적으로 가입할 수 있다.

(3) 사고 발생 시, 보험회사는 인적·물적 피해에 대한 보상을 제공하며, 이는 운전자뿐만 아니라 피해자 보호를 위한 기능도 수행한다.

5) 주요 기능

자동차보험은 개인 생활 및 기업 경영의 안정성을 확보하는 사회보장적 성격을 가지며, 다음과 같은 기능을 수행한다.

자동차보험의 주요 기능
① 교통사고 피해자의 보호 및 구제, ② 자동차 소유자의 경제적 부담 경감, ③ 가해자 및 피해자의 생활 안정 도모, ④ 보험료 할인·할증 제도를 통한 사고 예방 기능, ⑤ 교통사고로 인한 사회적 손실 방지, ⑥ 사회보장 기능 수행

2. 자동차보험계약

1) 보험계약 및 자동차보험계약의 의의

(1) 보험계약은 '당사자 일방(보험계약자)이 약정한 보험료를 지급하고, 상대방(보험자)이 피보험자의 재산 또는 생명·신체에 관하여 불확실한 사고가 발생할 경우 일정한 보험금을 지급할 것을 약정함으로써 효력이 발생하는 계약'이다(상법 제638조).

(2) 자동차보험계약은 「상법」 제726조의2에서 "자동차보험계약은 피보험자가 자동차를 소유·사용·관리하는 동안 발생한 사고로 인해 생긴 손해를 보상하는 것을 목적으로 하는 손해보험계약이다"라고 명시하고 있다.

2) 자동차보험계약의 요소

(1) 보험회사(보험자)

자동차보험을 운영하는 보험회사로, 자동차 사고 발생 시 보험금 지급의무를 부담하는 자를 말한다.

(2) 보험계약자

보험회사와 자동차보험계약을 체결하는 계약 당사자로, 보험료를 지급할 1차적 의무를 지는 자이다. 자동차보험계약에서는 일반적으로 보험계약자와 기명(記名) 피보험자가 동일한 경우가 많다. 보험계약자는 계약의 취소 또는 해지권을 행사할 수 있으나, 보험금 청구권은 가지지 않는다.

(3) 피보험자

손해보험과 인보험의 피보험자는 구별되는데, 손해보험에서의 피보험자는 피보험이익(보험계약의 목적)의 주체로서, 보험사고 발생 시 보험자에 대해 보험금 청구권을 가지는 자를 말한다. 반면, 인보험계약에서의 피보험자는 생명 또는 신체에 대해 보험이 적용되는 자이며, 보험금 청구권은 보험수익자가 가진다. 자동차보험에서의 피보험자는 기명 피보험자, 친족 피보험자, 허락 피보험자, 사용 피보험자, 운전 피보험자로 구분된다.

(4) 보험사고

보험자의 책임이 구체화되는 사고를 의미한다. 자동차보험에서의 보험사고는 일반적으로 배상책임보험의 경우 자동차사고를 보험사고로 보며, 자기신체사고 및 무보험자동차 상해 담보에서의 보험사고는 피보험자의 상해를 의미한다. 자기차량 손해에서의 보험사고는 보통보험약관에서 정한 바에 따라 충돌, 접촉, 추락, 전복, 침수, 화재, 폭발, 낙뢰, 낙하물, 풍력, 도난 등의 원인으로 인한 손해를 포함한다.

(5) 보험기간

보험회사가 피보험자(또는 피해자)에 대해 보상책임을 지는 기간을 의미한다. 일반적으로 보험증권에 기재된 보험기간의 첫날 24시부터 마지막 날 24시까지를 포함한다. 자동차보험에 처음 가입하는 자동차는 자동차판매업자 또는 기타 양도인으로부터 매수인 또는 양수인에게 인도된 날로부터 10일 이내에 해당 매수인 또는 양수인을 기명 피보험자로 하여 가입하는 신차(新車) 및 중고차를 의미한다.

3) 자동차보험의 포상금 제도

국토교통부 장관은 자동차 보유자를 알 수 없는 자동차의 운행으로 인해 다른 사람이 사망하거나 부상당한 경우, 해당 자동차 또는 운전자를 목격한 사람이 대통령령으로 정하는 관계 행정기관이나 수사기관(경찰관서 및 소방관서)에 신고 또는 고발하여 해당 운전자가 검거될 경우, 신고 또는 고발한 사람에게 100만 원 이내의 범위에서 포상금을 지급할 수 있다(정부조직법).

3. 자동차보험의 종류 및 면책 사유

자동차보험은 「자동차손해배상보장법」에 따라 의무적으로 가입해야 하는 강제보험인 책임보험(대인배상)과 보험 가입자의 자유로운 선택에 따라 가입할 수 있는 임의보험으로 구분할 수 있다. 임의보험은 개인용, 업무용, 영업용 자동차보험 및 이륜자동차보험으로 나뉘며, 기타 운전자보험, 외화표시 자동차보험, 자동차 취급업자 보험 등이 포함된다.

1) 자동차보험의 유형 및 가입 대상

(1) 개인용 자동차보험

자동차등록원부상 소유자가 개인(자연인 및 개인사업자)이며, 법정정원이 10인승 이하인 개인 소유의 자가용 승용차에 가입할 수 있다. 다만, 인가된 자동차학원 또는 자동차학원 대표자가 소유한 자동차 중 운전 교습, 도로주행 교육 및 시험에 사용되는 승용차는 제외된다.

(2) 업무용 자동차보험

법정 승차정원이 10인승 이하인 개인 소유의 자가용 승용차를 제외한 모든 비사업용 자동차 및 인가된 자동차 학원 또는 학원 대표자가 소유한 자동차에 가입할 수 있다.

(3) 영업용 자동차보험

모든 사업용(영업용) 자동차 및 영업용 건설기계에 가입할 수 있다.

(4) 운전면허 교습생 자동차보험

연습운전면허 소지자를 대상으로 한 보험이다.

(5) 운전자보험

자동차 운전면허 소지자 및 건설기계 조종면허 소지자를 대상으로 한다.

(6) 외화표시 자동차보험

국내 거주 외국인 및 외국 기관과 관련된 국내 업체, 외국인 개인 소유 자동차, 외국 군부대에 용역 납품 등을 위해 출입하는 자동차를 대상으로 하는 보험이다.

(7) 자동차 취급업자 보험

자동차 탁송업자, 자동차 판매업자, 제작회사, 자동차 정비업자, 대리운전업자 등 자동차 취급업자를 대상으로 하는 보험이다.

(8) 이륜자동차보험

이륜자동차 및 원동기 장치 자전거를 대상으로 하는 보험이다.

(9) 농기계보험

농기계, 트랙터, 동력경운기, 농업용 트랙터 및 콤바인 등 농기계를 대상으로 하는 보험이다.

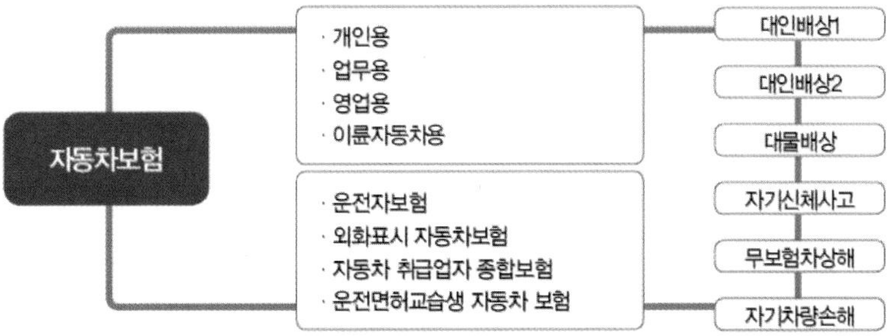

그림 12-1 자동차보험의 종류

2) 자동차보험의 종류별 보장(담보종목) 내역

현행 자동차보험은 대인배상Ⅰ, 대인배상Ⅱ, 대물배상, 자기신체사고, 무보험자동차에 의한 상해, 자기차량손해의 6가지 담보종목과 특별약관으로 구성되어 있으며, 보험계약자는 이 중 한 가지 이상을 선택적으로 가입할 수 있다. 다만, 「자동차손해배상보장법」(이하 '자배법')에 따라 자동차 보유자는 대인배상Ⅰ 및 대물배상을 의무적으로 가입해야 한다.

표 12-3 자동차보험의 보장 담보 구분

구분	보장 담보
대인Ⅰ. 대인Ⅱ	자동차사고로 다른 사람을 사망하게 하거나 다치게 한 경우에 보상하는 담보
대물	자동차사고로 상대방의 차량이나 재산에 손해를 입힌 경우에 보상하는 담보
자기신체사고 (자동차상해)	자동차사고로 피보험자 본인이 다친 경우에 보상하는 담보
무보험차량상해	무보험차량이나 뺑소니 사고로 피보험자가 상해를 입은 경우 보상
자기차량 손해	본인의 과실로 인한 사고로 피보험자 본인의 차량이 파손된 경우 보상

(1) 책임보험(대인배상 Ⅰ)

① 자동차책임보험(liability insurance)은 자배법 제5조(보험 등의 가입의무)에 의해 의무적으로 가입해야 하는 대인배상Ⅰ과 대물배상으로 구성된다.

㉮ 대인배상Ⅰ: 사고 발생 시 피해자(타인)에 대한 보상을 의미하며, 보상금에는 제한이 있다.

㉯ 대물배상: 타인의 차량 및 재물(반려동물 포함)에 대한 보상을 의미한다.

② 책임보험은 최소한의 손해배상 이행을 보장하기 위해 자배법상 가입이 강제된 보험이다. 가입 대상은 다음과 같다.

㉮ 자동차

㉯ 배기량 500cc 이상의 이륜 자동차

㉰ 건설기계 중 6종(덤프트럭, 타이어식 기중기, 콘크리트 믹서 트럭, 트럭 적재식 콘크리트 펌프, 트럭 적재식 아스팔트 살포기, 타이어식 굴삭기)

③ 책임보험의 보상 한도는 사고당 한도액이 없으나, 2016년 4월 이후 피해자 1인당 보상 한도는 다음과 같다.

㉮ 사망 및 후유장해: 1억 5천만 원의 범위에서 피해자에게 발생한 손해액을 지급한다. 다만, 손해액이 2천만 원 미만인 경우에는 2천만 원으로 한다.

㉯ 부상: 부상 등급에 따라 최고 3천만 원(1급)의 범위 내에서 피해자에게 발생한 손해액을 지급한다. 다만, 손해액이 자동차보험 진료수가 기준에 따라 산출한 진료비 해당액에 미달하는 경우에는 최고 3천만 원(1급)의 범위 내에서 해당 진료비 해당액을 지급한다.

(2) 임의보험(종합보험: 대인배상 II)

임의보험은 의무적으로 가입해야 하는 책임보험 외에 운전자가 필요에 따라 선택적으로 가입할 수 있는 '종합보험(綜合保險)'을 의미한다. 종합보험에는 대인배상Ⅱ, 대물배상, 자기신체사고, 자기차량손해, 무보험자동차상해 등이 포함된다. 대부분의 운전자는 책임보험 외에도 자신의 필요에 맞춰 추가적인 보험을 가입한다.

① 대물배상(강제)

대물배상은 교통사고로 인해 타인의 자동차 또는 재산이 손상된 경우 보상하는 보험으로, 강제가입 대상이다. 보상 범위는 다음과 같다.

㉮ 직접적인 손해: 피해자의 재산에 대한 수리비 등

㉯ 간접적인 손해: 대차(貸車)료, 휴차료, 휴업료, 영업 손실, 자동차 시세 하락 손해 등

② 자기신체사고

자기신체사고는 차주, 운전자 및 이들의 가족 등이 피보험 차량의 사고로 사망하거나 부상을 당했을 경우 보상하는 보험이다. 보상 기준은 다음과 같다.

㉮ 사망: 보험 가입 금액을 정액 지급(1,500만 원~1억 원)

㉯ 장해: 장해 급수(1~14급)에 따라 보험 가입 금액을 정액 지급

㉰ 부상: 부상 급수(1~14급)에 따라 실제 발생한 치료비 보상

③ 자기차량손해

자기차량손해는 피보험 차량의 사고로 인한 직접적인 손해를 보상하는 보험이다. 다만, 사고 발생 시 일정 금액을 피보험자가 부담해야 하는 자기부담금(deductible)제도가 적용된다.

보상범위는 보험 가입 금액 한도 내에서 실손보상을 하며, 자기부담금은 5만 원, 10만 원, 20만 원, 30만 원, 50만 원 중에서 선택할 수 있다.

④ 무보험자동차상해

무보험자동차상해는 무보험 차량 또는 보유 불명 차량에 의해 기명 피보험자 등이 사망하거나 부상을 입었을 경우, 책임보험 초과 부분을 보상하는 보험이다.

㉮ 보상 한도: 1인당 최대 2억 원

㉯ 다른 차량을 운전 중 발생한 대인·대물 사고도 보상 가능

㉰ 가입 요건: 대인배상Ⅰ·Ⅱ, 대물배상, 자기신체사고를 모두 가입해야 계약 가능

⑤ 운전자보험

운전자보험은 운전 중 발생한 사고에 대한 보장과 더불어 형사적 책임과 관련된 비용을 보상하는 보험이다. 주요 보상항목은 다음과 같다.

㉮ 벌금
㉯ 방어비용 (구속 또는 공소 제기 시 변호사 비용 등)
㉰ 형사합의지원금

3) 책임보험과 종합보험의 차이

책임보험(責任保險)은 자동차를 구매하여 소유한 사람이 의무적으로 가입해야 하는 보험이다. 반면, 종합보험(綜合保險)은 책임보험만으로는 대형 사고 발생 시 보상금액이 부족할 수 있기 때문에, 대부분의 운전자가 만일의 사태에 대비하여 추가 보상 범위를 설정해 가입하는 보험이다.

종합보험에는 의무적으로 가입해야 하는 책임보험 외에도 운전자가 필요에 따라 선택적으로 가입할 수 있는 다양한 보장 항목이 포함될 수 있다. 선택 가능한 보험 항목으로는 대인배상Ⅱ, 대물배상, 자기신체사고, 자기차량손해, 무보험자동차상해 등이 있으며, 가입자는 보장 범위와 금액을 설정하여 선택적으로 가입할 수 있다.

표 12-4 책임보험과 종합보험의 차이점

구분	책임보험	종합보험
강제성	강제보험	임의보험
담보종류	• 대인배상Ⅰ, • 대물배상	• 대인배상Ⅱ, • 대물배상, • 자기신체사고, • 자기차량사고, • 무보험차사고
보상한도	• 대인배상Ⅰ: 최고 1억 5천만 원(최저 3천만 원) • 대물배상: 최고 2천만 원	• 대인배상Ⅱ: 5천만 원부터 무한 • 대물배상: 2천만 원부터 무한 • 자기신체사고: 1천5백만 원부터 1억 원 • 자기차량사고: 보험가입 금액한도 실손보상 • 무보험차사고: 책임보험 초과부터 2억 원 한도

자동차보험의 종류별 보장(담보 종목) 내역

① 자동차보험은 대인배상Ⅰ, 대인배상Ⅱ, 대물배상, 자기신체사고, 무보험자동차에 의한 상해, 자기차량손해의 6가지 담보 종목과 다양한 특별약관으로 구성되어 있다. 보험 계약자는 이 6개 담보 종목 중 한 가지 이상을 선택적으로 가입할 수 있다.
② 자동차보험의 주요 상품으로는 책임보험(강제보험), 종합보험(임의보험), 운전자보험(임의보험) 등이 있다. 또한, 무보험 차량 및 뺑소니 사고로 인한 보상 한도는 다음과 같이 확대되었다.
- 사망 및 후유장애 시 최대 1억 5천만 원
- 부상 시 최대 3천만 원
- 대물 의무보험 보상 한도 2천만 원

③ 이처럼 자동차보험은 기본적인 법적 의무를 충족하는 책임보험과, 운전자의 필요에 따라 보장 범위를 확장할 수 있는 종합보험으로 구성되어 있어, 각자의 상황에 맞는 선택이 중요하다.

4) 보험자의 면책 사유

보험기간 중 계약상의 우연한 사고가 발생하면 보험자는 보험금을 지급할 의무를 지게 된다. 그러나 보험계약법이나 약관상 일정한 사유가 있는 경우 보험금 지급 의무가 면제되며, 이를 면책(免責) 사유라고 한다.

(1) 고의사고

대인 I 을 포함한 전(全) 담보 공통 면책 사유로, 고의로 인한 손해가 있다. 여기서 '고의'란 일정한 결과가 발생할 것을 알면서도 감행하는 심리 상태를 의미하며, 미필적 고의까지 포함하는 개념이다.

(2) 이상위험(異常危險)

이상위험이란 통상의 위험을 초과하여 사고 발생 시 지급할 보험금이 막대하여 보험 단체에 불이익한 영향을 줄 수 있는 위험을 말한다. 전쟁, 혁명, 내란, 사변, 폭동, 소요 및 이와 유사한 사태로 인한 손해, 지진·분화·태풍·홍수·해일 등의 천재지변으로 인한 손해가 이에 해당한다. 다만, 자기신체사고 및 자기차량사고의 경우 자연재해(태풍, 홍수, 해일 등)로 인한 손해는 보상한다.

(3) 유상(有償) 운송(자가용 영업)

「여객자동차운수사업법」에 따라 비사업용 자동차의 영업행위는 물론, 유상 운송 또한 금지된다.

(4) 시험용 등으로 사용

피보험자가 도로 경주나 서킷(circuit) 경주 등에 참가 중이거나 경기에 출전하기 위해 연습 중 발생한 사고, 또는 자동차 제조사나 자동차 부품 제조사가 자동차의 성능을 시험하기 위해 시험 운전 중 발생한 사고는 면책 대상이다. 그러나 입사 시험, 운전자 채용 시험, 자동차 수리업자의 시운전 및 시승, 검사장에서의 검사 등은 이에 포함되지 않는다.

(5) 제3자와의 다른 계약

피보험자가 손해배상과 관련하여 제3자와 별도의 계약을 체결한 경우, 해당 계약으로 인해 증가한 손해는 보상하지 않는다.

(6) 무면허 운전

피보험자 본인이 무면허 운전을 하였거나, 기명 피보험자의 명시적 또는 묵시적 승인하에 피보험 자동차의 운전자가 무면허 운전을 하여 발생한 사고로 인한 손해는 보상하지 않는다. 단, 대물배상의 경우 「자동차손해배상보장법」에 따라 자동차 보유자가 의무적으로 가입해야 하는 대물배상보험 가입금액(1천만 원) 한도 내에서는 보상한다.

무면허 운전 사고 시 처벌 기준
운전면허 또는 건설기계 조종사 면허 없이 운전하다가 사고를 발생시킨 경우, 5년 이하의 금고 또는 2천만 원 이하의 벌금이 부과된다(.「교통사고처리특례법」 제3조 제2항 7).

(7) 기왕증(旣往症)

기왕증이란 과거에 앓았거나 현재 앓고 있는 질병을 의미하며, 약관상 보험금 지급 기준에 따라 대인배상Ⅰ·Ⅱ, 자기신체사고, 무보험자동차에 의한 상해에 대한 보험금 산정 시 해당 자동차 사고가 발생하기 전에 이미 존재하던 증상에 대해서는 보상하지 않는다.

4) 가입 절차

① 보험 가입자의 청약 → ② 보험자의 인수 여부 결정 → ③ 보험료 영수증 발행 및 교부 → ④ 보험증권 발급 순서로 진행된다.

5) 자동차손해배상 보장사업 안내

자동차손해배상 보장사업은 자동차 보유자가 납부하는 책임보험료의 1%를 정부가 분담금으로 징수하여, 교통사고를 당하고도 보상을 받지 못한 피해자에게 「자동차손해배상보장법」에 따라 대인배상 및 책임보험 한도 내에서 손해를 보상하는 사회보장제도이다.

피해 보상 대상은 뺑소니 사고 피해자와 책임보험에 가입하지 않은 자동차로 인한 사고 피해자이다. 단, 자동차 보유자가 피해자에 대한 손해배상 책임을 면하는 경우는 제외된다.

표 12-5 청구 서류 및 청구 기한 안내

구비서류	발급처	청구기간
교통사고 사실확인원	경찰서/지구대	손해사실을 안 날(통상 사고 발생일)로부터 3년 이내
보장사업청구서 겸 위임장	서식	
• 피해자의 진단서 • 피해자의 치료비 영수증/명세서	의료기관	
• 피해자의 가족관계 증명서 • 기타 손해액을 입증하는 서류 등	개인	

6) 자동차보험 사업자 및 공식 웹사이트

표 12-6 자동차보험 회사 및 공제조합

보험사		전화번호	홈페이지
보험사	삼성화재해상보험	1577-3339	https://direct.samsungfire.com
	현대해상화재보험	1577-1001	https://direct.hi.co.kr
	DB손해보험	1566-0015	https://www.directdb.co.kr
	KB손해보험	1544-0077	https://direct.kbinsure.co.k
	메리츠화재해상보험	1522-1135	https://www.meritzfire.com
	롯데손해보험	1588-3344	https://online.lotteins.co.kr

보험사		전화번호	홈페이지
	LG 손해보험	1544-0114	https://www.kbinsure.co.k
	AXA다이렉트보험	1566-1566	https://www.axa.co.k
	한화손해보험	1588-8282	https://www.hanwhadirect.com
	MG손해보험	1644-0114	https://direct.mggeneralins.com
	캐롯손해보험	1566-0300	https://www.carrotins.com
	하나손해보험	1644-7725	https://www.hanainsure.co.kr
공제조합	전국택시공제조합	02-555-1334	https://www.kotma.co.kr
	전국버스공제조합	1899-6006	https://www.ebus.or.kr
	전국화물자동차공제조합	1577-8278	https://www.truck.or.kr
	전국개인택시공제조합	1644-4499	https://www.kodt.or.kr
	전국렌터카공제조합	1661-7977	https://www.krma.or.kr

7) 자동차보험금 청구 서류

표 12-7 자동차보험 보상 항목 및 구비서류

보상 항목	구비 서류	비고
공통사항	청구서. 신분증. 통장사본	
입원 실손의료비	진단서(20만 원 미만 시 병명이 기재된 입퇴원 확인서로 대체 가능), 입퇴원 확인서	
통원 실손의료비	병명확인이 가능한 서류(진단서, 통원확인서, 진료확인서, 소견서 등 택일) 계산서영수증(일자별계산서 또는 납입확인서)	청구금액 20만 원이 넘는 경우 진료비 상세 내역서 추가
처방 실손의료비	처방전과 일자별 약제비 계산서(영수증)	
사망	사망진단서(사체검안서) 원본 또는 사본, 제적등본, 가족관계증명서	
휴유장애	휴유장애진단서, 정밀검사결과지, 장애인등록증	
암진단비	암 확정 진단서(수술명, 질병분류기재), 조직검사 결과지 또는 조직 병리검사 결과보고서	
수술급여금	진단서 또는 수술확인서(병명기재)	
입원 일당	입·퇴원확인서	
상해 의료비	진단서, 진료비계산서(영수증, 약제비영수증 포함), 치료비지급 결의서(자동차보험 처리 경우)	
골절진단금	진단서, 처방전, 진료확인서, 소견서, 의무기록 중 택일, 재해 입증서류	
화상진단금	심재성 2도 이상 화상 분류 코드가 기재된 서류	진료 확인서

4. 자동차사고의 분류 및 책임

1) 자동차사고의 분류

자동차사고란 자동차를 소유, 사용, 관리하는 동안 발생하는 사고로, 사고 발생 대상에 따라 대인사고와 대물사고로 구분된다.

▣ 대인사고(對人事故)

자동차사고로 인해 사람의 생명이나 신체가 손상을 입는 경우를 의미한다. 이는 다시 사고 발생 주체에 따라 자기가 사상된 자손사고와 타인이 사상된 대인사고로 구분된다.

▣ 대물사고(對物事故)

자동차사고로 인해 자기 또는 타인의 물건이나 차량 등의 재물이 손상되는 사고를 의미한다. 이는 다시 자기 자신의 차량이 파손되는 자차사고와 타인의 차량을 포함한 타인의 재물이 손상되는 대물사고로 구분된다.

교통사고는 인적 피해 및 인명 피해에 따라 다음과 같이 구분된다.

(1) 교통사고의 인적 피해 구분

- 사망(死亡): 교통사고 발생 후 30일 이내에 사망한 경우를 말한다.
- 중상(中傷): 교통사고로 인해 3주 이상 치료가 필요한 부상을 입은 경우를 말한다.
- 경상(經常): 교통사고로 인해 5일 이상 3주 미만의 치료가 필요한 부상을 입은 경우를 말한다.
- 부상(負傷): 교통사고로 인해 5일 미만의 치료가 필요한 부상을 입은 경우를 말한다.

(2) 인명 피해에 따른 교통사고의 구분

- 대형사고: 사망자가 3명 이상이거나 부상자(사망자 포함)가 20명 이상인 사고를 말한다.
- 사망사고: 사망자가 1명 이상 발생한 사고를 말한다.
- 중상사고: 사망자는 없지만 중상자가 1명 이상 발생한 사고를 말한다.
- 경상사고: 사망자와 중상자 없이 경상자가 1명 이상 발생한 사고를 말한다.
- 부상 신고 사고: 사망자, 중상자, 경상자 없이 부상 신고자가 1명 이상인 사고를 말한다.

표 12-8 연도별 교통사고 현황

[단위: (건, 명)]

연도	사고	사망	부상
2019년	229,600	3,349	341,712
2020년	209,654	3,081	306,194
2021년	203,130	2,916	291,608
2022년	196,836	2,735	281,803
2023년	198,296	2,551	283,799

출처: 나라지표 교통사고 현황 통계표(https://www.index.go.kr/unity)

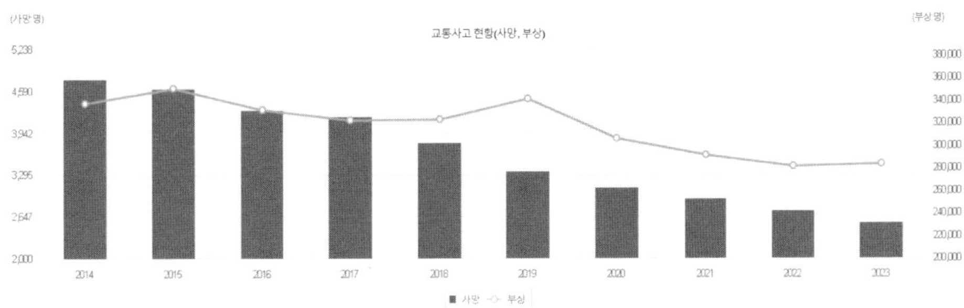

그림 12-2 연도별 교통사고 현황

2) 자동차사고의 조사 및 처리 과정

교통사고(자동차사고)가 발생하면 당사자는 경찰서와 보험회사에 신고해야 하며, 관할 경찰서 교통사고 조사계에서는 접수, 배당, 현장 검증 및 사고 원인을 조사한다.

(1) 가해자, 피해자 구분

- **일반사고 가해자:** 보험가입사실증명원을 제출해야 하며, 자동차보험에 미가입한 경우 합의서를 제출해야 한다. 이후 범칙금이 부과되며, 운전면허에 대한 행정처분(면허 정지, 면허 취소)이 이루어질 수 있으나, 형사 처벌은 면제된다.
- **일반사고 피해자:** 진단서 및 차량 수리 견적서를 제출하면 보험회사로부터 치료비 보상을 받을 수 있다.
- **사망, 도주, 특례 11개 항목 사고 가해자:** 피의자 신문조서를 작성해야 하며, 보험가입사실증명원을 제출해야 한다. 합의가 이루어진 경우 합의서를 제출하며, 경찰에서 입건 후 검사에게 수사지휘(신병 구속, 불구속)를 건의한다. 이후 검찰 및 법원에 송치되며, 금고형이나 벌금 등의 처벌을 받을 수 있으며, 자동차 및 운전면허에 대한 행정처분이 이루어진다.
- **사망, 도주, 특례 11개 항목 사고 피해자:** 피해 진술서를 작성하며, 진단서 및 차량 수리 견적서를 제출해야 한다.

3) 음주운전 관련 도로교통법

(1) 도로교통법 제44조(술에 취한 상태에서의 운전 금지)

도로교통법 제44조에서는 술에 취한 상태에서의 운전을 금지하고 있으며, 혈중알코올농도 0.03% 이상인 경우를 술에 취한 상태로 간주한다.

(2) (가칭) 윤창호법

음주운전으로 인명 피해를 낸 운전자에 대한 처벌 수위를 높이고 음주운전 기준을 강화하는 내용 등을 담은 '특정범죄 가중처벌 등에 관한 법률(특가법) 개정안(제1윤창호법)' 및 '도로교통법 개정안(제2윤창호법)'을 말한다. 주요 내용은 다음과 같다.

표 12-9 윤창호법 주요 내용

구분		기존	개정(안)
특가법	음주운전으로 인해 사람을 사망에 이르게 한 경우	1년 이상 징역	최고 무기징역, 최저 3년 이상 징역
	음주운전으로 인해 사람을 다치게 한 경우	10년 이하 징역, 500~3000만 원 이하 벌금	1~15년 이하 징역, 1,000~3000만 원 이하 벌금
도로 교통법	운전면허 정지 기준 수치	혈중알코올농도 0.05~0.10% 미만	혈중알코올농도 0.03~0.08% 미만
	운전면허 취소 기준 수치	혈중알코올농도 0.10% 이상	혈중알코올농도 0.08% 이상
	운전면허 취소 시 면허 재취득이 제한되는 기간(결격기간)	3년 적용되는 기준: 3회 이상	3년 적용되는 기준: 2회 이상
	가중처벌 기준	음주운전 3회 이상 적발 시: 징역 1~3년 또는 벌금 500만~1000만 원	음주운전 2회 이상 적발 시: 징역 2~5년 또는 벌금 1000만~2000만 원

출처: 네이버 지식백과(terms.naver.com)

특가법 개정안은 2018년 11월 29일 국회에서 통과돼 그해 12월 18일부터 시행됐으며, 도로교통법 개정안은 2018년 12월 7일 국회를 통과해 2019년 6월 25일부터 시행됐다.

자동차 사고의 법적 책임

자동차 사고를 일으킨 운전자에게는 민사상, 형사상, 행정상의 책임이 동시에 부과된다. 다만, 교통사고처리특례법의 시행에 따라 자동차보험에 가입한 경우 발생하는 대부분의 사고에 대해서는 형사책임과 민사책임이 면제된다.

4) 자동차 사고의 법적 책임

자동차 사고를 일으킨 운전자에게는 민사상, 형사상, 행정상의 책임이 동시에 부과된다. 다만, 교통사고처리특례법의 시행에 따라 자동차보험에 가입한 경우 발생하는 대부분의 사고에 대해서는 형사책임과 민사책임이 면제된다.

(1) 형사상의 책임(刑事上責任)

자동차 운전자가 업무상 과실 또는 중대한 과실로 인해 사람을 사망하거나 상해에 이르게 한 경우, 5년 이하의 금고 또는 2천만 원 이하의 벌금에 처한다. (형법 제268조: 업무상과실·중과실 치사상)

(2) 민사상의 책임(民事上責任)

고의 또는 과실로 인한 위법행위로 타인에게 손해를 입힌 자는 그 손해를 배상할 책임이 있다. 자동차사고의 경우, 운전자와 자동차 소유자가 고의 또는 과실로 타인의 신체나 생명에 피해를 주거나 재물 손괴로 손해를 발생시킨 경우, 가해 운전자는 자동차손해배상보장법에 따라 피해자에게 치료비, 수리비, 휴업손해, 상실수익 등의 손해를 배상해야 한다. 즉, 자동차를 운전한 사고 운전자가 발생시킨 불법행위에 대한 책임을 의미한다 (민법 제750조: 불법행위의 내용).

(3) 행정상의 책임(行政上責任)

교통사고가 교통법규 위반 등의 사유로 발생한 경우, 사고 운전자는 민·형사상의 책임 외에도 행정처분을 받을 수 있다. 즉, 벌점 부과, 면허 정지 및 취소, 범칙금 부과 등의 처분이 내려질 수 있다.

5. 자동차보험의 관련 법규

1) 자동차손해배상보장법

자동차 운행 중 사람이 사망하거나 부상을 입거나, 재물이 멸실되거나 훼손된 경우 피해자를 보호하고 자동차 운송의 건전한 발전을 촉진하기 위해 손해배상을 보장하는 제도를 확립하는 것을 목적으로 한다.

이에 따라, 자동차 운행 중 발생한 인명 피해에 대한 손해배상을 보장함으로써 피해자를 보호하고 자동차 운송의 건전한 발전을 도모한다. 또한, 자동차 보유자를 알 수 없는 자동차 운행으로 인해 사망 또는 부상이 발생한 경우나, 보험가입자가 아닌 사람이 자동차를 운행하다 손해배상의 책임을 지게 되는 경우에도 피해자가 책임보험의 보험금 한도 내에서 보상을 받을 수 있도록 하는 보장사업을 주요 내용으로 하고 있다.

2) 교통사고처리특례법

업무상 과실 또는 중대한 과실로 교통사고를 일으킨 운전자가 피해자와 합의했거나 보험 등에 가입한 경우, 해당 운전자를 형사처벌할 수 없도록 특례를 인정하는 제도이다.

(1) 특례 및 제외 사항

피해자가 사망하지 않았고, 가해자와 손해배상에 대한 합의가 이루어진 경우, 피해자가 가해자의 처벌을 원하지 않는 것으로 간주된다.

다만, 가해 차량이 손해배상을 무한으로 보장하는 자동차 종합보험(대인배상)이나 공제조합에 가입되어 있는 경우, 피해자와 합의가 이루어지지 않더라도 합의된 것으로 간주하여 형사처벌을 면제한다.

(2) 처벌의 특례

① 운전자가 교통사고로 인해 형법 제268조(업무상과실치사상죄)의 죄를 범한 경우, 5년 이하의 금고 또는 2천만 원 이하의 벌금에 처한다.

② 업무상과실치상죄 또는 중과실치상죄와 「도로교통법」 제151조의 죄를 범한 운전자는 피해자가 명시적으로 처벌을 원하지 않는 한 공소를 제기할 수 없다.

다만, 다음과 같은 경우에는 예외로 한다.

㉮ 운전자가 피해자를 구호하는 등 「도로교통법」 제54조(사고발생 시의 조치) 제1항에 따른 조치를 하지 않고 도주한 경우

㉯ 피해자를 사고 현장에서 옮긴 후 유기하고 도주한 경우

㉰ 위의 죄를 범한 상태에서 「도로교통법」 제44조(술에 취한 상태에서의 운전 금지) 제2항을 위반하여 음주측정 요구에 불응한 경우(운전자가 채혈 측정을 요청하거나 동의한 경우는 제외)

3) 형사처벌 유형

교통사고처리특례법에서 형사처벌 면제 대상에서 제외되는 11가지 조항은 다음과 같다.

교통사고처리특례법의 형사처벌 면제 제외 사항
① 운전자의 신호 위반(전경대원의 수신호 포함)
② 중앙선 침범 또는 고속도로에서의 횡단, 회전, 후진 등 위반
③ 해당 도로의 제한속도를 20km/h 초과하여 운전한 경우
④ 앞지르기 방법·금지 시기·금지 장소 또는 끼어들기 금지 규정을 위반한 경우
⑤ 철길 건널목 통과 방법을 위반한 경우
⑥ 횡단보도에서 보행자 보호 의무를 위반한 경우
⑦ 무면허 운전
⑧ 음주 운전 또는 약물 복용 후 운전
⑨ 인도 돌진(人道突進) 사고: 보도가 설치된 도로에서 보도를 침범하거나 보도 횡단 방법을 위반하여 운전한 경우
⑩ 승객의 추락 방지 의무를 위반한 경우
⑪ 어린이 보호구역에서 어린이의 안전을 유의하며 운전해야 할 의무를 위반한 경우

4) 업무상 과실·중과실 치사상

업무상 과실 또는 중대한 과실로 인해 사람을 사망하거나 상해에 이르게 한 자는 5년 이하의 금고 또는 2천만 원 이하의 벌금에 처한다.

5) 특례사항 예외

(1) 뺑소니 사고

모든 자동차 운전자가 업무상 과실치상죄 또는 중과실치상죄를 범한 후 피해자를 구호하는 등 도로교통법 제54조 제1항(사고 발생 시의 조치)에 따른 조치를 하지 않고 도주하거나, 피해자를 사고 장소에서 옮겨 유기한 경우에는 특례에서 제외된다. 따라서 자동차 사고 발생 시 즉시 정차하여 피해자를 구호하고 경찰에 신고하는 등 필요한 조치를 이행하지 않으면 뺑소니로 오해받을 수 있다.

(2) 사망사고

교통사고로 인해 피해자가 사망한 경우, 피해자와 합의하더라도 이는 업무상과실치상죄 또는 중과실치상죄와 같은 부상의 경우에 해당하므로, 사망사고는 처벌의 특례에 포함되지 않는다. 따라서 특례법의 적용을 받을 수 없다.

6) 국가배상법

국가 또는 지방자치단체는 공무원이 직무를 수행하는 과정에서 고의 또는 과실로 법령을 위반하여 타인에게 손해를 가하거나, 「자동차손해배상보장법」(자배법)에 따라 손해배상 책임이 있는 경우 이 법에 따라 손해를 배상해야 한다. 국가나 지방자치단체가 소유한 자동차의 사고와 관련한 책임 발생 요건은 자배법에 따라 판단하며, 손해배상 절차 및 군인 등의 특례 조항은 「국가배상법」을 따른다.

6. 자동차사고 보상의 절차

1) 피해자가 「자동차손해배상보장법」 제30조(자동차손해배상 보장사업) 제1항에 따라 보상을 청구할 때에는 다음 사항을 기재한 청구서를 국토교통부장관에게 제출하여야 한다. 다만, 국토교통부장관이 같은 법 제45조(권한의 위탁 등) 제1항에 따라 보상 관련 업무를 보험회사 또는 보험 관련 단체에 위탁한 경우에는 해당 위탁받은 기관에 제출하여야 한다.

(1) 청구인의 성명 및 주소

(2) 청구인과 사망자의 관계(피해자가 사망한 경우에 한함)

(3) 피해자 및 가해자의 성명 및 주소

(4) 가해자의 성명
(단, 자동차 보유자를 알 수 없는 자동차의 운행 또는 해당 자동차로부터 낙하된 물체로 인하여 사망하거나 부상한 경우는 제외)

(5) 사고 발생 일시, 장소 및 개요

(6) 해당 자동차의 종류 및 등록번호
(단, 자동차 보유자를 알 수 없는 자동차의 운행 또는 해당 자동차로부터 낙하된 물체로 인하여 사망하거나 부상한 경우는 제외)

(7) 청구금액

2) 상기 1)의 청구서에는 다음 각 호의 서류를 첨부하여야 한다.

(1) 진단서 또는 검안서

(2) 상기 1)의 (2)부터 (5)까지의 사항을 증명할 수 있는 서류
(이 경우, 상기 1)의 (5) 사항(사고 발생 일시, 장소 및 개요)을 증명하는 서류에는 사고 발생지를 관할하는 경찰서장의 확인이 포함되어야 함)

3) 자동차 운행으로 인한 사망 또는 부상 사고를 조사한 경찰서장은 해당 사고가 「자동차손해배상보장법」 제30조(자동차손해배상 보장사업) 제1항의 어느 하나에 해당하는 경우, 피해자가 보상을 청구할 수 있음을 피해자에게 고지하여야 한다.

4) 국토교통부장관은 상기 1)에 따라 보상 청구를 접수하면 지체 없이 이를 심사한 후 보상금을 결정하고, 결정일로부터 10일 이내에 지급하여야 한다.

12-2 | 자동차보험 급여관리 및 수가기준

학습목표	1. 자동차보험의 급여 및 수가기준을 관리할 수 있다

1. 자동차보험 급여 관리

1) 업무 절차

(1) 응급실 내원 시 업무

자동차 사고로 부상을 입은 환자는 대부분 응급실로 이송된다. 원무담당자가 수행해야 할 업무 절차와 중점 사항은 다음과 같다.

첫째, 환자의 인적 사항과 사고 내용을 파악해야 한다.

환자의 소지품을 확인하여 목록을 작성하고 별도로 구분하여 보관한다. 동시에 보호자에게 연락하여 후속 절차를 진행할 수 있도록 한다. 또한, 사고 발생 장소, 시간, 차량번호, 운전자, 가족관계 여부, 목격자, 가해자, 환자 이송 및 인계자 등을 정확하게 확인해야 한다.

둘째, 진료비 지급보증인을 설정해야 한다.

환자가 입원 진료를 받아야 하는 경우, 사고 조사가 끝나지 않아 피해자가 불분명할 수 있다. 이로 인해 진료비 지불 책임이 명확하지 않을 수 있으며, 병원이 진료비 분쟁에 휘말릴 가능성이 있다. 따라서 환자에게 적절한 진료가 제공되는 것이 가장 중요하다는 점을 설명하고, 진료비를 책임질 수 있는 보증인을 설정하도록 한다.

셋째, 운전자 및 보호자에게 경찰 신고를 권유해야 한다.

운전자나 보호자에게 사고 발생 사실을 경찰과 보험회사에 신고했는지 확인하고, 신고되지 않은 경우 신속하게 접수하도록 안내한다.

넷째, 보험회사에 지급(지불)보증서를 요청해야 한다.

피보험자가 가입한 보험 유형에 따라 진료비 보상 범위가 달라진다. 따라서 보험회사로부터 지급보증을 받을 때는 보험회사 담당자가 아닌 대표자 또는 해당 지사의 진료비 지급보증서(양식 참조)를 요구해야 한다.

자동차사고 응급실 내원 시 처리 요령
① 환자의 인적 사항을 파악한다.
② 진료비 지불보증 관계를 확인하고 처리한다.
③ 보험회사 및 경찰서 신고를 권유한다.
④ 자동차보험 가입 여부 및 보험 종류를 확인한다.
⑤ 해당 보험회사에 지급보증서(양식 사용)를 요청한다.

(2) 환자의 의료보장 적용

① 교통사고 환자라도 다음과 같은 경우에는 건강보험, 의료급여, 산재보험 등을 적용해야 한다. 이 경우, 보험자에게 급여 적용 사실을 통보해야 한다.

㉮ 가해 차량 운전자 또는 피보험자의 부모, 배우자, 직계자녀가 부상을 입은 경우

㉯ 운전자 본인이 부상을 입은 경우

㉰ 뺑소니 차량에 의한 사고(책임보험 범위에서 제외되는 경우)

㉱ 무보험 차량에 의한 사고로 가해자의 보상 능력이 부족한 경우(책임보험 범위를 초과하는 경우)

㉲ 천재지변, 소요사태로 인한 사고

② 또한, 업무용 또는 영업용 자동차를 직접 운전하다 사고를 유발한 운전자나 피보험자가 부상을 당한 경우에는 산업재해보상보험을 적용해야 한다.

그러나 다음과 같은 경우에는 건강보험 급여가 제한된다.

㉮ 고의적 범죄 행위로 인한 사고

㉯ 무면허 운전자가 가해자인 사고

㉰ 음주 운전 중 발생한 사고

③ 이러한 경우에는 민원 발생을 방지하기 위해 국민건강보험공단(또는 의료급여인 경우 시·군·구청)에 통보하여 급여 여부를 결정하도록 한다.

자동차사고 발생 시 보험회사에 통보해야 할 사항

① 사고 일시 및 장소.
② 보험자 정보: 성명, 전화번호
③ 피보험 차량 정보: 차량번호, 차명
④ 운전자 정보: 성명, 성별, 나이, 주민등록번호, 면허번호
⑤ 피해자 정보: 성명, 성별, 나이, 치료 병원명, 피해 상태(부상, 사망 여부)
⑥ 피해 물건 정보: 차량번호, 소유자명, 정비공장명 및 전화번호
⑦ 사고 내용: 6하 원칙(누가, 언제, 어디서, 무엇을, 어떻게, 왜)에 따라 기록
⑧ 책임보험 계약 상황: 가입회사, 계약번호, 보험기간(종합보험과 다른 보험회사에 가입한 경우 확인 필요)
⑨ 신고 여부: 경찰서 신고 여부, 경찰서명 등

④ 위 내용을 철저히 확인하고 필요한 절차를 신속하게 진행하여 원활한 보험처리를 유도해야 한다.

2) 진료비 관리

(1) 진료의 기준

의료기관은 교통사고 환자의 조속한 원상회복을 위해 최선을 다해야 하며, 진료는 보편적이고 타당한 방법, 범위, 기술 등을 준수하여 시행해야 한다.

(2) 진료수가의 인정 범위

① 교통사고환자에 대한 진료수가의 인정 범위는 다음에 따른다.

㉮ 「국민건강보험법」 제41조(요양급여) 제3항 및 제4항에 따라 보건복지부장관(보건복지부장관이 그 권한을 위임하거나 위탁한 경우에는 그 위임 또는 위탁을 받은 자를 포함.)이 정한 내역 및 기준

㉯ 「국민건강보험법」 시행규칙 [별표7]에 따른 '보조기기에 대한 보험급여기준'

㉰ 「응급의료에 관한 법률」 제23조(응급의료수가의 지급기준) 제1항에 따른 응급의료수가기준

(3) 급여 제한

① 상기 (2) 따른 인정 범위의 진료비에도 불구하고, 다음에 해당하는 진료비는 그 인정 범위에서 제외된다.

㉮ 명백히 해당 자동차사고와 인과관계가 없는 상병(傷病)에 대한 진료비.

다만, 해당 자동차사고 당시에는 증상이 없었으나, 환자에게 고의 또는 중대한 과실이 없으며, 의료기관 또한 고의 또는 과실 없이 진료 중 발생한 증상(합병증)에 대한 진료비는 예외로 한다.

㉯ 해당 자동차사고 이전부터 존재하던 증상(기왕증)에 대한 진료비.

다만, 기왕증이라 하더라도 해당 자동차사고로 인해 악화된 경우, 그 악화로 인한 진료비는 예외로 한다.

㉰ 교통사고 환자의 요구로 인해 발생한 다음의 비용

- 상급 병실료(6인실 이상 입원료와의 차액)
- 병원급 2~3인실 사용 시 건강보험에서 정한 본인 일부부담금
  (입원일수에 따른 입원료의 본인 일부 부담금 산정 기준은 [별표 3]에 따름)

다만, 다음 각 목에 해당하는 경우는 예외로 한다.

- 의료진이 치료상 부득이하게 상급 병실 및 병원급 2~3인실에 입원해야 한다고 판단한 경우
- 일반 병실이 없어 부득이하게 병원급에서 상급 병실 및 2~3인실을 사용한 경우(최대 7일까지 해당 병실 입원료 지급).
  - 7일을 초과할 경우, 상급 병실은 6인실 이상 입원료만 지급
  - 2~3인실 입원료는 건강보험에서 정한 본인 일부 부담금을 제외한 차액만 지급
- 교통사고 환자가 의료기관의 퇴원 또는 전원(轉院) 지시에 불응하여, 지시일의 다음 날부터 입원함으로써 증가된 진료비.
  (다만, 퇴원 또는 전원 지시에 따라 통원치료 또는 다른 의료기관으로 전원하여 발생

한 진료비는 예외)

(4) 환자 관리의 주요 내용

재원환자를 관리하는 담당자는 다음의 주요 업무와 핵심 사항을 숙지하고 업무를 수행해야 한다.

① 보험회사 및 보호자의 보증 여부 확인 및 보완.
② 종합보험 미가입 차량에 의한 사고 환자의 채권 확보.
③ 자동차보험에서 제외되거나 책임보험을 초과하여 발생한 진료비에 대한 수가 유형 관리 및 적용.
④ 사고와 무관한 질병·질환의 진료비 확인 및 구분, 본인부담금 청구 및 회수.
⑤ 진단서 발급, 추가 상병 발생 확인 및 진단 기간 관리.
⑥ 외출(원칙적으로 금지), 전실·전과 관리.
⑦ 장기 재원환자의 관리 및 적기 퇴원 유도.
⑧ 의료진과 보험회사 간의 협조 업무 수행.

교통사고환자 진료비 안내문

뜻하지 않은 교통사고로 고통을 겪고 계시는 귀하와 가족분들께 진심으로 위로의 말씀을 드리며, 조속히 쾌유하시길 바랍니다. 교통사고로 인하여 처리되는 진료비에 대한 이해를 돕고자 다음과 같이 안내를 드립니다.

- 다 음 -

교통사고로 인한 진료비는 보험회사에서 지급되고, 기존질병에 대한 진료비는 건강보험 등으로 처리됩니다.

1. 교통사고로 인해 발생된 진료비는 자동차보험으로 처리됩니다. 이 경우 의료기관은 이에 해당하는 진료비를 교통사고환자에게 직접 청구할 수 없습니다.
2. 기존 질병 및 해당 자동차사고와 관련이 없는 상병에 대한 진료비는 건강보험 등으로 처리되며 이 경우 환자 측의 본인부담금이 발생합니다.
3. 다만, 기존질병이라고 하여도 당해 교통사고로 인하여 악화된 경우, 그 악화로 인한 진료비 또는 자동차사고와 인과관계가 없으나 고의 또는 과실 없이 진료 중에 발생한 합병증 진료비는 자동차보험으로 처리됩니다.

※ 관련규정
1. 「자동차손해배상보장법」제12조
2. 국토교통부 고시 「자동차보험진료수가에 관한 기준」제6조 제1항

손해보험협회·대한의사협회· 대한병원협회 · 대한치과의사협회·대한한의사협회
(담당자: ○○ 화재(공제), ○○○, 전화 -)

3) 자동차보험 미수금 관리

자동차보험 환자의 의료미수금을 관리하는 과정에서 가장 큰 어려움은 환자의 증상과 관계없이 상급 병실료와 선택 진료비(청구 대상 의료기관에 한함)에 대한 지급보증이 제외되기 때문에, 환자와 병원 또는 관계기관과 병원 간의 분쟁이 발생할 수 있다는 점이다. 따라서 이에 대한 사전 관리가 필요하다. 또한, 보험회사 담당자의 잦은 교체로 인해 업무 인계가 원활하지 않아 업무 처리에 상당한 어려움이 발생하기도 한다. 이와 더불어 승인 상병과 관계없는 기왕증에 대한 진료 및 외래 환자의 소액 미수금 관리에 문제가 발생하지 않도록 철저한 관리가 필요하다.

2. 입원 환자 관리

1) 교통사고 환자 접수

1차적으로 보호자를 통해 교통사고 여부를 확인한 후, 보험 가입 여부, 차량 번호, 피보험자를 확인하고 6하 원칙에 따라 사고 경위를 파악한다.

보험가입자인 경우 사고 접수번호를 확인한 후 해당 보험사에 연락하여 "진료비 지급보증서"를 팩스 등의 방법으로 문서로 제공받아, 진료비 처리를 후불로 할 수 있도록 조치한다.

보험사와 연락이 어려운 경우 보호자에게 진료비를 선납하도록 안내하고, 이후 보험사에 청구할 수 있도록 설명한다.

자동차 사고의 경우 보호자나 운전자의 진술만으로 보험 급여 적용 여부를 확인할 수 없으므로, 병원 근무자는 중립적인 입장에서 병원의 업무 처리 방침을 안내하며, 당사자 간에 해결할 수 있도록 한다.

2) 입원 환자의 관리

(1) 자동차보험 진료수가를 청구할 수 있는 의료기관은 교통사고로 입원한 환자의 외출 및 외박 사항을 기록·관리해야 한다.

(2) 입원 환자가 외출하거나 외박하려면 의료기관의 허락을 받아야 한다.

(3) 자동차보험 진료수가 지급 여부 및 지급 한도를 통보한 보험사는 입원 환자의 외출 및 외박 기록열람을 요청할 수 있다.

3) 입원 환자의 외출 및 외박 기록관리

의료기관은 교통사고로 입원한 환자의 외출 및 외박 사항을 철저히 기록·관리해야 한다.

[별지 제3호의2서식] **외출·외박 기록표**

(20 년 월)

순번	환자 이름	생년월일	환자 또는 그 보호자의 서명	외출·외박 사유	허락 기간	허락한 의료인 등의 서명	외출·외박 일시	귀원 일시	귀원을 확인한 의료인 등의 서명	비고
		주소								
					월 일 시 분 ~ 월 일 시 분					

4) 교통사고 환자의 퇴원·전원 지시

의료기관은 입원 중인 교통사고 환자가 수술·처치 등의 진료를 받은 후 상태가 호전되어 더 이상 입원 진료가 필요하지 않은 경우, 해당 환자에게 퇴원을 지시할 수 있다. 또한, 생활 근거지에서 진료를 받을 필요가 있는 경우 등 대통령령으로 정하는 사유에 해당하는 경우에는 대통령령으로 정하는 다른 의료기관으로 전원을 지시할 수 있다.

5) 교통사고 환자의 전원 지시

전원이 필요한 경우는 "생활 근거지에서 진료를 받을 필요가 있는 경우 등 대통령령으로 정하는 경우"로서, 입원 중인 교통사고 환자가 수술·처치 등의 진료를 받은 후 해당 의료기관 또는 담당 의사의 의학적 판단에 따라 상태가 호전되어 더 이상 입원 진료가 필요하지 않게 된 경우를 말한다. 이때, 생활 근거지에 소재한 의료기관 또는 다른 의료기관으로 옮길 필요가 있는 경우에 해당한다.

6) 진료기록의 열람

(1) 보험회사 등은 의료기관으로부터 자동차보험 진료수가를 청구받은 경우, 해당 의료기관에 대해 관계 진료기록의 열람을 청구할 수 있다.

(2) 심사 등을 위탁받은 전문 심사기관은 심사 등에 필요한 자료를 의료기관에 요청할 수 있다.

(3) 의료기관은 정당한 사유가 없는 한 이에 응하여야 한다.

(4) 보험회사 등은 보험금 지급 청구를 받은 경우, 대통령령으로 정하는 바에 따라 경찰청 등 교통사고 조사기관에 대하여 교통사고 관련 조사기록의 열람을 청구할 수 있다.

(5) 보험회사 등 또는 전문 심사기관에 종사하거나 종사했던 자는 진료기록 또는 교통사고 관련 조사기록의 열람으로 알게 된 타인의 비밀을 누설해서는 안 된다.

7) 교통사고 관련 조사기록의 열람 청구

(1) 자동차손배법 제14조(진료기록의 열람 등) 제4항 전단에 따라 보험회사 등이 경찰관서에 열람을 청구할 수 있는 교통사고 관련 조사기록은 국가경찰공무원이 작성한 교통사고 보고서 중 다음 사항을 포함한다.

① 교통사고 발생 일시, 장소 및 원인

② 교통사고 유형 및 피해 상황

③ 무면허 운전 및 음주 운전 여부에 관한 기록

(2) 보험회사 등이 자동차손배법 제14조(진료기록의 열람 등) 제4항 전단에 따라 교통사고 관련 조사기록의 열람을 청구하는 경우, 열람 예정일 7일 전까지 열람 청구서에 열람 사유서를 첨부하여 경찰관서에 제출하여야 한다.

(3) 열람 청구를 받은 경찰관서는 수사에 지장을 초래하는 등 특별한 사유가 없는 한, 열람 방법·열람 장소·열람 범위 등을 정하여 서면, 전자우편 또는 휴대전화 등의 방법으로 통지하여야 한다.

8) 책임보험 등의 보상 한도를 초과하는 경우의 준용

자동차 보유자가 책임보험 등의 보상 한도를 초과하는 손해를 보상하는 보험 또는 공제에 가입한 경우, 피해자가 책임보험 등의 보상 한도 및 이를 초과하는 손해를 보상하는 보험 또는 공제의 보상 한도 내에서 자동차보험 진료수가를 청구할 경우에도 자동차손배법 제10조(보험금 등의 청구)부터 제13조(입원환자의 관리 등)까지, 제13조의2(교통사고 환자의 퇴원·전원 지시) 및 자동차손배법 제14조(진료기록의 열람 등)를 준용한다.

3. 입원료 및 식대

1) 입원료 및 식대의 기본 원칙

(1) 의료기관은 의학적 판단에 따라 교통사고 환자의 입원이 불필요하다고 판단한 경우, 해당 소견을 보험회사 등에 서면으로 통지하여야 한다.

(2) 보험회사 등은 초진 기간이 지난 입원 환자의 호전 정도를 관찰한 후, 입원이 불필요하다고 판단되면 해당 의료기관에 입·퇴원 여부를 질의하여야 한다.

(3) 의료기관은 보험회사 등의 소견 의뢰에 반드시 회신해야 하며, 회신 기한은 보험회사 등의 소견 의뢰 공문을 수령한 날로부터 7일(토요일 및 공휴일 제외) 이내로 한다.

(4) 의료기관이 보험회사 등의 입·퇴원 여부 질의에 대한 회신을 거부하거나 지연한 경

우, 해당 지연 기간 동안 발생한 입원료 및 식대는 의료기관이 부담한다.

(5) 보험회사 등이 의료기관으로부터 공식적인 퇴원, 전원 또는 통원 소견을 통지받았음에도 불구하고 입원 진료비 지급보증을 중지하지 않은 경우, 그 중지 의사 미통지 기간 동안의 입원료 및 식대는 보험회사 등이 부담한다.

(6) 보험회사 등은 교통사고 환자가 입원한 경우, 환자 또는 보호자에게 "교통사고로 인한 상해 및 질병에 대한 진료비는 자동차보험에서 지급하고, 환자의 기존 질병 및 교통사고와 관련 없는 상해 및 질병에 대한 진료비는 국민건강보험 등으로 처리됨"을 서면으로 안내하여야 한다.

(7) 주치의의 의학적 판단 또는 심사청구 사건에 대한 심의회의 심사 결과, 해당 교통사고 환자의 입원 사유가 교통사고와 인과관계가 없는 상해 또는 질병으로 인한 것으로 결정될 경우, 그로 인한 입원료 및 식대는 인정하지 않는다.

2) 입원료 및 식대 심사지침

(1) 보험회사 등의 입·퇴원 여부 질의에 대해 의료기관이 7일(토요일 및 공휴일 제외) 이내에 회신하지 않거나 거부한 경우

→ 회신 마감일 이후부터 회신 통지가 보험회사 등에 도달한 날까지의 입원료 및 식대는 의료기관이 부담한다.

(2) 보험회사 등이 의료기관으로부터 퇴원, 전원 또는 통원 가능 소견을 통지받았음에도 불구하고 입원 진료비 지급보증 중지 통보를 하지 않은 경우

→ 퇴원, 전원 또는 통원 가능 소견을 통지받은 날부터 보험회사 등의 입원 진료비 지급보증 중지 공문이 의료기관에 도달한 날까지의 입원료 및 식대는 전액 인정한다.

(3) 이전 진료기관에서 퇴원 또는 통원 소견을 통지받았음에도 불구하고, 교통사고 환자가 전원하여 입원한 경우

→ 환자가 전원하여 입원한 경우, 해당 의료기관은 환자가 입원한 시각부터 24시간(공휴일 제외) 이내에 보험회사 등에 입원 진료비 지급보증 여부를 서면으로 확인받아야 한다.
이때, 보험회사 등이 입원 진료비 지급보증 통보를 한 경우에 한하여 입원료 및 식대를 인정한다.

(4) 보험회사 등의 입·퇴원 여부 질의에 대해 의료기관이 일정 시점까지 입원이 필요하다고 회신한 경우

→ 제1차 질의 회신에 의해 연장된 입원 기간에 대한 입원료 및 식대는 원칙적으로 전액 인정한다.

(5) 부득이한 사유로 인해 의사의 허락을 받고 외출·외박한 경우

→ 1일 외박한 경우 입원료 전액 인정, 2일 이상 외박한 경우 입원료 중 병원 관리료만 인정

(6) 환자가 무단으로 외출·외박하는 사례가 잦은 경우

→ 무단 외출·외박일 이후의 입원료 및 식대는 전액 불인정한다.

(7) 주치의의 의학적 판단 또는 심사청구 사건에 대한 심의회의 심사 결과, 해당 교통사고 환자의 입원 사유가 교통사고와 인과관계가 없는 상해 또는 질병으로 결정된 경우

→ 해당 입원 기간에 대한 입원료 및 식대는 인정하지 않으며, 자동차손해배상보장법 외의 해당 법령에 따라 청구할 것을 의료기관에 안내한다.

(8) 의사표시의 정확한 전달과 표준화를 위해, 보험회사 등 및 의료기관은 정해진 서식을 사용하여야 한다(서식 참조).

4. 자동차보험의 진료수가 적용 및 비급여 대상, 기타 사항

(1) 자동차보험의 수가는 보건복지부장관이 고시한 건강보험 수가를 근거로 하여, 국토교통부장관이 별도로 고시한 수가를 적용한다.

(2) 요양기관 종별가산율과 입원료 적용은 산재보험 적용과 동일하다.
요양기관 종별가산율: 상급종합병원 30%, 종합병원 22%, 병원 6%

(3) 기본진료료 중 진찰료는 건강보험수가를 적용하고, 입원료는 별도의 산정 기준을 따른다. 혈액 및 혈액성분제제의 수가도 건강보험수가를 적용한다.

(4) 약품 및 재료비 수가는 의료기관의 실구입가(약가의 경우 실구입가 또는 상한가 내 가중평균가)를 적용한다.

(5) 자동차보험의 비급여 대상에는 자동차보험 사고와 관련이 없는 질환의 진료 및 상급병실 차액 등이 포함된다. 단, 상급병실 차액 진료비는 보험사가 인정하는 경우 급여로 처리할 수 있다.

▣ 건강보험에서 비급여 항목이나 자동차보험에서 급여로 인정되는 사항

건강보험에서 급여가 되지 않는 사항 중 자동차보험에서 급여가 인정되는 항목은 다음과 같다.

급여가 인정되는 항목
① 진단서 발급료, ② 초음파 진단료, ③보철 및 보조기, ④ 방사선 검사 인정 범위 확대 (MRI, PET-CT 등), ⑤ 특수검사 (수면 다원 검사, 위장 출혈 검사, 임상 심리 검사 등), ⑥ 피부 성형술, ⑦ 재활 치료

▣ 자동차보험 급여 제한 사항 및 기타 관리 사항

① 고의적인 범죄 행위 사고, 무면허 운전자 본인 사고, 음주 운전 사고의 경우 국민건강보험공단의 "급여 제한 여부 통보서" 회신을 기준으로 처리한다.

② 뺑소니 차량에 의한 사고는 책임보험 한도 내에서는 자동차보험을 적용하되, 초과분은 건강보험이나 의료급여로 처리한다.

③ 업무용 또는 영업용 자동차를 직접 운전하다가 사고를 유발한 운전자나 피보험자가 부상을 입은 경우에는 산업재해보상보험을 적용한다.

▣ 자동차보험 환자의 진료 시 승인 상병 외 진료 시 보험 적용 사항

자동차 사고와 관련이 없는 진료(기왕증 및 만성질환 등)의 경우 건강보험 또는 의료급여를 적용하여 본인부담금을 수납하고, 이를 별도로 구분하여 보험자 부담금을 청구한다.

▣ 자동차보험의 진료비 청구 (명세서 작성)

① 자동차보험 진료비 청구기관은 건강보험심사평가원이 담당하며, 진료비 지급은 각 보험사가 수행한다.

② 진료비 청구 방식은 건강보험과 동일하며(의과, 치과, 외래, 입원 구분), 청구매체는 EDI(전자문서교환방식)를 사용한다. 또한, 명세서 작성 방법은 건강보험 기준을 따른다.

③ 진료수가 산정방법은 건강보험 기준과 국토교통부 장관의 고시에 따른다.

④ 자동차보험 진료비 청구 서식과 청구 요령을 숙지하여야 한다.

5. 자동차보험 진료수가 기준 및 청구·지급

1) 자동차보험 진료수가에 관한 기준

(1) 목적 (제1조)

이 고시(국토교통부 고시)는 자동차보험 진료수가에 관하여 「자동차손해배상보장법」 제15조(자동차보험 진료수가 등) 및 같은 법 시행규칙 제7조(자동차보험 진료수가 기준에 포함되어야 하는 사항)에서 위임한 사항과 그 시행에 관한 필요한 사항을 규정함을 목적으로 한다.

2) 진료의 기준 및 진료수가의 인정 범위 및 산정방법

(1) 진료의 기준 (제4조)

의료기관은 교통사고 환자의 조속한 원상회복을 위하여 필요한 진료에 최선을 다하되, 그 진료는 의학적으로 인정되는 범위 안에서 보편적이고 타당한 방법, 범위 및 기술 등에 따라 행하여야 한다.

(2) 진료수가의 인정 범위 (제5조)

① 교통사고 환자에 대한 진료수가의 인정 범위는 다음에 따른다.

㉮ 「국민건강보험법」 제41조 제3항(요양급여의 방법·절차·범위·상한 등의 기준) 및

제4항(비급여 대상)에 따라 보건복지부 장관(보건복지부 장관이 그 권한을 위임하거나 위탁한 경우에는 그 위임 또는 위탁을 받은 자를 포함)이 정한 내역 및 기준

㉯ 「국민건강보험법」 시행규칙 [별표 7]에 따른 '보조기기에 대한 보험급여기준'

㉰ 「응급의료에 관한 법률」 제23조 제1항(응급의료수가의 지급기준)에 따른 응급의료수가 기준

② 상기 ①에서 정한 인정 범위(건강보험 기준)와 달리 정하는 사항에 대해서는 다음에 따른다.

㉮ 건강보험 기준과 달리 적용할 필요가 있는 사항은 [별표 1]에 규정된 사항

㉯ 건강보험 기준에 규정되지 않았거나 요양급여로 정하지 않은 진료 항목에 대해서는 [별표 2]에 규정된 사항

㉰ 상기 ②에서 정하지 않은 항목의 진료수가에 대하여 고용노동부장관이 고시한 「산업재해보상보험 요양급여 산정기준」의 [별표2] "산재보험에서 추가로 인정하는 요양급여의 범위 및 비용 산정 기준"에 규정된 사항

(다만, 제1절 치과보철의 [진료원칙] 중 제6호, 제3절 보험급여청구서 확인 및 진단서 발급수수료 등, 제5절 재활보조기구 처방 및 검수료, 제6절 이송료, 제9절 전신 해부에 따른 비용, 제10절 재활치료료 중 제3호, 제13절 예방접종 비용은 제외)

③ 진료수가 적용 기준 및 방법에 관한 세부 사항은 [별표 3]에 따른다.

④ 상기 ②의 ㉯ 및 ㉰에 명시된 항목이 건강보험 기준의 개정으로 새로이 요양급여의 범위에 포함되는 경우에는 그 날부터 건강보험 기준에 따른다.

⑤ 자동차손배법 제31조 제1항 제1호(의료재활사업 및 그에 딸린 사업으로서 대통령령으로 정하는 사업)에 따른 의료재활시설의 재활의학과 전문의가 다음의 어느 하나에 해당하는 환자의 동의를 받아 시범 재활치료를 할 경우에는 [별표 4]에 따른다.

㉮ 사고 후 2년 이내의 기간 동안 치료 중인 환자로서 적극적인 재활 치료의 효과가 기대되는 경우

㉯ 사고 후 2년이 경과하였으나 부적절한 치료(전문 재활 치료를 중단한 경우 등)를 받은 환자로서 적극적인 재활치료의 효과가 기대되는 경우

(3) 진료수가 인정 제외대상 (제6조)

① 자동차보험 진료수가에 관한 기준 제5조(진료수가의 인정 범위)에 따른 인정 범위의 진료비에도 불구하고 다음에 해당하는 진료비는 그 인정 범위에서 제외된다.

㉮ 명백히 해당 자동차사고와 인과관계가 없는 상병에 대한 진료비

(다만, 해당 자동차사고 당시에는 증상이 없었으나 환자에게 고의 또는 중대한 과실이 없으며 의료기관 또한 고의 또는 과실 없이 진료 중에 발생한 증상(합병증)

에 대한 진료비는 제외되지 않는다.

㉯ 해당 자동차사고가 있기 전에 이미 가지고 있던 증상(기왕증)에 대한 진료비 (다만, 기왕증이라 하더라도 해당 자동차사고로 인해 악화된 경우에는 그 악화로 인한 진료비는 제외되지 않는다.)

㉰ 교통사고 환자의 요구로 발생한 상급병실료(6인실 이상 입원료와의 차액) 및 상급종합병원·종합병원·병원·정신병원·한방병원·요양병원의 2~3인실 사용 시 건강보험에서 정한 본인일부부담금(상급종합병원·종합병원·병원·한방병원의 2~3인실 사용 시 입원일수에 따른 입원료의 본인일부부담금 산정기준은 [별표 3]에 따름)에 해당하는 입원료.

다만, 다음 각 목의 어느 하나에 해당되는 경우에는 그러하지 아니한다.

- 의료진이 치료상 부득이하게 상급병실 및 상급종합병원·종합병원·병원·정신병원·한방병원·요양병원의 2~3인실에 입원하여야 한다고 판단하여 입원하였을 때
- 일반 병실이 없어 부득이하게 병원급 이상 의료기관의 상급병실 및 상급종합병원·종합병원·병원·정신병원·한방병원·요양병원의 2~3인실 사용 시 7일의 범위에서는 그 병실의 입원료를 지급함.

(다만, 7일을 초과했을 때에는 상급 병실은 6인실 이상 입원료만 지급하고 상급종합병원·종합병원·병원·정신병원·한방병원·요양병원의 2~3인실 입원료는 건강보험에서 정한 본인일부부담금을 제외한 차액만 지급함.

㉱ 교통사고 환자가 자동차보험 진료수가에 관한 기준 제12조 제1항(교통사고 환자의 퇴원·전원 지시 등)에 따른 의료기관의 퇴원 또는 전원 지시에 불응하는 경우, 그 지시일의 다음 날부터 그 의료기관에서 입원함으로 인해 증가한 진료비. 다만, 퇴원 또는 전원 지시에 따라 통원치료 또는 다른 의료기관으로 전원하여 발생한 진료비는 제외되지 않는다.

② 상기 ①에 따라 진료수가의 인정 범위에서 제외되는 비용은 교통사고 환자 등에게 청구할 수 있다.

(다만, 상기 ①의 ㉮ 단서 중 의료기관의 고의 또는 과실로 인한 합병증에 대한 진료비는 제외되지 않는다.)

6. 진료수가 산정방법

1) 진료수가의 산정방법 (제8조)

(1) 자동차보험 진료수가에 관한 기준 제5조(진료수가의 인정 범위)의 진료수가 인정 범위는 다음의 비용으로 산정하되, 아래 ④ 및 ⑤는 각 호의 순서에 따라 적용한다.

① 건강보험 기준 중 상대가치점수, 금액이 정해진 행위·치료 재료, 상한 금액이 정해진 약제에 대해서는「국민건강보험법」에 따른 요양급여의 상대가치점수 및 금액

② 제5조 제1항 제2호(보조기기에 대한 보험급여 기준)에 의한 장애인 보장구는「국민건강보험법」 시행규칙 [별표 7]에 의한 금액

③ 자동차보험 진료수가에 관한 기준 제5조 제2항(건강보험 기준과 달리 정하는 사항) 제1호부터 제3호까지에서 정한 항목 및 제5조 제5항(재활의학과 전문의가 환자의 동의를 받아 시범 재활치료를 할 경우 [별표 4])에서 정한 항목에 대해서는 그 항목의 점수 및 금액

④ 상기 ① 및 ③에서 비용이 정해지지 않은 행위는「건강보험 행위 급여·비급여 목록표 및 급여 상대가치점수」"제2부 행위 급여 목록·상대가치점수 및 산정지침" 중 가장 유사한 분류 항목의 점수 및 금액

⑤ 건강보험 기준의 비급여 대상으로 상대가치점수가 정해지지 않은 행위는 해당 진료에 소요된 실제 비용, 비급여로 정해진 치료 재료 및 상한 금액이 정해지지 않은 약제는 의료기관의 실구입가

(2) 상기 (1)에도 불구하고 제5조 제2항(건강보험기준과 달리 정하는 사항) 각 호의 인정 범위 중 금액으로 정한 항목은 의료기관 종별 가산율을 적용하지 않으나, 별도로 가산을 인정하는 항목은 그러하지 아니하다.

(3) 개별 의료기관이 제5조(진료수가의 인정 범위)의 진료수가 인정 범위에 해당하는 비용에 관하여 별도로 정한 금액 또는 실제 구입금액이 (1)의 ①부터 ④까지의 규정에 따라 정한 금액보다 낮은 경우에는 상기 (1)의 ①부터 ④까지의 규정에도 불구하고 그 금액을 산정한다.

[별표 1] 건강보험기준과 달리 적용하는 사항 (제5조제2항제1호 관련)

대 분 류	건강보험기준 및 응급의료기준 중 달리 적용하는 사항
일반사항	[의료기관 종별가산율]「건강보험 행위 급여·비급여목록표 및 급여 상대가치점수」의 제1편 제1부 "Ⅱ. 요양기관 종별가산율" 1항의 의료기관 종별에 따라 가산하는 비율을 다음과 같이 한다. 1. 가목은 30% 2. 나목은 22% 3. 다목은 6% 4. 라목은 0%
제1장 기본진료료	[입원료]「건강보험 행위 급여·비급여목록표 및 급여 상대가치점수」제1편 제2부 제1장 [산정지침] 2.입원료 등 라. (5) 및 (6)을 다음과 같이 한다. 1. 상급종합병원과 종합병원을 제외한 의료기관의 입원료(가-2)는 입원 51일째부터 150일까지는 해당 점수의 90%를 산정하고(산정코드 첫 번째 자리에 '8'로 기재), 입원 151일째부터 해당 점수의 85%를 산정한다.(산정코드 첫 번째 자리에 '9'로 기재), 2. 종합병원의 입원료(가-2)는 입원기간에 관계없이 해당 점수의 100%를 산정한다. 3. 상급종합병원의 입원료(가-2, 가-9가~다)는 입원기간에 관계없이 해당 점수의 100%에 병원관리료 100%를 가산하여 산정한다(산정코드 두 번째 자리에 '9'로 기재)
제5장 주사료	[주사료] 피하 또는 근육내주사(마-1)는 외래는 1일 1회, 입원은 1일 4회 이내만 산정한다. 다만, 응급을 요하거나 진료상 반드시 필요한 경우에는 예외로 한다. 수액제 주입로를 통한 주사(마-5-1)는 외래는 1일 1회, 입원은 1일 4회 이내만 산정한다.
제7장 이학요법료	[이학요법료] 표층열치료(사-101), 한냉치료(사-101-1), 경피적전기자극치료(사-104), 간섭파전류치료(사-104의 '주')는 수상일로부터 17일까지 외래는 1일 1회 2부위까지, 입원은 1일 2회 2부위까지 산정하며, 수상일로부터 18일 이후부터는 부위 불문하고 외래는 1일 1회, 입원은 1일 2회만 산정한다.
제9장 처치 및 수술료 등	[처치 및 수술료 등] 안면 또는 경부에 대하여 창상봉합술(자-2-가)을 시행한 경우에는 1회의 시술에 한하여 별도로 50,000원을 산정한다.(키-9, VI010) [처치 및 수술료 등]「건강보험 행위 급여·비급여목록표 및 급여 상대가치점수」제1편 제2부 제9장 자-24 반흔구축성형술[운동제한이 있는 것], 저-21 자가 지방 혹은 진피-지방이식술, 자-13-1 색소레이저광선치료는 다음의 키-10 반흔구축성형술, 키-11 자가 지방 혹은 진피-지방이식술, 키-14 레이저 반흔성형술로 산정한다. 키-10 반흔구축성형술 Release of Scar Contracture 주: 1. 운동제한유무와 관계없이 산정한다. 2. 안면성형술시 사용된 봉합사는 실구입가로 산정한다. 3. Z-plasty 혹은 W-plasty 등 국소피판에 해당하는 피부성형술을 시행한 경우 시술전 반흔 길이의 1.5배를 산정한다. 가. 안면(cm당) (1) 상급종합병원 100,000원(VI021) (2) 종합병원 80,000원(VI022) (3) 병원 70,000원(VI023) (4) 의원 60,000원(VI024)

대 분 류	건강보험기준 및 응급의료기준 중 달리 적용하는 사항
제9장 처치 및 수술료 등	나. 기타부위(cm당) (1) 상급종합병원 70,000원(VI031) (2) 종합병원 60,000원(VI032) (3) 병원 50,000원(VI033) (4) 의원 40,000원(VI034) 키-11 자가 지방 혹은 진피-지방이식술 Autogenous Fat Graft or Dermo-Fat Graft 주: 2부위 이상 시술시 이식한 부위 면적을 합하여 산정한다. 가. 4cm2 미만 511,800원(VI041) 나. 4cm2 이상∼16cm2 미만 716,520원(VI042) 다. 16cm2 이상∼36cm2 미만 921,240원(VI043) 라. 36cm2 이상∼100cm2 미만 1,535,400원(VI044) 마. 100cm2 이상 2,047,200원(VI045) 키-14 레이저 반흔성형술 주: 2부위 이상 시술시 면적을 합산하며, 레이저 종류를 불문하고 산정한다. 가. 0∼25cm2 미만 153,540원(VI071) 나. 25cm2이상∼100cm2미만 255,900원(VI072) 다. 100cm2 이상 358,260원(VI073)
제14장 한방시술 및 처치료	[시술료] 온냉경락요법(하-70)은 수상일로부터 17일까지 외래는 1일 1회 2부위까지, 입원은 1일 2회 2부위까지 산정하며, 수상일로부터 18일 이후부터는 부위 불문하고 외래는 1일 1회, 입원은 1일 2회만 산정한다.
응급의료 기준	[응급의료관리료] 응급의료수가기준의 2.산정기준 "가"항에 의거 응급실에서 응급환자 또는 응급실에 내원한 환자에게 응급처치 및 응급의료를 행한 경우 초일에 한하여 산정하되, 응급환자에 해당되지 않는 환자의 경우에도 보험회사등이 응급의료관리료 전액을 부담한다.

7. 진료수가의 청구 · 지급 절차 및 방법 등

1) 진료수가의 청구(제9조)

(1) 「자동차손해배상보장법 시행규칙」 제6조의2(자동차보험 진료수가의 청구) 및 제6조의3(자동차보험진료수가의 심사·지급)에 따른 진료수가의 청구·지급 절차 및 방법 등은 국토교통부장관이 정하여 고시하는 「자동차보험 진료수가 심사업무처리에 관한 규정」을 따른다.

(2) 의료기관은 상기 (1)에 따라 진료수가를 청구할 때, 해당 교통사고 환자에 대한 진료기록부 등의 기록 내용을 근거로 청구서 등을 작성하여야 한다.

(3) 의료기관이 상기 (1)에 따라 다음 각 호의 진료수가를 청구할 경우, 그 내용, 근거 및 진료비용을 객관적으로 확인할 수 있도록 소명하여야 한다. 이 경우 소명이 없거나 소명된 내용·근거 및 진료비용이 객관적으로 인정되지 않는 경우, 해당 진료비는

교통사고 환자 진료비의 인정 범위에서 제외된다.

① 제6조 제1항 각 호의 단서에 해당하는 진료비(인정 제외 대상)

㉮ 자동차사고와 무관한 상병에 대한 진료비
단, 사고 당시 증상이 없었으나, 환자에게 고의 또는 중대한 과실이 없고, 의료기관의 고의 또는 과실 없이 발생한 합병증에 대한 진료비는 인정

㉯ 사고 전부터 있었던 증상(기왕증)에 대한 진료비
단, 자동차사고로 인해 악화된 경우 그 악화로 인한 진료비는 인정

㉰ 환자의 요구로 발생한 상급병실료 및 일부 입원료 차액

- 포함: 6인실 초과 병실료 및 건강보험 본인부담금 해당 입원료
- 예외(인정되는 경우):
  - 치료상 필요로 의료진 판단에 따른 상급병실 입원
  - 일반병실 부족으로 7일 이내 부득이하게 상급병실 사용 시
    (7일 초과 시: 상급병실은 6인실 기준만, 2~3인실은 본인부담금 제외 차액만 지급)

㉱ 의료기관의 퇴원 또는 전원 지시 불응으로 발생한 추가 입원 진료비
단, 해당 지시에 따라 통원 치료나 전원 후 발생한 진료비는 인정

② [별표 1]에 명시된 진료항목(종별 가산율 및 입원료는 제외)에 대한 진료비 중 건강보험 기준을 초과하는 진료비

2) 진료기록의 확인 청구 (제10조)

(1) 보험회사 등은 진료수가 지급을 위해 관계 진료기록이 필요한 경우, 법 제12조의2 제1항에 따라 위탁받은 심사평가원 또는 의료기관에 진료기록 확인을 청구할 수 있다. 이 경우 청구는 [별지 제1호 서식] "교통사고환자 진료기록 확인 요청서"에 따른다.

(2) 상기 (1)에 따른 보험회사 등의 확인 청구 내용이 진료에 관한 사실 확인 및 진료수가 지급에 필요한 범위를 명백히 초과하는 경우, 심사평가원 또는 의료기관은 관련 진료기록의 일부만을 확인하거나 청구에 응하지 않을 수 있다. 이 경우에는 그 사유를 보험회사 등에 소명하여야 한다.

3) 교통사고 환자의 퇴원·전원 지시 등 (제12조)

(1) 의료기관은 입원 중인 교통사고 환자가 수술, 처치 등의 진료를 받은 후 상태가 호전되어 의학적으로 더 이상 해당 의료기관에서의 입원진료가 불필요하다고 판단되는 경우, 해당 교통사고 환자에게 퇴원 또는 「자동차손해배상보장법 시행령」 제12조의2 제2항에 따른 다른 의료기관으로의 전원을 지시할 수 있다. 이 경우, 의료기관은 환자

(보호자를 포함) 및 「자동차손해배상보장법」 제12조 제1항에 따라 진료수가의 지급 의사를 통지한 보험회사 등에 그 사유를 서면으로 설명·고지하여야 한다.

(2) 의료기관은 제1항에 따라 교통사고 환자가 다른 의료기관으로 전원한 경우, 새로운 의료기관이나 담당 의사가 진료기록, 임상소견서 및 치료경위서 열람 또는 송부 등 진료에 관한 정보를 요청할 때에는 지체 없이 이에 응하여야 한다.

(3) 보험회사 등은 상기 (1)에 따른 고지를 받은 후, 또는 교통사고 환자와의 합의가 성립되어 더 이상 해당 의료기관에 진료비를 지급할 의사가 없는 경우, 또는 「자동차손해배상보장법 시행령」 [별표 1]에서 정한 상해급별 구분 중 12급 내지 14급에 해당하는 교통사고 환자가 상해를 입은 날로부터 4주가 경과한 후에도 의료법에 따른 진단서를 제출하지 않은 경우, [별지 제2호 서식]에 따라 지급보증 중지를 통보하여야 한다.

실전대비 요약정리 사항 및 예상문제

제12장. 자동차보험

1. 자동차보험의 종류 및 가입대상
2. 자동차보험의 종류별 보장(담보종목)내역
3. 책임보험과 임의(종합)보험의 차이점
4. 자동차사고의 분류 및 법적책임
5. 음주운전 관련 도로교통법과 위반시 처벌규정(일명 윤창호법)
6. 교통사고처리 특례법의 형사처벌 면제 제외 사항
7. 자동차 사고 시 보험(가입)회사 통보사항
8. 자동차보험 종별가산율 및 비급여 사항, 급여제한 사항
9. 자동차보험 진료비 청구절차 및 심사기관. 지급

제 13 장 의료분쟁관리

13-1 | 의료분쟁 개요

학습목표	1. 의료분쟁의 원인에 대하여 파악하고 관리할 수 있다.

1. 의료분쟁

1) 의료분쟁의 개요

(1) 개요

의학과 의료기술의 발전으로 양질의 진료가 제공되고 있음에도 불구하고, 국민의 권리 신장과 인식 변화로 인해 의료분쟁은 날로 증가하고 있다. 이러한 의료분쟁의 증가 요인으로는 의료보장의 확대에 따른 의료서비스 증가, 의료의 상품화로 인한 환자-의사 관계의 비인격화, 변호사의 수 증가에 따른 법률구조 기회의 확대 등을 들 수 있다. 의료분쟁의 증가는 보건의료 및 국민 생활에 여러 가지 부정적인 영향을 미치므로 사회적 문제로 대두되고 있다. 우리나라는 1970년대 이후 경제 성장을 바탕으로 1989년 전 국민 의료보험 시대를 맞이하면서 의료수요가 급속히 증가하였으며, 각종 정보 매체를 통해 다양한 의료정보가 제공되는 한편, 의료사고 피해구제 및 의료분쟁 조정 등에 관한 법률이 제정되면서 국민의권리 의식이 높아지는 환경이 조성되었고, 이에 따라 의료분쟁 건수도 급격히 증가하는 추세를 보이고 있다.

2) 의료분쟁의 종류

(1) 의료분쟁

의료분쟁이란 의사, 치과의사, 한의사, 간호사 등 의료인이나 약사가 환자를 치료하거나 투약하는 과정에서 최선을 다했음에도 불구하고, 돌발적인 상황에 대한 주의 의무를 다하지 못하여 발생한 의료사고에 대해 손해배상 책임 문제를 두고 의료인과 환자 사이에서 발생하는 다툼을 의미한다. 다시 말해, 의료행위의 결과를 두고 환자 측이나 다른 의료기관이 의료인의 과실을 주장하며 손해배상이나 형사처벌을 요구하는 상태를 의료분쟁이라 한다.

▣ 의료행위와 의료계약

① 의료행위

의료행위란 "의료인이 행하는 의료, 조산, 간호 등 의료기술의 시행"으로 규정되어 있으며, 의료법 제27조에는 “의료인이 아니면 누구든지 의료행위를 할 수 없으며, 의료인도 면허된 이외의 의료행위를 할 수 없다”고 명시되어 있다. 하지만 의료행위를 구체적으로 설명하거나 정의한 내용은 법률상 명확하지 않다. 법원의 판례에 따르면, 의료행위는 “질병의 예방이나 치료행위를 하는 것으로서, 의학의 전문적 지식을 기초로 한 경험과 기능으로서 진찰, 검사, 처방, 투약 또는 외과 수술 등의 행위(대법원 1974.11.26)”와 같은 정의를 내리고 있다.

② 의료계약

의료행위가 시작되면 의사와 환자 사이에는 사법상 권리와 의무가 동시에 발생하며, 이를 일반적으로 ‘의료계약’이라고 한다. 의료계약은 그 특성상 명시적으로 문서로 체결되기보다는 구두에 의한 묵시적 형태로 이루어지는 것이 일반적이다. 의료계약에 따라 의사는 의학적 판단에 따라 환자를 진료할 권리를 보장받으며, 동시에 의학적 지식과 기술로 환자를 진료할 의무, 진료 과정 및 예후에 대한 설명의 의무, 환자의 개인 비밀 보호 의무, 진료기록의 작성 및 보관 의무를 이행해야 한다. 환자는 진료받을 권리를 보장받는 동시에 의사의 지시를 준수하고 진료 과정에 협조해야 하며, 진료비를 지급할 의무도 가진다.

(2) 의료사고

의료행위는 인간의 건강을 증진하거나 질환을 치료할 목적으로 수행되지만, 동일한 의료행위라도 제공자나 수혜자에 따라 치료 결과가 매우 다를 수 있고, 예상치 못한 부정적인 결과가 발생하기도 한다. 이처럼 의료행위로 인해 나쁜 결과가 발생하거나, 의술의 불완전성과 의료인의 과실 등으로 인해 기대 수준에 못 미치거나 상반된 결과가 초래된 경우를 의료사고(medical accident)라고 한다. 즉, 의료사고란 의료행위가 시작되어 종료될 때까지의 과정에서 예기치 않은 결과가 발생한 경우를 의미한다. ‘의료사고 피해구제 및 의료분쟁 조정 등에 관한 법률(제2조)’에서는 의료사고를 보건의료인이 환자에 대해 진단, 검사, 치료, 의약품 처방 및 조제 등의 행위로 인해 생명, 신체, 재산에 피해가 발생한 경우로 정의하고 있다.

(3) 의료과오

의료과오란 의료인이 업무 수행 중 선량한 관리자로서의 주의 의무를 소홀히하여 환자의 상태를 악화시키거나 사망에 이르게 하는 결과를 초래한 경우를 의미하며, 이때 의료인을 의료과오 사범이라 한다.

(4) 간호분쟁

간호사의 간호, 처치, 투약 등의 행위에서 발생한 과오뿐만 아니라, 환자 이송중 또는 병상이나 병원 시설에서의 낙상, 미끄러짐 등의 사고로 인해 환자와 의료인 사이에 다툼이 발생한 경우를 간호분쟁이라고 한다. 의료법상 간호사는 의료인으로 규정되어 있으며, 간호 업무 또한 의료행위에 해당한다. 환자를 치료시설에 수용하는 것도 의료행위 수행의 필수 과정으로 간주되므로, 간호분쟁 역시 의료분쟁의 범주에 포함된다. 다만, 의사에 의한 직접적인 의료사고와 구분하여 원인을 규명하고 적절한 후속 조치를 마련하기 위해 간호분쟁이라는 별도의 용어로 구분되기도 한다.

3) 의료분쟁의 원인

의료분쟁은 대부분 의료사고가 직접적인 원인이 되지만, 완치를 기대하는 환자의 과도한 기대감, 응급 및 의료전달체계의 미비, 의료에 대한 사회적 인식 등 간접적 원인에 의해 발생하기도 한다. 이러한 직·간접적 요인으로 인해 발생하는 의료분쟁은 의료행위가 환자의 건강 회복이라는 선의에 기초하고 있음에도 불구하고, 원하지 않는 나쁜 결과가 발생함에 따라 피해자는 존재하지만 고의성을 가진 가해자는 없는 특이한 상황을 만들어낸다. 이는 인간의 생명을 완벽하게 소생시키기에는 아직 미흡한 의술에 의존해야 하는 현실을 배경으로 한다.

(1) 의료 주체적 요인

의료행위가 적법성을 갖추지 못하거나 의료과오로 인해 사고가 발생할 경우, 의료분쟁의 직접적인 원인이 된다. 이는 질병에 대한 오진, 연구나 실험 목적의 비정상적 의료행위, 진료 능력 부족, 의술 준칙 위반, 주의의무 소홀, 적절한 의료설비 미비, 진료 과정에 대한 설명 부족 등이 포함된다.

(2) 의료 본질적 요인

인체는 동일한 의료행위에도 서로 다른 생리적, 병리적 반응을 보일 수 있기때문에 치료효과가 기대에 미치지 못하거나 불가항력적으로 사망에 이르는 결과가 발생할 가능성이 항상 존재한다. 또한, 의료는 시간적 긴급성과 지역적 접근성의 한계를 가지므로, 일반인이 의료 전문성을 이해하기 어려워 진료 과정에 대한 오해가 쉽게 발생할 수 있다.

(3) 사회제도적 요인

의료보장 제도의 도입 이후 보편적 진료를 지향하는 정책으로 인해 의료기관은 수익 확보를 위해 의사 1인당 많은 환자를 진료하게 되었고, 이로 인해 진료건당 충분한 시간을 확보하여 세밀한 진찰을 하기가 어렵게 되었다. 이는 의료분쟁 발생의 주요한 원인이 되기도 한다.

(4) 의료 소비자 측 요인

환자가 자신의 질병에 대한 과거력이나 특이 증상을 밝히지 않거나, 의사의 진료 지시를 따르지 않는 등의 비협조적 태도는 진료 과정을 어렵게 만들며, 그로 인한 결과가 의료사고의 원인이 되어 분쟁으로 이어질 수 있다. 또한, 의료의 본질을 이해하지 못한 환자가 잘못된 의학 상식에 기반한 요구를 하거나 기대에 못 미친 결과에 대해 불만을 제기함으로써 의료분쟁이 발생하기도 한다.

(5) 의료분쟁의 증가 원인

의료분쟁의 증가는 진료 기회의 확대, 국민 권리 의식의 향상, 의료의 본질에 대한 이해 부족, 의료 제공 형태의 변화, 전근대적인 의사관, 직업적 체면 의식, 법규에 대한 이해 부족, 미숙한 의사의 증가, 의료지식의 보급 및 확대, 의료에 대한 불신 풍조, 의료심사 조정기구의 미비, 사회적 보상제도의 부족 등 다양한 요인에서 기인한다.

4) 병원의 의료분쟁 관리부서

대형 병원의 경우, 의료분쟁 관리부서를 법무팀으로 조직하여 운영하고 있으며, 일반적인 병원에서는 주로 원무팀(과)에서 의료분쟁을 관리한다. 최근에는 변호사를 병원 직원으로 채용하여 관련 역할을 수행하게 하며, 동시에 병원의 법률 관련 업무도 함께 담당하고 있다.

2. 「의료사고 피해구제 및 의료분쟁 조정에 관한 법률」 주요 사항

1) 의료분쟁 조정제도

의료분쟁의 조정 및 중재 등에 관한 사항을 규정함으로써, 의료사고로 인한 피해를 신속하고 공정하게 구제하고 보건의료인의 안정적인 진료환경을 조성하기 위해 2012년 4월 8일부터 시행된 제도이다.

2) 목적

이 법은 의료분쟁의 조정 및 중재 등에 관한 사항을 규정함으로써, 의료사고로 인한 피해를 신속하고 공정하게 구제하고, 보건의료인의 안정적인 진료환경을 조성하는 것을 목적으로 한다.

이 법은 대한민국 국민이 아닌 사람이 보건의료기관을 상대로 의료사고에 대한 손해배상을 구하는 경우에도 적용된다.

3) 이 법에서 사용되는 용어의 정의

(1) 의료사고

보건의료인이 환자에게 행한 진단, 검사, 치료, 의약품의 처방 및 조제 등의 행위로 인해 사람의 생명, 신체 또는 재산에 피해가 발생한 경우를 말한다.

(2) 의료분쟁

의료사고로 인해 발생한 다툼을 말한다.

(3) 보건의료인

「의료법」에 따른 의료인, 「간호법」에 따른 간호조무사, 「의료기사 등에 관한 법률」에 따른 의료기사, 「응급의료에 관한 법률」에 따른 응급구조사, 및 「약사법」에 따른 약사 또는 한약사로서 보건의료기관에 종사하는 사람을 말한다

(4) 보건의료기관

① 「의료법」에 따라 개설된 의료기관
② 「약사법」에 따라 등록된 약국
③ 「약사법」에 따라 설립된 한국희귀·필수의약품센터
④ 「지역보건법」에 따라 설치된 보건소, 보건의료원 및 보건지소
⑤ 「농어촌 등 보건의료를 위한 특별조치법」에 따라 설치된 보건진료소

(5) 보건의료기관 개설자

① 「의료법」에 따른 의료기관 개설자
② 「약사법」에 따른 약국개설자 및 한국희귀·필수의약품센터의 장
③ 「지역보건법」에 따른 보건소, 보건의료원, 보건지소 및
④ 「농어촌 등 보건의료를 위한 특별조치법」에 따른 보건진료소를 운영하는 시장, 군수 또는 구청장(자치구의 구청장을 말함)

(6) 보건의료인단체 및 보건의료기관단체

① 「의료법」에 따라 설립된 의료인 단체(「간호법」에 따른 간호사중앙회를 포함)
② 의료기관 단체
③ 「약사법」에 따라 설립된 대한약사회 및 대한한약사회

4) 의료분쟁조정위원회의 구성 및 운영

의료분쟁을 조정하거나 중재하기 위하여, 한국의료분쟁조정중재원에 의료분쟁조정위원회를 둔다.

조정위원회는 의료분쟁의 조정 및 중재 업무를 수행하며, 위원장 1인과 100명 이상 300명 이내의 비상임 조정위원으로 구성된다.

5) 국가·보건의료기관 개설자 및 보건의료인의 책무

(1) 국가는 의료사고를 예방하기 위해 조사·연구, 통계 작성 및 공표, 교육 및 지침 개발 등 법적·제도적 기반을 마련하여야 한다.

(2) 보건의료기관 개설자 및 보건의료인은 의료사고 예방을 위하여 시설·장비 및 인력에 흠이 없도록 하고, 필요한 관리상의 주의 의무를 다하여야 한다.

6) 의료분쟁의 조정 및 중재

(1) 의료분쟁의 당사자 또는 그 대리인은 보건복지부령으로 정하는 바에 따라 조정중재원에 분쟁 조정을 신청할 수 있다.

(2) 당사자는 다음의 하나에 해당하는 사람을 대리인으로 선임할 수 있다.

① 당사자의 법정대리인, 배우자, 직계존비속 또는 형제자매

② 당사자인 법인 또는 보건의료기관의 임직원

③ 변호사

④ 당사자로부터 서면으로 대리권을 수여받은 자

7) 의료사고의 조사

감정부는 의료사고의 감정을 위하여 필요하다고 인정하는 경우, 신청인, 피신청인, 분쟁 관련 이해관계인 또는 참고인으로 하여금 출석하게 하여 진술하게 하거나, 조사에 필요한 자료 및 물건 등의 제출을 요구할 수 있다.

8) 감정서

감정부는 조정절차가 개시된 날부터 60일 이내에 의료사고의 감정결과를 감정서로 작성하여 조정부에 송부하여야 한다.

9) 의견진술 등

조정부는 신청인, 피신청인 또는 분쟁 관련 이해관계인으로 하여금 조정부에 출석하여 발언할 수 있게 하여야 한다.

10) 중재

당사자는 분쟁에 관하여 조정부의 종국적 결정에 따르기로 서면으로 합의하고, 중재를 신청할 수 있다.

11) 손해배상금 대불

의료사고로 인한 피해자가 다음의 어느 하나에 해당함에도 불구하고 그에 따른 손해배상금을 지급받지 못하였을 경우 미지급금에 대하여 조정중재원에 대불을 청구할 수 있다. 다만, (3)의 경우 국내 법원에서의 판결이 확정된 경우에 한정한다.

(1) 조정이 성립되거나 중재판정이 내려진 경우 또는 제37조 제1항에 따라 조정절차 중 합의로 조정조서가 작성된 경우

(2) 「소비자기본법」 제67조 제3항에 따라 조정조서가 작성된 경우

(3) 법원이 의료분쟁에 관한 민사절차에서 보건의료기관 개설자, 보건의료인, 그 밖의 당사자가 될 수 있는 자에 대하여 금원의 지급을 명하는 집행권원을 작성한 경우

3. 한국의료분쟁조정중재원

한국의료분쟁조정중재원(Korea Medical Dispute Mediation & Arbitration Agency)은 의료사고의 신속하고 공정한 피해구제 및 보건의료인의 안정적인 진료 환경 조성을 위해 설립된 법인이다.

의료사고 피해구제 및 의료분쟁 조정 등에 관한 법률 시행령에 명시된 조정중재원의 주요 업무는 다음과 같다.

한국의료분쟁조정중재원의 업무
① 의료분쟁의 조정·중재 및 상담
② 의료사고 감정
③ 손해배상금 대불
④ 의료분쟁과 관련된 제도와 정책의 연구, 통계 작성, 교육 및 홍보
⑤ 그 밖에 의료분쟁과 관련하여 대통령령으로 정하는 업무

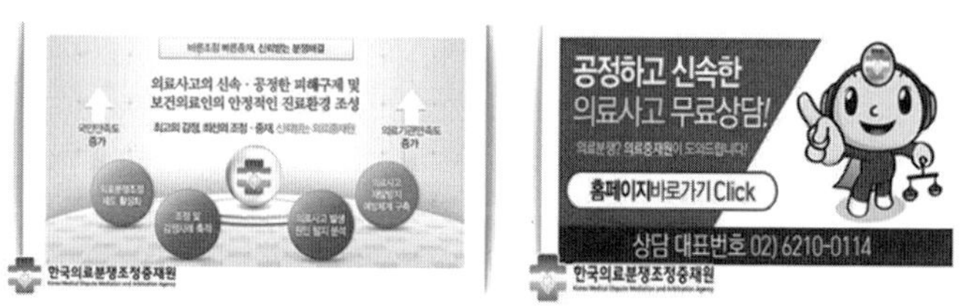
의료사고의 신속·공정한 피해구제 및
보건의료인의 안정적인 진료환경 조성
한국의료분쟁조정중재원
공정하고 신속한
의료사고 무료상담!
홈페이지바로가기 Click
상담 대표번호 02) 6210-0114
한국의료분쟁조정중재원

그림 13-1 한국의료분쟁조정중재원

1) 의료분쟁의 조정·중재 절차

의료분쟁이 발생한 경우, 환자 또는 보건의료기관 개설자가 조정을 신청하면 피신청인이 조정에 응하겠다는 의사를 조정중재원에 통지함으로써 조정 절차가 개시된다.

조정 신청서가 접수되면 원장은 해당 사건을 의료분쟁조정위원회와 의료사고 감정단에 각각 통지하고, 조정부와 감정부에 사건을 배당한다. 감정부는 감정을 실시한 후 60일 이내에 감정서를 조정부에 송부하며, 조정부는 감정 의견을 참작하여 90일 이내에 조정 결정을 내린다.

조정부의 결정에 당사자가 모두 동의하면 조정이 성립되며, 이는 재판상 화해와 동일한

효력을 가지므로 동일한 사건에 대해 법원에 다시 소송을 제기할 수 없다.

(1) 조정, 중재 및 취하

① **조정**: 분쟁 당사자 간 화해 또는 합의를 유도하기 위해 의료분쟁조정위원회가 개입하여 중재하는 절차이다.

② **중재**: 당사자들이 법원의 재판 대신 중재인의 판정에 따르기로 합의하여 사법상 분쟁을 해결하는 절차이다.

③ **취하**: 신청인이 조정 신청을 철회하여 조정 절차를 종료시키는 것으로, 이를 '조정신청의 취하'라고 한다. 원칙적으로 서면으로 해야 하나, 조정 준비기일 또는 조정기일에는 구술로도 가능하다.

(2) 의료분쟁조정제도의 이용 절차

조정 절차는 환자 또는 의료인이 조정·중재를 신청함으로써 시작된다. 피신청인이 참여의사를 밝혀야 조정·중재 절차가 개시되며, 이후 의료사고 감정단이 인과관계 및 과실 유무 등을 전문적이고 객관적으로 감정한다.

감정 결과를 바탕으로 의료분쟁조정위원회는 공정한 심리를 거쳐 손해배상액을 산정하고 조정 결정을 내리거나 중재 판정을 한다.

조정 신청 대상은 2012년 4월 8일 이후 발생한 의료사고로, 진단, 검사, 치료, 의약품 처방 및 조제 등 보건의료인이 행한 모든 진료행위가 포함된다. 내국인은 물론 외국인에게 발생한 의료사고도 신청 대상이 된다.

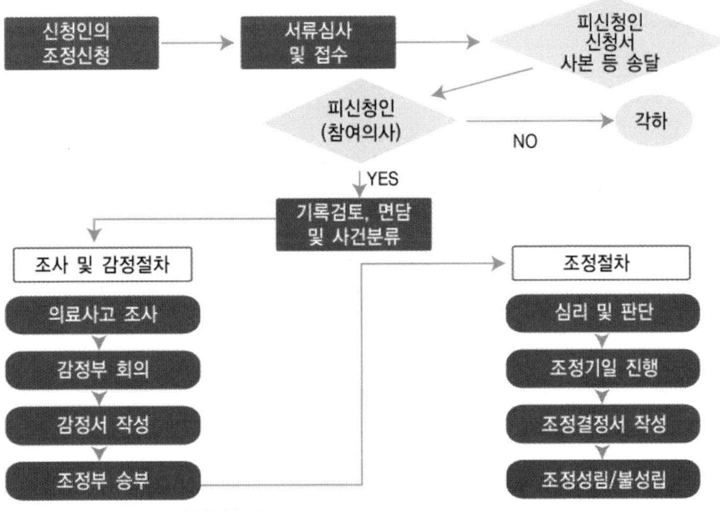

그림 13-2 한국의료분쟁조정제도 이용절차

(3) 한국의료분쟁조정중재원에 의한 조정 및 중재

① 의료분쟁 당사자 또는 그 대리인은 보건복지부령에 따라 조정중재원에 분쟁 조정을 신청할 수 있다. 대리인은 다음 중 하나에 해당해야 한다: 당사자의 법정대리인, 배우자, 직계존비속, 형제자매, 당사자인 법인의 임직원, 변호사, 또는 서면으로 대리권을 부여받은 자.

② 분쟁 조정 신청은 의료사고의 원인이 된 행위가 종료된 날부터 10년 이내, 또는 피해자나 법정대리인이 손해 및 가해자를 안 날로부터 3년 이내에 해야 한다.

③ 중재의 경우, 당사자들은 조정부의 최종 결정을 따르기로 서면 합의하고 중재를 신청할 수 있다. 중재 신청은 조정 절차 중에도 가능하며, 합의에 따라 대통령령이 정하는 바에 따라 조정부를 선택할 수 있다.

■ 의료사고 피해구제 및 의료분쟁 조정 등에 관한 법률 시행규칙 [별지 제1호서식] <개정 2024. 11. 7.>

의료분쟁 조정신청서(환자용)

※ [ ]에는 해당하는 곳에 √표를 하며, ( )에는 해당 내용을 선택하거나 적습니다. (앞쪽)

사건번호	접수일	조정일	처리기간 90일(120일)

신청인	① 당사자 (환자)	성명		생년월일		성별	
		주소	(우편번호) ※ 서류송달주소가 다른 경우 추가 표기				
		연락처	(휴대폰)	(직장)		(자택)	
		전자우편		팩스번호		문자메시지 수신	[ ]원함 [ ]원치 않음
	② 당사자 (상속인)	성명		생년월일		성별	
		환자와의 관계	망 ○○○(생년월일 □□□□□□ / 성별 ___)의 [ ] 배우자, [ ] 직계비속, [ ] 직계존속, [ ] 형제자매 [ ] 기타( )				
		주소	(우편번호) ※ 서류송달주소가 다른 경우 추가 표기				
		연락처	(휴대폰)	(직장)		(자택)	
		전자우편		팩스번호		문자메시지 수신	[ ]원함 [ ]원치 않음

③ 신청인의 대리인	성명		생년월일		성별	
	신청인과의 관계	[ ] 법정대리인, [ ] 배우자, [ ] 직계존속, [ ] 직계비속, [ ] 형제자매 [ ] 변호사 [ ] 그 밖에 당사자로부터 대리권을 받은 사람( )				
	주소	(우편번호) ※ 서류송달주소가 다른 경우 추가 표기				
	연락처	(휴대폰)	(직장)		(자택)	
	전자우편		팩스번호		문자메시지 수신	[ ]원함 [ ]원치 않음

④ 피신청인 (보건의료기관개설자, 보건의료인)	성명/법인명 (기관명)		연락처	업무담당자 성명	
	주소	(우편번호) ※ 서류송달주소가 다른 경우 추가 표기		팩스번호	
	보건의료인 성명			연락처	
				전자우편	
	보건의료인 진료 과목 및 분야	[ ] 내과(소화기, 심장, 기타), [ ] 외과(일반, 성형, 정형, 신경, 심장혈관흉부) [ ] 산부인과/소아청소년과, [ ] 안과/이비인후과, [ ] 피부과/비뇨의학과 [ ] 치과, [ ] 한방 병원·의원, [ ] 약국 [ ] 기타( )			

⑤ 조정신청 내용	의료분쟁 내용	※ 자세한 의료사고 경위 등 분쟁내용은 별지에 적습니다.		
	조정신청액		수수료	※ 신청금액에 따라 소정의 수수료가 부과됩니다.
	환자 상태	[ ]사망, [ ]1개월 이상의 의식불명, [ ]장애의 정도가 중증에 해당하는 경우, [ ]그 밖의 경우( )		
⑥ 의료분쟁 해결 시도 내용	위 조정신청 관련 의료분쟁의 해결을 위해 조정신청 이전에 시도한 내역을 해당 항목에 체크(√)하시고, "그 밖의 경우"에 해당하는 경우에는 그 내용을 적어 주십시오(해당 사항이 없는 경우에는 적지 않습니다). [ ] 민사소송의 제기, [ ] 소비자분쟁조정위원회에 조정신청, [ ] 그 밖의 경우( ) ※ "그 밖의 경우"의 예: 의료기관(의료인)과 합의 시도, 관련 기관(단체)에 구제신청, 법원에의 조정신청 등			

「의료사고 피해구제 및 의료분쟁 조정 등에 관한 법률」 제27조제1항 및 같은 법 시행규칙 제7조에 따라 의료분쟁의 조정을 신청합니다.

※ [ ] 조정신청 사건 관련 감정완료 시 감정서 배부를 신청합니다(수령방법: [ ] 전자우편, [ ] 팩스).

년 월 일

⑦ 신청인(또는 대리인) (서명 또는 날인)

한국의료분쟁조정중재원장 귀하

첨부서류	
첨부서류	1. 환자와 상속인의 관계를 증명하는 서류(환자가 사망한 경우만 해당합니다) 2. 위임장 및 신청인과 대리인의 관계를 증명하는 서류(대리인이 신청하는 경우만 해당합니다.) 3. 의료사고 경위 등 분쟁내용을 적은 서류 4. 의료분쟁의 조정신청 대상인 의료사고가 법 제27조제9항에 따른 의료사고에 해당하는 경우에는 다음 각 목의 구분에 따른 서류 가. 사망: 사망진단서 또는 시체검안서 등 사망을 증명할 수 있는 서류와 해당 사망과 관련된 진료기록 사본 나. 1개월 이상의 의식불명: 진단서 또는 소견서 등 1개월 이상의 의식불명을 증명할 수 있는 서류와 해당 의식불명과 관련된 진료기록 사본 다. 장애의 정도가 중증에 해당하는 경우: 「장애인복지법 시행규칙」에 따른 장애진단서, 장애인등록증 및 장애인 증명서의 사본과 해당 장애와 관련된 진료기록 사본

210㎜×297㎜[일반용지 70g/㎡(재활용품)]

■ 의료사고 피해구제 및 의료분쟁 조정 등에 관한 법률 시행규칙 [별지 제2호서식] <개정 2024. 11. 7.>

의료분쟁 조정신청서(보건의료기관개설자 · 보건의료인용)

※ [ ]에는 해당하는 곳에 √표를 하고 ( )에는 해당 내용을 선택하거나 적습니다.

(앞쪽)

사건번호	접수일	조정일	처리기간 90일(120일)

구분		항목	내용	항목	내용	항목	내용
신청인	① 당사자 (보건의료기관개설자)	성명/법인명 (기관명)		사업자등록 번호		업무담당자 성명	
		주소	(우편번호) ※ 서류송달주소가 다른 경우 추가 표기			의료분쟁 진료 과목 및 분야	
		연락처					
		전자우편		팩스번호		문자메시지 수신	[ ]원함, [ ]원치 않음
	② 당사자 (보건의료인)	성명		생년월일		성별	
		소속 보건의료기관명				직위	
		주소	(우편번호) ※ 서류송달주소가 다른 경우 추가 표기				
		연락처	(휴대폰)	(직장)		(자택)	
		진료 과목 및 분야	[ ] 내과(소화기, 심장, 기타), [ ] 외과(일반, 성형, 정형, 신경, 심장혈관흉부) [ ] 산부인과/소아청소년과, [ ] 안과/이비인후과, [ ] 피부과/비뇨의학과 [ ] 치과, [ ] 한방 병원 · 의원, [ ] 약국 [ ] 기타( )				
		전자우편		팩스번호		문자메시지 수신	[ ]원함 [ ]원치 않음

구분	항목	내용	항목	내용	항목	내용
③ 신청인의 대리인	성명		생년월일		성별	
	관계	[ ] 임직원, [ ] 변호사, [ ] 그 밖에 당사자로부터 대리권을 받은 사람( )				
	주소	(우편번호) ※ 서류송달주소가 다른 경우 추가 표기				
	연락처	(휴대폰)	(직장)		(자택)	
	전자우편		팩스번호		문자메시지 수신	[ ]원함, [ ]원치 않음

구분		항목	내용	항목	내용	항목	내용
피신청인	④ 환자	성명		생년월일		성별	
		주소	(우편번호) ※ 서류송달주소가 다른 경우 추가 표기				
		연락처	(휴대폰)	(직장)		(자택)	
		전자우편					
	⑤ 상속인	성명		생년월일		성별	
		환자와의 관계	망 ○○○(생년월일 □□□□□□, 성별 ____)의 [ ] 배우자, [ ] 직계비속, [ ] 직계존속, [ ] 기타( )				
		주소	(우편번호) ※ 서류송달주소가 다른 경우 추가 표기				
		연락처	(휴대폰)	(직장)		(자택)	
		전자우편					

⑥ 조정신청 내용	의료분쟁 내용	※ 자세한 의료사고 경위 등 분쟁내용은 별지에 적습니다.		
	조정신청액		수수료	※ 신청금액에 따라 소정의 수수료가 부과됩니다.
	환자 상태	[ ]사망, [ ]1개월 이상의 의식불명, [ ]장애의 정도가 중증에 해당하는 경우, [ ] 그 밖의 경우( )		
⑦ 의료분쟁 해결 시도 내용	위 조정신청 관련 의료분쟁의 해결을 위해 조정신청 이전에 시도한 내역을 해당 항목에 체크(√)하시고, "그 밖의 경우"에 해당하는 경우에는 그 내용을 적어 주십시오(해당 사항이 없는 경우에는 적지 않습니다). [ ] 민사소송의 제기, [ ] 소비자분쟁조정위원회에 조정신청, [ ] 그 밖의 경우( ) ※ "그 밖의 경우"의 예: 의료기관(의료인)과 합의 시도, 관련 기관(단체)에 구제신청, 법원에의 조정신청 등			

「의료사고 피해구제 및 의료분쟁 조정 등에 관한 법률」 제27조제1항 및 같은 법 시행규칙 제7조에 따라 의료분쟁의 조정을 신청합니다.

※ [ ] 조정신청 사건 관련 감정완료시 감정서 배부를 신청합니다(수령방법: [ ] 전자우편, [ ] 팩스).

년 월 일

⑧ 신청인 (또는 대리인) (서명 또는 날인)

한국의료분쟁조정중재원장 귀하

첨부서류	1. 법인 등기사항증명서(법인인 경우만 해당합니다.) 2. 보건의료기관 개설을 증명할 수 있는 증명서 사본(보건의료기관개설자의 경우만 해당합니다.) 3. 보건의료인임을 증명할 수 있는 면허증 또는 자격증 사본, 보건의료기관에 근무하고 있음을 증명하는 서류(보건의료인의 경우만 해당합니다.) 4. 위임장 및 신청인과 대리인의 관계를 증명하는 서류(대리인이 신청하는 경우만 해당합니다.) 5. 의료사고 경위 등 분쟁 내용을 적은 서류 6. 의료분쟁의 조정신청 대상인 의료사고가 법 제27조제9항에 따른 의료사고에 해당하는 경우에는 다음 각 목의 구분에 따른 서류 가. 사망: 사망진단서 또는 시체검안서 등 사망을 증명할 수 있는 서류와 해당 사망과 관련된 진료기록 사본 나. 1개월 이상의 의식불명: 진단서 또는 소견서 등 1개월 이상의 의식불명을 증명할 수 있는 서류와 해당 의식불명과 관련된 진료기록 사본 다. 장애의 정도가 중증에 해당하는 경우: 「장애인복지법 시행규칙」에 따른 장애진단서, 장애인등록증 및 장애인증명서의 사본과 해당 장애와 관련된 진료기록 사본

210mm×297mm[일반용지 70g/㎡(재활용품)]

2) 적용 대상

「의료사고 피해구제 및 의료분쟁 조정 등에 관한 법률」의 적용 대상에는 내국인뿐만 아니라 외국인도 포함되어, 외국인 환자의 의료사고에도 해당 법률이 적용될 수 있도록 하였다. 또한, 외국의 법제에 대한 학식과 경험이 풍부한 자를 조정위원 또는 감정위원으로 위촉함으로써, 언어 장벽 등 외국인 환자의 특수성을 최대한 고려하였다.

▣ 한국의료분쟁조정중재원 주요통계 현황

표 13-1 연도별 의료분쟁 조정신청 현황

(접수일 기준, 단위: 건, %)

구분	계	2020년	2021년	2022년	2023년	2024년
계	10,672 (100.0)	2,216	2,169	2,051	2,147	2,089
전년대비	△1.5	△21.6	△2.1	△5.4	4.7	△2.7

자료출처: 한국의료분쟁조정중재원(2024)

표 13-2 최근 5년간(2020년~2024년) 의료분쟁 조정·중재 처리 현황

(사건종결일 기준, 단위: 건)

계	조정								중재			
	합의	조정 결정			부조정 결정	취하	각하	소계	화해중재	중재판정	종료결정
		소계	성립	불성립							
7,459	4,394	1,338	583	755	714	966	44	3	2	1	-
(100)	(58.9)	(17.9)	(7.8)	(10.1)	(9.6)	(13.0)	(0.6)	(0.0)	(0.0)	(0.0)	(0.0)

자료출처: 한국의료분쟁조정중재원(2024)

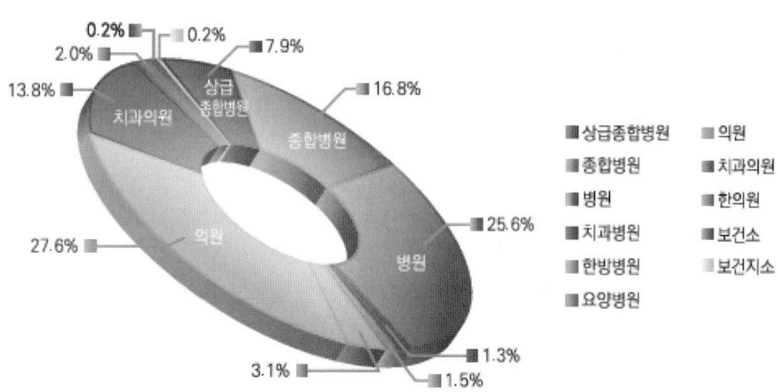

그림 13-3 최근 5년간(2020년~2024년) 보건의료기관 조정 신청 현황

표 13-3 연도별 진료과목별 조정 신청 현황

(접수일 기준, 단위: 건, %)

구분	계	2020년	2021년	2022년	2023년	2024년
계	10,672	2,216	2,169	2,051	2,147	2,089
전년대비	연평균(△1.5)	△21.6	△2.1	△5.4	4.7	△2.7
내과	1,468 (13.8)	299	310	263	307	289
외과	693 (6.5)	161	154	112	138	128
정형외과	2,201 (20.6)	421	474	451	423	432
신경외과	961 (9.0)	242	205	171	187	156
성형외과	640 (6.0)	121	143	108	144	124
심장혈관흉부외과	167 (1.6)	42	22	32	28	43
산부인과	540 (5.1)	113	107	107	110	103
소아청소년과	83 (0.8)	21	14	16	15	17
안과	476 (4.5)	97	104	93	80	102
이비인후과	238 (2.2)	55	42	48	54	39
피부과	316 (3.0)	69	51	66	72	58
비뇨의학과	277 (2.6)	60	55	41	63	58
신경과	137 (1.3)	29	27	33	19	29
마취통증의학과	130 (1.2)	38	27	22	20	23
정신건강의학과	78 (0.7)	11	12	18	15	22
영상의학과	39 (0.4)	9	8	4	10	8
진단검사의학과	26 (0.2)	9	4	7	2	4
재활의학과	142 (1.3)	26	21	34	37	24
가정의학과	130 (1.2)	17	22	39	26	26
응급의학과	344 (3.2)	65	63	82	63	71
방사선종양학과	1 (0.0)	–	–	1	–	–
치과	1,222 (11.5)	235	244	237	239	267
한의과	237 (2.2)	60	40	38	55	44
약제과	9 (0.1)	–	1	4	3	1
핵의학과	2 (0.0)	–	–	–	1	1
기타	115 (1.1)	16	19	24	36	20

자료출처: 한국의료분쟁조정중재원(2024)

4. 의료분쟁 해결 제도

현재 의료분쟁을 해결하는 방법으로는 법원에 제소하는 것 외에도 의료법에 따른 의료심사조정위원회의 조정, 대한의사협회의 공제 사업, 소비자보호법상 소비자분쟁조정위원회의 조정제도 등이 있다.

5. 의료분쟁에 대한 원무행정 실무

원무 담당자의 중요한 업무 중 하나는 의료분쟁을 슬기롭게 해결하고, 이로부터 파생되는 문제를 최소화하기 위한 실무 능력을 갖추고 이를 발전시키는 것이다.

1) 의료분쟁 발생

의료분쟁은 갑작스럽게 발생하는 것이 아니라, 진료 및 간호 과정에서 환자나 보호자가 불만을 제기하거나 공격적인 언행을 보이거나, 건의함이나 홈페이지를 통해 고충이나 문제점을 제기하고 병원 행정책임자와의 면담을 요구하는 등의 특이 사항을 통해 전조 증상이 나타난다.

(1) 발생 원인 확인

의료분쟁의 조짐이 뚜렷하거나 보호자 측의 항의가 발생한 경우, 담당자는 진료업무에 지장이 없도록 유관 부서의 협조를 요청하는 등의 적절한 조치를 취하고, 주치의, 협진 의사, 간호사, 의료지원부서 담당자 등과의 면담을 통해 진료경위를 파악한다. 이 과정에서 의료행위의 적법성뿐 아니라 법률적으로 분쟁의 소지가 있는지를 확인하고 정리한다.

(2) 환자 측 면담

민원을 강력히 제기하거나 분쟁 단계에 진입한 환자 측은 병원 직원을 만나는 것 자체를 이미 의료사고가 발생한 결과로 인식하고, 병원이 자신의 주장을 받아들여 해결책을 제시해야 한다고 생각하는 경우가 많다. 이로 인해 감정이 격해지고 자신의 주장만을 반복하는 경우가 많아, 업무가 원활히 진행되기 어렵다.

따라서 담당자는 병원의 입장을 일방적으로 대변한다는 인상을 주지 않도록 주의하며, 환자 측의 입장을 경청하고 필요한 경우 적절한 설명을 통해 객관적이고 유연한 태도로 대처해야 한다.

(3) 대책회의 및 지침 수립

의료분쟁에 관한 진료 경위와 상황이 파악되면 병원장에게 보고하고, 의료분쟁조정위원회나 간부회의 등 공식 기구를 통해 대책을 논의하고 적절한 지침을 수립한다.

수립된 지침은 해당 의료분쟁에 대한 병원의 공식 입장이 되므로, 의료과실 여부와 환자 상태를 객관적으로 판단해야 한다. 다만, 환자의 오해를 방지하고 신뢰를 회복하기 위한 대화와 협상의 여지를 남기는 것이 바람직하다.

2) 합의

합의란 의료분쟁을 소송으로 해결하지 않고, 당사자 간 입장을 조율하여 적정한 수준에서 합의금을 결정하고 법적 문제 제기를 하지 않기로 약속하는 것이다.

(1) 합의 유도

병원이 의료분쟁 해결을 위해 최선의 노력을 기울이고 있다는 의지를 보일 때, 환자 측과의 합의가 가능해진다.

분쟁 담당자가 의료진과 긴밀히 협조하여 환자 측의 이해를 도울 수 있도록 충분하고 성실하게 설명하는 자세를 유지하면, 환자 측은 감정을 누그러뜨리고 의료사고가 고의가 아닌 불가항력적인 사유로 발생했음을 객관적으로 인식하게 되어 합의에 이를 수 있다.

(2) 합의금 결정

모든 당사자가 만족할 수 있는 수준의 합의금을 결정하는 것은 쉽지 않다. 그러나 일반적으로 환자의 재산, 직업, 수입, 부양 가족 등의 경제 상황과 향후 진료 및 개호 비용, 장애 상태, 정신적 피해에 대한 보상(위자료), 유사 분쟁 사례, 변호사 자문 등을 종합적으로 고려하여 합의금을 산정한다.

산정된 금액을 바탕으로 의료과오의 정도에 따라 적정 금액을 제시하고, 합의 도출을 위해 진지하게 노력해야 한다.

(3) 합의서 작성

합의에 이르면 합의서를 작성한다. 합의 사실을 번복하거나 추가 보상을 요구하는 등 새로운 분쟁 소지를 방지하고, 당사자 간 자발적 합의 사실을 명확히 하기 위해 합의서에는 관련 내용을 구체적으로 명시한다. 필요시 공증 절차를 거쳐 법적 효력을 확보하는 것이 바람직하다.

합의서 작성 시 참고 사항

합의서에는 ① 환자의 인적 사항, ② 의료사고 발생 일시, ③ 합의 금액, ④ 향후 진료비 부담의 주체 및 범위, ⑤ 합의금 지급 방식, ⑥ 합의 일자, 합의 ⑦ 당사자 등의 내용을 포함해야 하며, 합의 이후 민사상 및 형사상 어떠한 이의도 제기하지 않겠다는 확인 사항이 반드시 명시되어야 한다.

3) 소송

환자 측은 의료분쟁과 관련하여 민사소송이나 형사소송을 제기할 수 있다.

(1) 소송 제기 시 대책 수립

환자 측이 고소나 고발을 하면 의료인은 피의자 신분으로 검찰에 출두해야 하며, 민사소송이 제기되면 최초 변론기일 전까지 답변서를 준비해야 한다.

(2) 소송 위임장 제출

소송 절차를 변호사에게 위임하기로 결정한 경우, 변호사에게 소송 위임장을 제출하고 착수금을 지급한다. 이때, 착수금에 대한 증빙은 간이영수증이 아닌 세금계산서를 수령한다.

(3) 소송 자료 제출

소송에 대비하여 진료 경위, 의학적 쟁점, 참고 자료, 증거 등을 수집하고 외국어 자료는 번역문을 첨부하여 변호사에게 제공한다.

의료지식이 제한적인 변호사가 상황을 정확히 이해할 수 있도록 충분히 설명해야 하며, 법원이 요구하는 자료나 소송 주장 입증에 필요한 자료는 관련자들의 철저한 검토를 거쳐 제출하여 누락이나 상반된 진술이 발생하지 않도록 주의한다.

(4) 소송 진행

소송이 진행되는 동안 행정적 지원을 제공하고, 공판 일자와 판결 내용 및 배경을 신속하고 정확하게 파악하여 향후 대응책 마련에 도움이 되도록 한다.

(5) 상소

병원이 승소한 경우 변호사에게 승소 사례금을 지급하고 업무를 종결한다. 패소한 경우에는 변호사와 협의하여 항소 여부를 결정한다.

형사소송의 항소 기간은 판결 선고일로부터 7일 이내, 민사소송은 판결문 송달일로부터 14일 이내이다.

(6) 민사 및 형사소송의 항소 기간

민사소송의 경우, 판결서가 보통 선고 후 10일 내에 송달되며, 송달받은 날로부터 14일 이내에 항소장을 원심 법원에 제출해야 한다. 형사소송의 경우에는 판결 선고일로부터 7일 이내에 항소해야 한다.

13-2 | 의료분쟁 예방활동

학습목표	1. 의료분쟁이 발생하지 않도록 대책과 예방활동을 수립하여 실행할 수 있다.

1. 의료분쟁 예방활동

의료분쟁이 발생하지 않도록 진료에 만전을 기하는 것이 가장 바람직하지만, 의술은 완전하지 않으며 다양한 전문직이 의료서비스 과정에 개입하기 때문에 의료사고를 완전히 예방하는 것은 사실상 불가능하다. 그러나 의료사고나 과오를 예방하려는 노력의 정도에 따라 분쟁 발생 건수를 상당히 줄일 수 있으며, 예방 활동의 주요 내용은 다음과 같다.

1) 의료사고 예방위원회 설치 · 운영

「의료사고 피해구제 및 의료분쟁 조정 등에 관한 법률」이 시행됨에 따라, 종합 병원 개설자는 의료사고 예방위원회를 설치·운영해야 한다. 이 예방위원회는 다음과 같은 의료사고 예방 관련 사항을 심의한다.

(1) 의료사고 예방에 관한 보건의료기관의 시책
(2) 의료사고 실태 분석 및 평가
(3) 보건의료기관 소속 직원을 위한 의료사고 예방 교육
(4) 의료사고 관련 통계 작성 및 연구
(5) 그 밖에 위원장이 심의에 부치는 사항

2) 최선을 다하는 의료행위

의료분쟁은 주로 진료 결과가 의료진의 기술적 실수, 돌발 상황에 대한 부적절한 대응, 혹은 환자 입장에서 '최선을 다하지 않았다'는 인상을 줄 때 발생한다. 따라서 의료기술 부족으로 인한 오해가 발생하지 않도록, 수술이나 특수검사 전 과정에서 의료행위에 최선을 다해야 한다. 또한 수술 전 검사 결과의 확인, 필요 의약품 준비, 예정 시간의 준수 등 진료 절차 전반에 걸쳐 충실한 수행이 요구된다.

3) 충분한 설명

심신이 약해진 환자는 자신의 현재 상태와 향후 진료 결과에 대해 불안해 하고 궁금해 한다. 이에 따라 진료 과정 및 예후에 대해 충분히 설명하는 것은 환자의 심리적 안정을 도울 뿐만 아니라, 의료분쟁을 예방하는 효과적인 방법이다. 의료진이 환자에게 설명해야 할 주요 사항은 다음과 같다:

의료진이 환자에게 설명해야 하는 사항
• 환자의 병명 및 증상 (병명이 명확하지 않은 경우 포함) • 필요한 검사(종류, 목적, 내용, 기술적 설명, 마취 필요성 등) • 예상되는 치료법(약물 투여, 주사 및 수액, 시술, 수술, 방사선 요법 등) • 검사로 얻을 수 있는 결과, 부작용, 안정성 및 위험성 • 예측 가능한 치료 방법, 부작용, 합병증, 후유증 및 그에 따른 위험성 등

이와 함께 의료진은 다음과 같은 태도를 갖추어야 한다:

(1) 친절하고 겸손한 자세

예의와 겸손은 원활한 의사소통의 기본이며, 성실함과 신뢰감을 전달하는 중요한 요소다. 환자나 보호자를 단순한 업무의 대상으로 보지 말고, 귀중한 인격체로 존중하고 친절하게 대해야 한다.

(2) 진실하고 성실한 태도

질병 치료에 필요한 의료적 내용을 중심으로 설명하고, 환자의 회복을 위한 의료진의 역할에 대해 진정성 있게 전달해야 한다.

(3) 설명의 일관성 유지

의료서비스 제공에는 주치의뿐 아니라 전공의, 의료기사, 협진 전문의 등 여러 인력이 참여하므로, 진료 과정이나 예후에 대한 설명이 서로 다를 수 있다. 따라서 설명의 책임은 주치의가 일관되게 지는 것이 바람직하다.

(4) 적절한 설명 시기 선정

설명이 어렵다고 회피하거나 지연하지 말고, 사소한 문제라도 인지한 즉시 환자 측에 책임감 있게 설명해야 한다.

4) 예방 교육

의료진을 포함한 병원 직원들에게 적절한 사례를 바탕으로 정기적 혹은 수시로 분쟁 예방 교육을 실시하는 것은 매우 중요하다. 이러한 예방 교육의 중요성은 다음과 같은 이유에서 강조된다.

첫째, 의료분쟁 발생 시 진료에 차질이 생겨 수익이 감소하고, 피해 보상을 위한 비용이 추가로 발생하므로, 경제적 손실을 줄이기 위해 예방 활동이 필수적이다.

둘째, 의료분쟁 발생 사실이 지역사회에 알려지면, 직접적인 관련이 없는 환자들의 만족도까지 하락해 잠재 고객을 상실할 수 있다.

셋째, 의료분쟁은 병원의 의료수익 감소뿐 아니라 병원의 브랜드 가치 하락으로 이어져, 기존 고객은 물론 잠재 고객까지도 상실할 수 있는 중대한 위협이 된다.

따라서 의료분쟁 예방 활동은 병원장이나 의료진만의 과제가 아니라, 병원 전 구성원이 지속적이고 정책적으로 관심을 기울여야 할 위기 관리(Risk Management) 요소로 인식해야 한다.

5) 바람직한 병원 문화 정립

환자 중심의 진료와 양질의 의료서비스 제공을 목표로, 병원 구성원 모두가 상호 협조하고 창의적으로 업무를 수행하는 문화를 정립하는 것은 분쟁 예방에 있어 매우 중요한 요소다. 자부심과 협력을 기반으로 한 바람직한 병원 문화는 신뢰받는 진료 환경을 만드는 데 기여한다.

실전대비 요약정리 사항 및 예상문제

제13장. 의료분쟁관리

1. 의료분쟁의 종류와 내용
2. 한국의료분쟁조정중재원의 역할 및 업무, 이용절차
3. 의료분쟁 발생 시 처리절차
4. 민사 및 형사소송의 경우 항소기간
5. 의료분쟁의 예방활동

제 14 장 요양병원 및 장기요양보험

14-1 | 요양병원 급여관리

학습목표	1. 요양병원의 정의와 입원대상에 대하여 알 수 있다. 2. 급여산정기준에 의거 자격 및 환자를 관리할 수 있다.

1. 요양병원 급여

1) 요양병원의 개념

(1) 요양병원

요양병원이란 의사 또는 한의사가 의료행위를 하는 장소로서, 요양환자 30명 이상을 수용할 수 있는 시설을 갖추고 의료서비스 제공을 목적으로 개설된 의료기관을 말한다.

이 의료기관은 주로 장기 요양이 필요한 입원환자, 즉 노인성 질환자, 만성질환자, 외과적 수술 후 또는 상해 후 회복기간에 있는 자 등 지속적인 치료와 재활이 필요한 환자에게 의료서비스를 제공하기 위해 운영된다.

일반 병원과 달리 요양병원은 의사 및 간호사의 법정 배치기준이 완화되어 있으며, 사회복지사, 물리치료사 등의 인력을 추가로 배치하도록 규정되어 있는 것이 특징이다.(「의료법」 제3조 제2항 제3호 라목).

반면, 요양시설(요양원)은 의료서비스보다는 노인에 대한 수발 및 일상생활 지원을 주 목적으로 한다.

(2) 요양병원 입원 대상

입원 대상은 노인성 질환자, 만성질환자, 외과적 수술 후 또는 상해 후 회복기간에 있는 자로서, 주로 요양을 필요로 하는 자이다. 단, 정신질환자(노인성 치매제외) 및 감염병환자, 감염병의사환자 또는 병원체보유자(감염병환자 등"이라 함)는 입원 대상에서 제외된다(「의료법 시행규칙」 제36조 제2항, 제3항).

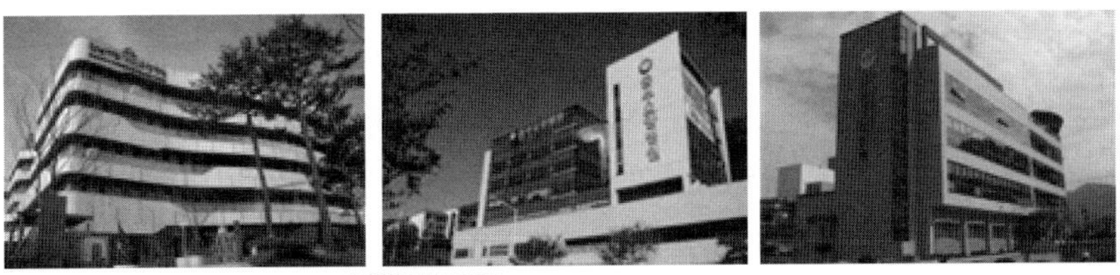

그림 14-1 현대시설의 요양병원

2) 진료수가 및 산정지침

(1) 환자군별 상대가치점수는 입원일당 정액으로 산정한다. 정액수가는 행위 점수에 「국민건강보험법」 제45조 제3항 및 같은 법 시행령 제21조 제1항에 따른 점수당 단가를 곱한 금액에 약제 및 치료재료 비용을 더한 후, 10원 미만은 4사 5입하여 산정한다.

(2) 정액수가는 행위료, 약제 및 치료재료 등을 포함한다.

3) 행위 급여목록, 상대가치점수 및 산정지침

(1) 입원료 등의 소정점수 구성 항목

제1부에서 정한 제외환자 또는 특정기간에 적용한다. 제외 환자 및 특정 기간에 산정 가능한 입원료는 요양병원입원료, 낮병동입원료, 중환자실입원료, 격리실입원료에 한하며, 다음 기준에 따른다. 이들 입원료의 소정점수에는 다음이 포함되어 있다:

① 요양병원입원료, 낮병동입원료, 격리실입원료
- 입원환자 의학관리료 (소정점수의 31%)
- 입원환자 간호관리료 (소정점수의 16%)
- 입원환자 병원관리료 (소정점수의 53%)

② 중환자실입원료
- 입원환자 의학관리료 (소정점수의 40%)
- 입원환자 간호관리료 (소정점수의 25%)
- 입원환자 병원관리료 (소정점수의 35%)

(2) 입원료 산정 방법

입원료 등(요양병원입원료, 중환자실입원료, 격리실입원료)은 1일당으로 다음과 같이 산정한다.

① 1일이란 12시(정오)부터 다음 날 12시(정오)까지를 의미한다.

② 0~6시 사이에 입원하거나, 18~24시 사이에 퇴원한 경우에는 입원료 소정 점수의 50%를 별도로 산정한다.

③ 6~12시 사이에 입원하거나, 12~18시 사이에 퇴원한 경우에는 해당 기간의 입원료 등은 별도로 산정하지 아니한다.

④ 입원과 퇴원이 24시간 이내에 이루어진 경우, 전체 입원 시간이 6시간 이상인 경우에 한하여 1일분 입원료 등을 산정한다.

⑤ 요양병원 입원료는 입원 기간에 따라 다음과 같이 차등 산정한다.

㉮ 입원 181일째부터 270일째까지: 해당 점수의 95%를 산정

㉯ 입원 271일째부터 360일째까지: 해당 점수의 90%를 산정

㉰ 입원 361일째부터: 해당 점수의 85%를 산정

㉱ 퇴원 후 90일 이내 재입원하는 경우에는 입원 기간에 이전 요양병원 입원 기간을 합산하여 적용한다.

⑥ 중환자실 입원료 및 격리실 입원료

㉮ 입원 16일째부터 30일째까지: 해당 점수의 90%를 산정

㉯ 입원 31일째부터: 해당 점수의 85%를 산정

⑦ 9인 이상 병실에 입원한 경우에는 요양병원 입원료를 해당 점수의 70%로 산정한다.

(3) 낮병동, 중환자실, 격리실입원료 산정 기준

낮병동 입원료, 중환자실 입원료, 격리실 입원료를 산정할 수 있는 경우는 다음과 같으며, 이때 입원료 등을 중복 산정하지 않는다.

① 낮병동 입원료

㉮ 다음의 어느 하나에 해당하는 경우

㉠ 분만 후 당일 귀가하거나 타 기관으로 이송되어 입원료를 산정하지 않은 경우

㉡ 응급실, 수술실 등에서 처치·수술 등을 받고 연속하여 6시간 이상 관찰한 후 귀가하거나 타 기관으로 이송되어 입원료를 산정하지 않은 경우

㉢ 정신건강의학과의 '낮병동'에서 6시간 이상 진료를 받고 당일 귀가한 경우

㉯ 낮병동 입원료를 산정하는 당일, 외래 또는 응급실에서 진찰을 받은 경우에는 진찰료를 함께 산정할 수 있다.

단, 예정된 외래 수술을 위해 내원한 경우 또는 정신건강의학과 '낮병동'에서 매일 또는 반복적으로 진료를 받는 경우에는 진찰료를 산정하지 않는다.

㉰ 낮병동 입원료를 산정하는 당일의 본인일부부담금은 입원 진료 본인일부부담률에 따라 산정한다.

② 중환자실 입원료

「의료법」 시행규칙 제34조 [별표 4]에 정한 시설·장비를 갖춘 중환자실(ICU)이 설치된 요양병원에서, 지극히 심각한 질환이나 손상을 입어 집중적인 치료 및 간호가 필요한 환자를 중환자실에서 진료한 경우에 산정한다.

③ 격리실 입원료

다음의 어느 하나에 해당하는 경우

㉮ 면역이 억제된 환자를 보호하기 위해 일반 환자와 격리하여 치료한 경우

㉯ 일반 환자를 보호하기 위해 전염력이 강한 전염성 환자를 격리하여 치료한 경우

㉰ 기타 보건복지부 장관이 격리가 반드시 필요하다고 인정하여 고시한 경우

(4) 의사인력 확보수준에 따른 입원료 차등제

① 요양병원 입원료, 낮병동 입원료, 정액수가(환자군, 임종실) 산정 시 적용한다.

② 직전 분기 평균 환자 수 대비 해당 요양기관에 상근하는 의사 수(환자 수 대비 의사 수 비율)와 전문과목의 전문의 비율이 50% 이상인 경우와 미만인 경우에 따라, 의사인력 확보 수준을 다음과 같이 1등급부터 4등급으로 구분한다.

㉮ 1등급: 환자 수 대비 의사 수가 35:1 이하이고, 전문의 비율이 50% 이상인 경우

㉯ 2등급: 환자 수 대비 의사 수가 35:1 이하이고, 전문의 비율이 50% 미만인 경우

㉰ 3등급: 환자 수 대비 의사 수가 35:1 초과 40:1 이하인 경우

㉱ 4등급: 환자 수 대비 의사 수가 40:1을 초과하는 경우

③ 환자 수는 낮병동 입원환자를 포함한 요양병원 입원환자 전체를 의미하되, 중환자실 입원환자 및 별도 병동으로 구분 운영되는 격리실 입원환자는 제외한다.

④ 의사인력 확보 수준에 따라 요양병원 입원료 등은 등급별로 다음과 같이 가감한다.

㉮ 1등급: 입원료 소정점수의 13% 가산

㉯ 2등급: 입원료 소정점수의 5% 가산

㉰ 3등급: 입원료 소정점수 그대로 산정

㉱ 4등급: 입원료 소정점수의 50% 감산

㉲ 단, 1등급 및 2등급 가산은 상근 의사 1인을 포함해 총 의사 수가 2인 이상(소수점은 반올림)인 요양병원에만 적용한다.

(5) 간호인력 확보수준에 따른 입원료 차등제

① 요양병원 입원료, 낮병동 입원료, 정액수가(환자군, 임종실) 산정 시 적용한다.

② 직전 분기 평균 환자 수 대비 간호업무에 종사하는 간호인력(간호사 및 간호 조무사)의 평균 수에 따라, 다음과 같이 1등급부터 6등급으로 구분한다.

㉮ 1등급: 4.5:1 미만

㉯ 2등급: 4.5:1 이상 5:1 미만

㉰ 3등급: 5:1 이상 5.5:1 미만

㉱ 4등급: 5.5:1 이상 6:1 미만

㉲ 5등급: 6:1 이상 6.5:1 미만

㉳ 6등급: 6.5:1 이상

③ 환자 수는 낮병동 입원환자를 포함한 전체 요양병원 입원환자를 의미하되, 중환자실 및 별도로 운영되는 격리실 입원환자는 제외한다.

④ 간호인력 확보 수준에 따라 입원료 등은 다음과 같이 가감한다.

㉮ 1등급: 소정점수의 60% 가산

㉯ 2등급: 50% 가산

㉰ 3등급: 35% 가산

㉱ 4등급: 20% 가산

㉲ 5등급: 소정점수 그대로 산정

㉳ 6등급: 50% 감산

㉴ 단, 환자 수 대비 간호사 수 비율이 18:1을 초과하는 경우, 1등급 내지 5등급에 해당하더라도 소정점수에서 15%를 감산한 점수로 산정한다.

⑤ 1등급 내지 5등급 요양병원 중 간호사 비율이 간호인력의 3분의 2 이상인 경우, 1일당 2,000원을 별도 산정한다.

(6) 간호인력 확보 수준에 따른 중환자실 입원환자 간호관리료 차등제

제1편 제2부 제1장 기본진료료 [산정지침] 2. 입원료 등 '바. 간호인력 확보 수준에 따른 일반 중환자실 입원환자 간호관리료 차등제'의 (1)의 (나)항, (2)의 (나)항 등급별 산정 방법에 따른다.(건강보험요양급여비용 책자)

[사용 코드]
S등급 - AJ5BS, 195BS, A등급 - AJ5BA, 195BA, 1등급 - AJ5B1, 195B1, 2등급 - AJ5B2, 195B2, 3등급 - AJ5B3, 195B3, 4등급 - AJ5B4, 195B4, 5등급 - AJ5B5, 195B5, 6등급 - AJ5B6, 195B6, 7등급 - AJ5B7, 195B7

(7) 필요인력 확보에 따른 별도 보상제

① 직전 분기 해당 요양기관에 약사가 상근하고, 의무기록사, 방사선사, 임상병리사, 물리치료사, 사회복지사 중 4개 이상 직종에서 상근자가 1명 이상 있는 경우, 1일당 1,710원을 별도 산정한다.
단, 환자 수가 200명 미만인 경우에는 약사가 주 16시간 이상 근무한 경우에도 산정 가능하다.

② 필요 인력의 산정은 해당 치료를 실시할 수 있는 일정 면적의 물리치료실, 임상병리실, 방사선실을 갖추고, 실제로 사용할 수 있는 장비를 보유한 요양기관에 한하여 가능하다.

(8) 요양병원 입원급여 적정성 평가를 연계한 질 지원금 및 환류는 다음 기준에 따른다.

① 요양병원 입원급여 적정성 평가 연계 질 지원금

㉮ 요양병원 입원료, 낮병동 입원료, 정액수가(환자군, 임종실) 산정 시 적용한다.

㉯ 요양병원 입원급여 적정성 평가 연계 질 지원금은 위 ㉮의 산정 횟수와 동일하게 산정한다. 다만, 입원료 중 병원관리료만을 산정하는 경우, 외박 수가를 산정하는

경우, 0시~6시 사이에 입원하거나 18시~24시 사이에 퇴원하는 경우에는 별도로 산정하지 않는다.

㉰ '요양병원 입원급여 적정성 평가' 결과 종합점수가 상위 10% 이하인 경우, 요양병원 입원료 소정 점수의 20%를 별도로 산정한다.

㉱ 종합점수가 상위 10% 초과 ~ 상위 30% 이하인 경우, 요양병원 입원료 소정 점수의 10%를 별도로 산정한다.

㉲ 평가결과가 4등급 이상이면서 종합점수가 직전 평가 대비 5점 이상 향상된 경우, 요양병원 입원료 소정 점수의 5%를 별도로 산정한다.

㉳ 요양병원 입원급여 적정성 평가 연계 질 지원금은 ㉰~㉲에 해당하는 경우, 평가결과 발표 익월부터 다음 평가결과 발표 월까지 산정하되, 의료기관평가인증원에서 실시하는 의료기관 인증 결과가 '인증' 또는 '조건부 인증' 등급인 유효한 기관에 한해 산정한다.

② 요양병원 입원급여 적정성 평가 결과 환류
위 (4)~(8)-①의 규정에도 불구하고, '요양병원 입원급여 적정성 평가' 결과 종합점수가 하위 5% 이하에 해당하는 요양병원은 평가결과 발표 직후 2분기 동안 위 (4) 및 (5)의 입원료 가산, (7)의 필요 인력 확보에 따른 별도 보상,(8)-①의 적정성 평가 연계 질 지원금을 적용하지 않는다.

(9) 요양병원 인증조사에 따른 가산 배제

의료기관 인증의 신청 및 평가(의료법 제58조의4)에 따른 인증을 정해진 기간 내 신청하지 않은 인증조사 미신청 기관, 인증조사 신청 후 정당한 사유 없이 인증비용 미납 등으로 인증조사에 협조하지 않은 기관, 또는 인증조사 결과 전체 조사항목 평균점수가 5점 미만인 요양병원은, 통보 시점이 속한 분기의 직후 1분기동안 위 (4)~(5)의 규정에도 불구하고 (4) 및 (8)의 입원료 가산과 (7)의 필요 인력 확보에 따른 별도 보상을 적용하지 않는다.

(10) 전문병원 의료질평가지원금 산정

전문병원으로 지정받은 요양병원은『의료질평가지원금 등 산정을 위한 기준』의 평가 결과에 따라 제1편의 전문병원(병원·요양병원·한방병원) 의료질평가지원금(가-24-1)을 산정한다. 다만, 입원료 중 병원관리료만을 산정하는 경우는 제외한다.

(11) 의약품관리료

의약품관리료는 특정기간 중 투약한 경우 특정기간이 종료되는 시점마다 투약 일수에 따라 제1편 제2부 제1장 가-11 의약품관리료 나-(3)의 수가를 산정한다.

(12) 요양병원 지역사회 연계 관리료 II를 산정한 경우

교통비는 소요시간, 방문지역 등에 불문하고 1회 방문당 108.30점을 환자 본인이 100분의 100을 부담한다.

(13) 연명의료중단 등 결정

건강보험 행위 급여·비급여 목록표 및 급여 상대가치점수 제4편 제5부에 의하여 산정한다.

4) 검사도구 및 환자평가표

(1) 검사도구

① 일상생활능력(ADL: Activities of Daily Living)

환자평가표의 ADL 측정 항목 중 식사하기, 체위 변경하기, 옮겨 앉기, 화장실 사용하기의 4개 항목 점수를 모두 합산하여 산정한다.

각 문항별 점수는 다음과 같다:

- 완전자립: 1점
- 감독 필요: 2점
- 약간의 도움: 3점
- 상당한 도움: 4점
- 전적인 도움 또는 행위발생 없음: 5점

② MMSE-K (Mini Mental State Examination - Korea)

한국판 간이 정신상태 검사로, 지남력, 세 단어 기억 등록, 집중력 및 계산, 단어 회상, 언어 및 시공간 구성으로 구성된 치매 선별검사 도구이다.

대부분의 노인요양시설에서는 초기 상담 시 이 도구를 이용하여 치매 선별검사를 실시한다.

인지기능을 선별하는 검사로, 점수 범위는 0~30점이며, 점수가 낮을수록 중증도를 의미한다.

- 20~23점: 치매 의심
- 15~19점: 경증 치매
- 14점 이하: 중증 치매로 평가

(2) 환자평가표의 작성 원칙 및 적용 원칙

① 환자평가표 작성 원칙

- 요양병원은 환자군별 상대가치점수 결정을 위하여 매월 환자평가표를 작성하여야 한다.
- 환자평가표는 해당 환자를 담당하는 의사 및 간호사가 의무기록을 근거로 작성하

며, 의무기록에 비치한다.

- 환자평가표는 매월 1일부터 10일 사이에 작성하는 것을 원칙으로 한다.
- 입원 시 평가인 경우에는 입원 제1일부터 10일 사이에 작성한다.
- 월중 특정 기간에서 정액수가 기간으로 변경되는 경우, 정액수가 적용 개시일로부터 제1일~10일 사이에 평가하여 작성한다.
- 환자평가표는 작성일 기준으로 관찰기간 7일이 확보된 경우 반드시 작성하며, 해당 기간 동안의 환자 상태를 종합적으로 평가한다.

단, 특정 기간 발생 등 불가피한 경우에 한하여 평가기간을 단축할 수 있다.

- 환자 평가에 해당하는 기간은 정액수가 적용 기간이어야 한다.
- 월말 입원 등으로 인해 익월에 환자평가표가 작성된 경우, 익월의 환자 평가는 생략한다.
- 전월 환자평가표 작성일로부터 전월 마지막 날까지의 잔여일수가 7일 이하인 경우, 당월의 환자 평가는 생략할 수 있다.

② 환자평가표의 적용 원칙

- 환자평가표는 정액수가를 적용하는 경우에 제출한다.
- 정액수가는 해당 월에 최초로 작성된 환자평가표에 의해 결정되며, 이 수가는 그 달 전체 정액수가 적용 기간에 적용된다.
- 환자 평가기간이 특정기간인 경우, 해당 환자평가표는 정액수가 결정에 사용할 수 없다.
- 월말 입원 등으로 인해 익월에 환자평가표가 작성된 경우, 해당 환자평가표는 당월 및 익월의 환자군 결정에 적용한다.
- 전월 환자평가표 작성일로부터 전월 말일까지의 잔여일수가 7일 이하로, 당월의 환자평가가 생략된 경우에는 전월 환자평가표를 당월의 환자군 결정에 적용한다.
- 당월에 적용할 환자평가표가 없는 경우, 최근 3개월 이내 작성된 환자평가표 중 가장 최근의 평가표를 적용한다.
- 위 6가지에 해당하지 않아 적용 가능한 환자평가표가 없는 경우에는 '선택입원군(요-7-가)'의 수가를 적용한다.

[별지 제25호 서식]

(앞면)

환자평가표

'*' 표시가 있는 항목은 반드시 의무기록에 근거하여 기재

A. 일반사항

1. 환자성명 ________　　2. 주민등록번호 □□□□□□ – □□□□□□□

3. 입원일* □□□□년 □□월 □□일　　4. 요양개시일 □□□□년 □□월 □□일

5. 평가구분

□ 1. 입원 평가　□ 2. 계속 입원 중인 환자 평가　□ 3. 이전 환자평가표를 적용하는 경우

6. 작성일 □□□□년 □□월 □□일

7. 입원 직전 있던 곳(5. 평가구분 중 입원 평가인 경우만 체크)

□ 1. 집에 거주(재가장기요양서비스/가정간호/방문간호를 받으면서)

□ 2. 집에 거주(재가장기요양서비스/가정간호/방문간호를 받지 않으면서)

□ 3. 요양시설/그룹홈　□ 4. 급성기병원　□ 5. 요양병원

□ 6. 정신병원/정신시설　□ 7. 기타

8. 교육수준(5. 평가구분 중 입원 평가인 경우만 체크)

□ 1. 무학　□ 2. 초졸(퇴)　□ 3. 중졸(퇴)　□ 4. 고졸(퇴)　□ 5. 대졸(퇴) 이상　□ 6. 확인 불가

9. 혈압* □□□/□□□mmHg

10. 건강생활습관(5. 평가구분 중 입원 평가인 경우만 체크)

a. 담배를 피우십니까?　□ 0. 아니오　□ 1. 예

b. 술을 자주 마십니까?　□ 0. 아니오　□ 1. 예

c. 주 4일 이상, 한번에 30분 이상 운동을 합니까?　□ 0. 아니오　□ 1. 예

d. 하루 세끼 식사를 꼬박꼬박 챙겨 먹습니까?　□ 0. 아니오　□ 1. 예

11. 장기요양등급 및 신청(5. 평가구분 중 입원 평가인 경우만 체크)

□ 1. 해당사항 없음　□ 2. 미신청　□ 3. 신청 중

□ 4. 신청하였으나 인정 못 받음　□ 5. 등급 내 자　□ 6. 등급 외 자

12. 장기요양등급 및 이용 서비스(5. 평가구분 중 입원 평가인 경우, 11. 등급 내 자인 경우만 체크)

a. 등급

□ 1. 1등급　□ 2. 2등급　□ 3. 3등급　□ 4. 4~5등급　□ 5. 인지지원등급　□ 6. 확인 불가

b. 이용 중인 또는 이용하였던 서비스(해당 항목에 모두 체크)

□ 1. 주·야간보호　□ 2. 방문요양　□ 3. 방문간호　□ 4. 방문목욕

□ 5. 단기보호　□ 6. 복지용구 구입 및 대여　□ 7. 시설입소　□ 8. 기타

13. 장기요양서비스를 받고 싶은 의향이 있습니까?(5. 평가구분 중 입원 평가인 경우, 11. 장기요양등급 미신청 또는 신청하였으나 인정 못 받은 경우 체크)

□ 0. 아니요　□ 1. 예

14. 사회환경 선별조사(5. 평가구분 중 입원 평가인 경우, 지난 1년 동안의 상황을 종합하여 체크)

a. 응답 거부 □

b. 식사준비, 간병 등의 도움을 줄 수 있는 사람이 없음　□ 0. 아니오　□ 1. 예

c. 전기·수도 등 공과금 미납으로 서비스 중단 고지를 받은 적 있음　□ 0. 아니오　□ 1. 예

d. 안정적으로 거주할 집이 없어 노숙 등을 한 적 있음　□ 0. 아니오　□ 1. 예

e. 병원비, 월세 등 주거비, 난방비 등 비용 지불이 어려운적이 있음　□ 0. 아니오　□ 1. 예

f. 교통수단 부족으로 진료, 복지관 등 외출이 어려웠던 적이 있음　□ 0. 아니오　□ 1. 예

g. 먹을 것이 없거나 학대를 받는 등 긴급하게 도움이 필요한 적이 있음　□ 0. 아니오　□ 1. 예

B. 의식상태

1. 혼수*
   □ 0. 아니오 □ 1. 예(☞ '예'라고 체크한 경우 'D. 신체기능'으로 넘어감)
2. 섬망*
   □ 0. 섬망의 증상이 전혀 나타나지 않음
   □ 1. 섬망의 증상이 있으나, 지난 7일 이전에 발생함
   □ 2. 섬망의 증상이 있으나, 지난 7일 이내에 발생하였거나 악화되고 있음

C. 인지기능

1. 단기기억력 □ 0. 정상 □ 1. 이상 있음 □ 2. 확인 불가
2. 일상 생활사에 관한 의사결정을 할 수 있는 인식기술
   □ 0. 스스로 일관성 있고 합리적인 의사결정을 함
   □ 1. 새로운 상황에서만 의사결정의 어려움이 있음
   □ 2. 인식기술이 다소 손상됨 □ 3. 인식기술이 심하게 손상됨
3. 이해시키는 능력
   □ 0. 이해시킴 □ 1. 대부분 이해시킴 □ 2. 가끔 이해시킴 □ 3. 거의/전혀 이해시키지 못함
4. 말로 의사표현을 할 수 있음 □ 0. 아니오 □ 1. 예
5. 행동심리증상의 빈도*(해당 칸에 '√' 표시)

항 목	없음	가끔	자주	매우자주
a. 망상				
b. 환각				
c. 초조/공격성				
d. 우울/낙담				
e. 불안				
f. 들뜬 기분/다행감				
g. 무감동/무관심				
h. 탈억제				
i. 과민/불안정				
j. 이상 운동증상 또는 반복적 행동				
k. 수면/야간행동				
l. 식욕/식습관의 변화				
m. 케어에 대한 저항				
n. 배회				

6. K-MMSE(또는 MMSE-K) 검사*
   a. 평가표 작성일로부터 지난 6개월 이내 K-MMSE(또는 MMSE-K) 검사 실시 여부
      □ 0. 아니오 □ 1. 예
   b. 검사를 실시한 경우 기재
      b-1. 점수(점) □□ b-2. 검사일 □□□□년 □□월 □□일
7. 치매 척도 검사*
   a. CDR(Clinical Dementia Rating) 검사 실시 여부 □ 0. 아니오 □ 1. 예
   b. CDR(Clinical Dementia Rating) 검사를 실시한 경우 기재
      b-1. 점수(점) □.□ b-2. 검사일 □□□□년 □□월 □□일
   c. GDS(Global Deterioration Scale) 검사 실시 여부 □ 0. 아니오 □ 1. 예
   d. GDS(Global Deterioration Scale) 검사를 실시한 경우 기재
      d-1. 점수(점) □ d-2. 검사일 □□□□년 □□월 □□일

D. 신체기능

■ 일상생활수행능력(Activities of Daily Living, ADL)(해당 칸에 '√' 표시)

항 목	기능자립정도					
	완전자립	감독필요	약간의 도움	상당한 도움	전적인 도움	행위 발생안함
1. 옷벗고 입기						
2. 세수하기						
3. 양치질하기						
4. 목욕하기						
5. 식사하기						
6. 체위변경하기						
7. 일어나 앉기						
8. 옮겨앉기						
9. 방밖으로 나오기						
10. 화장실 사용하기						

※ ADL 평가기준별 점수 : 완전자립 1점, 감독필요 2점, 약간의 도움 3점, 상당한 도움 4점, 전적인 도움과 행위발생 안함은 5점임.

11. 와상상태 여부 □ 0. 아니오 □ 1. 예

E. 배설기능

1. 대변조절 상태*
   □ 0. 조절할 수 있음 □ 1. 가끔 실금함 □ 2. 자주 실금함 □ 3. 조절 못함
2. 소변조절 상태*
   □ 0. 조절할 수 있음 □ 1. 가끔 실금함 □ 2. 자주 실금함 □ 3. 조절 못함
3. 환자에게 실시하는 배변조절 기구 및 프로그램*(해당 항목에 모두 체크)
   □ a. 일정하게 짜여진 배뇨계획 □ b. 방광 훈련 프로그램 □ c. 규칙적 도뇨
   □ d. 외부(콘돔형) 카테터 □ e. 패드, 팬티형 기저귀 □ f. 인공루
   □ g. 유치도뇨관 삽입 ☞ 유치도뇨관 삽입(교체)일자 □□□□년 □□월 □□일
   □ h. 해당사항 없음
4. 배뇨일지*
   a. 배뇨일지 작성 여부 □ 0. 아니오 □ 1. 예
   b. 배뇨일지 작성일수 □□일 (배뇨일지 작성 여부가 '1.예'인 경우)

F. 질병진단

1. 질병*(해당 항목에 모두 체크)
   □ a. 당뇨(☞ 당뇨에 체크한 경우 (1), (2) 기재)
   (1) a. 1일 3회 이상 혈당검사 매일 실시 여부 □ 0. 아니오 □ 1. 예
   b. 실시한 경우 가장 최근 혈당치
   b-1. 공복시 혈당 □□□mg/dl b-2. 식후2시간 혈당 □□□mg/dl
   (2) a. 최근 3개월 이내에 헤모글로빈A1c(HbA1c) 검사 실시 여부
   □ 0. 아니오 □ 1. 예
   b. 실시한 경우 기재
   b-1. HbA1c □□.□% b-2. 검사일 □□□□년 □□월 □□일
   □ b. 고혈압 □ c. 요로감염 □ d. 말초혈관질환 □ e. 하지마비
   □ f. 사지마비 □ g. 편마비 □ h. 뇌성마비 □ i. 뇌혈관질환
   □ j. 파킨슨병(G20) □ k. 척수손상
   □ l. 중증근무력증 및 기타 근신경장애(G70) □ m. 근육의 원발성 장애(G71)

□ n. 다발경화증(G35) □ o. 헌팅톤병(G10) □ p. 유전성 운동실조(G11)
□ q. 척수성 근위축 및 관련 증후군(G12)
□ r. 달리 분류된 질환에서의 일차적으로 중추신경계통에 영향을 주는 계통성 위축(G13)
□ s. 진행성 핵상 안근마비[스틸-리차드슨-올스제위스키](G23.1)
□ t. 중추신경계통의 비정형바이러스 감염(A81)
□ u. 아급성 괴사성 뇌병증[리이](G31.81)
□ v. 후천성면역결핍증(B20~B24, Z21) □ w. 치매 □ x. 고지혈증
□ y. 심부전 □ z. 만성폐색성폐질환 □ aa. 천식 □ ab. 해당사항 없음

2. 영양관련 장애*(해당 항목에 모두 체크)
□ a. 콰시오르코르(E40) □ b. 영양성 소모증(E41) □ c. 소모성 콰시오르코르(E42)
□ d. 상세불명의 중증 단백질-에너지 영양실조(E43)
□ e. 중등도 및 경도의 단백질-에너지 영양실조(E44)
□ f. 단백질-에너지 영양실조로 인한 발육지연(E45)
□ g. 상세불명의 단백질-에너지 영양실조(E46)
□ h. 해당사항 없음

G. 건강상태

1. 문제 상황*(해당 항목에 모두 체크)
□ a. 열(☞ 열에 체크한 경우 (1), (2), (3) 기재)
(1) 체온 □□.□℃
(2) 발열 원인을 찾는 검사와 처치 시행 여부 □ 0. 아니오 □ 1. 예
(3) 발열 일수 □□일
□ b. 탈수 □ c. 구토 □ d. 수술 3개월 이내 루 관리
□ e. 출혈·감염 등의 문제로 인한 루 관리 □ f. 해당사항 없음

2. 통증*
a. 통증 발생 빈도
□ 0. 통증 없음 □ 1. 통증 있으나 매일은 아님 □ 2. 매일 통증이 있음
b. 통증 강도(☞ 통증이 있는 경우 (1), (2), (3) 중 하나를 기재)
(1) 시각 통증 등급(Visual Analogue Scale, VAS) □□점
(2) 숫자 통증 등급(Numeric Rating Scale, NRS) □□점
(3) 얼굴 통증 등급(Faces Pain Scale, FPS) □단계
c. 통증 치료 여부
(1) 통증관련 치료 여부 □ 0. 아니오 □ 1. 예
(2) 암성통증 치료 여부 □ 0. 아니오 □ 1. 예

3. 낙상 여부*
a. 지난 30일 이내에 낙상 있었습니까?
□ 0. 아니오 □ 1. 예 □ 2. 확인 불가
b. 지난 31일에서 180일 사이에 낙상 있었습니까?
□ 0. 아니오 □ 1. 예 □ 2. 확인 불가

4. 말기질환* □ 0. 아니오 □ 1. 예

H. 구강 및 영양상태

1. 물이나 음식을 삼키기가 어렵습니까? □ 0. 아니오 □ 1. 예

2-1. 체중*
a. 환자평가표 작성기간에 체중 측정 여부 □ 0. 아니오 □ 1. 예
b. 측정한 경우 기재 b-1. □□□.□Kg b-2. 측정일 □□□□년 □□월 □□일
2-2. 체중감소가 있습니까?* □ 0. 아니오 □ 1. 예 □ 2. 확인 불가
2-3. 키(신장)*
a. 키 측정 여부 □ 0. 아니오 □ 1. 예
b. 측정한 경우 기재 b-1. □□□.□cm b-2. 측정일 □□□□년 □□월 □□일
3. 영양섭취 방법*
a. 정맥영양을 하고 있습니까? □ 0. 아니오 □ 1. 예
b. 경관영양
(1) 경관영양을 하고 있습니까? □ 0. 아니오 □ 1. 예
(2) 경관영양 일수 □□일 (경관영양이 '1.예'인 경우)
4. 정맥 또는 경관을 통한 섭취*('3. 영양섭취 방법' 중 하나라도 '1. 예'인 경우만 체크)
a. 지난 6일 동안 정맥 또는 경관으로 섭취한 칼로리의 비율 (1일 평균)
□ 0. 없음 □ 1. 1-25% □ 2. 26-50% □ 3. 51-75% □ 4. 76-100%
b. 지난 6일 동안 정맥 또는 경관으로 섭취한 수분량 (1일 평균)
□ 0. 없음 □ 1. 1-500㎖ □ 2. 501-1000㎖ □ 3. 1001-1500㎖ □ 4. 1501-2000㎖ □ 5. 2001㎖ 이상

I. 피부상태

1. 피부궤양(욕창 또는 울혈성 궤양 등)수 기재*(없는 경우 '0'으로 기재)

항 목	1단계	2단계	3단계	4단계
욕창(압박성궤양)				
울혈성 또는 허혈성궤양 등				

2. 새로 발생한 욕창*(압박성 궤양)
a. 이전 평가 이후 새로운 욕창(압박성 궤양) 발생 여부 □ 0. 없음 □ 1. 있음
b. 발생한 경우 기재 발생일 □□□□년 □□월 □□일
3. 지난 1년 사이의 욕창(압박성 궤양) 과거력*(현재의 욕창은 제외)
□ 0. 없음 □ 1. 있음 □ 2. 확인 불가
4. 피부의 기타 문제*(해당 항목에 모두 체크)
□ a. 2도 이상의 화상 □ b. 개방성 피부병변 □ c. 수술 창상 □ d. 발의 감염 □ e. 해당사항 없음
5. 피부문제에 대한 처치*(해당 항목에 모두 체크)
□ a. 압력을 줄여주는 도구 사용 □ b. 체위변경 □ c. 피부문제를 해결하기 위한 영양공급
□ d. 피부궤양(욕창 및 울혈성궤양 등) 드레싱
☞ 드레싱 부위 □ 1. 발 □ 2. 발 이외
□ e. 피부궤양(욕창 및 울혈성궤양 등) 이외의 드레싱
☞ 드레싱 부위 □ 1. 발 □ 2. 발 이외
□ f. 수술창상 치료 □ g. 화상관련 처치 □ h. 해당사항 없음

J. 투약

1. 인슐린 주사제 투여 일수*
□ 0. 투여되지 않았거나, 투여되었지만 매일은 아님 □ 1. 매일 1회 투여됨 □ 2. 매일 2회 이상 투여됨
2. 망상, 환각, 초조·공격성, 탈억제, 케어에 대한 저항, 배회에 대한 약물 치료 여부*
□ 0. 아니오 □ 1. 예

3. 치매관련 약제 투여 여부*
□ 0. 아니오 □ 1. 예
4. 지난 7일 동안 매일 복용한 의약품 수(제품명 기준)
□ 0. 없음 □ 1. 5개 미만 □ 2. 5개 ~ 9개 □ 3. 10개 ~ 14개 □ 4. 15개 이상

K. 특수처치 및 전문재활치료

1. 특수처치*(해당 항목에 모두 체크)
□ a. 정맥주사에 의한 투약(☞ 정맥주사에 의한 투약에 체크한 경우 (1) 기재)
(1) 정맥주사 투여일수 □□일
□ b. 배뇨관련 루 관리 □ c. 배변관련 루 관리 □ d. 영양관련 루 관리
□ e. 산소요법(☞ 산소요법에 체크한 경우 (1), (2) 기재)
(1) (산소투여 전) 산소포화도(SaO_2 또는 SpO_2) □□□.□%
(2) 산소투여일수 □□일
□ f. 하기도 증기흡입치료 □ g. 흡인 □ h. 기관절개관 관리
□ i. 인공호흡기 ☞ □ 1. 개인용 □ 2. 병원용
□ j. 중심정맥영양 □ k. 해당사항 없음
2. 지난 7일 동안 전문재활치료를 실시한 날 수*(실시한 날이 없는 경우 '0'을 기재)
□일

작성	의사	(서명)
	간호사	(서명)

5) 특정 항목

정액수가 적용 기간 동안, 정액수가에 포함되지 않는 항목은 제1편 제2부 각 장에 분류된 항목(특정항목)의 상대가치점수 및 약제·치료재료 급여목록에 따라 별도로 산정할 수 있다.

(1) 해당 항목:

① 식대
② CT, MRI
③ 전문재활치료
④ 혈액투석 및 혈액투석액·복막투석액
⑤ 다음의 전문의약품
㉮ Erythropoietin 주사제(품명: 에포론주 등), Darbepoetin Alpha 주사제(품명: 네스프프리필드주 등), Methoxy polyethylene glycol-epoetin β 주사제(품명 : 미쎄라프리필드주)
㉯ Recombinant Human Epidermal Growth Factor(품명: 이지에프외용액)
㉰ Riluzole(품명: 리루텍정 등)

㉣ Interferon β - 1a(품명: 레비프프리필드주 등)

⑥ 전혈 및 혈액성분제제- 제1편 제2부 제16장 전혈 및 혈액성분제제료 중 파1 전혈과 파2 혈액성분제제

⑦ 제1편 제3부 행위 비급여 목록과 치료재료 급여·비급여 목록 및 급여 상한 금액표의 비급여 목록 중 '19년 1월 이후 급여로 변경 고시된 항목

⑧ 「선별급여 지정 및 실시 등에 관한 기준」 제3조제2항의 규정에 의한 행위·치료재료

14-2 | 호스피스 완화의료

학습목표	1. 호스피스 완화의료의 개념을 이해하고 요양급여기준에 의한 환자관리를 할 수 있다.

1. 호스피스의 개념

1) 호스피스의 정의

호스피스는 죽음을 앞둔 말기 환자와 그 가족을 사랑으로 돌보는 행위로, 환자가 여생 동안 인간으로서의 존엄성과 높은 삶의 질을 유지하면서 삶의 마지막 순간을 평안하게 맞이할 수 있도록 신체적·정서적·사회적·영적으로 돕는 총체적인 돌봄(Holistic Care)을 의미한다. 또한, 사별한 가족의 고통과 슬픔을 경감시키는 지원도 포함된다.

2) 호스피스 의료

호스피스 의료란 기대수명이 길지 않은 환자에게 삶의 질을 최대한 높이고, 환자가 자신의 품위와 인격을 유지하며 고통 없이 남은 삶을 보낼 수 있도록 돕는 치료를 말한다. 이 치료는 완치를 목표로 하지 않고, 통증 등 주요 증상의 조절을 중심으로 치료 계획을 수립하는 데 중점을 둔다.

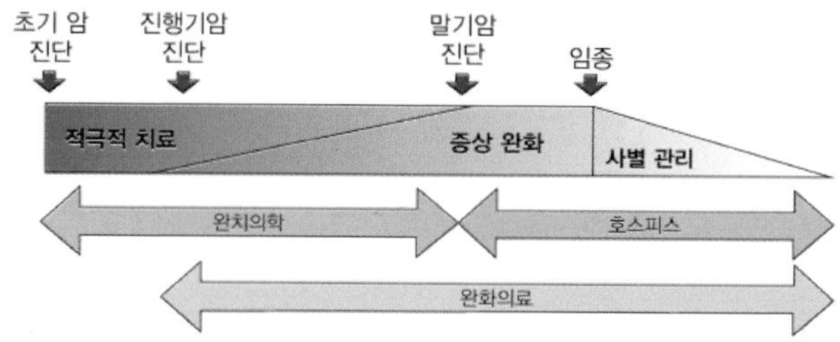

그림 14-2 호스피스 완화의료 과정

3) 호스피스 완화의료

호스피스 완화의료는 치료가 어려운 말기 질환을 가진 환자와 그 가족을 대상으로, 통증 및 신체적·심리적·사회적·영적 고통을 완화하여 삶의 질을 향상시키는 전문적인 의료서비스이다. 주요 돌봄 내용에는 다음이 포함된다.

(1) 통증 및 신체적 돌봄
(2) 심리적 돌봄
(3) 사회적 돌봄
(4) 영적 돌봄
(5) 임종 돌봄
(6) 사별 가족 돌봄

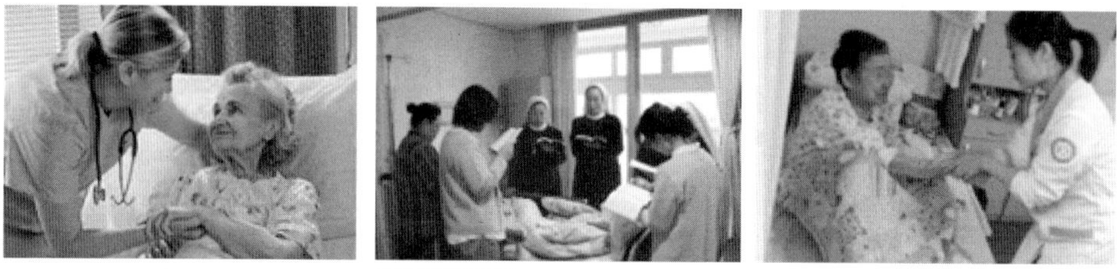

그림 14-3 호스피스 완화의료

2. 입원형 호스피스 완화의료에 관한 보험급여

호스피스 완화의료는 2015년 7월 1일부터 시행되었으며, 보험급여에 관한 사항은 보건복지부 고시에 따른다.

1) 입원형 호스피스 완화의료 진료수가 산정지침

(1) 말기암 환자에 대한 호스피스 입원 진료를 시행하는 경우, 점수는 입원 일당 정액(정액수)으로 산정한다.

(2) 호스피스 병동에 입원한 환자에게 호스피스 보조활동 업무를 전담하는 인력(보조활동

인력)이 보조활동을 제공하는 경우에는 제1절에 따라 산정하며, 보조활동을 제공하지 않는 경우에는 제2절에 따라 산정한다. 보조활동인력의 인력 기준등은 보건복지부장관이 별도로 정한다. 단, 제1절(호스피스 입원일당 정액 I)과 제2절(호스피스 입원일당 정액 II) 수가는 중복하여 산정하지 않는다.

(3) 위 (1)에 따른 정액수가는 분류 항목별 점수에 단가를 곱한 금액에서 10원 미만은 4사 5입하여 산정한다. 이때 정액수가의 분류 항목별 점수는 입원료 점수(별표), 행위료 점수, 약제 및 치료재료 비용에 해당하는 점수를 합산한 뒤, 소수점 셋째 자리에서 4사 5입하여 적용한다.

[산식]
- 제1절 점수 = {입원료 점수 + 호스피스 보조활동 점수 + 행위료 점수 + (약제·치료재료 비용에 해당하는 점수)}
- 제2절 점수 = {입원료 점수 + 행위료 점수 + (약제·치료재료 비용에 해당하는 점수)}

(4) 위 (1)에 따른 정액수가에 포함된 (별표) 호스피스 입원료의 소정점수는 다음과 같이 구성된다:

① 입원환자 의학관리료: 소정점수의 26%

② 입원환자 간호관리료: 소정점수의 48%

③ 입원환자 병원관리료: 소정점수의 26%

(5) 정액수가의 1일당 산정 기준은 다음과 같다.

① '1일'은 당일 12시(정오)부터 다음 날 12시(정오)까지를 의미한다.

② 입원이 0시~6시 사이 또는 퇴원이 18시~24시 사이인 경우, 해당 일의 정액 수가는 소정점수의 50%를 별도로 산정한다.

③ 입원이 6시~12시 사이, 또는 퇴원이 12시~18시 사이인 경우에는 해당 시간의 정액수가를 별도로 산정하지 않는다.

④ 외래 또는 응급실을 통해 호스피스 병동에 입원한 후 24시간 이내에 퇴원한 경우, 입원 기간이 6시간 이상 12시간 미만이면 정액수가의 50%, 12시간 이상이면 정액수가의 100%를 산정한다. 이때 입원 기간의 기산점은 호스피스 병동 입원실을 실제로 점유한 시각을 기준으로 한다.

⑤ 호스피스 입원실(완-1, 완-4) 및 격리실(완-2, 완-5)은 입원 61일째부터 호스피스 입원료 소정점수의 10%를 감산하여 산정한다.

⑥ 환자 진료 중 해당 요양기관에 인력, 시설 또는 장비가 없어 부득이하게 진료가 가능한 다른 요양기관으로 의뢰한 경우, 의뢰 당일은 일당 정액수가의 30%를 산

정한다.

⑦ 호스피스 입원실(완-1, 완-4)에 입원 중인 환자가 주치의의 허가를 받아 연속하여 24시간을 초과해 외박하는 경우, '별표'에 따른 호스피스 입원료 중 입원환자 병원관리료를 1일당 산정하며, 이 경우에는 위 ⑤의 기준은 적용하지 않는다.

(6) 간호사 및 사회복지사 인력 확보 수준에 따른 정액수가 산정 기준은 다음과 같다.

① 간호사 확보 수준에 따른 입원료 가산

㉮ 직전 분기 호스피스 병동의 평균 환자 수 대비 근무 간호사 수에 따라 다음과 같이 등급을 구분한다.

- 1등급: 1:1 이하
- 2등급: 1:1 초과 ~ 1.5:1 이하
- 3등급: 1.5:1 초과

㉯ 평균 환자 수는 호스피스 병동에 입원한 전체 환자의 평균을 의미한다.

㉰ 간호사 확보 수준에 따른 정액수가 가산 기준은 다음과 같다.

- 1등급: 2등급 입원료 소정점수의 12% 가산
- 2등급: 3등급 입원료 소정점수의 12% 가산
- 3등급: 입원료 소정점수로 산정

② 사회복지사 확보 수준에 따른 정액수가 가산

㉮ 호스피스 병동 입원환자(가정형 또는 자문형 포함)를 전담하는 사회복지사가 1명 이상 상근하는 경우에 산정한다.

㉯ 직전 분기 평균 환자 수 대비 사회복지사 수(환자:사회복지사 비율)에 따라 다음과 같이 등급을 구분한다.

- 1등급: 12:1 이하
- 2등급: 12:1 초과

③ 사회복지사 확보 수준에 따른 정액수가 가산

㉮ 1등급:

- 상급종합병원: 132.26점
- 종합병원·병원: 100.27점
- 의원: 94.34점

㉯ 2등급:

- 상급종합병원: 110.21점
- 종합병원·병원: 83.57점
- 의원: 78.63점

(7) 「연명의료결정법 시행규칙」 제20조 제1항에 따른 의료인 인력은 「의료법」 제2조 제2항에서 규정한 의료인 종별별 임무에 따라 업무를 수행하여야 한다.

2) 호스피스 비급여 일반원칙 및 비급여 목록

「건강보험요양급여규칙」제9조제1항 관련 [별표2] 비급여대상 제6호의2에 의한 비급여 대상은 정액수가에 포함되지 않으며, 보건복지부장관이 정하여 고시하는 비급여 대상 행위 및 치료재료는 제2장 검사료 제4절 내시경, 천자 및 생검, 초음파 검사료(1) 유도목적의 초음파 검사가 있다.

14-3 | 노인장기요양보험

학습목표

1. 우리나라의 노인장기요양보험제도에 대하여 알 수 있다.
2. 장기요양보험 수급자를 관리하고 비용을 청구할 수 있다.

1. 노인장기요양보험의 개념

1) 개요

노인장기요양보험제도는 고령이나 노인성 질병 등의 사유로 일상생활을 혼자 수행하기 어려운 노인 등에게 제공하는 신체활동 또는 가사활동 등 일상생활 지원 등의 서비스를 지원하는 장기요양급여를 제공함으로써, 노후의 건강 증진과 생활안정을 도모하고 그 가족의 부담을 덜어줌으로써 국민의 삶의 질을 향상시키기 위해 마련된 제도이다. 이에 따라 2007년 4월 27일 「노인장기요양보험법」이 제정되었고, 2008년 7월 1일부터 제도가 본격 시행되어 보험료 부과 및 급여 제공이 시작되었다.

2) 목적

노인장기요양보험의 목적은 고령이나 노인성 질병 등으로 인해 일상생활을 혼자 수행하기 어려운 노인 등에게 신체활동 및 가사활동 지원 등의 장기요양급여를 제공함으로써, 노후의 건강 증진과 생활 안정에 이바지하고 가족의 부담을 덜어 국민의 삶의 질을 향상시키는 데 있다(노인장기요양보험법 제1조).

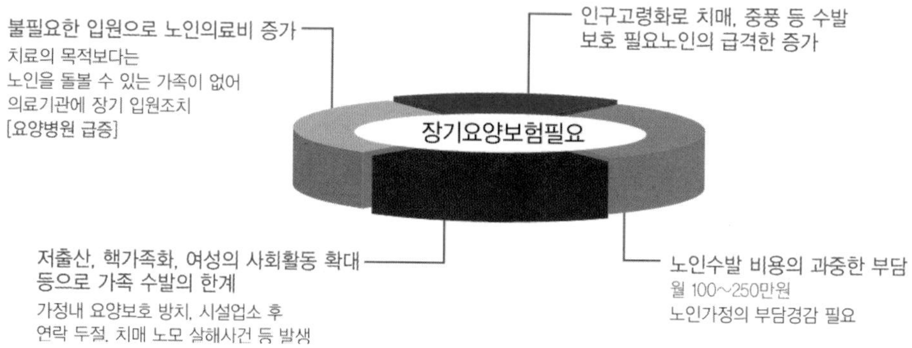

그림 14-4 노인장기요양보험 도입 필요성

3) 우리나라의 노인 인구

통계청 장래인구추계(2023.12월 공표)에 따르면 우리나라의 65세 이상 고령인구는 기대수명 연장 및 출산율 감소 등의 영향으로 2022년 기준 전체 인구 대비 17.4%를 차지하여 고령사회에 진입하였으며, 2026년에는 초고령사회에 도달할 것으로 예상된다.

UN의 고령사회 분류 기준

국제연합(UN)은 고령사회의 기준으로 한 국가의 총인구 중 65세 이상 인구 비율을 기준으로 다음과 같이 분류하고 있다.

① 고령화사회(Aging Society): 노인 인구 비율이 7% 이상~14% 미만
② 고령사회(Aged Society): 노인 인구 비율이 14% 이상~20% 미만
③ 초고령사회(Ultra/Super-Aged Society): 노인 인구 비율이 20% 이상

4) 국민건강보험과 노인장기요양보험의 차이점

(1) 국민건강보험과 노인장기요양보험

국민건강보험(National Health Insurance)은 질병의 진단, 입원, 외래 진료, 재활 등을 목적으로 의료기관이나 약국에서 제공되는 의료서비스를 급여 대상으로 한다. 반면, 노인장기요양보험은 고령이나 노인성 질병으로 인해 일상생활이 어려운 이들에게 요양시설이나 재가기관을 통해 신체활동 및 가사활동을 지원하는 비의료적 서비스를 제공한다.

장기요양보험은 65세 이상 노인 또는 65세 미만이더라도 치매, 뇌혈관성 질환 등 대통령령으로 정하는 노인성 질환으로 6개월 이상 혼자서 일상생활이 어려운 사람을 수급 대상으로 하며, 신체적·정신적 기능 장애를 기준으로 수발 비용을 제공한다는 점에서, 질병 치료를 목적으로 하는 건강보험과는 구별된다.

(2) 요양원과 요양병원의 차이점

요양원(Nursing Home)은 노인복지법과 노인장기요양보험법에 따라 운영되며, 주로 장

기요양등급을 받은 65세 이상 노인 또는 노인성 질환을 가진 노인이 입소하여 생활하는 시설이다. 의료서비스보다는 요양과 돌봄(care) 제공이 중심이며, 엄격히 말해 의료기관보다는 생활시설의 성격을 갖는다.

요양병원은 의료법과 국민건강보험법에 따라 운영되는 의료기관으로, 의사 또는 한의사가 상주하며, 30인 이상의 요양환자를 수용할 수 있는 시설을 갖추고 있다. 치료와 보호를 주된 목적으로 하며, 의사 및 간호사 외에도 사회복지사나 물리치료사 등이 배치된다. 단, 전염병 환자나 정신질환자는 요양병원을 이용할 수 없으며, 이 경우 전문 병원이나 급성기 병원을 이용해야 한다.

(3) 의료수가 적용 및 본인부담

① 의료수가 적용

요양원에는 장기요양보험 수가가 적용되며, 요양병원에는 건강보험 수가가 적용된다. 요양원은 국민건강보험공단의 장기요양등급 판정을 받은 수급자(만 65세 이상)가 이용할 수 있으며, 등급별로 월 한도 내에서 급여를 받을 수 있다.

반면, 요양병원은 장기요양등급과 관계없이 누구나 건강보험 수가에 따라 이용이 가능하다.

② 의사 근무 및 진료 기능

요양원은 의사가 상근 근무하지 않으며, 수급자를 관리·보호(Care)하는 시설이다. 반면, 요양병원은 의사가 상근 근무하고 있으며, 응급의료행위가 가능하다.

간병사와 요양보호사의 차이는, 간병사는 일정한 교육을 이수하면 될 수 있는 반면, 요양보호사는 일정 기간의 교육(실습 포함)을 이수하고 국가자격시험에 합격해야 자격을 취득할 수 있다.

요양원에서는 요양보호사가 상근하며 간병을 담당하지만, 요양병원에서는 간병사(요양보호사를 포함)가 위탁 형태로 요양병원과 계약을 맺고 간병을 담당하는 경우가 일반적이다.

③ 식사 본인부담

요양원의 식사는 식재료비 전액을 본인이 부담한다.

반면, 요양병원의 식사는 건강보험에 따라 본인이 50%를 부담하고, 보험자(국민건강보험공단)가 나머지 50%를 부담한다.

④ 비용 본인부담

요양원의 경우, 「노인장기요양보험법」에 따라 장기요양등급을 받은 수급자는 본인부담금으로 재가급여는 15%, 시설급여는 20%를 부담한다.

반면, 요양병원은 장기요양등급이나 나이와 관계없이 정액수가에 따라 본인부담률 20%가 적용된다.

2. 관리운영기관 및 운영체계

1) 보건복지부는 장기요양보험 사업을 총괄하며, 장기요양기본계획의 수립 및 조정을 담당한다.

2) 관리 운영 기관인 국민건강보험공단은 다음과 같은 업무를 수행한다.
   (1) 장기요양보험가입자 및 그 피부양자와 의료급여수급권자의 자격관리
   (2) 장기요양보험료의 부과·징수
   (3) 신청인에 대한 조사
   (4) 등급판정위원회의 운영 및 장기요양등급 판정
   (5) 장기요양인정서의 작성 및 개인별장기요양이용계획서의 제공
   (6) 장기요양급여의 관리 및 평가
   (7) 수급자 및 그 가족에 대한 정보제공·안내·상담 등 장기요양급여 관련 이용 지원에 관한 사항
   (8) 재가 및 시설 급여비용의 심사 및 지급과 특별현금급여의 지급
   (9) 장기요양급여 제공내용 확인
   (10) 장기요양사업에 관한 조사·연구, 국제협력 및 홍보
   (11) 노인성질환예방사업
   (12) 이 법에 따른 부당이득금의 부과·징수 등
   (13) 장기요양급여의 제공기준을 개발하고 장기요양급여비용의 적정성을 검토하기 위한 장기요양기관의 설치 및 운영
   (14) 그 밖에 장기요양사업과 관련하여 보건복지부장관이 위탁한 업무

3) 장기요양기관은 장기요양급여를 제공하며, 제공한 급여에 대한 비용을 국민건강보험공단에 청구한다.

4) 지방자치단체는 장기요양기본계획에 따른 세부 시행계획의 수립·시행, 노인성질환 예방사업의 추진, 장기요양기관의 설치 및 지정 등에 관한 업무를 수행한다.

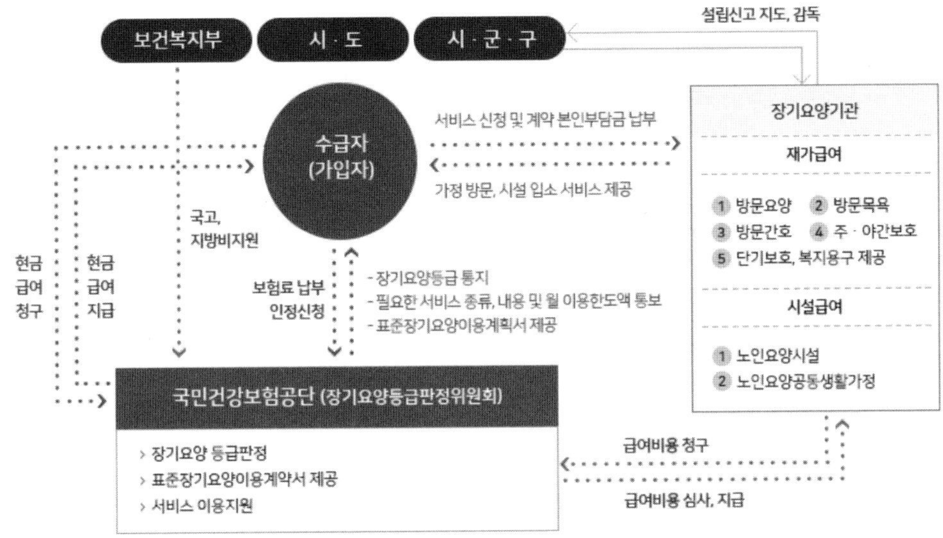

그림 14-5 장기요양보험 관리운영기관

5) 재원조달 방식

(1) 장기요양보험료

① 2024년도 장기요양보험료: 건강보험료의 건강보험료율(7.09%) 대비 장기요양보험료율(0.9182%)의 비율

※ 보험료율: 장기요양위원회의 심의를 거쳐 대통령령으로 정함

② 장기요양보험료는 건강보험료와 통합하여 징수

보험료 부과
★ 장기요양보험료 = 건강보험료 × (장기요양보험료율(0.9182%) ÷ 건강보험료율(7.09%)) ※ 지역가입자의 경우 100% 본인이 부담(세대 단위) ※ 직장가입자의 경우 가입자와 사용자가 각각 50%씩 부담, 공무원·교직원인 직장가입자와 소속 국가·지방자치단체·사립학교 각각 50%씩 부담 (사립학교의 경우 당해 학교가 30%, 국가가 20% 분담)

(2) 국가 및 지자체 부담

① 국가는 매년 예산의 범위 안에서 당해 연도 장기요양보험료 예상수입액의 100분의 20에 상당하는 금액을 공단에 지원

② 국가와 지방자치단체는 대통령령으로 정하는 바에 따라 의료급여수급권자의 장기요양급여비용, 의사소견서 발급비용, 방문간호지시서 발급비용 중 공단이 부담하여야 할 비용

(제40조제1항 및 제4항 제1호에 따라 면제 및 감경됨으로 인하여 공단이 부담하게 되

는 비용을 포함한다) 및 관리운영비의 전액을 부담

(3) 본인부담금(급여를 받는 자가 일부 부담하는 비용)

① 재가급여: 해당 장기요양급여비용의 100분의 15

② 시설급여: 해당 장기요양급여비용의 100분의 20

※「국민기초생활 보장법」에 따른 의료급여수급권자는 면제이며, 기타 의료급여수급권자 등 40~60% 감경

3. 장기요양보험 인정신청 및 등급판정

1) 장기요양인정 신청

장기요양인정을 신청하려는 자(신청인)는 국민건강보험공단에 보건복지부령으로 정하는 바에 따라 장기요양인정신청서에 의사 또는 한의사가 발급한 의사소견서를 첨부하여 제출하여야 한다.

다만, 의사소견서는 공단이 제15조제1항에 따라 등급판정위원회에 자료를 제출하기 전까지 제출할 수 있으며, 거동이 현저히 불편하거나 도서·벽지 등에 거주하여 의료기관 방문이 어려운 자 등 대통령령으로 정하는 자는 의사소견서를 제출하지 아니할 수 있다.

2) 장기요양인정 신청 자격

장기요양인정을 신청할 수 있는 자는 노인 등으로서 다음 중 하나에 해당하는 자격을 갖추어야 한다.

(1) 장기요양보험 가입자 또는 그 피부양자

(2)「의료급여법」제3조 제1항에 따른 의료급여수급권자

표 14-1 신청자격 및 대상 제출서류

구분	내용
자격	• 소득수준과 상관없이 노인장기요양보험 가입자(국민건강보험 가입자와 동일)와 그 피부양자 • 의료급여수급권자로서 65세 이상 노인과 65세 미만의 노인성 질병이 있는 자
대상	만 65세 이상 또는 만 65세 미만으로 노인성 질병을 가진 자로서 6개월 이상 스스로 일상생활을 수행하기 어렵다고 인정되는 자
노인성 질병	치매·뇌혈관성 질환, 파킨슨 병 등 대통령령으로 정하는 노인성 질병
제출 서류	장기요양인정신청서 및 의사소견서(진단서), 본인이나 대리인임을 확인할 수 있는 서류

▣ 장기요양인정 및 서비스 이용 절차

㉮ (신청인) 공단 각 지사별 노인장기요양보험운영센터에 신청 → ㉯ (공단 직 원) 방문조사 → ㉰ (등급 판정위원회) 장기요양 인정 및 요양등급판정 → ㉱ (공단 각 지사별 노인장기요양보험운영센터) 장기요양인정서 및 개인별 장기 요양 이용계획서 송부 → ㉲ (장기요양기관) 장기요양급여 이용 계약 및 장기 요양급 여 제공

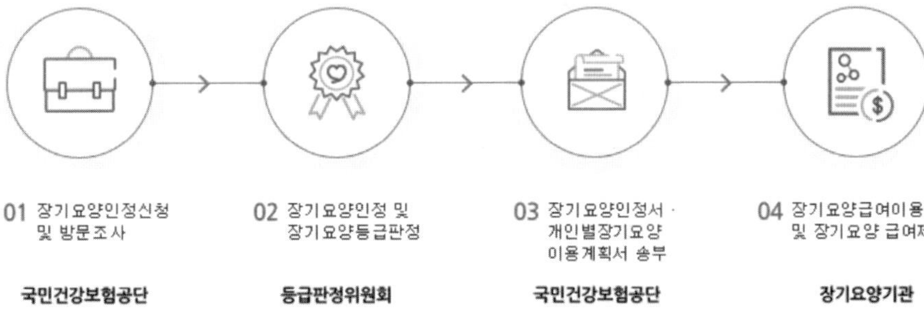

자료출처: 국민건강보험공단

그림 14-6 장기요양인정 및 서비스 이용절차

3) 장기요양등급 판정

1차적으로 국민건강보험공단의 조사자(공단 직원: 소정의 교육을 이수한 간호사, 사회복지사 등)가 신청인 거주지를 방문하여 12개 영역 90개 항목을 종합적으로 조사하고, 이 중 5개 영역 52개 항목으로 요양인정점수를 산정에 이용, 그 결과를 수형분석(Tree Regression Analysis)에 적용하여 장기요양 인정 여부 및 등급을 산출한다. 이후 등급판정위원회가 1차 조사결과, 의사소견서, 특기사항, 기타 참고자료 등을 종합적으로 검토하여 최종 등급을 결정한다.

※ 수형분석: 데이터 마이닝기법에 의하여 결과를 예측하거나 분류하고자 할 때 사용하는 통계적인 방법

※ 수형분석의 역할: 노인장기요양보험에서 수형분석은 서비스를 필요로 하는 신청인의 기능상태에 따라 필요한 서비스량을 예측하기 위해 사용

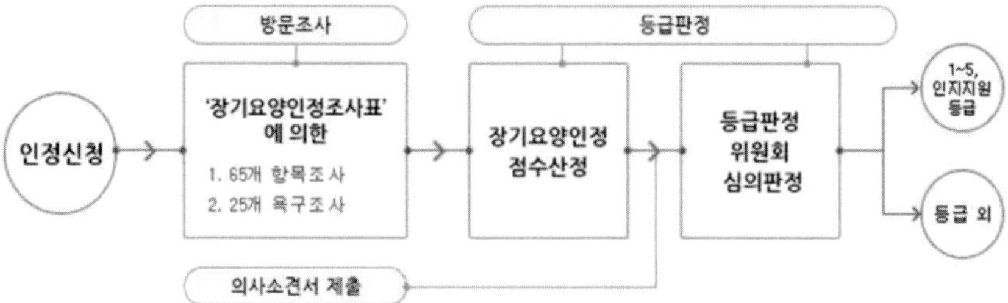

• 신청인이 신청서를 제출한 날부터 30일 이내 장기요양등급판정을 완료하여야하나 부득이한 사유가 있는 경우 30일 이내의 범위에서 이를 연장할 수 있다

자료출처: 국민건강보험공단

그림 14-7 등급판정 절차

표 14-2 장기요양 등급판정 기준

등급구분	판정기준
장기요양 1등급	• 심신의 기능 상태에 장애가 있어 일상생활에서 전적으로 다른 사람의 도움이 필요한 자로서, 장기요양인정 점수가 95점 이상인 자
장기요양 2등급	• 심신의 기능 상태에 장애가 있어 일상생활에서 상당 부분 다른 사람의 도움이 필요한 자로서, 장기요양인정 점수가 75점 이상 95점 미만인 자
장기요양 3등급	• 심신의 기능 상태에 장애가 있어 일상생활에서 부분적으로 다른 사람의 도움이 필요한 자로서, 장기요양인정 점수가 60점 이상 75점 미만인 자
장기요양 4등급	• 심신의 기능 상태에 장애가 있어 일상생활에서 일정 부분 다른 사람의 도움이 필요한 자로서, 장기요양인정 점수가 51점 이상 60점 미만인 자
장기요양 5등급	• 치매환자로서, 장기요양인정 점수가 45점 이상 51점 미만인 자
인지지원등급	• 치매환자로서, 장기요양인정 점수가 45점 미만인 자

4) 장기요양인정 유효기간

장기요양인정의 유효기간은 최소 1년 이상으로서 대통령령으로 정한다.

상기에 따라 장기요양인정의 유효기간은 장기요양인정서가 수급자에게 도달한 날부터 산정한다. 다만, 법 제27조제2항(돌볼 가족이 없는 경우 등 대통령령으로 정하는 사유가 있는 경우)에 해당하는 수급자의 경우에는 신청서를 제출한 날부터 장기요양인정서가 도달되는 날까지의 기간 중에도 장기요양급여를 받을 수 있다.

단, 장기요양인정 갱신 결과가 직전 등급과 동일한 경우에는 등급별로 다음과 같이 유효기간이 연장된다.

(1) 장기요양 1등급: 4년

(2) 장기요양 2등급~4등급: 3년

(3) 장기요양 5등급 및 인지지원등급: 2년

4. 장기요양급여의 종류

장기요양급여의 종류는 「노인장기요양보험법」 제23조에 따라 크게 재가급여, 시설급여, 특별현금급여로 구분된다.

1) 재가급여

재가급여란, 수급자의 가정을 방문하여 신체활동 및 가사활동 등 지원, 목욕, 간호 등 제공, 주간보호센터 이용, 복지용구 구입 또는 대여 서비스 형태의 급여를 말한다.

표 14-3 재가급여의 종류

종류	내용
방문요양	• 장기요양요원이 수급자의 가정 등을 방문하여 신체활동 및 가사활동 등을 지원하는 장기요양급여
방문목욕	• 장기요양요원이 목욕설비를 갖춘 장비를 이용하여 수급자의 가정 등을 방문하여 목욕을 제공하는 장기요양급여
방문간호	• 장기요양요원인 간호사 등이 의사, 한의사 또는 치과의사의 지시서(방문간호지시서)에 따라 수급자의 가정 등을 방문하여 간호, 진료의 보조, 요양에 관한 상담 또는 구강위생 등을 제공하는 장기요양급여
주·야간보호	• 수급자를 하루 중 일정한 시간 동안 장기요양기관에 보호하여 신체활동 지원 및 심신기능의 유지·향상을 위한 교육·훈련 등을 제공하는 장기요양급여
단기보호	• 수급자를 보건복지부령으로 정하는 범위 안에서 일정 기간 동안 장기요양기관에 보호하여 신체활동 지원 및 심신기능의 유지·향상을 위한 교육·훈련 등을 제공하는 장기요양급여
기타재가급여(복지용구)	• 수급자의 일상생활·신체활동 지원 및 인지기능의 유지·향상에 필요한 용구(소프트웨어 포함)를 제공하거나 가정을 방문하여 재활에 관한 지원 등을 제공하는 장기요양급여로서 대통령령으로 정하는 것

자료출처: 노인장기요양보험 통계연보(2023년)

2) 시설급여

시설급여(施設給與)란, 장기요양기관이 운영하는 「노인복지법」 제34조에 따른 노인의료복지시설 등에 수급자가 장기간 입소하여, 신체활동 지원 및 심신 기능의 유지·향상을 위한 교육과 훈련 등의 서비스를 제공받는 장기요양급여를 말한다.

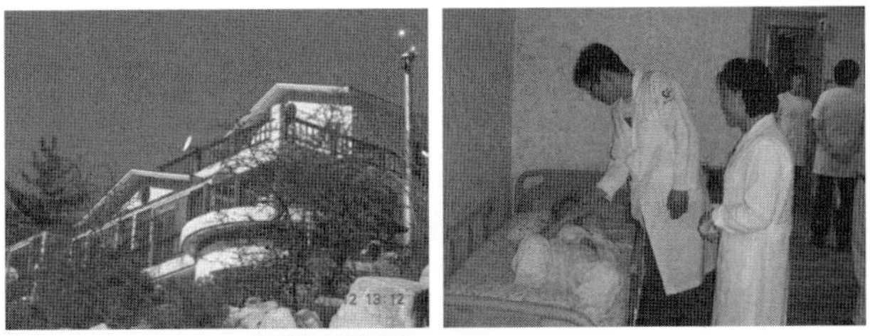

그림 14-8 등급판정 절차

3) 특별현금급여

특별현금급여란 도서·벽지 거주, 천재지변 등으로 인해 장기요양급여 제공이 어려운 지역에 거주하거나, 신체적·정신적 질환 또는 성격 등의 사유로 인해 지정된 장기요양기관에서 급여를 받을 수 없는 경우, 가족 등으로부터 방문요양에 상당하는 돌봄을 받는 수급자에게 지급되는 현금 형태의 급여를 말한다.

특별현금급여의 유형은 다음과 같다.

(1) 가족요양비

도서·벽지 등 장기요양기관이 현저히 부족한 지역에 거주하거나, 천재지변 또는 이와 유사한 사유로 인해 장기요양기관이 제공하는 장기요양급여를 이용하기 어려운 경우로서, 보건복지부장관이 인정한 수급자에게 가족요양비를 지급한다.

(2) 특례요양비

수급자가 장기요양기관이 아닌 노인요양시설 등에서 재가급여 또는 시설급여에 상당하는 장기요양급여를 받은 경우, 장기요양급여비용의 일부를 특례요양비로 해당 수급자에게 지급한다.

(3) 요양병원간병비

수급자가 요양병원에 입원한 경우, 대통령령으로 정하는 기준에 따라 장기요양에 사용되는 비용의 일부를 요양병원간병비로 지급한다.

※ 특례요양비와 요양병원간병비는 「노인장기요양보험법」에 명시되어 있으나, 현재는 시행되고 있지 않다.

(4) 통합재가서비스

장기요양기관은 방문요양, 방문목욕, 방문간호, 주·야간보호, 단기보호의 재가급여 전부 또는 일부를 통합하여 제공하는 서비스를 제공할 수 있다.(신설)

5. 장기요양급여비용의 본인부담금

1) 본인부담금

(1) 수급자 일부 부담

장기요양급여(특별현금급여 제외)를 받는 자는 급여비용의 일부를 본인이 부담한다.

① 재가급여: 해당 장기요양급여비용의 100분의 15

② 시설급여: 해당 장기요양급여비용의 100분의 20

단, 「국민기초생활 보장법」에 따른 의료급여수급권자는 해당 사항 없음

(2) 수급자 전액 부담

다음에 해당하는 장기요양급여 비용은 수급자가 전액 부담한다.

① 법령에 따른 급여의 범위 및 대상에 포함되지 않는 장기요양급여 (식사재료비, 상급침실이용에 대한 추가비용, 이미용비 등)

② 수급자가 장기요양인정서에 기재된 급여의 종류 및 내용과 다르게 선택하여 급여를 받은 경우, 그 차액

③ 장기요양급여의 월 한도액을 초과하여 제공받은 장기요양급여

(3) 수급자 부담 감경

다음에 해당하는 자에 대해서는 본인부담금의 최대 60% 범위에서 차등 감경할 수 있다.

① 「의료급여법」 제3조 제1항 제2호~제9호까지에 해당하는 수급권자

② 소득·재산 수준이 보건복지부장관이 정하여 고시한 일정 기준 이하인 자 (다만, 도서·벽지·농어촌 등에 거주하는 자에게는 별도로 기준금액을 정할 수 있음)

③ 천재지변 등 보건복지부령으로 정하는 사유로 인해 생계가 곤란한 자

6. 장기요양기관(시설급여) 입소 절차

수급자가 장기요양급여를 받으려면 장기요양인정서(별지 제6호 서식) 및 표준장기요양이용계획서(별지 제7호 서식)를 해당 장기요양기관에 제출해야 한다.

단, 수급자가 위 서류를 제시하지 못하는 경우에는, 장기요양기관이 국민건강보험공단을 통해 전화 또는 인터넷 등으로 자격 여부를 확인할 수 있다.

1) 입소 대상(시설급여 대상자)

노인성 질환(치매, 중풍, 파킨슨병 등)으로 장기요양 인정등급 1~2등급을 받은 어르신이 우선 입소 대상이며, 경우에 따라 3~5등급(치매 특례 포함)의 수급자도 입소가 가능하다.

2) 입소 절차

※ 요양원마다 다를 수 있으므로, 기관별 확인 필요

3) 제출(구비)서류

기관에 따라 제출 서류에 차이가 있으나, 일반적으로 다음과 같다.

(1) 장기요양인정서 1부

(2) 표준장기요양이용계획서 1부

(3) 의사 진단서 또는 소견서 1부
(4) 건강진단서 1부
(5) 주민등록등본 1부
(6) 가족관계증명서 1부
(7) 국민기초생활수급자증명서(해당자에 한함) 1부
(8) 입소자 및 보호자의 신분증 사본
(9) 현재 장기 복용 중인 약의 처방전
(10) 보호자 통장 사본 1부

4) 입소 시 개인 준비물

개인준비물은 용약, 개인칫솔, 개인 의류 및 속옷 3벌, 전기면도기(남자 어르신 의 경우), 외출용 신발, 실내화(슬리퍼 또는 편한 실내화) 등이 있다.

▣ 장기요양급여 대상 여부 및 수급자 자격 확인 방법

국민건강보험공단 홈페이지(www.nhis.or.kr) ▶[요양기관정보마당](http://medi. nhis.or.kr) ▶ [공인인증서 로그인] ▶[노인장기] ▶ [노인장기요양보험(방문간호)] ▶ [장기요양 대상자조회] ▶ [성명+인정관리번호 입력] 후 검색하면 된다.

7. 장기요양기관의 지정기준 및 절차

1) 지정기준

특별자치시장·특별자치도지사·시장·군수·구청장은 장기요양기관을 지정하려면 「노인복지법」 제31조에 따른 노인복지시설 중에서 시설 및 인력을 갖춘 시설을 지정하여야 한다.

(1) 장기요양기관으로 지정받으려면 장기요양기관 지정신청서(별지 제19호서식)에 다음의 서류를 첨부하여 특별자치시장·특별자치도지사·시장·군수·구청장에게 제출하여야 한다.

① 일반현황·인력현황 및 시설현황 각 1부
② 사업자등록증 또는 고유번호증 사본 1부
(특별자치시장·특별자치도지사·시장·군수·구청장이 「전자정부법」 제36조제1항에 따른 행정정보의 공동이용을 통하여 확인할 수 있는 경우에는 그 확인으로 첨부서류를 갈음한다.)

(2) 장기요양기관 지정신청을 받은 특별자치시장·특별자치도지사·시장·군수·구청장은 제2항의 요건을 확인한 후 장기요양기관 지정서(별지 제20호서식)를 발급하여야 한다.

2) 장기요양기관의 종류

장기요양급여를 제공할 수 있는 장기요양기관의 종류 및 기준은 다음과 같다.

(1) 재가급여를 제공할 수 있는 장기요양기관

① 「노인복지법」 제38조에 따른 재가노인복지시설로서 법 제31조에 따라 지정받은 장기요양기관

② 법 제32조에 따라 설치한 재가장기요양기관

(2) 시설급여를 제공할 수 있는 장기요양기관

① 「노인복지법」 제34조제1항제1호에 따른 노인요양시설로서 법 제31조에 따라 지정받은 장기요양기관

② 「노인복지법」 제34조제1항제2호에 따른 노인요양공동생활가정으로서 법 제 31조에 따라 지정받은 장기요양기관

3) 시설급여기관지정 및 재가급여기관지정 신청절차

시설급여기관지정 및 재가급여기관지정 신청절차는 아래의 절차와 같다.

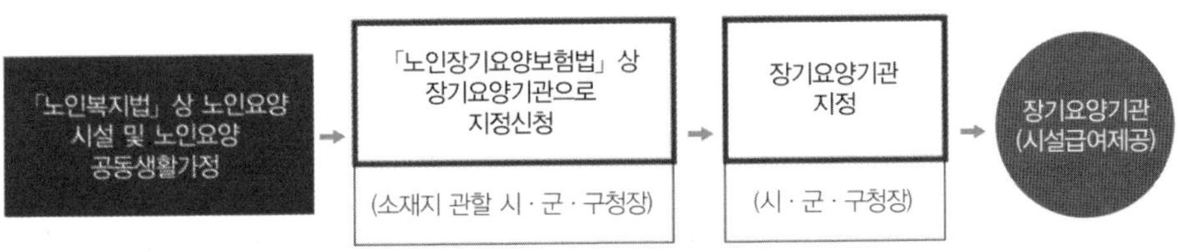

그림 14-9 시설급여지정기관 신청

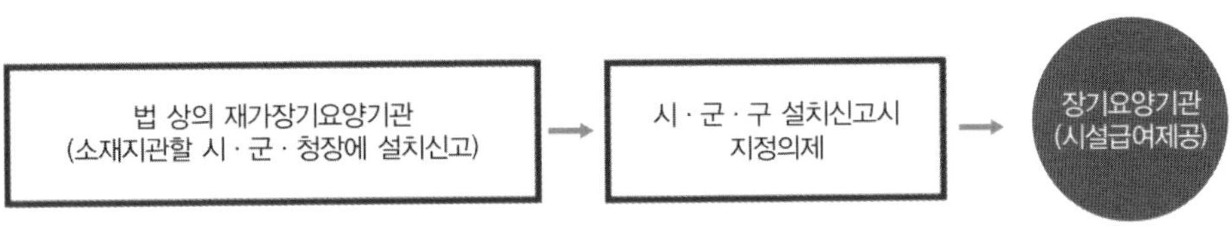

그림 14-10 재가급여지정기관 신청

8. 장기요양급여비용 청구

장기요양기관은 수급자에게 재가급여 또는 시설급여를 제공한 경우, 국민건강보험공단에 장기요양급여비용을 청구하여야 한다.

국민건강보험공단은 장기요양기관으로부터 재가급여 또는 시설급여 비용에 대한 청구를 받은 경우, 이를 심사한 후 장기요양에 사용된 비용 중 공단부담금(재가 및 시설급여 비용에서 본인일부부담금을 공제한 금액)을 해당 장기요양기관에 지급하여야 한다.

9. 장기요양기관 평가

장기요양서비스의 질 향상을 도모하고, 국민의 알 권리를 보장하며, 장기요양기관에 대한 수급자의 선택권을 확대하기 위해 2009년부터 장기요양급여 평가 제도가 도입되었다. 이후 2011년부터는 전체 장기요양기관을 대상으로 의무평가로 전환하여 시행하고 있다.

이 평가는 장기요양기관이 수급자에게 제공하는 서비스 수준에 대한 올바른 정보를 제공하고, 서비스의 질적 향상을 도모하기 위해 실시된다. 평가가 도입된 이후 수급자는 자신이 장기요양서비스를 제공받고 있는 기관의 질적 수준을 가늠할 수 있게 되었으며, 이를 통해 보다 나은 서비스를 선택할 수 있게 되었다.

또한, 평가 결과를 바탕으로 시설 환경과 운영 수준을 다른 기관과 객관적으로 비교하고 개선함으로써, 장기요양기관의 서비스 수준이 한 단계 더 향상되는 계기가 되고 있다.

실전대비 요약정리 사항 및 예상문제

제14장. 요양병원 및 노인장기요양보험

1. 요양병원의 정의 및 요양병원 입원대상
2. 요양병원의 진료수가 산정기준 및 지침
3. 호스피스 완화의료의 개념과 완화의료 진료수가 산정기준
4. 노인장기요양보험의 제도와 관리운영기관 및 운영체계
5. 국민건강보험과 노인장기요양보험의 차이점
6. 장기요양보험의 신청 및 등급판정
7. 장기요양보험의 종류와 급여내용
8. 재가급여 및 시설급여의 본인부담 및 비급여 항목
9. 장기요양기관의 지정기준 및 절차. 비용청구 및 지급

제 15 장 원무통계 및 진료실적 관리

15-1 | 원무통계

학습목표	1. 병원의 원무통계에 대한 산출요령을 알 수 있다. 2. 외래 및 입원환자통계를 작성하고 분석하여 보고할 수 있다.

1. 원무통계

1) 통계의 개념

(1) 병원통계

병원통계는 환자 수, 진료비, 질병, 수술, 사망률 등의 자료를 작성하여 병원의 운영, 의학 연구, 의료기관 현황 보고, 병원 신임평가, 의료기관 인증 등을 위한 기초 자료를 제공하기 위한 것이다.

환자통계란 환자와 관련된 다양한 현상에 대한 자료를 일정한 기준에 따라 수치로 작성한 계수적 통계를 의미하며, 통계의 대상 분야에 따라 일반적으로 원무통계, 진료통계, 병원 경영분석통계 등으로 구분된다.

① 진료통계는 진료뿐 아니라 의학연구, 수술, 사망, 부검, 감염 등에 관한 통계를 의미한다.

② 병원경영통계는 병원의 경영활동을 계량적으로 분석하거나 종합한 통계로, 생산성, 활동성, 수익성, 유동성 등에 관한 내용을 포함한다.

(2) 통계의 요건

통계란 특정 사실을 일정한 기준에 따라 수치로 표현한 것으로, 다음과 같은 요건을 갖추어야 한다.

① **적시성**: 통계의 작성 및 보고 시점이 그 활용 시점과 일치해야 하며, 자료의 활용 목적에 따라 통계 간 비교가 가능해야 한다.

② **명료성**: 통계의 작성 목적, 작성 기준, 자료의 출처 등이 명확해야 한다.

③ **간결성**: 통계의 내용과 서식이 간결하고 이해하기 쉬워야 한다.

④ **정확성**: 통계에 포함된 정보의 내용과 수치가 정확해야 통계로서의 가치가 있다.

(3) 원무통계

원무통계란 의료기관에서 제공한 진료서비스와 관련된 통계로, 환자 수 등 진료량에 관한 사항, 진료비 발생에 관한 사항, 병상 이용도, 진료권 분석 등 원무관리와 관련된 다양한 지표를 포함한다.

진료실적 분석 지표는 진료량 지표, 진료비 지표, 병상이용도 지표, 진료권 지표로 구분된다.

즉, 원무통계는 병원경영통계의 일부로, 환자 및 진료비와 관련된 통계를 의미한다. 이는 병원의 진료서비스 제공 결과로 발생한 의료수익을 기준으로 하여 외래·입원의 진료과별, 의사별, 진료형태별, 환자유형(수가 종류)별, 진료행위별 등으로 분류·집계한 표를 말한다.

(4) 원무통계의 목적

원무통계는 경영적, 의학적, 정보관리적 측면에서 다양한 목적을 가지며, 최근에는 경영분석 자료 및 수요 예측 자료로서의 중요성이 더욱 강조되고 있다. 그 목적은 크게 다음 세 가지로 분류된다.

① 경영실적 자료

병원 운영에 따른 실적을 파악하기 위한 통계로, 일정 기간 동안의 환자 수(외래, 입원, 응급), 진료 및 검사 건수, 병상 이용률, 진료수익 등을 분석한다.

이 통계는 방문 형태별, 외래 및 입원별, 의료보장 유형별, 거주 지역별, 연령별, 진료 담당 의사별, 검사 종류별 등으로 세부 집계할 수 있다.

또한 단순한 경영실적 자료로서뿐만 아니라, 진료과 또는 진료수가 항목별(행위별), 담당 의사별 원가 분석을 위한 기초자료나 내부 통제를 위한 자료로도 활용된다.

② 의학연구 자료

학술연구에 필요한 기초자료로, 상병별, 수술, 검사, 사망, 부검, 성별 및 연령별 통계 등을 활용하여 보건통계나 의학 연구 자료로 사용된다.

③ 보고 자료

경영실적 결과를 외부 기관에 보고하거나 제출하기 위한 자료로 활용된다. 예를 들어, 세무 자료, 관련 기관 제출용 진료실적 자료, 의료기관 현황 보고, 병원 신임평가, 의료기관 인증, 응급의료기관 평가 자료 등에 사용된다.

2. 환자의 구분 및 산정 기준

1) 환자 구분은 진료 형태, 내원 경험, 질병 양상, 진료 희망, 진료비 지급 방법 등에 따라 다음과 같이 나눌 수 있다.

- 진료 형태에 따라: 외래환자, 입원환자
- 내원 경험에 따라: 신환자, 구환자
- 질병 양상에 따라: 진료과별 초진환자, 재진환자

- 진료 희망에 따라: 일반진료환자, 선택진료환자
- 진료비 지급 방법에 따라: 건강보험환자, 의료급여환자, 산재보험환자, 자동차보험환자, 일반환자

또한 환자 수, 병상 수, 의료수익의 산정은 다음과 같은 일반 원칙에 따른다.

(1) 환자 수 구분

① 외래환자 수

진료과를 기준으로 산정하며, 한 환자가 하루에 2개 진료과에서 진료를 받은 경우 2명으로 계산한다. 응급환자는 별도로 구분하여 산정한다.

신체검사 수진자(건강검진, 종합검진, 일반 신체검사 등)는 외래환자 수에 포함하지 않고 별도로 관리한다.

또한, 임상진료과에서 진료지원과(예: 임상병리검사, 방사선촬영 등)로 의뢰하여 실시한 검사의 경우, 진료지원과의 환자 수는 별도로 산정하지 않는다.

② 입원환자 수

하루 동안 병상을 점유한 환자의 수를 말하며, 입원 중 진료과를 전과한 경우는 전출된 진료과와 전입된 진료과에 각각 분리하여 산정한다.

신생아는 별도의 입원 수속을 한 경우에만 입원환자로 산정한다.

㉮ 입원 실인원

입원 수속이 완료되어 입원이 허가된 환자 수를 의미하며, 매일 0시 기준으로 그 이전 24시간 내 입원 수속을 완료한 환자를 포함한다.

㉯ 입원환자 연인원

일정 기간 동안 병상을 점유한 환자의 총합계를 의미하며, 재원환자 연인원 또는 연입원 환자수라고도 한다. (예: 환자 1명이 10일간 입원한 경우, 실입원 환자수는 1명, 연인원은 10명으로 집계)

㉰ 퇴원환자 실인원

입원치료를 마치고 퇴원한 환자의 수를 의미하며, 매일 0시부터 24시까지 퇴원 수속을 완료한 환자를 기준으로 산정한다.

㉱ 재원환자 수

특정 시점을 기준으로 병원에 입원 중인 환자 수를 의미한다.

(2) 환자 종류(유형)별 구분

환자유형은 진료비 지급 방식에 따라 다음과 같이 구분된다.

① 건강보험환자

국민건강보험법에 따라 건강보험 수가가 적용되는 환자

② 의료급여환자

의료급여법에 따라 의료급여 1종 또는 2종이 적용되는 환자

③ 산재보험환자

산업재해보상보험법에 따라 산재보험이 적용되는 환자

④ 자동차보험환자

자동차손해배상보장법에 따라 자동차보험이 적용되는 환자

⑤ 일반환자

위의 보험 적용 대상 이외의 환자로, 일반 수가가 적용된다.

예를 들어, 특정 수가 기준으로 계약한 기관의 환자라 하더라도 건강보험, 의료급여, 산재보험, 자동차보험에 해당하지 않으면 일반환자로 구분한다. (예: 미용 성형 목적의 환자, 해외 입국 환자 등)

(3) 진료과별 환자 수

① 진료과별 외래환자 수

일정 기간 동안 각 진료과에서 외래 진료를 받은 환자의 수이며, 초진과 재진 환자로 구분하여 집계한다.

② 진료과별 입원환자 수

일정 기간 동안 각 진료과에서 입원 진료를 받은 환자의 수를 의미하며, 진료과별로 집계한다.

(4) 외래 및 입원 진료일수, 가동병상 수

① 외래 진료일수

일정 기간 동안 외래 진료가 실제로 이루어진 일수이며, 공휴일 등 진료하지 않은 날은 포함하지 않는다.

② 입원 진료일수

일정 기간 동안 입원환자의 진료가 이루어진 총 일수를 말한다.

③ 가동병상 수

허가 병상 수와는 달리, 실제로 입원환자 진료를 위해 운영되고 있는 병상의 수를 의미한다.

응급실, 분만실, 회복실, 주사실, 인공신장투석실, 물리치료실, 신생아용 베지넷 등은 가동병상 수에서 제외하는 것이 원칙이다.

(5) 의료수익

의료수익은 발생주의에 따라 계상하며, 환자 수 산정 기준에 따라 수진 형태별, 진료과별, 진료비 지급 방법별로 구분하여 계상한다.

병원의 수익은 다음과 같이 세 가지로 구분된다.

① 진료수익, ② 진료 외 수익, ③ 기타 수익: 부대사업 수익 등을 포함

3. 원무통계의 구분

원무통계는 주로 환자 진료 통계와 진료수익 통계로 구분되며, 환자 진료 실적은 일반적으로 외래와 입원으로 나누어 집계한다.

1) 외래환자 통계

외래환자 통계는 외래에서 진료받은 방문 환자 수를 의미하며, 한 환자가 하루에 2개 이상의 진료과에서 진료를 받은 경우에는 2명으로 집계한다.

신체검사나 건강검진은 외래환자 수에 포함되지 않으며, 직접 진료를 담당하는 진료과별로 집계한다.

진단검사의학과, 병리과, 영상의학과 등은 직접 접수 및 진료가 이루어진 경우에만 외래환자 수로 별도 산정하며, 임상 진료과의 처방에 따라 검사만을 위해 방문한 경우는 외래환자 수에 포함하지 않는다.

외래환자의 집계에 있어 진료일수는 실제 진료일을 기준으로 하며, 토요일처럼 오전 진료만 있는 경우에는 0.5일로 계산하기도 한다.

(1) 진찰료 발생 기준

건강보험의 진찰료 산정 기준에 따라 초진과 재진으로 구분하여 집계하는 방법이며, 하루에 2개 이상의 진료과에서 각각 초진 진료가 발생한 경우에는 각각 산정한다.

(2) 과거 방문 여부

해당 병원을 처음 방문한 경우에는 신환, 과거에 방문하여 등록번호가 있는 경우에는 구환으로 분류하여 집계한다. 다만, 건강보험의 진찰료 산정 기준에 따라 접수되기 때문에 현재는 이 기준이 많이 활용되지는 않는다.

신환 비율이 높을수록 병원의 신뢰도나 친화도가 높다고 해석할 수 있다.

(3) 이용 경로

환자가 병원에 방문하게 된 이용 경로에 따라 집계하는 방식이다. 외래나 응급실 이용 여부, 타 병원을 경유하였는지 여부 등으로 구분하여 집계한다.

(4) 거주 지역

환자의 거주 지역별로 집계하며, 이는 병원의 지역사회 친화도를 파악하는 요소로 활용된다.

2) 입원환자 통계

입원환자 통계는 병원에 입원하여 진료를 받은 환자를 집계한 것으로, 병상 가동 여부 및 입원 수익 통계와 밀접한 관련이 있으며, 환자 수 분석은 매우 중요한 의미와 가치를 지닌다.

입원환자 통계는 외래와 달리 실입원환자 수 및 퇴원환자 수를 연인원 기준으로 구분하여 집계하며, 연인원은 입원실료가 부과된 환자를 기준으로 일정 시점 또는 일정 기간 동안 합산하여 산출한다.

또한, 입원 진료 중 진료과가 변경된 경우, 변경된 날부터는 새로운 진료과에 포함하여 집계한다.

신생아의 경우, 질환이나 미숙아 등의 사유로 입원 수속을 거친 경우에는 입원환자로 집계하되, 정상 신생아는 산모(분만) 환자에 포함되므로 별도의 입원환자로는 집계하지 않는다.

입원 중 진료과를 전과한 환자는 입원료가 부과된 진료과의 환자로 산정하며, 전출된 과와 전입된 과에 중복 계산하지 않는다.

산모가 분만 후 2박 3일 동안 입원해 있는 동안의 신생아는 입원환자로 보지 않지만, 이후 이상이 발생하여 입원 수속을 하고 입원료가 부과된 경우에는 입원환자로 계산한다.

입원환자 통계 유형에는 다음과 같은 항목이 포함된다.

① 실입원환자 수, ② 퇴원환자 수, ③ 연인원(연입원환자 수), ④ 재원환자 수,
⑤ 재원환자 연인원

15-2 | 진료실적 분석

학습목표	1. 환자진료실적을 작성하고 분석하여 보고할 수 있다.

1. 진료수익 통계

1) 인식 기준

의료수익을 계산하는 방법에는 발생주의, 현금주의, 절충주의 등이 활용된다.

발생주의는 의료서비스를 제공한 시점에서 의료수익이 발생한 것으로 보는 방법이며, 현금주의는 의료수익의 발생 시점과 관계없이 실제로 현금이 입금된 날을 기준으로 수익을 계산하는 방법이다.

절충주의는 발생주의와 현금주의를 혼용하여 사용하는 경우를 말한다.

대부분의 병원에서는 의료수익의 발생 시점이 실제 서비스 제공 시점과 일치하기 때문에, 기업회계기준, 의료기관회계기준, 법인세법 등 모든 회계 기준에서 발생주의를 채택하고 있다.

2) 진료수익 통계

진료수익 통계는 크게 외래진료수익과 입원진료수익으로 구분되며, 이를 다시 환자 종류별, 진료과별, 수가 항목별(진료 행위별)로 세분화하여 집계할 수 있다.

진료수익을 이러한 기준에 따라 구분하여 집계할 경우, 진료과별·수가유형별 의료수익 집계표, 진료과별·수가항목별 의료수익 집계표 등의 형태로 분류하여 활용할 수 있다.

진료수익 통계는 일별, 월별, 분기별, 연간 수익 통계로 작성되어, 병원 경영 실적 분석에 활용된다.

3) 기타 수익 통계

기타 수익 통계에는 다음과 같은 항목이 포함된다.

검진수익 통계, 부대사업 수익 통계(장례식장, 편의점, 커피숍, 식당 등의 수익)

4) 진료비 조정 통계

진료비 조정 통계는 보험자 단체에 청구된 진료비가 심사 후 조정된 내용을 항목별로 집계한 통계 자료를 말하며, 이를 진료비 조정(삭감) 통계라고 한다.

이는 이미 발생한 보험자 단체 부담 진료비에 대한 통계로, 월별, 분기별, 연도별로 분석되어 병원 경영 실적 관리와 의료 질 관리 활동에 활용된다.

2. 진료실적 분석

진료실적이란 병원이 제공한 의료서비스를 받은 환자의 수와 진료건수를 기초로 하여 산출되는 진료량, 진료수익, 병상이용률 등을 의미한다. 이는 외래 및 입원, 진료과별, 환자유형별로 집계된 환자 수와 수가 종목별, 환자유형별로 집계된 진료건수를 연결하여 다양한 분석이 가능하다.

진료실적 분석지표에는 다음과 같은 항목이 포함된다.

① 진료량 분석지표, ② 진료비 분석지표, ③ 병상이용도 분석지표, ⑤ 진료권 분석지표 등

1) 진료량 분석지표

진료량 분석지표에는 외래환자 초진율, 외래환자 입원율, 응급환자율, 평균 재원일수, 입원 대 외래환자 비율, 일평균 외래환자 수, 100병상당 일일평균 외래(재원)환자 수, 외래(입원)환자 유형(종류)별 구성비 등이 포함된다.

진료량이란 병원이 제공한 의료서비스를 받은 환자의 수와 진료 건수를 의미한다.

(1) 일평균 외래환자수 (명)

일평균 외래환자수는 연간 외래환자수를 외래진료일수로 나눈 값으로, 하루 평균 몇 명의 환자가 병원을 방문했는지를 나타낸다.

여기서 외래환자수는 초진환자와 재진환자를 합한 연인원수를 의미하며, 외래진료일수는 공휴일을 제외하고 산정한다. 단, 토요일에 진료하는 경우에는 0.5일로 계산한다.

$$\text{일평균 외래환자 수(명)} = \frac{\text{외래환자 연인원수}}{\text{외래 진료일수}}$$

(2) 외래환자 초진율(New Outpatient Ratio)

외래환자 초진율은 일정 기간 동안의 연 외래환자 중 초진환자가 차지하는 비율을 말한다.

이 지표는 병원의 환자 유인력을 나타내며, 초진율이 높다는 것은 병원의 진료권내 인구가 증가하고 병원에 대한 신뢰도가 높아지고 있음을 의미한다.

$$\text{외래환자 초진율(\%)} = \frac{\text{초진 환자 수}}{\text{연 외래 환자 수}} \times 100$$

(3) 외래환자 입원율(Admissions of Outpatients)

외래환자 입원율은 일정 기간 동안의 연 외래환자 중 해당 병원에 입원한 환자의 비율을 의미한다.

이 지표는 병원을 방문한 환자들의 질병 중증도를 간접적으로 보여주는 지표로 활용된다.

$$(1)\ 외래환자\ 입원율(\%) = \frac{실\ 입원\ 환자\ 수}{연\ 외래\ 환자\ 수} \times 100$$

$$(2)\ 진료과별\ 외래환자\ 입원율(\%) = \frac{진료과별\ 실\ 입원\ 환자\ 수}{진료과별\ 연\ 외래\ 환자\ 수} \times 100$$

(4) 응급환자율(Emergency Cases to Outpatient Ratio)

응급환자율은 연 외래환자 중 응급환자가 차지하는 비율을 의미한다.

이 비율이 높다는 것은 환자의 입원 잠재력이 크다는 것을 나타내며, 병원에 대한 지역사회 주민의 신뢰도를 반영하기도 한다.

또한, 응급환자 비율이 높을수록 입원 환자 수도 많아질 가능성이 있다.

$$응급환자율(\%) = \frac{응급환자\ 연\ 인원\ 수}{외래환자\ 연\ 인원\ 수} \times 100$$

(5) 응급환자 입원율(Admissions of Emergency Ratio)

응급환자 입원율은 응급실을 방문하여 진료를 받은 환자 중 실제로 입원한 환자의 비율을 나타내는 지표이다. 만약 응급실에 내원한 환자의 상당수가 다른 병원으로 전원된다면, 해당 병원은 지역사회로부터 신뢰를 잃을 수 있으며, 의료수익 또한 감소할 수밖에 없다. 따라서 이 비율은 입원환자 관리를 포함한 응급실의 효율적인 운영을 평가하는 데 중요한 분석 지표로 활용될 수 있다.

$$응급환자\ 입원율(\%) = \frac{응급환자\ 중\ 입원한\ 환자\ 수}{총\ 응급환자\ 수} \times 100$$

(6) 평균 재원일수(LOS: Average Length of Stay)

평균 재원일수는 입원에서 퇴원까지의 일수를 의미하며, 퇴원환자의 총 재원일수를 퇴원환자 실인원수로 나눈 값이다. 이는 입원환자가 평균적으로 며칠 동안 병원에 머물렀는지를 파악할 수 있게 해주며, 환자의 특성에 따른 재원 상황을 설명하는 데 활용된다.

$$평균\ 재원일수(일) = \frac{퇴원환자\ 총\ 재원일수(누계)}{퇴원환자\ 실인원수}$$

$$평균\ 재원일수(일) = \frac{퇴원환자\ 총\ 재원일수(누계)}{\frac{(입원환자\ 실인원수\ +\ 퇴원환자\ 실인원수)}{2}}$$

(예시) 800병상을 보유한 B병원의 연간 퇴원환자 실인원수가 26,280명이고, 연간 총 재원일수가 262,800일이라면, 평균 재원일수는 10일로 계산된다(262,800일 ÷ 26,280명).

- 평균 재원일수가 길어질수록 병상 이용률은 높아지지만, 병상 회전율은 낮아지고, 진료 건당 진료비는 증가하는 반면 입원환자 1인당 1일 평균 진료비 부담은 감소하는 경향이 있다. 반대로 진료의 집중도가 높을수록 평균 재원일수는 짧아지지만, 환자 1인당 1일 평균 진료비는 증가하게 된다.

(7) 입원대 외래환자 비율(Outpatient Visits to Inpatient Days)

입원대 외래환자 비율은 연 외래환자 수를 총 재원일수로 나눈 값으로, 입원환자에 대한 외래환자의 비중을 나타내며, 의료수익에서 외래 진료에 대한 의존도를 보여주는 지표이다. 이 비율이 높을수록 병상이용률에 비해 병원이용률이 상대적으로 더 높다는 것을 의미하며, 향후 입원환자 수의 증가 가능성도 시사한다. 일반적으로 병상 규모가 작은 병원은 입원환자 수가 상대적으로 적기 때문에 이 비율이 높게 나타나고, 반대로 병상 규모가 큰 병원은 입원환자 중심의 진료를 수행하므로 이 비율이 낮게 나타나는 경향이 있다.

$$입원대\ 외래환자\ 비율(\%) = \frac{연\ 외래환자\ 수}{총\ 재원일\ 수} \times 100$$

- 일반적으로 입원 환자에 비해 외래 환자의 비율은 1:2 수준이며, 예를 들어 1,000병상 규모의 병원이라면 일일 평균 외래 환자 수가 약 2,000명 이상이어야 한다는 의미이다.

(8) 100병상당 1일 평균 외래(또는 재원) 환자수 (명)

이 지표는 규모가 서로 다른 병원 간의 일일 평균 외래환자 수 또는 재원환자수 진료실적을 비교하기 위한 것이다.

연 외래 환자수(또는 총 재원일수)를 외래(또는 입원) 진료일수로 나누어 1일 평균 외래(또는 재원) 환자수를 산출한 후, 이를 100병상당 외래(또는 재원) 환자수로 환산하여 사용한다.

여기서 '가동병상 수'란 입원환자 진료를 위해 실제로 사용 중인 병원의 병상수를 의미한다. 따라서 응급실, 분만실, 회복실, 주사실, 인공신장투석실, 신생아용 베지넷 등은 가동병상 수에서 제외된다.

$$(1)\ 100병상당\ 1일\ 평균\ 외래\ 환자수(명) = \frac{1일\ 평균\ 외래\ 환자수}{평균\ 가동병상수 \div 100병상}$$
$$= \frac{연\ 외래환자수 \div 외래\ 진료일수}{평균\ 가동병상수 \div 100병상}$$

$$(2)\ 100병상당\ 1일\ 평균\ 재원\ 환자수(명) = \frac{1일\ 평균\ 재원\ 환자수}{평균\ 가동병상수 \div 100}$$
$$= \frac{총\ 재원일수 \div 입원진료일수}{평균\ 가동병상수 \div 100병상}$$

(9) 외래(입원)환자 진료과별 구성비

이 지표는 외래(또는 입원) 환자가 각 진료과를 이용한 비율을 통해, 진료과별 환자 점유율을 나타내는 구성비를 측정한 것이다.

$$(1)\ 외래환자\ 진료과별\ 구성비(\%) = \frac{진료과별\ 외래환자\ 연인원수}{외래환자\ 연인원수} \times 100$$

$$(2)\ 입원환자\ 진료과별\ 구성비(\%) = \frac{진료과별\ 입원환자\ 연인원수}{입원환자\ 연인원수} \times 100$$

(10) 외래(또는 입원)환자 유형별 구성비

이 지표는 외래(또는 입원) 환자를 진료비 지불 형태에 따라 구분하여, 전체 외래(또는 입원) 환자 중 각 환자 유형이 차지하는 비율(점유율)을 백분율로 나타낸 것이다.

환자의 유형에는 건강보험 환자, 의료급여 환자, 산업재해보험 환자, 자동차보험 환자, 일반 환자 등이 포함된다.

$$(1)\ 외래환자\ 유형별\ 구성비(\%) = \frac{환자\ 유형별\ 외래환자\ 연인원수}{외래환자\ 연인원수}$$

$$(2)\ 입원환자\ 유형별\ 구성비(\%) = \frac{환자유형별\ 재원환자\ 연인원수}{재원환자\ 연인원수}$$

(11) 외래환자 1인당 방문 횟수

이 지표는 외래환자가 평균적으로 본원에 몇 회 방문하여 외래 진료를 받았는지를 파악하기 위한 것이다.

해당 수치는 의사의 진료 방침에 따라 차이가 발생할 수 있으며, 외래 진료비의 청구 누락 여부를 검증하는 데 있어 중요한 역할을 한다.

$$\text{외래환자 1인당 방문 횟수} = \frac{\text{진료과별 연 외래환자수}}{\text{진료과별 실 외래환자수}}$$

예) A 의사는 환자에게 1주일 후에 다시 방문하라고 하고, B 의사는 3일 후에 오라고 지시할 경우, 외래환자 수가 동일하더라도 B 의사가 담당한 환자의 평균 방문 횟수는 A 의사보다 두 배 이상 높아지게 된다.

(12) 외래(또는 입원)환자 연령대별 구성비

외래(또는 입원) 환자의 연령대별 분포를 파악하기 위한 지표로, 병원을 이용한 환자 중 각 연령대가 차지하는 비율을 나타낸다.

연령대는 다음과 같이 구분하여 산출한다: 0~9세, 10~19세, 20~29세, 30~39세,40~49세, 50~59세, 60~69세, 70~79세, 80세 이상.

이 지표는 진료과의 활성화 정책 수립이나 특수 클리닉 개설 시 참고 자료로 활용될 수 있다.

$$(1)\ \text{외래환자 연령대별 구성비}(\%) = \frac{\text{연령대별 연 외래환자수}}{\text{연 외래환자수}} \times 100$$

$$(2)\ \text{입원환자 연령대별 구성비}(\%) = \frac{\text{연령대별 실 입원환자수}}{\text{실 입원환자수}} \times 100$$

(13) 예약접수율 및 예약진료율

이 지표는 병원의 진료 예약(내원, 전화, 인터넷 등) 관련 통계를 나타낸 것이다.

특히 예약 환자가 예약된 진료일에 내원하여 진료를 받을 수 있도록, 모바일 안내 등의 수단을 활용한 관리가 필요하며, 부도율(예약 후 내원하지 않는 비율) 관리가 무엇보다도 중요하다.

- 예약접수율은 연 외래환자 수 중 예약한 환자 수의 비율을 의미한다.
- 예약진료율은 연 외래환자 수 중 예약 후 실제로 진료를 받은 환자 수의 비율을 의미한다.

$$(1)\ 예약접수율(\%) = \frac{예약\ 접수\ 환자수}{연\ 외래환자수} \times 100$$

$$(2)\ 예약진료율(\%) = \frac{예약\ 진료\ 환자수}{연\ 외래환자수} \times 100$$

2) 진료비 관련 분석 지표

진료비 관련 분석지표는 진료과별, 환자 유형별, 수가 종류별로 구분하여 산출할 수 있으며, 진료비 분석은 단위당 금액이나 항목별 구성비를 산출하여 활용한다. 진료비 관련 주요 지표에는 외래 및 입원 평균진료비, 100병상당 외래(또는 입원) 수익, 진료과별 외래(또는 입원) 수익 구성비, 외래(또는 입원) 진료행위별 수익 구성비 등이 있다.

(1) 외래환자 1인 1일당 평균 진료비

일정 기간의 외래 진료수익을 연간 외래환자 수로 나누어 산출한다. 외래환자 1인 1일당 평균진료비가 높다는 것은 외래 진료수익이 많음을 의미하지만, 동시에 외래환자 수 감소로 이어질 가능성도 있다. 외래 진료수익을 증대하기 위해서는 외래환자 수를 증가시키거나, 외래환자 1인 1일당 평균진료비를 높이는 전략이 필요하다.

$$외래환자\ 1인\ 1일당\ 평균\ 진료비(원) = \frac{외래수익}{연\ 외래환자수}$$

- 외래환자 1인 1일당 평균진료비는 수가 종목별 진료량과 수가 수준에 의해 결정되므로, 진료과별·환자 종류별 외래환자 1인 1일당 평균진료비가 전년 대비 또는 유사 규모 병원에 비해 현저히 높거나 낮게 나타날 경우, 환자 1인당 제공된 진료량과 수가 수준에 대한 분석도 함께 실시해야 한다. 이를 통해 서비스 제공량의 적정성과 수가 수준의 적절성을 종합적으로 검토할 수 있다.

(2) 입원환자 1인 1일당 평균 진료비

입원환자 1인 1일당 평균 진료비는 일정 기간의 입원 진료수익을 총 재원일수로 나누어 산출한다. 이 지표는 입원환자에게 제공되는 진료량, 진료 건당 진료비 수준, 재원일수 등에 영향을 받는다. 따라서 이 지표가 낮은 병원은 평균 재원일수를 단축시키기 위한 노력이 필요하다. 입원환자 1인 1일당 평균 진료비가 높을 경우 병원 수익에는 긍정적인 영향을 줄 수 있으나, 동시에 입원환자 수가 감소할 우려도 있다.

$$\text{입원환자 1인 1일당 평균 진료비(원)} = \frac{\text{입원수익}}{\text{총 재원일수}}$$

- 참고자료 활용
  한국보건산업진흥원 및 대한병원협회에서 매년 발행하는 병원경영분석자료를 참고하면 전국 평균지표와 해당 병원의 입원 및 외래환자 평균수익을 비교·분석하는 데 유용하다.

(3) 100병상당 일평균 외래(또는 입원) 수익

100병상당 일평균 외래(또는 입원) 수익은 일정 기간 동안 진료과별 및 환자 유형별 외래(또는 입원) 수익을 외래(또는 입원) 진료일수로 나누어 일평균 수익을 산출한 후, 이를 다시 100병상 기준으로 환산하여 계상한다.

이 지표의 분석 목적은 병원 전체의 외래(또는 입원) 수익 수준이 유사 규모의 병원이나 다른 병원들과 비교하여 어떤 위치에 있는지를 파악하는 데 있다.

$$\text{(1) 100병상당 일 평균 외래수익(원)} = \frac{\text{외래수익} \div \text{외래진료일수}}{\text{평균 가동병상수} \div 100}$$

$$\text{(2) 100병상당 일 평균 입원수익(원)} = \frac{\text{입원수익} \div \text{입원진료일수}}{\text{평균 가동병상수} \div 100}$$

- 이 지표는 자체적인 의미도 있으나, 유사 규모 병원 또는 다른 의료기관의 자료와 비교하여 해석하는 것이 더욱 중요하다.

(4) 진료과별 외래(입원) 수익 구성비

진료과별 외래(또는 입원) 수익 구성비는 진료과별 외래(또는 입원) 수익을 총외래(또는 입원) 수익으로 나누어 백분율로 산출하며, 이는 각 진료과가 전체 외래(또는 입원) 수익에 기여하는 상대적인 비율을 나타낸다.

또한, 환자 유형별 외래(또는 입원) 수익 구성비도 동일한 방식으로 산출할 수 있다.

$$\text{(1) 진료과별 외래수익 구성비(\%)} = \frac{\text{진료과별 외래수익}}{\text{총 외래수익}} \times 100$$

$$\text{(2) 진료과별 입원수익 구성비(\%)} = \frac{\text{진료과별 입원수익}}{\text{총 입원수익}} \times 100$$

(5) 환자유형별 외래(또는 입원) 수익 구성비

환자유형별 외래(또는 입원) 수익 구성비는 일정 기간 동안 발생한 외래(또는 입원) 수익을 환자유형별로 구분한 후, 이를 총 외래(또는 입원) 수익으로 나누어 백분율로 산출한 것이다.

이 지표는 총 외래(또는 입원) 수익에 대한 환자유형별 외래(또는 입원) 수익의 상대적인 기여도를 파악하는 데 활용된다.

보다 정밀한 분석을 위해서는 진료과별·환자유형별 외래(또는 입원) 수익 구성비를 함께 분석하는 것이 필요하다.

$$(1)\ \text{환자유형별 외래수익 구성비}(\%) = \frac{\text{환자유형별 외래수익}}{\text{총 외래수익}} \times 100$$

$$(2)\ \text{환자유형별 입원수익 구성비}(\%) = \frac{\text{환자유형별 입원수익}}{\text{총 입원수익}} \times 100$$

(6) 진료행위별 외래(입원) 수익 구성비

진료행위별 외래(또는 입원) 수익 구성비는 일정 기간 동안의 외래(또는 입원) 수익을 진료행위(항목)별로 구분한 후, 이를 총 외래(또는 입원) 수익 대비 백분율로 나타낸 것이다.

진료행위별 구성 항목은 건강보험 수가 산정지침에 따른 분류 기준에 따라 산출하며, 주요 항목에는 진찰료, 입원료, 검사료, 방사선료, 투약료, 주사료, 이학요법료, 정신요법료, 마취료, 처치 및 수술료, 치과, 혈액, 식대 등이 포함된다.

$$(1)\ \text{진료행위별 외래수익 구성비}(\%) = \frac{\text{진료행위별 외래수익}}{\text{총 외래수익}} \times 100$$

$$(2)\ \text{진료행위별 입원수익 구성비}(\%) = \frac{\text{진료행위별 입원수익}}{\text{총 입원수익}} \times 100$$

- 진료행위별 수익 구성비는 전체 진료비 대비 비율로 산출할 수도 있고, 진료과별로 구분하여 산출할 수도 있다. 이 지표는 병원의 진료행위 유형 및 환자 군 특성을 파악하는 데 유용하게 활용된다.

아래는 수가 항목별 구성비 해석의 예시이다.

① 투약료 및 주사료의 비율이 과도하게 높을 경우 → 과잉 투약 또는 고가 약품 사용이 많을 가능성이 있다.

② 입원료 및 식대의 비율이 지나치게 높을 경우 → 장기 입원이 필요한 만성질환 환자의 비중이 크며, 수술료나 기타 행위료의 비중은 상대적으로 낮다는 것을 의미한다.

③ 처치료 및 수술료의 비중이 높을 경우 → 외과계 환자의 비중이 높고, 중증도가 높은 환자가 많음을 시사한다.

(7) 100병상당 월평균 의료수익

100병상당 월평균 의료수익은 외래수익과 입원수익, 기타의료수익의 합계를 해당 기간의 월수로 나누어 산출한 월평균 의료수익을 기준으로, 이를 100병상 기준으로 환산한 지표이다. 또한, 진료과별 및 환자 유형별로 월평균 의료수익을 산출할 수 있다.

$$\text{100병 상당 월평균 의료수익} = \frac{(\text{외래수익}+\text{입원수익}+\text{기타의료수익})}{\text{평균 가동병상수} \div \text{100병상}}$$

(8) 의료미수금 회전기간

진료비 중 본인부담금을 제외한 보험자(공단) 부담 미수금, 계약미수금 등과 본인부담 미수금의 회수에 소요되는 기간을 말하며, 이를 미수금 회전기간이라 한다. 이 기간은 짧을수록 회수 효율성이 높은 것으로 평가된다.

$$\text{의료미수금 회전기간(일)} = \frac{\text{의료미수금 잔액}}{\text{의료수익}} \times \text{365일}$$

(9) 보험심사 조정률

보험심사 조정률은 진료비 중 보험자 부담분의 청구액을 기준으로, 심사 조정(삭감)된 금액의 비율을 나타낸 지표이다. 병원에 따라 총진료비 대비 조정률 또는 청구액 대비 조정률로 구분하여 분석하며, 경영 지표로 활용된다. 보험심사 조정률은 보험 청구 유형별(건강보험, 의료급여, 산업재해보상보험, 자동차보험)로 구분하여 산출하고 분석한다.

$$\text{보험심사 조정률(\%)} = \frac{\text{심사조정액}}{\text{총진료비(또는 청구진료비)}} \times 100$$

3) 병상 이용도 분석 지표

병상이용도 분석지표에는 병원이용률, 병상이용률, 병상점유율, 병상회전율, 병상회전간격, 병상회전기간 등이 포함된다.

(1) 병원 이용률(Hospital Utility Ratio)

병원 이용률은 일정 기간 동안의 연간 입원환자 수(또는 총 재원일수)에 연 외래환자 수를 환산하여 더한 값을, 연 가동병상 수로 나누어 산출하는 지표이다. 이때 외래환자는 환자 1인당 부담진료비를 기준으로 입원환자 수로 환산한다.

병상 이용률이 입원환자만을 대상으로 한 지표인 반면, 병원 이용률은 입원환자와 외래환자를 모두 반영하여 병원 인력 및 시설의 종합적인 활용도를 나타낸다.

$$\text{병원 이용률(\%)} = \frac{\text{조정 환자수}}{\text{연 가동 병상수}} \times 100$$

■ 조정환자수

조정환자수란 일정 기간 동안의 연간 입원환자 수(또는 총 재원일수)에, 환자 1인당 부담진료비를 기준으로 연간 외래환자 수를 입원환자 수로 환산하여 더한 값을 말한다.

따라서 병원이용률은 조정환자수를 연간 가동병상 수로 나눈 백분율을 의미한다.

(실례) 조정환자수는 다음과 같은 공식에 따라 계산된다.

$$\text{환자 조정수} = \text{총 재원일수(연 입원환자수)} + \text{연 외래환자수} \times \frac{\text{외래환자당 일 평균 진료비}}{\text{입원환자당 일 평균 진료비}}$$

예시)

- 총 재원일수: 500일
- 연간 외래환자 수: 1,000명
- 입원환자 1인당 평균 진료비: 20,000원
- 외래환자 1인당 평균 진료비: 10,000원

조정환자수 = 500 + 1,000 × (10,000 ÷ 20,000) = 500 + 500 = 1,000명

(2) 병상이용률(Bed Occupancy Ratio)

병상이용률은 일정 기간 동안 환자를 수용할 수 있도록 가동한 병상(연 가동병상)이 실제로 환자에 의해 점유된 비율을 말한다. 예를 들어 병상이용률이 80%라면, 100병상 중 80병상이 사용되고 있다는 의미이다.

병상이용률은 병원의 인력 및 시설 활용도를 간접적으로 나타내는 지표이지만, 이는 점유

병상의 상태만을 반영하는 정태적(static) 분석에 지나지 않는다. 그러나 병상이 효율적으로 운영되어 입원환자에게 적절히 활용된다면, 그만큼 시설이 효율적으로 이용되고 수익성도 향상되며, 국가적인 자원 지원도 보다 효과적으로 이루어질 수 있다.

가동 연병상수는 일정 기간 동안 매일 가동된 병상 수를 합산한 값을 말한다.

$$병상이용률(\%) = \frac{총\ 재원일수}{연\ 가동\ 병상수} \times 100$$

■ 병상이용률의 기준 및 경향

일반적인 경영 분석 기준에서 양방 병원의 병상이용률이 85% 이상일 경우 양호한 상태로 평가된다.

병상이용률은 100%를 초과할 수 없으며, 병상 규모가 클수록 병상이용률이 높아지는 경향이 있다.

연 가동병상수 계산 방식은 다음과 같다.

연 가동 병상수 = (평균 가동 병상수×입원 진료일수)

■ 보유 병상수

① 보유 병상수란 병원이 입원 환자의 진료를 위해 실제로 운영 중인 병상 수를 말한다. 환자가 입원할 수 있도록 항상 대기 상태에 있는 병상으로, 일반 병상, 중환자 병상, 보육기(Incubator) 등이 포함된다.

연 보유 병상수는 매일의 보유 병상 수를 누계한 값으로, 일반적으로 보유병상 수에 365일을 곱하여 산출한다. (보유병상수 × 365일)

② 보유 병상수의 산출 방법은 일정 기간 동안의 일별 보유 병상수를 누계한 후, 해당 기간의 일수로 나누어 평균을 계산한다.

예시)
1일부터 10일까지는 100병상, 11일부터 30일까지는 200병상을 보유한 병원의 월평균 보유병상수는?
→ ((10일 × 100병상) + (20일 × 200병상)) ÷ 30일 = 167병상이 된다.

(3) 병상 회전율(Bed Turnover Ratio)

병상회전율은 일정 기간 동안 1병상이 평균 몇 명의 입원환자를 수용했는지를 나타내는 지표이다. 즉, 일정 기간 동안의 입원 또는 퇴원한 환자 수를 평균 가동병상 수로 나눈 값을 의미한다.

병상이용률이 높은 경우, 평균 재원일수가 짧을수록 병상회전율은 높게 나타난다. 따라서 병상회전율은 병상이용률과 함께 분석하는 것이 병원의 운영 효율성을 평가하는 데 더욱 효과적이다.

$$\text{병상회전율(회)} = \frac{\text{퇴원(또는 입원)환자수}}{\text{평균 가동 병상수}}$$

(4) 병상 회전 간격(Duration of Idle Bed)

병상 회전 간격은 환자가 퇴원한 후 다음 환자가 입원할 때까지 해당 병상이 평균적으로 유휴 상태(빈 병상)로 있는 기간을 의미하는 지표이다. 병상 회전 간격이 짧을수록 병상 이용률이 높다는 것을 나타낸다.

일반적으로 평균 재원일수가 길어지면 병상 이용률은 높아지지만, 병상 회전율은 낮아지고 진료 건당 진료비는 증가하는 반면, 입원환자 1인당 1일 평균 부담 진료비는 감소하는 경향이 있다.

$$\text{병상 회전 간격(일)} = \frac{\text{연 가동 병상수} - \text{퇴원환자 총 재원일수}}{\text{퇴원 실 인원수}}$$

(5) 병상 회전 기간

병상 회전 기간은 병상 회전율의 역수를 이용하여 산출되는 지표로, 연간 1병상당 다음 환자를 수용하기까지 평균적으로 소요되는 기간을 의미한다.

예를 들어, 병상 회전율이 36.5회인 경우 병상 회전 기간은 365 ÷ 36.5로 계산되며, 이는 평균 10일이 된다.

또한 병상 회전 기간은 평균 재원일수와 병상 회전 간격을 합한 값과 같다.

병상 회전 기간과 병상 이용률의 관계는 다음과 같은 식으로 표현된다:

$$\text{병상이용률(\%)} = \text{평균 재원일수} \div (\text{평균 재원일수} + \text{병상 회전 간격}) \times 100$$

$$\text{병상 회전 기간(일)} = \frac{\text{평균 가동 병상수}}{\text{입원(퇴원)환자 실 인원수}} \times 365\text{일}$$

4) 진료권 관련 분석 지표

진료권 관련 분석 지표란 특정 병원을 이용하는 환자들의 공간적 범위를 분석하여 해당 병원의 진료권을 파악하는 지표이다. 병원의 진료권은 지역사회 내에서 병원이 수행하는 역할과 지역주민의 이용 양상을 이해하고, 향후 의료 수요 및 의료서비스 제공량의 변화를 예측하기 위해 분석할 필요가 있다.

진료권 관련 지표에는 지역별 환자 분포율, 지역별 친화도, 거리별 환자 분포율, 소요 시간별 환자 분포율 등이 있다.

(1) 지역별 환자 분포율

지역별 환자 분포율은 특정 지역에서 내원한 환자가 전체 환자 중 차지하는 비율(%)을 의미한다. 이를 통해 특정 병원의 진료권 범위와 환자의 분포 상황을 파악할 수 있다.

이 지표는 진료과별, 환자유형별 등으로 세분화하여 분석할 수 있으며, 세부 지역 단위로 나누어 분석하는 것도 가능하다. 특히 내원 환자가 없는 지역에 대해서는 그 원인을 심층적으로 분석할 필요가 있다.

$$\text{지역별 외래(또는 입원)환자 분포율(\%)} = \frac{\text{특정지역 외래(또는 입원) 실 인원수}}{\text{총 외래(또는 입원) 실 인원수}} \times 100$$

(2) 친화도(RI: Relevance Index)

친화도란 특정 병원이 지역사회 내에서 지역주민들에게 어느 정도 의료서비스를 제공하고 있는지를 나타내는 지표이다. 즉, 일정 기간 동안 특정 지역(단위 지역)에서 퇴원한 전체 환자 중, 특정 병원에서 퇴원한 환자의 비율을 의미한다.

병원을 신설하거나 증축하고자 할 경우, 해당 지역의 의료 수요 조사가 선행되어야 하며, 이를 바탕으로 친화도나 지역별 환자 분포율 등의 다양한 분석이 가능하다.

$$\text{지역별 친화도(\%)} = \frac{\text{일정기간 단위지역 내의 특정병원에서 퇴원한 환자수}}{\text{일정 기간 단위지역 내에서 퇴원 환자수}} \times 100$$

- 따라서 친화도는 특정 지역에서 발생한 전체 퇴원 환자 중, 특정 병원에서 퇴원한 환자의 수를 비율로 계산한 것이다. 이 비율이 높을수록 해당 지역 주민들이 해당 병원을 많이 이용하고 있음을 의미한다.

(3) 거리별 환자 분포율

거리별 환자 분포율은 병원으로부터의 거리를 기준으로 환자들을 구분하여, 각 거리 구간별로 환자 분포를 파악하는 지표이다. 예를 들어, 병원으로부터 1km 이내에서 내원한 환자의 비율이나, 1km 이상 2km 미만 구간에서 내원한 환자의 비율 등을 확인할 수 있다.

$$\text{거리별 환자 분포율}(\%) = \frac{\text{일정한 거리 내의 외래(또는 입원) 실 인원수}}{\text{총 외래(또는 입원) 실 인원수}} \times 100$$

(4) 소요 시간별 환자 분포율

소요 시간별 환자 분포율은 환자들이 병원에 도달하는 데 걸리는 시간에 따라 환자 분포 상태를 파악하는 지표이다. 예를 들어, 병원에 도착하는 데 5분 이내가 소요된 환자의 비율, 5분 이상 10분 미만이 소요된 환자의 비율 등을 확인할 수 있다.

단, 환자가 이용하는 교통수단에 따라 소요 시간에 큰 차이가 발생할 수 있으므로, 이 지표는 거리별 환자 분포율에 비해 상대적으로 불확실한 정보를 제공할 수 있다.

$$\text{소요 시간별 환자분포율}(\%) = \frac{\text{일정기간 소요 시간대에 속하는 외래(또는 입원) 실 인원수}}{\text{총 외래(또는 입원) 실 인원수}} \times 100$$

- 진료권은 특정 의료기관을 이용하는 환자의 공간적 분포를 의미한다. 일반적으로 의료기관과 이용자의 거리가 가까울수록 해당 의료기관을 이용하는 환자의 수가 많고, 거리가 멀어질수록 이용 환자 수는 감소하는 경향이 있다.

  그러나 특수 진료를 담당하는 전문병원이나 상급종합병원의 경우에는 이러한 경향이 다르게 나타날 수 있다.

(5) 기타 지표

병원 시설 이용에 대한 환자 만족지수를 산출하기 위한 기초 자료로는 다음과 같은 항목들이 있다.

진료 및 검사 대기시간, 건강검진 예약 소요시간, 병원 체류시간, 진료 예약 소요시간, 의뢰(Refer) 환자 회신 기간, 입·퇴원 수속 대기시간, 각종 접수창구 대기시간, 주차시설 이용 대기시간 등

(6) 환자원 조사

환자 원조사란, 조사지역 내 각 병원에서 일정 기간 동안 퇴원한 환자의 주소를 기준으로, 계절 변동을 고려하여 1년 단위로 표본을 추출한 후, 이를 바탕으로 어떤 지역의 환자가

어느 병원을 이용하는지를 조사하는 것이다.

5) 진료실적 지표 작성 및 분석 실례

A병원의 최근 3년간 외래환자 진료실적 지표, 응급실 이용환자 지표, 건강검진 수진자 이용 지표 및 입원환자 진료실적을 비교 분석해 본다.

(1) 외래환자 진료실적 지표 분석

표 15-1 외래환자 진료실적 지표 분석

(단위: 명, 원, %)

구분 \ 연도	2023년	2024년	2025년	증감	전체 평균
100병상당 월평균 외래환자수					
일 평균 외래환자수					
외래환자당 일평균 진료비					
초진 환자율					
응급 환자율					
입원환자 대비 외래환자 비율					

(주): ① 100병상당 월평균 외래환자수 = (연 외래환자수 ÷ 12개월) ÷ (병상 수 ÷ 100병상)
② 일평균 외래환자수 = 연 외래환자수(건강검진 제외) ÷ 총 외래 진료일수(실제 진료일수)
③ 외래환자당 일평균 진료비 = 연 외래 수익 ÷ 연 외래환자수
④ 초진환자율(%) = (초진환자수 ÷ 연 외래환자수) × 100
⑤ 입원환자 대비 외래환자 비율(%) = (연 외래환자수 ÷ 총 재원일수) × 100
⑥ 응급환자율(%) = (응급환자수 ÷ 연 외래환자수) × 100

(2) 응급환자 진료실적

표 15-2 응급환자 진료실적

(단위: 명, %)

구분 \ 연도		2023년	2024년	2025년	증감
총 환자수	주간				
	야간 및 공휴일				
	계				
월 평균 환자수					
일 평균 환자수					
입원 환자수(입원율)					
이송/전원환자(이송률)					
일 평균 환자지수					

(3) 건강진단 수진자 실적

표 15-3 건강진단 수진자 실적

(단위: 명)

<table>
<tr><th colspan="2">연도 / 구분</th><th>2023년</th><th>2024년</th><th>2025년</th><th>증감</th></tr>
<tr><td rowspan="5">① 국가 검진</td><td>건강검진</td><td></td><td></td><td></td><td></td></tr>
<tr><td>암검진</td><td></td><td></td><td></td><td></td></tr>
<tr><td>생애전환기</td><td></td><td></td><td></td><td></td></tr>
<tr><td>학생검진</td><td></td><td></td><td></td><td></td></tr>
<tr><td>소계</td><td></td><td></td><td></td><td></td></tr>
<tr><td colspan="2">② 일반검진(채용신검 등)</td><td></td><td></td><td></td><td></td></tr>
<tr><td colspan="2">③ 종합검진</td><td></td><td></td><td></td><td></td></tr>
<tr><td colspan="2">합계(①+②+③)</td><td></td><td></td><td></td><td></td></tr>
<tr><td colspan="2">월평균 검진자수</td><td></td><td></td><td></td><td></td></tr>
<tr><td colspan="2">일평균 검진자수</td><td></td><td></td><td></td><td></td></tr>
</table>

(4) 입원환자 진료실적지표 분석

표 15-4 입원환자 진료실적지표 분석

(단위: 명, 원, %)

연도 / 구분	2023년	2024년	2025년	증감	전체 평균
가동 병상수					
병상 이용(가동)률					
실 입원환자수					
실 퇴원환자수					
총 재원일수(연인원)					
평균 재원일수					
환자당 일평균 진료비					
외래환자 입원율					
의료급여 환자비율					

㈜ ① 병상이용률 = 연입원환자수 ÷ (병상수 × 365일)
② 평균재원일수 = 연입원환자수 ÷ 실입원환자수
③ 환자당 일평균 진료비 = 연입원수익 ÷ 연입원환자수
④ 외래환자 입원율 = 실입원환자수 ÷ 연외래환자수
⑤ 의료급여환자비율 = 연입원환수 ÷ 의료급여 연입원환자수

◈ A병원의 월별 환자 진료실적을 작성하고 분석한다.

(1) 월별 외래환자수 및 수익 분석

표 15-5 월별 외래환자수 및 수익 분석

(단위: 명, 일, 천원, %)

구분		월별						합계(평균)
		1월	2월	3월	4월	5월	6월~12월	
진료일수								
환자수	초진							
	재진							
	계							
월평균 환자수								
일평균 환자수								
수익								
평균진료비								

㈜ 각 진료과별로도 작성한다.

(2) 월별 입원환자수 및 수익 분석

표 15-6 월별 입원환자수 및 수익 분석

(단위: 명, 일, 천원, %)

구분		월별						합계(평균)
		1월	2월	3월	4월	5월	6월~12월	
환자수	실입원							
	실퇴원							
	연인원							
일평균 재원환자수								
평균재원일수								
병상이용률								
수익								
평균진료비								

㈜ 진료과별로도 작성한 후 합계를 산출한다.

(3) 월별 건강진단 수진자수 및 수익 분석

표 15-7 건강진단 수익실적

(단위: 명, 천원, 원)

구분	1월			2월~12월			합계		
	인원	수익	1인당 건진료	인원	수익	1인당 건진료	인원	수익	1인당 건진료
국가 검진									
일반 검진									
종합 검진									
계									

㈜: ① 국가검진은 국민건강보험공단 등에서 실시하는 건강검진(일반건강검진, 생애전환기, 암검 진, 영유아검진, 학생검진)이며,
② 일반검진은 비급여 대상인 신체검사, 비자신검, 채용신검 등이다.
③ 종합검진은 비급여 대상인 종합검진, 정밀검진, 장기별검진 등이다.
④ 특수검진을 실시하는 기관은 별도 여백을 이용하여 작성한다.

(4) 장례식장의 운영실적

표 15-8 장례식장의 운영실적

(단위: 개, 건, 천원)

구분		월별						합계
		1월	2월	3월	4월	5월	6월~12월	
빈소 수								
안치 건수 (상가 수)	원내							
	원외							
	계							
	월평균							
	일평균							
수익	연간							
	월평균							
상가당 평균수익								

㈜ 기타 부대사업(편의점, 식당, 제과점, 커피점 등)실적은 별도 작성한다.

◈ 월별 환자의 유형별·지역별·연령대별 이용 점유율을 작성하고 분석한다.

(1) 환자 유형별 점유율 분석

표 15-9 환자 유형별 점유율 분석

(단위: %)

구분 / 유형	외래			입원		
	1월	2월~12월	합계	1월	2월~12월	합계
건강보험						
의료급여						
자동차보험						
산재보험						
일반						
계						

(2) 지역별 환자 점유율 분석

표 15-10 지역별 환자 점유율 분석

(단위: %)

구분 / 지역별		외래			입원		
		1월	2월~12월	합계	1월	2월~12월	합계
① 주진료 지역							
② 부진료 지역							
계(1)+(2)							

(3) 연령대별 수진인원 비율

표 15-11 연령대별 수진인원 비율

(단위: %)

구분 / 연령대별	외래			입원		
	1월	2월~12월	합계	1월	2월~12월	합계
20대 미만						
20대						
30대						
40대						
50대						
60대						
70대						
80대이상						
계						

◈ 특수검사 및 수술실적을 작성하고 월별 비교 분석한다.

(1) 영상의학과 검사실적

표 15-12 영상의학과 특수 검사실적

(단위: 건)

구분	1월				2월~12월				합계
	외래	입원	검진	계	외래	입원	검진	계	
CT									
MRI									
초음파									
기타 검사									
계									
일평균									

(2) 내시경(위/대장) 검사실적

표 15-13 내시경(위/대장) 검사실적

(단위: 건)

구분	1월				2월~12월				합계
	외래	입원	검진	계	외래	입원	검진	계	
CT									
MRI									
초음파									
기타 검사									
계									
일평균									

(3) 진료과별 수술실적

표 15-14 진료과별 수술실적

(단위: 건)

과별	월별						합계
	1월	2월	3월	4월	5월	6월~12월	
○○○과							
○○○과							
○○○과							
계							
월평균							
일평균							

㈜ 병원의 규모에 따라 마취종류별, 빈도 높은 수술별로도 작성한다.

◈ 진료행위별 수익실적에 대한 행위별 구성비율을 유사규모의 병원과 비교 분석한다.

표 15-15 A외래진료행위별 수익실적비율

(단위: %)

① 진찰료	② 검사료	③ 영상 진단	④ 투약 및 조제	⑤ 주사료	⑥ 마취료	⑦ 이학 요법	⑧ 처치 수술	⑨ 캐스트	⑩ 응급 관리료	⑪ 기타	계

표 15-15 입원진료행위별 수익실적비율

(단위: %)

① 진찰료	② 입원료	③ 식사	④ 검사료	⑤ 영상 진단	⑥ 투약 조제	⑦ 주사료	⑧ 마취료	⑨ 이학 요법	⑩ 처치 수술료	⑪ 캐스트	⑫ 상급 병실	⑬ 기타	계

◈ 월별 보험청구 심사 조정률을 작성하고 비교 분석한다.

표 15-17 건강보험 월별 진료비 청구 심사조정률 분석

(단위: 건, 천원, %)

구분		월별						합계
		청구내용 및 조정액				조정(삭감)률		
		청구건수	총진료비	청구액	조정액	총진료비 대비	청구액 대비	
건강 보험	외래							
	입원							
	계							
분석								

㈜ 상기 양식에 의거 보험유형별(건강보험, 의료급여, 산재보험, 자동차보험)로 작성하여 분석한다

3. 경영분석 및 경영진단

1) 경영분석의 의의

일반적으로 경영진단은 경영 활동 전반을 분석하여 그 실태를 정확히 파악하는 것을 목적으로 하는 진단을 의미한다.

(1) 경영분석은 주로 기업의 재무 유동성, 재무구조의 안정성, 그리고 수익성을 파악하기 위한 목적으로 수행되는 경우가 많다.

(2) 병원 경영진단은 협의의 개념으로는 재무제표를 활용하여 경영상의 다양한 비율을 분석하고, 이를 통해 병원 경영의 취약점을 도출하며, 경쟁 병원의 진료권 분석을 포함하여 자병원의 강점과 약점을 파악한 후, 주요 지표를 비교함으로써 향후 경영성과 향상을 도모하는 데 목적이 있다.

또한, 광의의 개념에서 병원 경영진단은 진료 실적, 재무 구조, 생산성, 의료수익, 적정 직원 수 산정 등의 다양한 요소에 대한 분석을 포함하는 개념으로 이해할 수 있다.

2) 원무팀의 경영분석 방법

원무팀에서 활용되는 주요 경영분석 방법에는 환자 진료실적 분석, 환경 분석, 진료권 분석 등이 있다.

(1) 환자 진료실적 분석

이는 병원에서 독자적으로 사용되는 분석 방법으로, 진료 환자 수를 병상 규모, 인력, 기간 등의 단위로 분류·집계한 후, 이를 실적 대비 투입 형태로 비교·분석하는 것이다.

즉, 병원이 사회에 제공한 의료서비스의 양과 수익을 파악하여 진단하는 방식이며, 크게 진료량 분석, 의료수익 분석, 병상이용도 분석 세 가지로 구분된다.

(2) 환경(SWOT) 분석

SWOT 분석은 원무팀의 내부 강점(Strength)과 약점(Weakness)을 파악하고, 외부의 기회(Opportunity)와 위협(Threat)을 규명하여 전략을 수립하는 데 사용하는 기법이다.

조직은 내부적으로 강점과 약점을 지니며, 외부 환경은 병원에 기회를 제공함과 동시에 위협 요인으로 작용할 수 있다.

따라서 병원은 내부의 강점을 최대한 활용하고 약점을 최소화하며, 외부의 위협요인을 극복할 수 있는 전략을 수립해야 한다.

SWOT 분석을 통해 도출한 결과는 병원 경영 전략 수립에 매우 중요한 기반이 되며, 경쟁자 분석, 본원(자사) 분석, 고객 분석이 활용된다.

◈ 병원의 SWOT 분석

표 15-18 SWOT 분석 내용

강점(Strengths)	약점(Weakness)
병원이 경쟁 병원에 비교하여 우위를 점하는 조직의 특별한 속성	병원이 경쟁 병원에 비교하여 활동 능력이 우위에 있지 않은 속성
기회(Opportunities)	**위협(Threats)**
병원을 둘러싸는 환경 요인 중 병원에 큰 편익을 가져올 가능성이 큰 환경 요인	병원을 둘러싸는 환경요인 중 병원이 큰 손실을 줄 가능성이 큰 환경 요인

표 15-19 A병원의 SWOT 분석(사례)

강점(Strengths)	약점(Weakness)
• 오랜 역사와 전통을 가진 병원 • 지역의 유일한 종합병원 • 쾌적한 시설환경 및 첨단장비 • 진료권의 인구 및 교통의 접근성	• 진료의 특성화 및 전문화 기능 • 조직문화 및 의사소통, CS기능 • 고객중심 업무프로세스 기능 • 홍보 및 마케팅 경영전략 미흡
기회(Opportunities)	**위협(Threats)**
• 새로운 조직문화 및 MBO 도입 • 내과 및 정형외과의 진료특성화 • 응급실 운영 및 검진센터 활성화 • 고객중심의 업무프로세스 개선	• 인접 병원의 홍보마케팅 활동 강화 • 대형 및 전문병원 선호로 환자이탈 • 시내 개원의 신 의료기술도입 진료 • 최신 의료정보시스템 구축, 이용편리

자료참고: A병원 경영진단보고서(김회창)

◈ SWOT 분석 대응전략

표 15-20 SWOT 분석 대응 전략 내용

외부요인 \ 내부요인	내부강점(S) (Strengths)	내부약점(W) (Weakness)
외부기회(O) (Opportunities)	SO전략(공격적 전략)	WO전략(방향전환 전략)
외부위협(T) (Threats)	ST전략(다각화 전략)	WT전략(방어적 전략)

① SO 전략

병원의 내부 강점과 외부 환경의 기회를 동시에 활용하여 시너지를 극대화하는 전략으로, 병원 입장에서는 가장 이상적인 전략이다.

② ST 전략

내부적으로 강점은 있으나 외부적으로 위협 요인이 존재할 경우, 위협을 최소화하기 위해 병원의 마케팅 능력, 조직 관리 역량 등 내부의 강점을 최대한 활용하는 전략이다.

③ WO 전략

외부적으로는 기회가 존재하지만 내부적으로는 약점이 있는 경우에 해당하며, 내부 약점을 보완하기 위해 외부에서 필요한 기술이나 인력을 확보하여 활용하는 전략이다.

④ WT 전략

내부적으로도 약점이 있고 외부 환경도 위협적인 상황에 해당하며, 이 경우에는 전반적인 약점과 위협 요소를 최소화하는 소극적 전략이 요구된다.

표 15-21 S병원의 대응전략 사례

구분	추진 전략
SO전략 (강점활용-기회요인 강화)	• 내과질환 특성화 진료 및 건강진단 프로그램변경 • 유관기관과 MOU체결확대 및 대외협력, 홍보확대
ST전략 (강점활용-위협요인극복)	• 응급실진료체계 및 운영시스템 구축 • 지역사회와 함께하는 전략 추진(격주 토요일) • 목표관리제(MBO) 및 의료진 성과급 도입실시
WO전략 (약점보완-기회요인강화)	• 외과계 진료기능 강화(의료진, 특수클리닉, 수술) • 고객위주 업무프로세스 전환 및 정기적 CS교육
WT전략 (약점보완-위협요인극복)	• 병원의 새로운 조직문화도입(조직문화, 의사소통) • 쾌적한 진료환경 조성 및 진료지원기능 강화 • 진료과장 및 부서장 Work Shop/직원직무교육확대

자료참고: S병원 경영진단보고서(김회창)

(3) 진료권 분석

진료권이란 특정 의료기관이 위치한 지역에서 해당 기관을 이용하는 환자들의 공간적 분포 범위를 의미하며, 일반적으로 병원이 위치한 곳에서 환자가 주로 내원하는 지역을 말한다. 진료권은 주 진료권과 부 진료권으로 구분된다.

진료권 분석은 병원의 시장 분석 및 경영 진단에 매우 유용하게 활용된다.

즉, 병원이 위치한 지역의 지리적, 인구학적, 의료적 특성을 분석하고, 지역 내 경쟁병원이나 보완 관계에 있는 병원의 경영 환경을 파악하는 것이 진료권 분석의 핵심이다.

이러한 분석을 통해 현재 병원의 문제점을 발견하고, 향후 병원 경영의 정책 방향을 설정하는 데 필요한 정보를 도출할 수 있다.

① 진료권은 병원의 유형 및 진료과목에 따라 큰 차이를 보인다. 예를 들어, 특수 전문병원의 진료권은 일반 병원보다 넓은 경향이 있으며, 안과나 피부과와 같은 특정 진료과는 일반 진료과에 비해 더 넓은 진료권을 가진다고 볼 수 있다.

② 일반적으로 주 진료권은 병원을 내원하는 환자의 70% 이상이 거주하는 지역을 의미하며, 부 진료권은 전체 환자의 20~40%가 내원하는 지역을 의미한다.

- 기존 연구에 따르면, 종합병원을 이용하는 환자의 약 70%는 반경 10km 이내에 거주하는 주민인 것으로 나타났다.
- 그러나 전문 진료과목의 경우에는 환자의 의료서비스 이용 방식에 따라 일반 병원과 차이가 있으며, 대체로 반경 10km 이내의 지역주민이 주된 이용층으로 분석된다.

표 15-22 진료권의 구분

의료기관 종별	추진전략	부 진료권
일반 병·의원	반경 600m 이내 도보로 10분 이내	반경 1000m 이내 교통수단이용 20분 이내
전문 병원	반경 10km 이내 교통수단이용 30분 이내	위치하는 행정구역 전체
종합병원	반경 10km 이내 교통수단이용 30분 이내	위치하는 대도시 및 주변 소도시

표 15-23 강원도 소재 S의료원의 진료권 분석(사례)

구분	범위	대상지역	인구수
주 진료권 (제1진료권)	• 병원지역에서 근거리에 있는 지역 • 반경 10km 이내, 교통수단 30분 이내	○○시내 전지역	83,159명
부 진료권 (제2진료권)	• 현 병원 지역에서 원거리에 있는 지역 • 반경 20km 이내, 교통수단 1시간 이내	○○시 및 ○○군	58,168명

자료참고: S의료원 경영진단보고서(김회창)

S의료원의 주 진료권은 지역환경(교통) 및 생활여건의 특성상 ○○시 전 지역(동)으로 하며, 부 진료권은 인접 지역인 ○○시 및 ○○군 지역으로 설정함.

실전대비 요약정리 사항 및 예상문제

제15장. 원무통계 및 진료실적분석

1. 원무통계의 정의와 목적 및 원무통계 종류
2. 진료실적 분석
   ① 진료량 분석지표(일평균외래환자수, 외래환자초진율, 외래환자입원율, 응급환자율, 응급환자 입원율, 평균재원일수 등)
   ② 진료비 분석지표(외래환자 1인 1일당 평균진료비,입원환자 1인 1일당 평균진료비 등)
   ③ 병상이용도 분석지표(병원이용률, 병상이용률, 병상회전율 등)
   ④ 진료권 분석지표(지역별 환자분포율, 친화도 등)
3. SWOT분석 및 대응전략, 진료권분석

참고문헌

[서적 및 연구보고서]

1. 직업능력개발원/교육부(2014). NCS 원무관리. 직업능력개발원/교육부
2. 김회창(2014). 최신 의료보험실무. 장솔출판사
3. 김회창(2020). NCS 기반 건강보험심사청구(제3판). 보문각
4. 김회창(2014). NCS 기반 병원경영실무. 보문각
5. 김회창(2017). NCS 기반 병원경영기획(제3판). 장솔출판사
6. 김회창(2021). NCS 기반 병원경영평가(제2판). 보문각
7. 김회창(2016). NCS 기반 원무관리실무. 보문각
8. 김회창(2020). 의료의 질 관리(제2판). 보문각
9. 김회창(2018). 산재보험 및 자동차보험관리. 보문각
10. 김회창(2020). NCS 기반 건강보험실무(제4판). 보문각
11. 김회창(2018). 건강검진관리. 보문각
12. 김회창(2019). 최신 공중보건학. 보문각
13. 임환열, 김회창(2015). 전략적 병원경영. 장솔출판사
14. 김회창 외 (2020). 병원행정사/건강보험사. 보문각
15. 김회창, 임배만(2012~2013).병원경영진단 및 컨설팅 보고서. HM & Company
16. 김회창(2018). 노인장기요양보험관리. 장솔출판사
17. 김회창, 이정우, 민인순 외(2009). 원무. 보험관리. 대한병원행정관리자협회
18. 김회창(2004). 종합건강진단을 통한 암발견 수진자의 특성분석(박사논문)
19. 김회창(1988). 병원의 의료보험교육 실태에 관한 연구. 대한병원협회지
20. 김수배, 이도연(2018). 원무관리론. 에듀팩토리
21. 김영훈 외(2011). 원무관리. 수문사
22. 이정우(2017). 스마트 원무관리. 보문각
23, 의료행정연구회(2013). 원무관리. 현문사
24. 김회창(2021). NCS 기반 원무관리. 보문각
25. 김회창(2021). 실무중심 원무관리(제2판). 보문각
26. 보건복지부(2020). 요양급여의 적용기준 및 방법에 관한 세부사항. 보건복지부
27. 김회창, 임배만(2013). S병원 및 J병원 컨설팅. 교육지원사업보고서
28. 김회창(2020). 병원경영과 기획. 보문각
29. 서울아산병원 원무팀(2003), 업무매뉴얼, 서울아산병원 원무팀
30. 홍준현(2013). 의무기록정보관리학, 고문사
31. 건강보험심사평가원(2018). 건강보험 심사기준(지침). 건강보험심사평가원

32. 통계청(2020). 2019년 사망원인통계. 통계청
33. 보건복지부(2021). 건강보험 행위급여 및 급여 상대가치점수. 보건복지부
34. 한국의료정보교육협회(2013). 보건의료정보학. 현문사
35. 양옥렬 외 4인(2013). NEW 병원정보시스템. 메디시언
36. 보건복지부(2021). 요양급여비용 청구방법, 명세서서식 및 작성요령. 보건복지부
37. 보건복지부(2021). 국민건강보험법, 국민건강보험법 시행규칙. 보건복지부
38. 국민건강보험공단(2020). 2019년 건강보험통계연보. 국민건강보험공단
39. 의료분쟁조정중재원(2020). 2019년 의료분쟁통계연보.의료분쟁조정중재원
40. 국민건강보험공단(2020). 2019년 건강검진통계연보. 국민건강보험공단
41. 김회창(2011). 진료비수익 및 미수금관리와 보험청구, 심사관리. 대한병원협회
42. 김회창, 임배만(2012). B병원 및 G병원 컨설팅 사업보고서. HM&Company
43. 대한병원행정관리자협회(2020). 원무.보험관리. 대한병원행정관리자협회
44. 보건복지부(2021). 의료급여수가의 기준 및 일반기준. 보건복지부
45. 보건복지부(2020). 2019년 보건복지백서. 보건복지부
46. 보건복지부(2020). 2019년 보건복지통계연보. 보건복지부

[사이트]

1. 한국산업인력공단 http://www.hrdkorea.or.kr
2. 국가직무능력표준 : www.ncs.go.kr
3. 서울대학교병원: http://www.snuh.go.kr
4. 서울아산병원: http://www.amc.seoul.kr
5. 한국보건산업진흥원: http://www.khidi.or.kr
6. 대한병원협회: http://www.kha.or.kr
7. 의료기관평가인증원: http://www.koiha.or.kr
8. 고용노동부: http://www.moel.go.kr
9. 근로복지공단: http://www.kcomwel.or.kr
10. 국토교통부; http: //www.molit.go.kr
11. 법제처 : http://www.moleg.go.kr
12. 보건복지부: http://www.mw.go.kr
13. 국민건강보험공단 : http://www.nhis.or.kr
14. 건강보험심사평가원: http://www.hira.or.kr
15. 한국의료분쟁조정중재원 http://www.k-medi.or.kr
16. 보험개발원: http://www.kidi.or.kr
17. 네이버 지식 IN: www.naver.com
18. 다음 http://www.daum.net